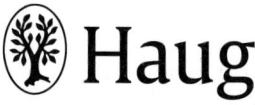

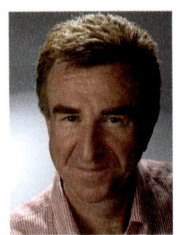

Über den Autor

HP Siegfried Kämper ist seit 1985 in eigener Heilpraktiker-Praxis in Gelsenkirchen niedergelassen. 1987 wurde er Mitglied im Vorstand der Heilpraktikergesellschaft für Ozontherapie e. V. und seit 1991 ist er ihr erster Vorsitzender.

Seit 1992 ist Siegfried Kämper Vizepräsident des BDH. Er setzt sich unter anderem sehr aktiv für die Belange des Qualitätsmanagements des Heilpraktikerberufs ein, weil er die Auffassung vertritt, dass Heilpraktiker professionell auf die veränderten – durch Politik und Verbraucherschutz bestimmten – Rahmenbedingungen reagieren müssen.

2003 wurde er durch das Ministerium für Arbeit, Gesundheit und Soziales des Landes NRW in den Gutachterausschuss für Heilpraktiker berufen, dem er bis heute angehört.

Er war darüber hinaus viele Jahre Mitglied der Gutachter- und Gebührenkommission der DDH und ist seit 2008 Leiter der Arzneimittel- sowie der Gutachten- und Gebührenkommission des BDH. Er ist außerdem sehr aktiv in der Aus- und Fortbildung von Heilpraktikern, Fachautor und Herausgeber der DHZ Deutsche Heilpraktiker Zeitschrift.

Seine Therapie- und Interessenschwerpunkte sind: Mikrobiologische Therapie, Ozontherapie, Chiropraktik, Heilhypnose, Versicherungs- und Abrechnungsfragen, Qualitätssicherung/Qualitätsmanagement, Arznei- und Medizinprodukterecht.

Siegfried Kämper

Praxishandbuch für Heilpraktiker

Abrechnung, Praxisführung, Recht und Hygiene

79 Abbildungen
19 Tabellen

Karl F. Haug Verlag · Stuttgart

**Bibliografische Information
der Deutschen Nationalbibliothek**

Die Deutsche Nationalbibliothek verzeichnet diese Publikation in der Deutschen Nationalbibliografie; detaillierte bibliografische Daten sind im Internet über http://dnb.d-nb.de abrufbar.

Anschrift des Autors:

Siegfried Kämper
Am Stadtgarten 2
45883 Gelsenkirchen

© 2010 Karl F. Haug Verlag in
MVS Medizinverlage Stuttgart GmbH & Co. KG
Oswald-Hesse-Str. 50, 70469 Stuttgart

Unsere Homepage: www.haug-verlag.de

Printed in Germany

Umschlaggestaltung: Thieme Verlagsgruppe
Umschlagfotos: Gabriele Müller, Heidelberg
Satz: medionet Publishing Services Ltd, 10777 Berlin
gesetzt in: Adobe InDesign CS3
Druck: Grafisches Centrum Cuno, 39240 Calbe

ISBN 978-3-8304-7367-1   1 2 3 4 5 6

Wichtiger Hinweis: Wie jede Wissenschaft ist die Medizin ständigen Entwicklungen unterworfen. Forschung und klinische Erfahrung erweitern unsere Erkenntnisse, insbesondere was Behandlung und medikamentöse Therapie anbelangt. Soweit in diesem Werk eine Dosierung oder eine Applikation erwähnt wird, darf der Leser zwar darauf vertrauen, dass Autoren, Herausgeber und Verlag große Sorgfalt darauf verwandt haben, dass diese Angabe dem Wissensstand bei Fertigstellung des Werkes entspricht.

Für Angaben über Dosierungsanweisungen und Applikationsformen kann vom Verlag jedoch keine Gewähr übernommen werden. Jeder Benutzer ist angehalten, durch sorgfältige Prüfung der Beipackzettel der verwendeten Präparate und gegebenenfalls nach Konsultation eines Spezialisten festzustellen, ob die dort gegebene Empfehlung für Dosierungen oder die Beachtung von Kontraindikationen gegenüber der Angabe in diesem Buch abweicht. Eine solche Prüfung ist besonders wichtig bei selten verwendeten Präparaten oder solchen, die neu auf den Markt gebracht worden sind. Jede Dosierung oder Applikation erfolgt auf eigene Gefahr des Benutzers. Autoren und Verlag appellieren an jeden Benutzer, ihm etwa auffallende Ungenauigkeiten dem Verlag mitzuteilen.

Geschützte Warennamen (Warenzeichen) werden nicht besonders kenntlich gemacht. Aus dem Fehlen eines solchen Hinweises kann also nicht geschlossen werden, dass es sich um einen freien Warennamen handelt.

Das Werk, einschließlich aller seiner Teile, ist urheberrechtlich geschützt. Jede Verwertung außerhalb der engen Grenzen des Urheberrechtsgesetzes ist ohne Zustimmung des Verlags unzulässig und strafbar. Das gilt insbesondere für Vervielfältigungen, Übersetzungen, Mikroverfilmungen und die Einspeicherung und Verarbeitung in elektronischen Systemen.

Geleitwort

Danke! – Das war mein erster Gedanke, als ich den Vorabdruck vom *Praxishandbuch für Heilpraktiker* in den Händen halten und bestaunen durfte. Denn dieses Werk ist eine Fundgrube für jeden Kollegen und jede Kollegin und lässt keine Wünsche offen: Es erleichtert dem erfahrenen Heilpraktiker die Organisation im ausgefüllten Arbeitsalltag und ist in der Startphase für den Praxisgründer unverzichtbar!

Das Praxishandbuch ist gleichzeitig Nachschlagewerk, praktisches Checklisten-Archiv, Planungsleitfaden und Lehrbuch in einem und wird jeder Leserin und jedem Leser viel Zeit, Nerven und oft auch „Lehrgeld" und Ärger sparen! Ein höchst aussagekräftiges Kapitel zum Abrechnungswesen mit einem kommentierten GebüH (einschließlich ausführlichem Frage- und Antwortteil!) erleichtert Ihnen beispielsweise die Erstellung einer Liquidation, die dann auch tatsächlich von der PKV erstattet wird. Das ist für Ihre Patienten und letztlich für Sie gar bares Geld wert!

Dieses Buch leitet und begleitet Sie durch die unübersichtliche Fülle von Gesetzen, Regeln und Verordnungen und wird Ihnen helfen, Ihre Praxis effizienter und solider zu führen. Aber vor allem ermöglicht es Ihnen, sich auf das zu konzentrieren, wofür Sie angetreten sind: Ihre Patienten mit Freude erfolgreich zu behandeln.

Denn wir Heilpraktiker wollen lieber behandeln als verwalten. Wir sind an Menschen interessiert, weniger an Vorschriften und Paragrafen. Es fällt uns sehr viel leichter, uns auf unsere kranken und notleidenden Patienten einzustellen als auf Praxisorganisation und -verwaltung oder Steuerfragen. Rechtliche und wirtschaftliche Fragen sind vielen von uns ein notwendiges und zeitraubendes Übel.

So wenden sich regelmäßig sowohl praxiserprobte als auch noch unerfahrene Kollegen an mich mit den unterschiedlichsten Fragen. Meist rufen sie recht aufgeregt, frustriert oder überfordert an: „Nächste Woche will der Amtsarzt bei mir eine Praxisbegehung machen! Was muss ich denn jetzt tun?" – „Ich telefoniere seit drei Tagen herum – können Sie mir sagen, wie das mit den Parkplätzen vor der Praxis funktioniert?" – „Darf auf meiner Homepage stehen, dass ich mich auf die Behandlung von Neurodermitis spezialisiert habe? Oder werde ich dann abgemahnt?" – „Wie kann ich eine homöopathische Anamnese und Behandlung so abrechnen, dass ich auch etwas daran verdiene?" – „Ich habe in meiner Praxis Nahrungsergänzungsmittel verkauft. Muss ich nun Gewerbesteuer nachzahlen?"

Es gibt so vieles zu bedenken – und leider war auch ich mir öfter unsicher. Nachdem ich nun das Praxishandbuch getestet habe, kann ich feststellen: Alle meine offenen Fragen der letzten Zeit konnte mir dieses wunderbare Buch nach kurzem Blättern beantworten – und darüber hinaus habe ich noch viel Neues entdeckt!

Was für ein Segen, dass uns dieses *Praxishandbuch für Heilpraktiker* nun hilft, schnell und zuverlässig die richtigen Antworten zu finden auf unzählige Fragen und zu allen relevanten Themen rund um Organisation, Abrechnung, Management, Qualitätssicherung, Marketing und vieles mehr …

Noch zwei weitere Aspekte sind nicht zu unterschätzen: Dieses Buch verhilft Ihnen und unserem Berufsstand zu besserer Rechtssicherheit! Es zeigt Ihnen auf verständliche Weise praktikable Wege auf, wie Sie mit absolut vertretbarem Zeit- und Kostenaufwand ein funktionierendes Qualitätssicherungssystem in Ihrer Praxis etablieren. Denn durch sinnvolle Maßnahmen im Vorfeld können Sie im (hoffentlich nie eintretenden) Schadens- oder Klagefall Ihrer Pflicht der Beweislastumkehr gelassen nachkommen.

Und das *Praxishandbuch für Heilpraktiker* hat auch eine berufspolitische Bedeutung: Praktizierende Kollegen und der Berufsnachwuchs haben längst verstanden, dass es heutzutage nicht mehr „ohne" geht. Unsere Patienten setzen sowieso als selbstverständlich voraus, dass wir in den Praxen solides Qualitätsmanagement betreiben. Schließlich kennen sie solche Systeme schon lange aus ihrer eigenen Berufstätigkeit oder erleben entsprechende Maßnahmen in nahezu allen Branchen.

Qualitätssicherung im Heilpraktikerberuf bedeutet glücklicherweise eben nicht Einschränkung, sondern Sicherung unserer geliebten Therapievielfalt und Therapiefreiheit! Sie erhöht den Patienten- und Verbraucherschutz in unseren Praxen und hilft uns gerade dadurch an „neuralgischen Punkten", eventuellen Kritikern mit sachlichen und unwiderlegbaren Argumenten zu begegnen.

Zu all dem trägt das *Praxishandbuch für Heilpraktiker* bei. Ohne erhobenen Zeigefinger, aber mit viel Schwung motiviert es Sie dazu, Ihre Praxis ganz individuell, aber auf bestmögliche Weise effektiv und erfolgreich zu führen.

Besonders schätze ich, dass dieses Buch trotz der „trockenen" Themen so frisch, flott und leicht verständlich zu lesen ist – sogar zwischen zwei Terminen oder nach Feierabend. Was man sucht, ist dank der guten Struktur rasch zu finden. Ein modernes, freundliches Layout erhöht den Lesespaß.

Siegfried Kämper verfügt über einen enormen Wissensschatz, den er sich als sehr erfolgreich praktizierender Kollege, aber auch als überaus engagierter Berufsstandsförderer in etlichen Gremien und Funktionen über viele Jahre erarbeitet hat. Ungezählte Kollegen schätzen seine brillanten Vorträge und Artikel. Ich bin sehr dankbar, dass er sein Wissen nun unserem Berufsstand zur Verfügung stellt und für jeden nutzbar macht. Er und das ihn begleitende Team des Karl F. Haug Verlags haben in bewundernswerter Fleißarbeit das ultimative Standardwerk für den Praxisgebrauch geschaffen.

Ich lege es Ihnen wärmstens ans Herz und wünsche Ihnen damit recht viel Nutzen, Erfolg und Freude in Ihrer Praxis!

Bielefeld, August 2010
Elvira Bierbach

Geleitwort

Sehr individuell, mit hoher fachlicher Kompetenz und mit großer Empathie arbeiten wir in unseren Praxen zum Wohle der Patienten. Dabei sind wir unabhängig von Einschränkungen durch gesetzliche Krankenversicherungen, unsere Leistungen erbringen wir außerhalb dieses Systems. Man könnte also meinen, Heilpraktiker wären völlig frei in ihrem beruflichen Handeln, quasi auf einer Insel der Glückseligen, mitten im Meer gesetzlicher und behördlicher Reglementierungen. Doch weit gefehlt. Selbstverständlich gelten auch für uns die Anforderungen, die an eine sachgerechte Qualitätssicherung und gesetzeskonforme Praxisführung gestellt werden.

Um sich im inzwischen nicht immer leicht zu durchschauenden Dschungel der Rechtsvorschriften und Verordnungen, zurechtzufinden, aber auch um das weite Feld „Praxis" in all seinen Facetten zu erfassen, bedarf es sachlich und fachlich korrekter sowie gut aufbereiteter Informationen. Bisher mussten niedergelassene Kollegen diese mühsam selbst zusammentragen. Es war unglaublich zeitaufwendig herauszufinden, welche der vielen Gesetze, Verordnungen und rechtlichen Rahmenbedingungen für die Praxis eine Rolle spielen. Hatte man sich z.B. durch das Medizinprodukte-Gesetz gequält, das Arzneimittelrecht verstanden, die Hygienerichtlinie des Robert Koch-Instituts umgesetzt, tauchten Fragen zur TRBA (Was ist denn das eigentlich?) auf. Die Beschäftigung mit diesen Fragen binden viel Zeit und Aufmerksamkeit der niedergelassenen Kollegen.

Aus zahlreichen Beratungsgesprächen, auch nach Existenzgründung, weiß ich, wie schwierig und zeitaufwendig dies für die Kolleginnen und Kollegen ist. Zwar bieten manche Berufsverbände (z.B. der Bund Deutscher Heilpraktiker) für ihre Mitglieder individuelle Beratungen an, jedoch existierte kein Standardwerk, das alle Eventualitäten und Voraussetzungen für eine erfolgreiche Praxisgründung beinhaltete. Bis dato ...

Meinem Kollegen Siegfried Kämper, der zahlreiche Heilpraktiker in unzähligen, sehr gut besuchten Seminaren zum Thema „Gesetzeskonforme Liquidation" und „Gesetzeskonforme Praxisführung" begeistert haben dürfte, ist es endlich gelungen, ein Buch herauszugeben, das sich an den realen Anforderungen an eine Heilpraktikerpraxis orientiert und umfassend alle Vorschriften und Gesetze berücksichtigt. Ganz besonders erfreut hat mich das Kapitel zur Abrechnung mit seinen übersichtlichen Tabellen, weil es für die Liquidation eine enorme Hilfestellung darstellen wird.

Nur sehr selten hält man ein neues Sach- oder Fachbuch in der Hand, das man bereits nach erster Lektüre zu einem Standardwerk für einen bestimmten Bereich erklären möchte. Das *Praxishandbuch für Heilpraktiker* ist ganz sicher ein solches Standardwerk.

Hier wurden nicht nur alle Bedingungen für das Führen einer Heilpraktikerpraxis zusammengetragen, sondern auch systematisch geordnet und sehr anschaulich und verständlich erklärt. Nicht nur Existenzgründer werden von diesem Werk profitieren, auch bereits alt eingesessene und erfahrene Kolleginnen und Kollegen werden dieses Handbuch als Nachschlagewerk und Informationsquelle für spezielle Fragen nutzen.

Betrachtet man den nicht eben unerheblichen Umfang, dann kann man nur sehr vage ahnen, welcher Aufwand, welche Kraftanstrengung hinter diesem so leicht zu lesenden Buch stecken muss. Dass den Autoren der Dank vieler Heilpraktiker dafür, dass man sich nun nicht mehr ohne Hilfe durch den oben beschriebenen Informationsdschungel quälen muss, sicher ist, davon bin ich überzeugt.

Ich bedanke mich beim Autor und wünsche den Lesern viel Freude mit diesem äußerst hilfreichen Buch.

Warendorf, im August 2010
Ulrich Sümper
Präsident Bund Deutscher Heilpraktiker e.V. (BDH)

Vorwort

Begleitend zu meiner Vortragsserie mit dem Thema Praxismanagement brachte ich 1999 eine Loseblattsammlung heraus, die als **BDH-Praxishandbuch** erschienen und seitdem von mehr als 3 000 Kollegen angenommen und benutzt worden ist. Das Praxishandbuch war ein wichtiger Baustein in den Bemühungen des Bund Deutscher Heilpraktiker e.V. (BDH), das Thema Qualitätssicherung für den Heilpraktikerberuf zu etablieren. Das Loseblattwerk wurde über den BDH abgegeben und erfreute sich großer Beliebtheit. Es enthielt die aktuellen Gesetzesentwicklungen ebenso wie alle für eine ordnungsgemäß geführte Praxis notwendigen Formblätter, Checklisten sowie Arbeits-, Verfahrens- und Betriebsanweisungen, die ich für meine Praxis angelegt und gesammelt hatte. Diese sollten als Muster dienen, wie man ein einrichtungsinternes Qualitätsmanagement aufbauen kann. Es folgten in den nächsten Jahren 6 Updates des Praxishandbuchs, die sicherstellen sollten, dass die Nutzer die gestiegenen Anforderungen und Verpflichtungen aus dem Bereich Hygiene und Medizinprodukte-Recht kannten und stets erfüllen konnten.

Mit der Zeit stellte sich heraus, dass die Herausgabe des Praxishandbuchs in Eigenregie durchaus seine Grenzen hat. So war die ursprüngliche Gliederung nicht auf den inzwischen gewachsenen Umfang ausgelegt und die Erstellung und das Einpflegen der Updates wurden immer problematischer. Das Gesamtwerk enthielt zwar die Werkzeuge für ein praxiseigenes Qualitätsmanagement. Die optimale Nutzung dieser Handwerkszeuge erschloss sich jedoch nur dann leicht, wenn man meine Vorträge hierzu gehört hatte. Was war also zu tun?

Bei genauer Betrachtung der Publikationen zum Thema **Praxisorganisation und -management für Heilpraktiker** musste ich feststellen, dass es bisher kein kompaktes Buch gab, das dem Heilpraktiker alle für die Praxisführung notwendigen Informationen liefert. Es gab Werke, die einzelne Aspekte abdeckten, aber keines, das wirklich umfassend und praxisbezogen war. So wurde die Idee zu diesem Buch geboren. Von der Idee zur Umsetzung ist es jedoch häufig ein langer und aufwendiger Weg.

Das vorliegende Buch verdankt einigen lieben und sehr engagierten Menschen seine Existenz! Mir wäre es persönlich nicht möglich gewesen, Ihnen meinen Erfahrungsschatz aus 30 Jahren so übersichtlich und umfassend in dieser gewinnbringenden Weise zur Verfügung zu stellen.

Gabriele Müller, ehemalige Programmbereichsleiterin Komplementärmedizin der MVS Medizinverlage Stuttgart, erkannte den Bedarf für das Buch und seine Themen. Sie verpflichtete mich nicht nur, sondern erarbeitete mit mir die Struktur des Buches, prüfte, strukturierte und bearbeitete Teile meines Manuskripts.

Christiane Thoms und Christian Böser, die Redakteure der Deutschen Heilpraktiker Zeitschrift (DHZ), mit denen mich nun ebenfalls seit einigen Jahren eine sehr vertrauensvolle Zusammenarbeit verbindet, bearbeiteten große Teile meiner Rohtexte und formten sie so wunderbar, und zwar inhaltlich, strukturell und sprachlich.

Diese Bereitschaft ist besonders hervorzuheben, weil alle 3 durch meine Beiträge in der Deutschen Heilpraktiker Zeitschrift wussten, was auf sie zukommen würde. Die Zusammenarbeit mit diesen 3 Menschen war jedoch nicht nur fruchtbar, wie das Werk belegt, sondern hat mir enorm viel Freude bereitet. Ihnen, liebe Leserin und lieber Leser, mag nicht sofort ersichtlich sein, wie viele Stunden und Tage an Arbeit in diesem Buch stecken. Dass dies für mich neben all meinen anderen vielfältigen Verpflichtungen möglich und nicht ermüdend oder erschöpfend war, liegt an der Menschlichkeit und Güte der Mitwirkenden.

Es erfüllt mich mit Freude, Stolz und tiefer Dankbarkeit, das fertige Manuskript zu sehen und Ihnen das Buch in die Hand geben zu dürfen. Ich wünsche Ihnen nun, dass das Buch und die Materialien auf der CD-ROM (⊙) Ihnen eine Unterstützung für Ihren Praxisalltag sein werden und bin Ihnen dankbar, wenn Sie mir Anregungen und Wünsche für eine eventuelle Folgeauflage zusenden wollen.

Gelsenkirchen im August 2010
Siegfried Kämper

Inhaltsverzeichnis

Teil I

Allgemeine Grundlagen ... 1

1	Einleitung	2
2	Qualitätsmanagement	4
2.1	Einleitung	4
2.2	Was ist Qualitätsmanagement?	4
2.2.1	Ziele des Qualitätsmanagements	5
2.2.2	Qualitätssicherung	5
2.2.3	Qualitätsmanagement-Systeme	6
2.2.4	Kontrolle durch den Gesetzgeber	6
2.3	Qualitätsmangement in der Heilpraktikerpraxis	6
2.3.1	Gute Gründe für Qualitätsmanagement	7
2.3.2	Integration des Qualitätsmanagements in den Praxisalltag	7
2.4	ISO-Zertifizierung einer Praxis	12
2.5	Qualitätsmanagement in der Fort- und Weiterbildung	13
3	Institutionen – Gesetze – Verordnungen – Regelwerke	15
3.1	Einleitung	15
3.2	Institutionen: Wer regelt was?	15
3.2.1	Das Gesundheitsamt	15
3.2.2	Das Finanzamt	18
3.2.3	Die Berufsgenossenschaft für Gesundheitsdienst und Wohlfahrtspflege (BGW)	18
3.2.4	Die Bauaufsichtsbehörden	19
3.2.5	Anzeigepflicht für Herstellung von Arzneimitteln	20
3.3	Der Heilpraktikerberuf – große Behandlungsautonomie	20
3.3.1	Haftung und Sorgfaltspflicht	21
3.3.2	Berufsordnung für Heilpraktiker (BOH)	21
3.4	Praxisrelevante Gesetze und Regelwerke	21
3.4.1	Heilpraktikergesetz (HPG)	22
3.4.2	Durchführungsverordnungen (DVO) zum HPG	24
3.4.3	Medizinprodukte-Recht	27
3.4.4	Medizinprodukte-Gesetz (MPG)	27
3.4.5	Medizinprodukte-Sicherheitsplanverordnung (MPSV)	30
3.4.6	Medizinprodukte-Betreiberverordnung (MPBetreibV)	30
3.4.7	Medizinprodukte-Verordnung (MPV)	36
3.4.8	Medizinprodukte-Verschreibungsverordnung (MPVerschrV)	37
3.4.9	Arzneimittelgesetz (AMG)	37
3.4.10	Allgemeine Verwaltungsvorschrift zur Beobachtung, Sammlung und Auswertung von Arzneimittelrisiken (Stufenplan) nach §63 des Arzneimittelgesetzes (AMG)	51
3.4.11	Betriebssicherheitsverordnung (BetrSichV)	51
3.4.12	Infektionsschutzgesetz (IfSG)	52
3.4.13	Heilmittelwerbegesetz (HWG)	61
3.4.14	Gesetz gegen den unlauteren Wettbewerb (UWG)	65

3.4.15	Telemediengesetz (TMG)	68
3.4.16	Bundesdatenschutzgesetz (BDSG)	69
3.5	Sonstige Regelwerke zu Patientensicherheit sowie Arbeits- und Mitarbeiterschutz	70
3.5.1	Einführung	70
3.5.2	Richtlinie für Krankenhaushygiene und Infektionsprävention des Robert Koch-Instituts	71
3.5.3	Technische Regeln für Biologische Arbeitsstoffe (BGR 250/TRBA 250)	73
3.5.4	Gefahrstoffverordnung (GefStoffV)	84
3.5.5	Transfusionsgesetz (TFG)	88
3.5.6	Aushangpflichtige Regelwerke	89

Teil II

Praxisorganisation 91

4	**Praxisverwaltung**	92
4.1	Einleitung	92
4.2	Gewerbe-Mietvertrag	92
4.2.1	Mietzeit	93
4.2.2	Praxis in Eigentumsräumen	93
4.3	Bauliche Voraussetzungen und gesetzliche Bestimmungen	93
4.3.1	Verkehrssicherungspflicht	94
4.3.2	Bestandsschutz	95
4.3.3	Parkplätze	95
4.3.4	Barrierefreiheit	96
4.3.5	Toiletten	96
4.3.6	Pausenraum	96
4.3.7	Behandlungsraum	96
4.3.8	Wasseranschluss für besondere Geräte	97
4.3.9	Elektrische Anlage	97
4.3.10	Brandschutz	97
4.4	Selbstständig als Heilpraktiker – aber in welcher juristischen Form?	99
4.4.1	Einzelunternehmen	99
4.4.2	Praxisgemeinschaft	99
4.4.3	Untervermietung	100
4.4.4	Gesellschaft bürgerlichen Rechts (GbR)	100
4.4.5	Partnerschaftsgesellschaft	101
4.4.6	Kapitalgesellschaft (GmbH)	101
4.5	Anmeldung bei Behörden	102
4.6	Steuern und Buchhaltung – ein Muss für jeden	102
4.6.1	Gewerbesteuerfreiheit für Freiberufler mit Ausnahmen	103
4.6.2	Keine Mehrwertsteuerpflicht	103
4.6.3	Steuererklärung	104
4.6.4	Kassenführung und Betriebsprüfung	105
	Uwe Geweke	
4.7	Verkauf von Produkten	108
4.8	Versicherungen für den Heilpraktiker	108

4.8.1	Pflicht für jeden HP: Berufshaftpflichtversicherung	108
4.8.2	Weitere empfehlenswerte Versicherungen	109
4.9	**Altersvorsorge und Kapitalbildung**	**112**
4.9.1	Kapitalanlagen	112
4.10	**Assistenten, Personal und Vertretung in der HP-Praxis**	**113**
4.10.1	Was spricht für eine Assistenzstelle?	113
4.10.2	Welche Nachteile kann es für die Praxis geben?	114
4.10.3	Was Sie als Praxisbetreiber beachten sollten	114
4.10.4	Personal	115
4.10.5	Vertretung	116
4.11	**Aufgabe der Praxis und Nachfolge**	**117**
4.11.1	Patienten anschreiben	118
4.12	**Wollen Sie eine Praxis übernehmen?**	**118**
4.12.1	Vor- und Nachteile einer Praxisübernahme	119
4.13	**GEMA/GEZ**	**119**
5	**Allgemeine Praxisführung**	**122**
5.1	**Einleitung**	**122**
5.2	**Der Patient als Kunde**	**122**
5.2.1	Anmeldung und Wartebereich	123
5.2.2	Patientenkommunikation	123
5.2.3	Terminvergabe	123
5.2.4	Erscheinungsbild des Heilpraktikers: Berufskleidung	124
5.2.5	Zusammenarbeit und Kommunikation im Team	125
5.3	**Arbeits- oder Betriebsanweisungen**	**125**
5.3.1	Patientenkartei	127
5.4	**Praxis als ambulante Behandlungseinrichtung**	**129**
5.4.1	Medizinprodukte: Bestandsverzeichnis und Medizinproduktebuch	129
5.4.2	Umgang mit Sauerstoff	132
5.4.3	Überprüfung der Arzneimittelbestände	135
5.4.4	Herstellernachweise	136
5.4.5	Meldepflicht	137
5.5	**Arbeitssicherheit in der Praxis**	**142**
5.5.1	BGW: Betriebsärztliche und sicherheitstechnische Betreuung	142
5.5.2	Verbandbuch	143
5.5.3	Brandschutz	143
5.5.4	Gefahrstoffe in der Heilpraktikerpraxis	147
5.6	**Mitarbeiterschulung**	**154**
5.6.1	Inhalte einer Mitarbeiterschulung	154
5.6.2	Dokumentation der Mitarbeiterschulung	158
5.6.3	Update Mitarbeiterschulung	158
6	**Medizinische Praxisführung**	**159**
6.1	**Einleitung**	**159**
6.2	**Der Behandlungsvertrag**	**160**
6.2.1	Wie kommt ein Behandlungsvertrag zustande?	160

6.2.2	Rechte und Pflichten	160
6.3	**Aufklärungspflicht**	**161**
6.3.1	Was die Aufklärung beinhalten muss	161
6.3.2	Folgen mangelhafter Aufklärung	162
6.3.3	Besondere Sorgfalt bei umstrittenen Verfahren	163
6.4	**Off-Label-Use**	**164**
6.4.1	Worauf Sie beim Off-Label-Use achten müssen	164
6.5	**Attestieren von Krankheit und Arbeitsunfähigkeit**	**164**
6.5.1	Ärztliche Bescheinigung für Bundesbeamte	166
6.5.2	Bescheinigung eines Praxisbesuchs zur Vorlage	166
6.6	**Schweige- und Verschwiegenheitspflicht für Heilpraktiker**	**166**
6.6.1	Die ärztliche Schweigepflicht	166
6.6.2	Die Schweigepflicht für Heilpraktiker	167
6.6.3	Schutz der Patientendaten	167
6.7	**Dokumentation in der Naturheilpraxis**	**169**
6.7.1	Dokumentationspflicht nach §4 BOH	170
6.7.2	Die Papierkarteikarte	170
6.7.3	Fremdbefunde in Kopie	173
6.7.4	Befund- und Behandlungsbericht	173
6.7.5	Digitale Fotografie und Bilddokumentation	175
6.8	**Laborleistungen und Laborgemeinschaft**	**177**
6.8.1	Vorteile des Angebots von Laboranalysen	178
6.8.2	Laboruntersuchungen wirtschaftlich gesehen	178
6.8.3	Fremdlabor auf der Patientenrechnung	179
6.8.4	Mitglied in einer Laborgemeinschaft	179
6.9	**Arbeitsanweisungen/ Checklisten für Behandlungsabläufe**	**179**
6.9.1	Ausbildungsnachweis und Arbeitsanweisung	180
6.9.2	Injektionsbehandlungen	180
6.9.3	Infektionsprävention bei Infusionstherapien	189
6.9.4	Ozon-Sauerstoff-Therapien	192
6.9.5	Wundverband und Verbandswechsel	196
6.9.6	Verfalldatum nach Anbruch von Mehrfachentnahmebehältnissen	200
6.9.7	Notfallplan: Anaphylaktischer Schock	201
6.9.8	Standardarbeitsanweisung nach den Vorgaben der ISO Norm ISO 9000:2001 am Beispiel der EAV (Elektroakupunktur nach Voll)	201
7	**Praxishygiene**	**204**
7.1	**Einleitung**	**204**
7.2	**Praxisbegehung**	**205**
7.2.1	Vorbereitung auf die Amtsarztbegehung	206
7.3	**Der Hygieneplan**	**207**
7.3.1	Was muss der Hygieneplan alles berücksichtigen?	210
7.3.2	Aufbau eines Muster-Hygieneplans	221
7.3.3	Schulungsprotokolle für Mitarbeiter zum Hygieneplan	239
7.4	**Hygiene bei der Abfallentsorgung**	**243**

7.4.1	Zuordnung und Einteilung der Abfälle	243
7.5	Hygienezertifizierung	246

Teil III

Praxismarketing		**249**
8	**Praxismarketing**	250
8.1	Einleitung	250
8.1.1	Marketing in der Heilpraktikerpraxis	251
8.1.2	Werbung als Teilaspekt des Marketings	251
8.2	Der USP einer Praxis	252
8.3	Corporate Identity: Ihr Praxisleitbild	252
8.3.1	Corporate Design	253
8.3.2	Corporate Communication	255
8.3.3	Corporate Behavior	255
8.4	Werbemittel in der Heilpraktikerpraxis	256
8.4.1	Inhaltliche Gestaltung unter rechtlichen Aspekten	256
8.4.2	Grundsätzliches zur optischen Gestaltung von Werbemitteln	260
8.4.3	Visitenkarte	260
8.4.4	Praxisschild	261
8.4.5	Briefbogen	262
8.4.6	Praxisstempel	262
8.4.7	Rezeptblock	263
8.4.8	Werbeanzeige	264
8.4.9	Patienteninformationsbroschüre und Praxishomepage	264
8.5	Vorträge halten	267
8.5.1	Vorbereitung eines Vortrags	268
8.5.2	Gliederung eines Vortrags	269
8.5.3	Verwendung von Medien	270
8.5.4	Folge von Verstößen gegen das UWG oder HWG	270
	Heinz-Georg Bramhoff	
8.5.5	Das Verfahren der Abmahnung	271
8.5.6	Einstweilige Verfügung	271

Teil IV

Abrechnung		**273**
9	**Patientenvereinbarung – Rechnung und Mahnwesen**	274
9.1	Einleitung	274
9.2	Patientenvereinbarung	274
9.2.1	Honorarvereinbarungen und wirtschaftliche Aufklärung	275
9.2.2	Kostenerstattung durch Kostenträger	276
9.3	Rechnung und Mahnung	278
9.3.1	Rechnungen richtig stellen	279
9.3.2	Zahlungserinnerung bei Zahlungsversäumnissen	282

10	**Liquidation: GebüH mit Kommentar – Abrechnungstipps – Erstattungstabellen**	**286**
10.1	Einleitung	286
10.1.1	GebüH als Orientierungshilfe	286
10.2	Relevante Leistungsverzeichnisse und Erstattungspraxis der Kostenträger	287
10.2.1	Der missglückte Versuch eines Leistungsverzeichnisses	287
10.2.2	Abrechnung nach dem GebüH	287
10.2.3	Abrechnung nach der GOÄ	288
10.2.4	Erstattungspraxis der Kostenträger	289
10.3	Erstattungstabellen 1 und 2	294
10.3.1	Erstattungstabelle 1: GebüH-Leistungen der verschiedenen Kostenträger	294
10.3.2	Erstattungstabelle 2: Alphabetische Übersicht der GebüH-Leistungen einschließlich GOÄ-Vergleichsnummern	306
10.4	Kommentierung der wichtigen GebüH-Ziffern	310
10.4.1	Ziffern 1–17: Allgemeine Leistungen	310
10.4.2	Ziffern 18–23: Spezielle Behandlungen	329
10.4.3	Ziffern 24–30: Blutentnahmen – Injektionen – Infusionen – Hautableitungsverfahren	335
10.4.4	Ziffern 30–35	345
10.4.5	Ziffern 36–39.13: Hydro- und Elektrotherapie	349
10.5	Analoge Abrechnung und das Bilden von Leistungsketten	353
10.5.1	Möglichkeiten der korrekten Abrechnung	353
10.5.2	Die analoge Abrechnung	353
10.5.3	Abrechnung von Leistungsketten	356
10.6	Häufig gestellte Fragen zur Abrechnungspraxis	357
11	**Abrechnungshilfen – Abrechnungsprogramm oder Abrechnungsunternehmen?**	**363**
11.1	Abrechnung mithilfe eines Abrechnungsunternehmens	363
11.2	Abrechnungsprogramme – eine gute Alternative	364
11.3	Praktischer Zusatznutzen	365
11.4	Option des Kartenlesens	366

Anhang

12	**Abkürzungsverzeichnis**	**368**
13	**Weiterführende Internet-Links**	**370**
14	**Abbildungsnachweis**	**373**
15	**Inhaltsübersicht CD-ROM**	**374**
16	**Sachverzeichnis**	**376**

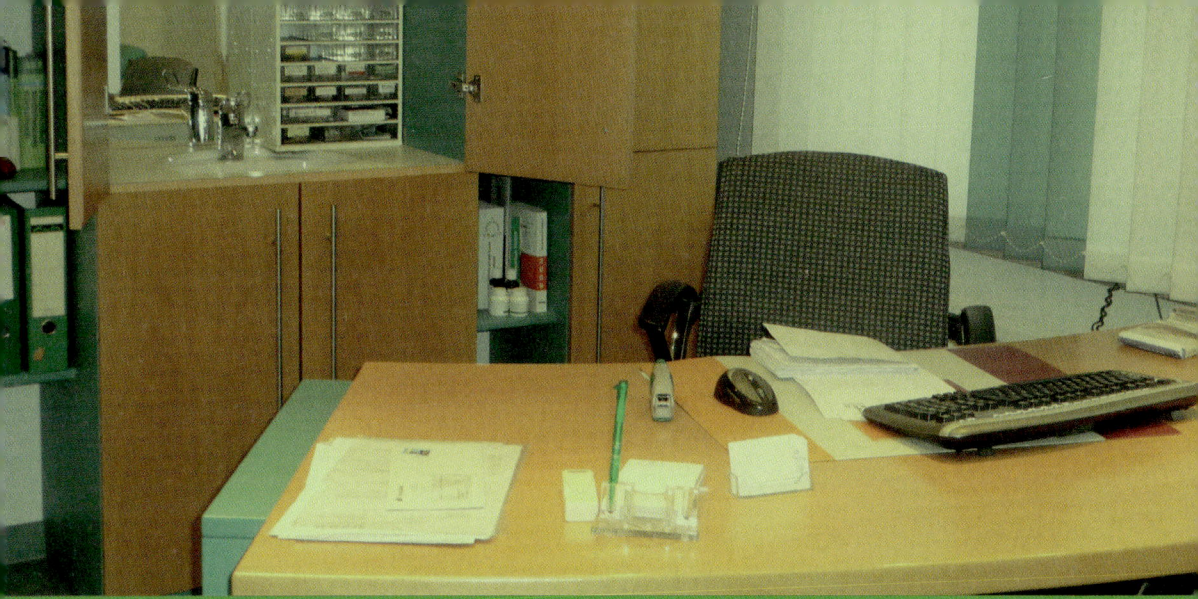

Teil I
Allgemeine Grundlagen

1	Einleitung	2
2	Qualitätsmanagement	4
3	Institutionen – Gesetze – Verordnungen – Regelwerke	15

1 Einleitung

Der Heilpraktikerberuf ist wunderbar. Die Arbeit mit den Patienten und das Führen einer gut gehenden Praxis sind ausgesprochen befriedigend, auch wenn der Weg dahin manchmal etwas steinig sein mag. Wirklich zufrieden kann man sein, wenn man sich auf die Arbeit mit dem Patienten in dem Bewusstsein konzentrieren kann, dass alle unternehmerischen, medizinischen und naturheilkundlichen Aufgaben und Verpflichtungen vollständig erfüllt sind. Hierzu benötigt man einiges Wissen und auch Handwerkszeug. Dieses Buch soll Ihnen aufzeigen, wie Sie mit dem geringsten Aufwand dieses Ziel erreichen können und welches Handwerkszeug Sie dazu einsetzen müssen.

Zweck dieses Buches ist, Ihnen alle gesetzlichen Bestimmungen, die Grundlagen der medizinischen, allgemeinen und organisatorischen Praxisführung, der Praxisverwaltung, der Hygiene, des Marketings sowie der Abrechnung und Liquidation in Ihrer Praxis präzise und übersichtlich zur Verfügung zu stellen. Egal, ob für eine Praxisgründung oder für eine bestehende Praxis, dieses Buch liefert Ihnen all diese Informationen konkret, einfach und umfassend. Dabei berücksichtigt es die gültigen gesetzlichen Bestimmungen, die sehr vielfältig und von großer Bedeutung sind. Deshalb sind die für Ihre Praxisführung relevanten Gesetze bzw. Gesetzesausschnitte in Kapitel 3 ziemlich ausführlich dargestellt und kommentiert. Dies soll Ihnen helfen, Ihre Verpflichtungen als Heilpraktiker zu kennen und sie zu verstehen.

Die wichtigsten gesetzlichen Vorgaben werden aber auch jeweils in den anderen Kapiteln kurz angerissen, sodass Sie auch hier einen Hinweis darauf erhalten.

Die kompletten Texte der wichtigsten Gesetze finden Sie zudem auf der beiliegenden CD-ROM, sodass Sie sie in der derzeit gültigen Fassung vorliegen haben.

Die Kapitel 4–6 dieses Buches befassen sich mit dem organisatorischen Management Ihrer Praxis. Für den wirtschaftlichen und therapeutischen Erfolg ist dieser Bereich schließlich eine Grundvoraussetzung. Hier finden Sie eine ganze Reihe an Arbeits- und Betriebsanweisungen, Checklisten, Übersichten und Vorlagen. Diese fungieren als Muster. Sie sind häufig Beispiele dafür, wie ich Abläufe in meiner Praxis geregelt habe. Keinesfalls sollen Sie diese Vorgaben 1:1 in Ihrer Praxis anwenden. Vielmehr müssen Sie sie unbedingt auf die jeweilige Situation Ihrer Praxis anpassen.

Damit kommen wir zu einem anderen Aspekt dieses Buches, dem Qualitätsmanagement (QM). Jeder, der mich kennt, weiß, dass mir dieses Thema ein besonderes Anliegen ist. Nur wenn wir als Heilpraktiker belegen können, dass wir gesetzeskonform arbeiten, werden wir auf Dauer unsere berufliche Zukunft sichern können. Ein Mittel, dieses Ziel zu erreichen, ist die Installation eines einrichtungsinternen Qualitätsmanagements. Was das genau bedeutet, beschreibe ich in Kapitel 2 ausführlich. In diesem Kontext wird dann auch die Bedeutung der Checklisten und Muster verständlich. Dieses Buch soll Sie anleiten, im Sinne des Qualitätsmanagements Ihre Praxisabläufe strukturiert abzubilden und ein Praxishandbuch anzulegen. Damit haben Sie den ersten Schritt getan, ein der Heilpraktikerpraxis gemäßes QM-System zu installieren.

Viele der Checklisten finden Sie auf der beiliegenden CD-ROM. Sie lassen sich jeweils individuell auf Ihre Bedürfnisse anpassen, abspeichern und auch ausdrucken.

Die Praxishygiene ist ein ganz wesentlicher Bereich, bei dem das Qualitätsmanagement greifen muss. Daher widmet sich Kapitel 7 diesem Thema. Hier finden Sie u. a. einen Muster-Hygieneplan, wie ich ihn in meiner Praxis verwende. Diesen können Sie nicht unverändert in Ihrer Praxis einsetzen. Er soll Ihnen vielmehr als Anregung und Vorlage dienen, wie so ein Hygieneplan aussehen kann. Im Sinne des einrichtungsinternen Qualitätsmanagements müssen Sie ihn an die Bedingungen Ihres Arbeitsumfeldes anpassen. In diesem Teil des Buches finden Sie auch eine Checkliste, die Ihnen helfen wird, sich auf den Besuch des Amtsarztes und eine Praxisbegehung vorzubereiten.

In Kapitel 8 erhalten Sie einen kurzen Überblick über die für Ihren Praxisbetrieb relevanten Aspekte des **Marketings**. Ich bin selber kein Experte auf diesem Gebiet, habe Ihnen aber trotzdem einige Erfahrungen zusammengestellt, die ich in meiner Praxis gewonnen habe. Sollten Sie sich mit diesem Thema eingehender befassen wollen, so sollten Sie besser auf Standardwerke zu diesem Thema zurückgreifen.

Kapitel 9 bis 11 befassen sich mit dem Themenkomplex der **Liquidation**. Hierzu zählen auch Fragen rund um Patientenvereinbarung, Honorarvereinbarung, Rechnungsstellung, Mahnung sowie die eigentliche Abrechnung. In meinen Vorträgen und in der Reaktion auf meine Artikelserie in der Deutschen Heilpraktiker Zeitschrift habe ich erlebt, auf welch großes Interesse dieses Thema stößt. Deshalb habe ich es ausführlich behandelt und Ihnen auch einige mir häufig gestellte Fragen mit den jeweiligen Antworten zusammengestellt. Eine tabellarische Übersicht soll Ihnen die Arbeit bei der Liquidation erleichtern.

Die übersichtliche Gliederung des Buches erlaubt Ihnen einen schnellen Zugriff auf jeden Themenkomplex. Querverweise helfen, jeweils für den Kontext relevante Informationen an anderer Stelle zu vertiefen. Insgesamt habe ich mich bemüht, sowohl viele konkrete Sachinformationen als auch so viele Praxisbeispiele wie möglich zu geben.

2 Qualitätsmanagement

Qualitätsmanagement klingt schlimmer als es ist. Wenn Sie sich einmal mit dem Thema beschäftigt haben und sich Ihre Praxisabläufe und -strukturen anschauen, werden Sie feststellen, dass Sie heute ohnehin schon mit Blick auf Qualitätssicherung arbeiten. Dieses Kapitel soll Ihnen jedoch endgültig die Scheu vor dem Thema nehmen und Sie in die Denkweise des Qualitätsmanagements einführen. Darüber hinaus zeigt es Wege auf, wie Sie das in der Praxis bereits Vorhandene schnell in ein handhabbares, einrichtungsinternes und den Anforderungen einer Heilpraktikerpraxis gemäßes Qualitätsmanagement transferieren können. Sie werden dabei feststellen, dass das ganze Buch in allen seinen Kapiteln Hilfestellung zu diesem Thema anhand von Verfahrens-, Betriebs- und Arbeitsanweisungen, Checklisten oder Vorlagen gibt.

2.1 Einleitung

Es gibt wohl kaum ein Dienstleistungsunternehmen oder einen Herstellerbetrieb, der sich nicht mit behördlichen Auflagen auseinandersetzen muss. Spätestens seit den 80er-Jahren ist das Thema Qualitätsmanagement (QM) jedem Industrieunternehmen vertraut. Die gesetzlichen Vorgaben müssen dort schon lange eingehalten werden, um sicherzustellen, dass die Dienstleistung oder das Produkt dem jeweils versprochenen Angebot entspricht. Selbstverständlich müssen dabei die vom Gesetzgeber geforderten Qualitätsanforderungen eingehalten werden. Mit der europäischen Normenreihe EN ISO 9000 ff. sind Normen geschaffen worden, die die Grundsätze für Maßnahmen zum Qualitätsmanagement dokumentieren.

Qualitätsmanagement in der medizinischen Versorgung wird ebenfalls bereits seit Ende der 80er-Jahre diskutiert. Die Bundesärztekammer hat in den 90er Jahren ihre Anforderungen an gute Qualität im Gesundheitswesen definiert. Erst seit dem 01.01.2004 wurden dann mit dem Gesundheitsmodernisierungsgesetz (GMG) durch § 135a, Abs. 2, Nr. 2 SGB V die Einführung und Weiterentwicklung eines einrichtungsinternen Qualitätsmanagements (QM) für alle Vertragsärzte, medizinischen Versorgungszentren, zugelassenen Krankenhäuser und Erbringer von Vorsorgeleistungen oder Rehabilitationsmaßnahmen etc. endgültig vorgeschrieben. Dem Gemeinsamen Bundesausschuss (G-BA) wurde die Aufgabe übertragen, die Rahmenbedingungen wie Zeit und Umfang etc. hierfür festzulegen. Dies hat er mit der Verabschiedung einer Richtlinie vom 18.10.2005, die am 01.01.2006 in Kraft getreten ist, umgesetzt. Seit 01.01.2010 müssen nun z. B. alle vertragsärztlichen Praxen ein Qualitätsmanagement-System (QM-System) eingeführt haben.

Dass in der Heilkunst die gesetzlichen Anforderungen erst so spät präzisiert und verschärft wurden, ist eigentlich verwunderlich. Bei anderen freien Berufen wie Architekten oder Rechtsanwälten sind Qualitätssicherung und -management viel früher eingezogen und prägen schon lange einen Teil der Berufsausübung ganz wesentlich.

2.2 Was ist Qualitätsmanagement?

Der Begriff Qualitätsmanagement ist nicht einheitlich definiert. Im Grunde bedeutet er, dass Qualität mithilfe des Qualitätsmanagements verantwortlich organisiert und gesteuert wird. Er beinhaltet darüber hinaus Maßnahmen zur Qualitätssicherung zu planen, Qualitätsziele festzulegen und die erreichten Ziele konsequent abzusichern sowie Qualität ständig zu verbessern, indem man erkannte Verbesserungsmöglichkeiten umsetzt [2, S. 71]. QM bestimmt die Gestaltung von Ressourcen und Arbeitsabläufen (Prozessen) sowie eine stringente Kunden- und Mitarbeiterorientierung. Beim QM werden die Arbeitsabläufe und Praxisbereiche in einzelnen Schritten systematisch im Hinblick auf diese Aspekte hinterfragt und der Istzustand der Praxis ermittelt. Man stellt sich Fragen wie: Wie arbeiten meine Mitarbeiter und ich eigentlich? Wie sind meine Arbeitsschritte standardisiert? Habe ich für jede eventuell auftretende Situation Vorkehrungen getroffen? Bei welchen Tätigkeiten treten immer wieder Fehler und Verzögerungen auf? Folgen meine Diagnosen oder folgt die Gestaltung meiner Behandlungsprozesse bestimmten Qualitätsvorgaben?

QM stellt ferner Instrumente zur Verfügung, die zur Strukturierung der täglichen Arbeitsabläufe beitragen und die Überblick, Klarheit und Sicherheit gewährleisten. Damit führt es dazu, dass diese Abläufe so stattfinden, wie sie geplant sind.

Grundsätzlich geht es darum, die eigene Arbeit so sinnvoll wie möglich zu gestalten und eine maximale Ergebnisqualität hinsichtlich Sicherheit, klinischem Outcome, Kundenzufriedenheit und wirtschaftlichem Erfolg zu erreichen.

Qualitätsmanagement ist daher ein ständiger Prozess. Erfolgreiches Qualitätsmanagement setzt die Bereitschaft der fortwährenden Selbstbewertung und der Überprüfung von Prozessen voraus. Dabei verfolgt es das Ziel, Änderungen, wo immer notwendig, herbeizuführen.

Wesentliche Aspekte eines QM-Systems
- Ausrichtung der Praxis auf Patientenzufriedenheit
- Mitarbeiterorientierung- und -beteiligung (inkl. Motivation – auch die des Praxisinhabers)
- Verantwortung und Führung (Verteilung klarer Kompetenzen, klare Zuordnung von Aufgaben)
- Prozessorientierung (Strukturierung und Dokumentation der Organisation und Arbeitsprozesse)
- Transparenz nach innen
- Fehlervermeidung und Umgang mit Fehlern (unerwünschte Ereignisse)
- Wirtschaftlichkeit, Zeit- und Kostenersparnis auf lange Sicht
- kontinuierlicher Verbesserungsprozess
- Zielorientierung und Flexibilität
- rechtliche Absicherung
- bessere Marktpositionierung

2.2.1 Ziele des Qualitätsmanagements

Das Ziel des Qualitätsmanagements ist die kontinuierliche **Verbesserung von Patientenversorgung, Praxisorganisation und -sicherheit**. Vor allen Dingen soll grundsätzlich eine transparente, sichere und effiziente Leistungserbringung erreicht werden. In der Medizin sollen z. B. Arbeitsschritte in einer Praxis, für die es Routinen gibt, so verständlich schriftlich hinterlegt sein, dass es anderen möglich wird, die einzelnen Behandlungsschritte nachzuvollziehen und zu bewerten. Dabei muss ersichtlich sein, dass diese Leistungen nach den Regeln der Kunst oder dem Stand der Technik erbracht worden sind.

Auch die Verbraucherrechte, vor allem der **Verbraucherschutz**, sollen durch Qualitätsmanagement optimiert werden. Damit steht ebenfalls der Behandlungserfolg auf dem Prüfstand: Hat die Therapie zur Heilung geführt oder hat sie nicht geholfen? Zum QM gehört auch, dass Patienten die Möglichkeit haben, Kritik und Verbesserungsvorschläge anzubringen (▶ Patientenfragebogen, ◎ 39).

2.2.2 Qualitätssicherung

Der Vollständigkeit halber sei hier auch auf den Begriff der Qualitätssicherung eingegangen, obwohl nach allgemeinen nationalen und internationalen Übereinkünften künftig der Begriff „Qualitätsmanagement" verwendet werden soll.

Ebenso wie der Begriff Qualitätsmanagement ist auch der Begriff der Qualitätssicherung nicht eindeutig definiert. Beide Begrifflichkeiten werden zudem häufig synonym eingesetzt. Unter Qualitätssicherung (QS) werden überwiegend alle Maßnahmen und Tätigkeiten zur Sicherstellung festgelegter Qualitätsanforderungen verstanden. Qualitätssicherung wird gemäß der wörtlichen Übersetzung hier eher im Sinne der „**Qualitätszusicherung**" eingesetzt. Hierunter sind Aktivitäten zu verstehen, die bei Kunden und Partnern im Gesundheitswesen das Vertrauen schaffen, dass eine Organisation alle festgelegten, üblicherweise vorausgesetzten und verpflichtenden Erfordernisse und Erwartungen erfüllt. Dabei wird zwischen interner und externer Qualitätssicherung unterschieden. Interne Qualitätssicherung bezieht sich auf vertrauensbildende Maßnahmen und Abläufe innerhalb Ihrer Praxis. Hierzu zählen auch interne Schulungen z. B. von Mitarbeitern, Informationen über die Praxisführung oder Zielsetzungen.

Externe Qualitätssicherung umfasst die Vertrauensmaßnahmen in Bezug auf Patienten und externe Kooperationspartner [7, S. 71].

2.2.3 Qualitätsmanagement-Systeme

Streng genommen ist ein Qualitätsmanagement-System (QM-System) ein System zum Leiten und Lenken einer Organisation bezüglich Qualität. Es beinhaltet die zur Verwirklichung des Qualitätsmanagements erforderlichen Organisationsstrukturen, Verfahren, Prozesse und Mittel [2, S. 75].

Für ein Qualitätsmanagement-System in der eigenen Praxis genügt es nicht, sich auf die Routinen anderer Kollegen zu berufen. Vielmehr müssen Sie selber die Abläufe und Routinen in Ihrer Praxis beschreiben. Dies versteht man unter **einrichtungsinternem Qualitätsmanagement**.

Es sind mehrere standardisierte Qualitätsmanagement-Systeme (▶ Kasten) am Markt erhältlich, die Kosten dafür variieren zwischen 1 000 und 6 000 Euro. Es gibt zum einen QM-Systeme, die anhand internationaler Normen aufgebaut sind (z. B. ISO-9000-Normen), sowie Selbstbewertungsverfahren. Auch diese Systeme liefern zwar vorgefertigte Strukturen und Muster, sie müssen aber ebenfalls im Sinne des einrichtungsinternen Qualitätsmanagements an die Abläufe Ihrer Praxis angepasst werden.

> **Beispiele für QM-Systeme**
> - DIN EN ISO 9001:2000
> - EFQM (European Foundation for Quality Management)
> - EPA (European Task Force on Practice Assessment)
> - HB-Zert (eigens für Naturheilpraxen konzipiert)
> - KPQM 2006 (KV-Praxis-Qualitätsmanagement der KV Westfalen-Lippe)
> - KTQ (Kooperation für Transparenz und Qualität für den ambulanten Bereich)
> - QEP (Qualität und Entwicklung in Praxen) von der KBV

2.2.4 Kontrolle durch den Gesetzgeber

Die in Kapitel 3 dieses Buches beschriebenen Gesetze und Regelwerke geben einen sog. Mindeststandard für Ihre Praxisführung vor und definieren, was ein Patient grundsätzlich erwarten darf, wenn er sich vertrauensvoll in Ihre Hände begibt. Hier wird auch vorgegeben, welche Dokumentation in Ihrer Praxis vom Gesetz gefordert wird. Der Gesetzgeber hat in diesem Kontext die Aufgabe zu überprüfen, ob die von ihm vorgegebenen rechtlichen Vorschriften eingehalten werden. Früher wurde dies nur dann erforderlich, wenn es zu einem Vorwurf oder einem Zwischenfall kam, der eine Klärung der Verantwortlichkeiten verlangte.

Im Rahmen der Qualitätssicherung muss der Gesetzgeber jedoch heutzutage stets dafür Sorge tragen, dass auch die Umsetzung der von ihm erlassenen Gesetze gewährleistet ist. Da es jedoch etliche Regelwerke sind, die in unterschiedliche Zuständigkeiten fallen (z.B. Betriebssicherheit, Brandschutz oder Hygiene), ist es für den Gesetzgeber nicht leicht, die in den Regelwerken jeweils vorgeschriebene Überwachung auch wirklich umzusetzen. Hier kommt im Gesundheitswesen der **Amtsarzt** ins Spiel. Sich ihrer Verantwortung und Verpflichtung zunehmend bewusst, besuchen die Amtsärzte verstärkt Heilpraktiker- und Arztpraxen. Sie sollten sich das immer vor Augen halten und damit auf den Besuch des Amtsarztes vorbereitet sein.

2.3 Qualitätsmangement in der Heilpraktikerpraxis

Anders als für Ärzte ist die Einführung eines Qualitätsmanagement-Systems für Heilpraktiker nicht explizit gesetzlich vorgeschrieben. Ich möchte Ihnen aber aufzeigen, warum es auch für uns Heilpraktiker Sinn macht, ein der Heilpraktikerpraxis angepasstes QM-System zu implementieren. Sie werden schnell sehen, dass es uns hilft, gesetzeskonform zu arbeiten, Fehler zu vermeiden, die Praxis effizienter zu gestalten sowie Zeit und Kosten zu sparen.

2.3 Qualitätsmangement in der Heilpraktikerpraxis

2.3.1 Gute Gründe für Qualitätsmanagement

Im Grunde ist Qualitätsmanagement für Sie nichts wirklich Neues. Sie arbeiten ohnehin überwiegend nach diesen Kriterien. Neu sind für Sie womöglich nur das systematische Festlegen von Qualitätszielen und das Arbeiten auf festgelegtem und dokumentiertem Qualitätsniveau, bei dem Sie Abläufe und Informationssammlungen klar definieren und schriftlich festhalten. Sind wir ehrlich, so müssen wir zugeben, dass es uns gelegentlich an geeigneter Systematik, passenden organisatorischen und methodischen Voraussetzungen, angemessenen Zielen und einer ergebnisorientierten Überprüfung der Wirksamkeit dieser qualitätssichernden Maßnahmen fehlt. Hier können die Methoden des Qualitätsmanagements (auch ohne sie bis zur ISO-Reife zu verfolgen) ausgesprochen hilfreich sein.

> **Vorteile des QM für die HP-Praxis**
> 1. Vergessen Sie nicht: Unsere Arbeitsweisen entsprechen zwar den üblichen medizinischen Standards. Durch QM wird dies aber **belegbar**. So kann die gelegentlich in den Raum gestellte Behauptung, dass Heilpraktiker nicht sauber und sicher arbeiten, schnell entkräftet werden.
> 2. Bereits vor einer Behandlungsmaßnahme werden bestimmte Behandlungsroutinen dokumentiert. Im Falle eines Behandlungsfehler-Vorwurfs existiert somit Beweismaterial, das von großer Bedeutung sein kann. Sie belegen im Vorfeld, dass die Praxisführung den geltenden Bestimmungen angepasst ist und Veränderungen wahrgenommen und berücksichtigt werden.
> 3. Unterschätzen Sie dabei eines nicht: Sie können Fehler tatsächlich einfach vermeiden, wenn Sie Ihre üblichen Routinen in Checklisten fixieren. Dabei bietet es sich an, diese Arbeitsroutinen noch einmal mit den aktuellen gesetzlichen Anforderungen abzugleichen und ggf. anzupassen.
> 4. QM sorgt durch Einarbeitung neuer Erkenntnisse für eine stets zeitgemäße Ausübung der Heilkunde.
> 5. Sie sparen die anfänglich investierte Zeit später wieder ein, weil die Dokumentation in der Patientenakte viel einfacher wird.
> 6. QM ist das beste Marketing für eine erfolgreiche Heilpraktikerpraxis. Patienten nehmen sehr wohl war, wie gut und professionell eine Praxis geführt wird. Unterschätzen Sie z. B. nicht, was Patienten in puncto Praxishygiene erwarten und beobachten.
> 7. Wenn Sie Mitarbeiter haben, können diese durch die aktive Teilnahme am QM deutlich motivierter arbeiten.
> 8. Die Therapiefreiheit von Heilpraktikern kann nur erhalten bleiben, wenn wir belegen können, dass wir lege artis arbeiten. Ein QM, das die einzelnen Behandlungsschritte aufzeigt und belegt, dass sie dem in den gesetzlichen Regelwerken geforderten Standard entsprechen, kann also auch über die Zukunft unseres Berufs entscheiden.

2.3.2 Integration des Qualitätsmanagements in den Praxisalltag

Es vergeht einige Zeit von der Erkenntnis, dass QM für die Praxis notwendig und gut ist, bis zur Etablierung eines für die Heilpraktikerpraxis sinnvollen QM-Systems. Das Ganze kann in den Anfängen auch durchaus recht arbeitsintensiv sein. Aber Sie werden schon bald merken, dass die Praxisabläufe dann sehr viel runder laufen und Sie die investierte Zeit schnell wieder einholen können.

Mitarbeiterbeteiligung

Für das Gelingen eines QM-Systems in der Praxis sind motivierte und informierte Mitarbeiter ein entscheidender Faktor. Dies trifft vielleicht nur in wenigen Heilpraktikerpraxen zu, weil viele von Ihnen ohne Angestellte arbeiten. Sollten Sie aber Mitarbeiter beschäftigen, müssen diese in den gesamten Prozess eingebunden werden. Motivierte Mitarbeiter, fest verteilte Verantwortlichkeiten sowie ein Höchstmaß an Kommunikation sind wichtige Faktoren für den reibungslosen Praxisalltag. Ohne die Akzeptanz von QM im ganzen Praxisteam können Sie dies nicht erfolgreich implementieren – und schließlich muss es nach der Einführung auch von allen gelebt werden. Nehmen Sie sich deshalb zu Beginn des ganzen QM-Prozesses die Zeit, Ihren Mitarbeitern die Bedeutung eines solchen Systems und dessen Vorteile näher zu bringen. Geben Sie ih-

2 – Qualitätsmanagement

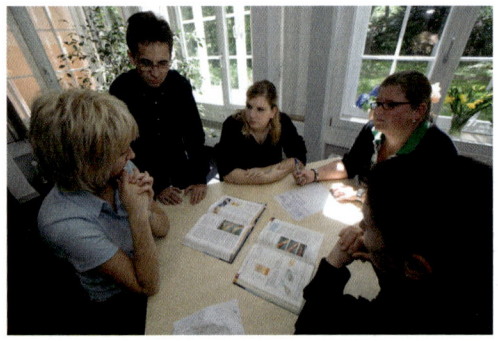

▶ **Abb. 2.1** Halten Sie regelmäßige Teambesprechungen ab.

nen aber auch die Chance, ihre Ängste und Befürchtungen zu äußern und versprechen Sie, gemeinsam Lösungen dafür zu suchen. Ihre Mitarbeiter müssen sich ebenso mit dem QM identifizieren wie Sie. Auch im weiteren Verlauf sollten Sie deshalb regelmäßig Besprechungstermine einplanen.

Erhebung des Ist-Zustands

Zu Beginn der QM-Einführung steht die Erhebung des Ist-Zustands Ihrer Praxis. Sie stellen sich Fragen wie: Wie arbeiten wir/ arbeite ich eigentlich? Diese Fragen beziehen sich dann sowohl auf das medizinische als auch das organisatorische Vorgehen in der Praxis. Das heißt konkret, Sie schauen sich einerseits Ihre Behandlungs- oder Diagnoseschritte an: Wie führe ich eine Injektion durch? Wie gehe ich bei der homöopathischen Anamnese vor? Dazu zählen dann auch alle hygienischen Aspekte wie die Reinigung von Instrumenten oder Arbeitsplätzen. Andererseits betrachten Sie aber auch die Abläufe in der Praxis. Konkrete Beispiele wären die Terminvergabe, die Tätigkeiten vor dem Praxisbeginn oder beim abendlichen Schließen der Praxis, die Platzierung von Feuerlöschern sowie die Vorkehrungen für den Brandfall.

Dabei haben Sie einen besonderen Fokus darauf, wo häufig Probleme oder Fehler auftreten. Dort besteht dann zuerst Handlungsbedarf.

Dokumentation als Teil des QM

Die analysierten Abläufe müssen Sie dokumentieren und in Form von Verfahrens-, Arbeits- und Prüf- sowie Betriebsanweisungen, Checklisten oder Formblättern auf Papier bringen.

Mithilfe der **Verfahrensanweisungen** beschreiben Sie die praxisübergreifenden Prozesse. Anhand von **Arbeitsanweisungen** legen Sie dahingegen arbeitsplatzbezogen die Arbeitsschritte für einzelne Arbeitsaufgaben fest. In welcher Form Sie dies dokumentieren, also ob als Tabelle, Diagramm oder Checkliste, bleibt dabei Ihnen überlassen. Ich verwende als Arbeitsanweisungen häufig Checklisten, wie Sie sie in diesem Buch immer wieder finden. Anhand von **Betriebsanweisungen** (▶ Kap. 3.5.3, S. 82) weise ich auf Gefahren hin und regle den Umgang mit Gefahrstoffen (Begriffserläuterungen ▶ Kasten).

Die in diesem Buch abgedruckten und auf der CD-ROM zur Verfügung gestellten Dokumente sollen Ihnen eine Anregung sein, wie eine entsprechende Dokumentation aussehen kann. Die beschriebenen Prozesse sind auf die Abläufe und Vorgehensweisen in meiner Praxis abgestimmt. Diese geben lediglich wieder, wie *ich* in *meiner* Praxis arbeite. Deshalb müssen *Sie* die Dokumentation an die Prozesse *Ihrer* Praxis *angleichen*. Die auf der CD-ROM zur Verfügung gestellten Dateien können Sie deshalb auch auf Ihrem Rechner unter einem anderen Namen abspeichern und dann Ihren Bedürfnissen entsprechend abändern.

Insgesamt sollte Ihnen damit möglich sein, schnell ein einfaches, der Heilpraktikerpraxis angemessenes und den geltenden Bestimmungen entsprechendes QM-System in Ihrer Praxis zu installieren.

Begriffserläuterungen

Verfahrensanweisungen
Verfahrensanweisungen beinhalten, was alles gemacht wird. Sie beschreiben detailliert Abläufe und Prozesse und beziehen sich dabei auf mehrere Arbeitsplätze. Sie legen das Vorgehen von Beginn bis zum Ende eines Prozesses fest. In den Verfahrensanweisungen werden auch die Verantwortlichkeiten festgeschrieben, also wer was und wann macht. Verfahrensanweisungen können auf Arbeitsanweisungen Bezug nehmen.

Arbeits- und Prüfanweisungen
Die Arbeits- und Prüfanweisungen liefern arbeitsplatzbezogen detaillierte Vorgaben zur Ausführung von Tätigkeiten. Sie geben anhand von konkreten Anweisungen vor, wie einzelne Arbeitsschritte in welcher Reihenfolge gemacht werden sollen. Häufig haben sie den Charakter von Checklisten. ▼

2.3 Qualitätsmangement in der Heilpraktikerpraxis

▼

Betriebsanweisungen

Betriebsanweisungen sind arbeits- und tätigkeitsbezogene Anordnungen des Praxisinhabers, in denen auf die im Umgang mit Gefahrstoffen und Arbeitsmitteln verbundenen Gefahren für Sie, Ihre Mitarbeiter und Ihre Patienten hingewiesen wird. Sie legen damit die erforderlichen Schutzmaßnahmen und Verhaltensregeln fest.

Dokumentation der Leistung voranstellen

Die Dokumentation ist ganz wesentlich. Das kann nicht oft genug betont werden. Selbstverständlich ist die Grundlage jeder professionellen Arbeit, dass man die für die Berufsausübung relevanten und geltenden rechtlichen Vorschriften kennt und beachtet. Aber das müssen Sie auch belegen können. Dafür braucht es eine Dokumentation. Entscheidend und die Grundlage des Qualitätsmanagements ist jedoch, dass diese Dokumentation einer Leistung vorangestellt wird. Sie führen Patientenakten, sorgen für die richtige Lagerung von Arzneimitteln und Entsorgung abgelaufener Präparate und Medizinprodukte in Ihrer Praxis. Sie arbeiten bei der Behandlung hygienisch einwandfrei und entsorgen anfallenden Müll ordnungsgemäß. Hierbei ist aber entscheidend, dass Sie diese Vorgänge *im Vorfeld* einmal beschreiben und dokumentieren. Dies muss so erfolgen, dass die Prozesse für andere leicht nachzuvollziehen sind. Damit Sie die Leistung nicht bei jeder Behandlung neu definieren müssen, schreiben Sie diese einmal auf und aktualisieren sie lediglich, wenn sich an Ihren Vorgehensweisen etwas ändert.

Dokumentation und Praxisräumlichkeiten

Beim Qualitätsmanagement spielen neben den persönlich erbrachten Leistungen auch die Praxisräumlichkeiten eine wichtige Rolle. Schließlich erbringen Sie Ihre Leistungen in einem Behandlungsraum, für den es wiederum definierte und verpflichtende Vorschriften z. B. in Bezug auf Einrichtung oder Beschaffenheit des Bodenbelags gibt. Auch hier gilt: Sie müssen diese Vorschriften nicht nur beachten, sondern auch dokumentieren, wie Sie die Vorschriften in der Praxis umgesetzt haben.

Beispiele für vom Gesetzgeber explizit geforderte Dokumentation

Medizinprodukte-Bestandsverzeichnis

Sie müssen für alle in der Praxis vorhandenen Apparate ein Medizinprodukte-Bestandsverzeichnis führen, wenn diese energetisch betrieben werden (▶ Kap. 5.4.1, S. 129 und ▶ Kap. 3.4.6, S. 35).

Medizinproduktebuch

Das Medizinproduktebuch ist zwar nur für bestimmte Geräte (gemäß Anlage 1 und 2 der Medizinproduktebetreiber-Verordnung) vorgeschrieben. Aber Sie dürfen ein dort gelistetes Medizinprodukt nur betreiben, d.h. in der Praxis bereithalten und am Patienten anwenden, wenn Sie ein Medizinproduktebuch besitzen. Darin muss vom Hersteller bescheinigt und eingetragen sein, dass dieses Medizinprodukt korrekt in Ihrer Praxis installiert ist und Sie oder eine von Ihnen bestimmte Person in der Anwendung eingearbeitet wurde. Ansonsten dürfen Sie diese Geräte gar nicht bedienen (▶ Kap. 5.4.1, S. 133 und ▶ Kap. 3.4.6, S. 34).

Aufbereiten von Medizinprodukten

Auch für das Aufbereiten von Medizinprodukten, z. B. das Desinfizieren oder Sterilisieren von Schröpfglocken, schreibt Ihnen die Hygienerichtlinie des RKI vor, dass der Aufbereitungsprozess erst mit der dokumentierten Freigabe abgeschlossen ist. Also braucht der Heilpraktiker eine Checkliste, die den Aufbereitungsprozess darstellt, die Prozessparameter (z. B. beim Sterilisator die erreichte Temperatur und Verweildauer) und die Freigabe (z. B. mit der Ablage in einem dafür definierten geschlossenen Schrank) dokumentiert (▶ Kap. 7.3.1, S. 214).

2 – Qualitätsmanagement

Praxishandbuch

Die von Ihnen erstellten Dokumente sollten Sie alle in Ring-Ordnern ablegen, die dann das Praxishandbuch ausmachen. Hier finden sich alle Arbeits-, Betriebs- und Verfahrensanweisungen, Prüfnachweise, Gebrauchsanweisungen, Zuständigkeiten, Regelungen für Schnittstellen (Zusammenarbeit im Praxisteam oder mit externen Anbietern wie einem Labor oder Reinigungsdienst), Praxisdaten, Organisationspläne, Aus- und Fortbildungsdokumentationen sowie alle sonst noch relevanten Praxis-Informationen an einem Ort zusammengefasst.

Meine Erfahrung hat gezeigt, dass es sinnvoll ist, das Praxishandbuch aus 5 Ring-Ordnern aufzubauen. Im Folgenden finden Sie einen Vorschlag, wie die Struktur eines solchen Praxishandbuchs aussehen könnte. Selbstverständlich ist das nur beispielhaft, und Sie müssen den Aufbau letztlich für Ihre eigene Praxis anpassen und ggf. Ihren Bedürfnissen entsprechend strukturieren.

Aufbau eines Praxishandbuchs (◉ 22)

Die mit einem Sternchen (*) gekennzeichneten Positionen gehören definitionsgemäß zu einem Qualitätsmanagement-System. Sie sind jedoch entbehrlich, wenn Sie ohne Personal arbeiten.

Ordner 1
- Inhaltsverzeichnis
- Einleitung

Teil 1: Allgemeines
- Praxisleitbild*
- Übersicht der Verantwortlichkeiten/Zuständigkeiten in der Praxis*
- Organisationsstruktur der Praxis*
- Übersicht Aufbewahrungsfristen (Diese Übersicht ist entbehrlich, wenn Sie definieren, dass alle Akten 10 Jahre zu verwahren sind und Röntgenbilder direkt zurückgegeben ggf. digital abfotografiert werden. Aber auch dies sollten Sie einmal dokumentieren und im Praxishandbuch abheften.)
- Allgemeine Begriffserklärungen*

Teil 2: Vorlagen der in der Praxis verwendeten Formulare/Vordrucke
- Bescheinigungen (z. B. Krankheits- und Praxisbesuchsbescheinigungen)
- Honorarvereinbarung
- Preistabelle Ihrer Leistungen und Ihrer Honorarforderungen
- Patientenaufklärungsbogen
- Patienteninformationen
- Vorlagen für diverse Routinen (z. B. Überwachung der Kühlschranktemperatur, Kontrolle der Sterilisier-Vorgänge mit dokumentierter Freigabe von aufbereiteten Medizinprodukten, Kontrolle des Arzneimittelbestands und der -verfallsdaten)
- Rezeptformular

Teil 3: Arbeitsanweisungen/Behandlungsabläufe/Behandlungsroutinen
- Arbeitsanweisungen allgemeine Praxisorganisation (z. B. Checklisten für die Neuaufnahme eines Patienten, den Praxisbeginn, das Praxisende, Patientenfragebogen, Patientenakte, Dokumentation der Aufklärung, Verhalten in Notfällen)
- Patientenkartei (Muster) sowie Anleitung zum Ausfüllen, einschl. einer Übersicht der in der Patientenkartei verwendeten Abkürzungen
- allgemeine Arbeitsanweisungen (z. B. Checkliste Blutdruckmessung, Injektionen, Verbandswechsel)
- Arbeitsanweisungen für Behandlungsroutinen bestimmter Verfahren (z. B. Checklisten zur Vorbereitung und Durchführung von Infusionen, Aderlasstherapie, Blutegelbehandlung, Ozontherapie, Akupunktur, Elektroakupunktur nach Voll)

Teil 4: Hygiene
- Reinigungs- und Hygieneplan (Eine aktuelle Version des Hygieneplans wird ausgehängt, eine Kopie im Praxishandbuch abgelegt. **Achtung**: Die älteren Versionen des Hygieneplans als ungültig kennzeichnen, aber ebenfalls hier noch verwahren!)
- Arbeitsanweisungen/Checklisten für Hygienemaßnahmen (z. B. hygienische Händedesinfektion, Hautdesinfektion am Patienten, Aufbereiten von Medizinprodukten, Anforderungen bei Injektionen und Punktionen, Ansatz von Desinfektionsmittel, Abfallentsorgung)
- Risikobewertung Medizinprodukte (z. B. Liste der Medizinprodukte, die mehrfach verwendet werden und somit aufbereitet werden müssen, Liste der Einwegprodukte, die keiner Aufbereitung bedürfen)

2.3 Qualitätsmangement in der Heilpraktikerpraxis

▼

Teil 5: Arbeitssicherheit
- Betriebsanweisungen Arbeitssicherheit (z. B. Checklisten Arbeitssicherheit allgemein, Sicherheitshinweise zum Umgang mit Sauerstoff, Umgang mit Druckminderern, Arbeiten mit Sicherheitskanülen, Umgang mit Gefahrstoffen)
- Checkliste Brandschutz
- Gefahrstoffverzeichnis
- Verbandbuch
- Nachweis der arbeitsmedizinischen und sicherheitstechnischen Betreuung

Teil 6: Meldeformulare (z. B. zur Meldung von UAW bei Arzneimitteln, Störungen an Medizinprodukten, Infektionskrankheiten nach Infektionsschutzgesetz)

Teil 7: Gesundheitsamt/Behörden
- Ablage der Korrespondenz

Teil 8: Berufsgenossenschaft für Gesundheitsdienst und Wohlfahrtspflege (BGW)

Teil 9: Verbesserungen/Qualitätssteigerung
- Ideenblatt*
- Fehlerprotokoll
- Patientenanregungen, -beschwerden, -bewertungen

Ordner 2

Teil 1: Medizinprodukte
- Medizinprodukte-Bestandsverzeichnis (Übersicht aller energetisch betriebenen Medizinprodukte in einem Datenblatt, das neben den wesentlichen Daten wie Seriennummer, Anschaffungsjahr auch den Standort innerhalb der Praxis dokumentiert)
- Wartungsprotokolle (z. B. Sauerstoffkonzentrator, Druckminderer)
- Kopie des Gerätebuchs für Medizinprodukte der Anlage 1 (z. B. Ozontherapiegerät für die hyperbare Ozontherapie, Lasergeräte). Das eigentliche Gerätebuch muss am Gerät aufbewahrt werden, aber im Ablagesystem sollte eine Kopie oder ein Datenblatt vorhanden sein.
- Blutdruckmessgeräte (z. B. Datenblatt, Protokolle der messtechnischen Kontrollen)
- Gebrauchsanweisungen (oder Übersicht, wo diese abgelegt sind)

▼

▼

Teil 2: Arzneimittelbestand und -kontrolle
- 2.1 Bestand
  - Liste des Praxisbestands an Ampullenpräparaten
  - Inhalt Notfallkoffer
- 2.2 Kontrolle
  - Prüfprotokolle der Arzneimittel- und Musterbestände, -ampullen (Verfalldatum)
  - Notfallkoffer (Kontrolle des Verfalldatums der Medikamente und Einwegartikel)

Teil 3: Kühlschrank
- Protokoll (Überwachung der Kühlschranktemperatur)

Teil 4: Sterilisation/Aufbereiten von Medizinprodukten
- 4.1 Bestand
  - Beschreibung der Wiederaufbereitung
  - Liste der Medizinprodukte, die zur Wiederverwendung vorgesehen sind (gleiche Liste wie bei Hygiene-Risikobewertung)
- 4.2 Kontrolle
  - **Sterilisationsprozesse** (Protokolle der Sterilisationsvorgänge/Freigabe)
  - **Hygiene-Institut** (Protokolle der Funktionsprüfung mit Bioindikatoren)

Teil 5: Herstellernachweise

Ordner 3

Teil 1: Einkaufsquellen/ Lieferanten
- Praxis- und Bürobedarf
- Einkaufsausweise (Metro/Staples)

Teil 2: Energie
- Strom
- Gas/Heizung (Sicherheitsdatenblatt Gas/ Heizungswartung)

Teil 3: Abfallentsorgung
- Entsorgungsbetrieb (Stadt, Gemeinde)
- Checkliste Abfallentsorgung

Teil 4: Telefon/ Internet
- **Telefonanbieter** (Vertrag, Korrespondenz)
- **Internetprovider** (inkl. Ablage der Zugangsdaten)

Teil 5: Abos/ Literatur
- Lesezirkel/Wartezimmerliteratur (Liste, Abo-Vertrag)
- Fachzeitschriften (Abo-Vertrag)

Teil 6: Öffentlichkeitsdarstellung
- **Branchenbuch** (Eintragungs-, Auftragsschein)
- **Sonstiges** (Rezeptblock, Visitenkarten, Praxisschild, Stempel, Bezugsquellen)

▼

Allgemeine Grundlagen

▼
Teil 7: GEMA/ GEZ
Teil 8: Versicherungen (z. B. Policen von Haftpflicht, Hausrat, Einbruch-Diebstahl, Berufsunfähigkeit)
Teil 9: Buchhaltung/ andere Vertragsverpflichtungen
- Spendenquittungen (z. B. gemeinnützige Organisationen)
- Mitgliedschaften (z. B. Beitrittserklärungen, Mitgliedsnummer, Passwörter, Kopie einer Bankeinzugsermächtigung)

Ordner 4*
Teil 1: Mitarbeiter (z. B. Arbeitsverträge inkl. Blanko-Vertragsmuster, Verschwiegenheitsverpflichtungserklärungen)
Teil 2: Mitarbeiterschulungen (z. B. Checklisten Verhalten in Notfällen, Hygiene, Aufbereiten von Medizinprodukten, Arbeitssicherheit allgemein, Sicherheitshinweise zum Umgang mit Sauerstoff, Gefahrstoffen, Druckminderern, Arbeiten mit Sicherheitskanülen, Brandschutz, Verhalten bei Störungen technischer Art oder außergewöhnliche Notfälle z. B. Feuer, Wasserschaden)
Teil 3: Schulungsprotokolle
Teil 4: Protokolle zur arbeitsmedizinischen und sicherheitstechnischen Betreuung

Ordner 5
Teil 1: Fort- und Weiterbildung (Ausbildungsnachweise, Zertifikate)
Teil 2: Berufs-/ Fachverbände (z. B. Mitgliedschaften, Satzungen)
Teil 3: Berufsordnung

Allgemeiner Hinweis:
Je nach Mitarbeiterzahl und -fluktuation ist es ggf. sinnvoll, einen 6. Ordner **Personal** anzulegen und dort den Inhalt von Ordner 4, Teil 1 abzulegen.

2.4
ISO-Zertifizierung einer Praxis

Nach heutigem Gesetzesstand reicht es, wenn Sie in Ihrer Praxis ein einrichtungsinternes Praxishandbuch führen. Wenn Sie das Handbuch aber bereits erstellt haben, ist es kein allzu großer Schritt mehr zur Einführung der allgemein anerkannten und bekannten **Norm DIN EN ISO 9001:2000** in der Heilpraktikerpraxis. Die ISO-Normen sind zertifizierbare Normen mit definierten Mindestanforderungen an ein wirksames Qualitätsmanagement-System, die durch Audits bewertet werden. Wenn Sie ein einrichtungsinternes Qualitätsmanagement nach den Empfehlungen dieses Buches installiert haben, dann brauchen Sie nur die Arbeitsanweisungen und Checklisten in ISO-konforme „Prozess-Diagramme" umzuwandeln. Ein entsprechendes Muster-Diagramm für eine EAV-Behandlung finden Sie auf der CD-ROM (◎ 57). Darüber hinaus müssen Sie einige Dokumente, die für eine ISO-Zertifizierung erforderlich sind, noch nacharbeiten. Der Aufwand dafür hält sich aber in Grenzen.

Diese Umstellung müssen Sie nicht selber vornehmen, sondern können einen Fachauditor damit beauftragen. Er wird Sie als Praxisinhaber auch schulen. Es entsteht dann ein **Praxishandbuch**, das alle relevanten Vorgänge in der Praxis in ISO-Norm abbildet. Jeder, der diese europäische Norm kennt, kann dann unmissverständlich Ihre individuelle Arbeitsweise nachvollziehen.

Letztlich erweist sich ein QM-System erst dann als valide, wenn eine kompetente unabhängige Stelle dieses geprüft hat. Dafür können Sie den TÜV oder auch den weit günstigeren und auf die Naturheilpraxis spezialisierten Verein Heilberufe Zertifikationsgesellschaft (HB-Zert e. V.) in Anspruch nehmen (www.hb-zert.de).

> **DIN-Normen**
>
> DIN-Normen sind unter Leitung des Deutschen Instituts für Normung (DIN) erarbeitete Normen und Standards als Dienstleistung für Wirtschaft, Staat und Gesellschaft. Die Hauptaufgabe des DIN besteht darin, gemeinsam mit den Vertretern der interessierten Kreise konsensbasierte Normen markt- und zeitgerecht zu erarbeiten. Das DIN ist als die nationale Normungsorganisation in den europäischen und internationalen Normungsorganisationen anerkannt und an der Entwicklung der ISO-Normen beteiligt. Die ISO-Normen sind die auf internationaler Ebene erarbeiteten Standards.

Der Vorteil einer Praxiszertifizierung nach DIN EN ISO 9001:2000 ist im Wesentlichen darin begründet, dass es das bekannteste und am meisten verbreitete Qualitätsmanagement-System präsentiert. Es hat sicher das große Plus im Bereich des Praxismanagements, dass viele Patienten diese Norm kennen und sich ggf. sogar schon beruflich damit beschäftigen mussten. Wenn Sie also mit dem Qualitätssiegel ISO-Norm auftreten können, vermittelt dies den Patienten den Eindruck von Qualität. Selbst Kliniken und große Arztpraxen nutzen diesen Effekt inzwischen in der Außendarstellung.

Diese Dienstleistungsnorm verlangt übrigens auch, dass der Praxisinhaber seinen Patienten die Möglichkeit eines Feedbacks (anonyme Bewertung der Praxis, Beschwerdeformular auf einem selbst entwickelten Standardformblatt) gibt. Grundsätzlich gehört dieses Instrument ohnehin zum Bestandteil des QM. Sie sollten ruhig immer wieder Ihre Patienten systematisch mithilfe eines Fragebogens befragen, wie Sie mit Ihnen und Ihrer Praxis zufrieden sind (▶ Checkliste Patientenfragebogen, ◯ 39).

Lassen Sie mich abschließend sagen, dass der Gesetzgeber eine Zertifizierung nach dieser Norm sicher auch mittelfristig für Heilpraktiker nicht fordern wird. Es handelt sich also gewissermaßen um ein „High-End-Produkt" für ganz besonders motivierte Kollegen.

> **Schritte zur ISO-Zertifizierung**
>
> 1. Alle Arbeitsabläufe werden erfasst und als „Prozess" skizziert. Diese werden dann in ein ISO-konformes Flussdiagramm übertragen. Der Ablauf wird von Anfang bis Ende aufgezeichnet und mit möglichen Ja-Nein-Verknüpfungen abgebildet.
> 2. Ein Praxishandbuch (nach DIN EN ISO 9001:2000) wird erstellt. Darin sind auch die Zuständigkeiten, ein Beschwerdemanagement, Verbesserungsvorschläge usw. so eingepflegt, dass ein anderer Heilpraktiker (z. B. bei Praxisübergabe oder als Krankheits-/Urlaubsvertretung) sofort alle Praxisabläufe nachvollziehen kann. Das ISO-Praxishandbuch verlangt, dass immer ein Verweis auf entsprechende Quellen angegeben wird.
> 3. Veränderungen, Ergänzungen, Neuerungen werden unverzüglich eingepflegt, was zu Revisionen führt, die leicht in das ISO-Praxishandbuch eingefügt werden können, da alle Daten elektronisch gespeichert und verfügbar sind.
> 4. Nach Einführung wird über mehrere Wochen erprobt, ob neben der bisherigen Arbeitsweise auch die Pflege des neuen ISO-Praxishandbuchs gelingt und die Behandlungs- und Arbeitsroutinen so stattfinden, wie es im ISO-Praxishandbuch dokumentiert ist.
> 5. Dann kann eine Zertifizierung erfolgen, die nach 3 Jahren zu erneuern ist.

2.5 Qualitätsmanagement in der Fort- und Weiterbildung

Heilpraktiker gehören nach den Ärzten zu den Gesundheitsberufen mit der größten Behandlungsautonomie. Dies beinhaltet Freiheiten und damit auch eine große Verantwortung. Die grundsätzliche Qualifikation eines Heilpraktikers als Therapeut können wir voraussetzen. Aber selbstverständlich entwickelt sich die Medizin und Naturheilkunde ebenso weiter wie die Technik. Fortschritt und neue Forschungsergebnisse ergänzen das vorhandene Wissen. Neue Erkenntnisse, z. B. in Bezug auf Interaktionen von Kontrazeptiva (Anti-Babypille) mit Phytotherapeutika (Johanniskraut) müssen möglichst schnell von einem praktizierenden Heilpraktiker beachtet werden. Kontinuierliche Fortbildung ist daher unerlässlich.

Hierzu bieten sich viele Möglichkeiten an. Sie alle lesen regelmäßig Fachzeitschriften und besuchen Fortbildungsveranstaltungen. Vor dem Hintergrund, dass Qualitätsmanagement auch vom Gesetzgeber verstärkt gefordert wird, kann es daher nur von Vorteil sein, wenn Sie Ihre Fort- und Weiterbildung dokumentieren lassen. Selbstverständlich erhalten Sie bei Fortbildungsveranstaltungen Teilnahmebescheinigungen. Damit ist aber für den Gesetzgeber die Qualifikation einer Fortbildung keineswegs transparent. Es fehlt letztlich so etwas wie ein **Qualitätssiegel**.

Daher hilft ein Qualitätsmanagement-System im Bereich der Aus- und Fortbildung. Es definiert, was der Fortbildung dient und belegt diese. Da diese Form der Qualitätssicherung nicht innerhalb der Praxis geschieht, wird sie übrigens **einrichtungsübergreifendes Qualitätsmanagement** genannt.

Der Heilpraktikerverband Bund Deutscher Heilpraktiker e. V. (BDH) hat deshalb vor einigen Jahren ein **Fortbildungszertifikat für Heilpraktiker** ins Leben gerufen, an dem bereits mehr als 12 000 Heilpraktiker teilgenommen haben. Inzwischen haben sich auch verschiedene Fachverbände diesem System angeschlossen. Die *DHZ Deutsche Heilpraktiker Zeitschrift* bietet ebenfalls die Möglichkeit, im Sinne der interaktiven Fortbildung Fortbildungspunkte zu sammeln, die vom BDH für das Zertifikat anerkannt werden. Der BDH hat für dieses Fortbildungszertifikat ein Punktesystem gewählt, wie es bei Ärzten und vielen anderen Berufsgruppen im Gesundheitswesen zum Teil gängig, zum Teil verpflichtend ist. Dies wurde in dem Wissen getan, dass sich dieses System inzwischen bewährt und durchgesetzt hat sowie vor allen Dingen vom Gesetzgeber anerkannt wird. Das garantiert uns Heilpraktikern, dass unser Punktesystem die Chance auf Anerkennung im Gesundheitswesen finden kann. Näheres zum Fortbildungszertifikat finden Sie auf der Homepage des BDH (www.bdh-online.de).

> **Fazit**
> Qualität wird von Heilpraktikern bekanntermaßen seit Jahr und Tag erbracht – häufig allerdings, ohne dies schriftlich oder strukturiert abzubilden. Dies bezieht sich auf unsere Aus- und Fortbildung sowie unsere medizinische und organisatorische Praxisführung. Unser Berufsstand hat es durchaus nicht nötig, sich zu verstecken, sondern kann mit Stolz auf seine Leistungen verweisen. Über den Weg des Qualitätsmanagements besteht die Möglichkeit, die erbrachte Qualität zu dokumentieren und somit transparent zu machen. Und das hilft nicht nur Ihrer eigenen Praxis, der Patientensicherheit und -zufriedenheit, sondern auch dem Ansehen des gesamten Berufsstands. Heilpraktikern wird aufgrund der fehlenden staatlichen Anerkennung der Ausbildung immer wieder unterstellt, dass sie sich nicht an die gesetzlichen Vorgaben halten. Daher sollte uns QM auch als Maßnahme der Berufsstandsicherung eine Verpflichtung sein und uns zur Auseinandersetzung mit dem Thema anspornen.

Literatur

[1] **Amon U.** Qualitätsmanagement in der Arztpraxis. Patientenbindung, Praxisorganisation, Fehlervermeidung, 2. Aufl. Heidelberg; Springer, 2004

[2] **Bundesärztekammer und Kassenärztliche Bundesvereinigung (Hrsg.).** Curriculum Ärztliches Qualitätsmanagement. 4. Aufl. 2007

[3] **Dudziak U.** Sinn und Nutzen von Qualitätsmanagement. Der Nuklearmediziner 2005; 28: 135–137

[4] **Hellebrandt P.** Qualitätsmanagement in der Arztpraxis, Notfall & Hausarztmedizin 2005; 31 (7+8)

[5] **Kämper S (Hrsg.).** BDH Praxishandbuch. Updates 1–6. Warendorf: BDH-Eigenverlag; 2000

[6] **Johannes H, Wölker Th.** Arbeitshandbuch Qualitätsmanagement. Neu-Isenburg; Ärzte Zeitung Verlagsgesellschaft: 2008

[7] **Knopp E, Knopp J.** Qualitätsmanagement in der Arztpraxis. Stuttgart; Thieme: 2010

3 Institutionen – Gesetze – Verordnungen – Regelwerke

Häufig werde ich bei Vorträgen mit der Frage konfrontiert, in welchem Gesetz oder Regelwerk sich die für Heilpraktiker relevanten Bestimmungen nachlesen lassen bzw. welche Behörde für Heilpraktiker zuständig ist. Leider lassen sich diese Fragen nicht einfach beantworten, weil es eben kein einzelnes Regelwerk gibt, das die gesetzlichen Bestimmungen umfassend behandelt. Es existiert auch keine einzelne Behörde oder Institution, die die Belange des Heilpraktikers alleine bestimmt. Dieses Kapitel gibt einen Überblick über die für Heilpraktiker wichtigen und den Berufsalltag bestimmenden Institutionen sowie gesetzlichen Vorgaben.

3.1 Einleitung

Schon bei der Eröffnung einer Praxis ist es nicht leicht, sich im Dschungel von Behörden, Verordnungen und Gesetzen zurechtzufinden. Oftmals geht hier schon viel Zeit bei der Suche nach den zuständigen Behörden verloren. Aber auch als Praxisinhaber, der schon einige Zeit tätig ist, haben Sie immer wieder mit Verwaltungen und Gesetzen zu tun. So finden Sie sich gelegentlich mit einem Schreiben Ihres Gesundheitsamts konfrontiert, das Forderungen enthält oder Sie zur Abgabe von Erklärungen auffordert. Oder der Amtsarzt kritisiert bei der Praxisbegehung einige Aspekte Ihrer Praxisführung. An diesem Punkt merken Sie womöglich erst, dass Sie sich in manchen Dingen nicht ganz sicher sind, welche gesetzlichen Anforderungen Sie als Heilpraktiker genau zu erfüllen haben und welche Behörde diese regelt. Auch dann beginnt die Suche nach der relevanten Information.

Leider gibt es das alles umfassende Nachschlagwerk nicht, das Ihnen genau vorgibt, was Sie dürfen oder auch nicht dürfen, bzw. können und wissen müssen. Es existiert darüber hinaus auch nicht die eine übergeordnete Institution oder Instanz. Vielmehr wird die Tätigkeit eines Heilpraktikers durch eine Vielzahl unterschiedlicher Gesetze und Verordnungen und durch diverse Behörden und Institutionen geregelt. Oft sind zudem lediglich wenige Paragrafen oder Zeilen eines umfangreichen Gesetzes für Heilpraktiker relevant.

Das Ganze wird dadurch verkompliziert, dass sich einige Beschneidungen und Beschränkungen für Heilpraktiker indirekt ergeben. Es wird in diesen Fällen beispielsweise kein explizites Verbot für Heilpraktiker ausgesprochen, sondern vielmehr fehlen Heilpraktiker in der Aufzählung des befugten Personenkreises (z. B. Röntgenverordnung). Andere Regelwerke enthalten Vorgaben für bestimmte Tätigkeiten, die auch von Heilpraktikern durchgeführt werden. Diese Vorgaben gelten damit verbindlich für Ihre Praxisführung (z. B. RKI-Richtlinie, ▶ Kap. 3.5.2, S. 71).

Bei diesem Regelungsgeflecht geht es nicht nur um die Behandlungstätigkeit an sich, sondern auch um Fragen der Selbstständigkeit, der baulichen Vorgaben an Räume, z. B. für die Nutzung im ambulanten Behandlungsbereich, der Hygiene, Werbung oder um allgemeine Sicherheitsvorschriften wie Brandschutz und Arbeitssicherheit. Die entsprechenden gesetzlichen Bestimmungen werden in diesem Kapitel ebenfalls thematisiert.

3.2 Institutionen: Wer regelt was?

Die 4 wichtigsten Institutionen, mit denen Sie im Rahmen Ihrer Berufsausübung zu tun haben, sind das Gesundheitsamt, das Finanzamt, die Berufsgenossenschaft sowie die Bauaufsichtsbehörde (z. B. Bauamt).

3.2.1 Das Gesundheitsamt

Als selbstständiger Heilpraktiker sind Sie per Gesetz (Medizinprodukte-Gesetz/-Recht) Betreiber einer ambulanten Behandlungseinrichtung und Anwender von Medizinprodukten. Der Gesetzgeber sieht in den meisten Regelwerken Maßnahmen für die Einhaltung seiner Bestimmungen und zur Ahndung von Gesetzesverstößen vor (z. B. Strafen – Bußgeldvorschriften). Die Einhaltung bzw. Durchführung seiner Gesetze hat er an zuständige Behörden delegiert. Die „unterste Gesundheitsbehörde" ist in diesem Kontext das Gesundheitsamt.

> Beachte: Das Gesundheitsamt ist für Heilpraktiker die direkte „Vorgesetzte" und die für ihn zuständige Behörde! Dies sollten Sie unbedingt verinnerlichen.

Aufgabenspektrum des Gesundheitsamts
- Mitwirkung an der **Gesundheitsförderung**, der Prävention und dem Gesundheitsschutz
- Mitwirkung an der **Gesundheitshilfe**
- Dienste der **Qualitätssicherung** (Überwachung der Einhaltung der Hygienevorschriften)
- Ausstellung amtsärztlicher Zeugnisse und Gutachtertätigkeit
- Gesundheitsberichterstattung
- ortsnahe Koordinierung der gesundheitlichen Versorgung

> Beachte: Die Landesgesetze über den öffentlichen Gesundheitsdienst regeln die Aufgaben der Gesundheitsämter auf Länderebene. Es kann daher zu leichten Abweichungen in den unterschiedlichen Ländern kommen. Informieren Sie sich über die aktuelle Rechtslage in Ihrem eigenen Bundesland.

Der Leiter des Gesundheitsamts ist in der Regel ein **Amtsarzt**. Er residiert im Gesundheitsamt und ist nicht nur derjenige, der den Heilpraktikeranwärter prüft. Vielmehr ist er die Verbindung zu der oberen Gesundheitsbehörde (des Landes) und dem Bundesministerium für Gesundheit und allen niedergelassenen Anbietern von medizinischen Leistungen, die einer Überwachung bedürfen. Dazu zählen neben stationären (Kliniken) und ambulanten Anbietern (Arzt-, Zahnarzt-, Heilpraktiker- und Physiotherapiepraxen) auch ambulante Pflegedienste sowie Piercing- und Tattoostudios. Für die nicht medizinischen Anbieter gibt es auf Länderebene eigene Gesetze (z. B. Hygieneverordnungen), die im Regelfall die professionellen Gesundheitsdienstleister (also auch Heilpraktiker) nicht betreffen.

Auch wenn das Gesundheitsamt, in Person des Amtsarztes, nicht unmittelbar exekutiv tätig werden kann, sollten Sie trotzdem grundsätzlich alle Anfragen sorgfältig und unverzüglich bearbeiten. Die Besuchsankündigungen des Amtsarztes sollten Sie ebenfalls sehr ernst nehmen.

Die ausführende Stelle der unteren Gesundheitsbehörde (Gesundheitsamt) ist das **Ordnungsamt**. Es wird aktiv, wenn beispielsweise eine Praxis von Amts wegen geschlossen werden muss z. B. wegen gravierender Hygienemängel. Der Amtsarzt wird die Schließung veranlassen und das Ordnungsamt sie ggf. mit Unterstützung der Polizei (Amtshilfe) durchführen.

> Beachte: Der Heilpraktiker muss die Aufnahme und Beendigung seiner Tätigkeit dem zuständigen Gesundheitsamt anzeigen (Anmeldung ▶ Abb. 3.2)! Dies gilt auch, wenn Sie Ihre Praxis an einen anderen Ort verlegen.

Das Gesundheitsamt kann unter Umständen nachfragen, welche Therapieformen Sie anbieten. Dies dient in der Regel dazu, um zwischen „invasiv" tätigen (z. B. mit Akupunktur, Injektionen, Eigenblutbehandlung, Baunscheidtieren, Colon-Hydro-Therapie) und „nicht invasiv" tätigen (z. B. mit Kinesiologie, klass. Homöopathie, Phytotherapie, Edelsteinheilkunde) Heilpraktikern zu unterscheiden. Hat es bei bestimmten Methoden, Verfahren oder der Anwendung eines bestimmten Gerätes bereits Vorfälle gegeben, so kann das Amt

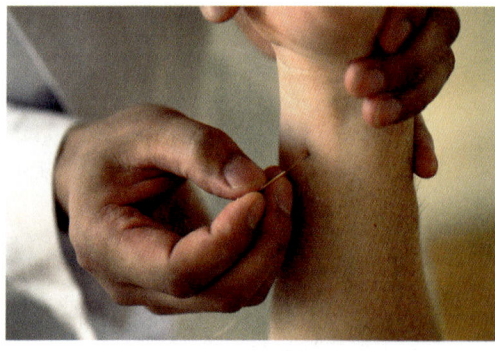

▶ **Abb. 3.1** Invasiv tätige Heilpraktiker müssen verstärkt mit einer Praxisbegehung rechnen.

Sehr geehrte Damen und Herren,

hiermit teile ich Ihnen mit, dass ich meine Naturheilpraxis am .... eröffnen möchte. Meine Sprechzeiten sind Mo–Fr von 9:00 bis 12:00 Uhr und von 15:00 bis 18:30 Uhr.

Die Praxisanschrift lautet:

....

In der Anlage füge ich eine Kopie meiner Erlaubnis zur Ausübung der Heilkunde ohne Bestallung (Heilpraktikererlaubnis) bei. Gerne erwarte ich Ihren Besuch für eine Praxisbegehung nach Terminabsprache.

Mit freundlichen Grüßen

Anlage: Kopie Heilpraktikererlaubnis

▶ **Abb. 3.2** Anmeldeschreiben beim Gesundheitsamt (◉ 53).

ggf. eine Überwachung beabsichtigen und deshalb gezielt nachfragen.

Praxisbegehung durch den Amtsarzt

Das Gesundheitsamt in Person des Amtsarztes überprüft die im Infektionsschutzgesetz genannten Einrichtungen – und damit auch Heilpraktikerpraxen – in Bezug auf alle hygienerelevanten Tätigkeiten. Der Amtsarzt ist befugt, die Praxis zu besichtigen und alle für diese Prüfung erforderlichen Auskünfte zu verlangen (▶ **Kap. 7.2, S. 205**).

Überprüfung von Heilpraktikern und Heilpraktikeranwärtern

Das Gesundheitsamt ist darüber hinaus die Institution, die die Überprüfung von Heilpraktikeranwärtern durchführt. Offiziell ist für diesen Vorgang das Ordnungsamt verantwortlich. Dieses ist jedoch berechtigt, das Gesundheitsamt damit zu beauftragen, was häufig auch geschieht. Jede verwaltungsrechtliche Einheit (Kreis, Stadt) kann das für sich individuell entscheiden, weshalb Sie sich bei der Stadt oder dem Kreis, in der oder dem Sie die Prüfung ablegen wollen, erkundigen sollten.

Die Überprüfung besteht aus einem mündlichen und einem schriftlichen Teil und dient der Feststellung, ob die Ausübung der heilkundlichen Tätigkeit durch den Prüfling zu einer Schädigung der menschlichen Gesundheit führen könnte.

Ein Heilpraktiker kann vom Gesundheitsamt nach seiner ersten Überprüfung bzw. Zulassung erneut überprüft werden, wenn das Gesundheitsamt den begründeten Verdacht hat, dass vom Heilpraktiker eine **Gefahr für die Volksgesundheit** ausgehen könnte. Dies wäre z. B. der Fall, wenn der Verdacht eines Behandlungsfehlers vorläge oder eine bestimmte Vorgehensweise einen solchen vermuten ließe. Der Heilpraktiker könnte z. B. einem Patienten von einem Arztbesuch abgeraten haben, der nach medizinischer Auffassung jedoch unverzichtbar gewesen wäre.

Ebenso kann das Gesundheitsamt ein Verfahren in Gang setzen mit dem Ziel, die Zulassung wieder zu entziehen.

3.2.2 Das Finanzamt

Nach dem Gesundheitsamt ist das Finanzamt die zweitwichtigste Institution, bei der Sie Ihre Selbstständigkeit melden müssen. Sie sollten dem Finanzamt die Aufnahme ihrer freiberuflichen Tätigkeit als Heilpraktiker auch dann mitteilen, wenn Sie in der ersten Zeit Ihrer Praxiseröffnung nicht mit Gewinn rechnen und somit auch keine Steuern bezahlen müssen. Früher war es wichtig, bei der Anmeldung um eine Steuernummer zu bitten. Heute müssen Sie bei der Anmeldung dem Finanzamt Ihre Ihnen lebenslänglich zugeteilte Steuernummer einfach mitteilen.

> **Beachte:** Sie sollten dem Finanzamt auch einen Umzug und die Aufgabe Ihrer Praxistätigkeit melden.

3.2.3 Die Berufsgenossenschaft für Gesundheitsdienst und Wohlfahrtspflege (BGW)

Die Berufsgenossenschaften sind Träger der gesetzlichen Unfallversicherung und treten für die Folgen von Unfällen bei der Ausübung der Arbeit oder bei Unfällen auf dem Weg zur und von der Arbeit nach Hause ein. Dies schließt die Rehabilitation bzw. Entschädigung im Falle von Berufskrankheiten ein. Darüber hinaus hat sie die Aufgabe der Verhütung von Arbeitsunfällen, Berufskrankheiten und arbeitsbedingten Gesundheitsgefahren durch Aufklärung oder entsprechende Vorschriften. Für Heilpraktiker ist die Berufsgenossenschaft für Gesundheitsdienst und Wohlfahrtspflege (BGW) in Hamburg zuständig (Pappelallee 35/37, 22089 Hamburg, Tel. 040/20207-0; www.bgw-online.de).

> **BGW-Informationsmaterialien**
> Die BGW gibt regelmäßig wichtige Informationen zu Unfallverhütungsmaßnahmen und entsprechende Vorschriften heraus. Diese Unfallverhütungsvorschriften sind für die Mitglieder verpflichtend. Darüber hinaus unterstützt die BGW ihre Mitgliedsbetriebe durch persönliche Beratung, Seminare sowie Informationsmaterialien und Arbeitshilfen beim Arbeits- und Gesundheitsschutz. Unter anderem bietet sie folgende Medien für Heilpraktiker kostenfrei zum Bestellen unter www.bgw-online.de an: ▼
>
> - BGW kompakt – Angebote, Informationen, Leistungen für Unternehmer in therapeutischen Praxen (Bestellnummer: 3GU)
> - BGW check – Gefährdungsbeurteilung in therapeutischen Praxen (Bestellnummer: TP-3GB)
> - Hautschutz- und Händehygieneplan für Heilpraktikerinnen und Heilpraktiker (Bestellnummer: TP-HSP-3.0180)

Anmeldung der Praxis bei der BGW

Die Anmeldung Ihrer Praxis bei der BGW ist vorgeschrieben, auch dann, wenn Sie kein Personal beschäftigen. Die Anmeldung kann formlos geschehen (Musterschreiben ▶ Abb. 3.4) und muss innerhalb einer Woche nach Eröffnung der Praxis erfolgen. Sie müssen die BGW auch über einen Umzug Ihrer Praxis bzw. die Praxisaufgabe informieren.

Als Praxisinhaber haben Sie die Wahl, sich selbst freiwillig bei der Berufsgenossenschaft (▶ Kap. 4.8.2, S. 111) zu versichern. Wenn Sie

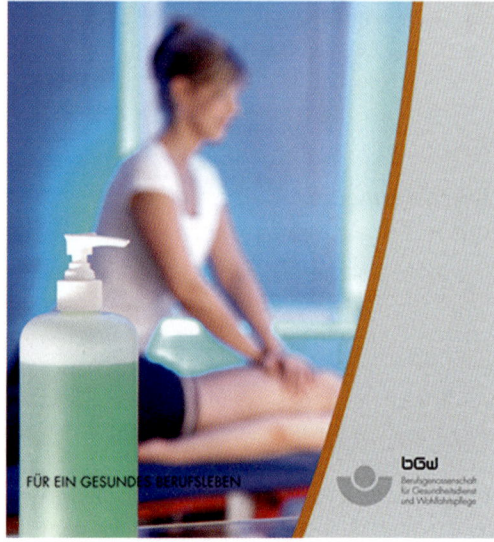

▶ Abb. 3.3 Informationsbroschüre der BGW.

> Sehr geehrte Damen und Herren,
>
> am .... werde ich meine Naturheilpraxis als selbstständiger Heilpraktiker eröffnen. Da ich derzeit kein Personal (auch kein Reinigungspersonal) beschäftige, benötige ich keine betriebsärztliche bzw. sicherheitstechnische Betreuung. Bitte senden Sie mir Ihr kostenloses Informationsmaterial (Mappe A1) zu.
>
> Ich würde mich auch über ein Angebot für eine freiwillige Versicherung freuen.
>
> Mit freundlichen Grüßen

▶ **Abb. 3.4** Anmeldung bei der BGW (◉ 52).

sich dagegen entscheiden und keine Angestellten haben, müssen Sie auch keine Beiträge bezahlen. Die Pflicht zur Mitgliedschaft besteht aber auch dann. Wenn Sie **Personal** beschäftigen, ist dieses über **Ihre Mitgliedschaft** in der Berufsgenossenschaft versichert. Eine namentliche Anmeldung des Mitarbeiters ist nicht erforderlich. Als Mitarbeiter gelten auch beschäftigte Familienangehörige, Assistenten, Reinigungspersonal oder Mini-Jobber. Die **gesetzliche Unfallversicherung** versichert Ihre Beschäftigten gegen Arbeitsunfälle und Berufskrankheiten, die während der Praxistätigkeit entstehen. Daneben sind auch Betriebswege und Wege zur Arbeitsstätte und nach Hause versichert. Beiträge fallen erst an, wenn Gehalt bezahlt wird. Diese Beiträge werden aus dem tatsächlich gezahlten Gehalt mittels Formel errechnet (▶ **Kap. 4.8.2**, S. 111).

🛈 Allgemeine Info
Letztlich wird eine gesetzliche Unfallversicherungspflicht auch dann nicht unwirksam, wenn Sie Personal beschäftigen und dies der BGW nicht gemeldet haben. Im Schadensfall (z.B. eine Ansteckung oder ein Berufsunfall in Ihrer Praxis) wäre Ihr Personal dennoch versichert. Sie müssten allerdings bei fehlender Versicherung rückwirkend die Beiträge bezahlen. In diesem Fall kann die Berufsgenossenschaft ein Bußgeld verhängen.

Sicherheitstechnische und arbeitsmedizinische Betreuung

Die BGW schreibt vor: Beschäftigt ein Heilpraktiker Personal, so muss die Praxis sicherheitstechnisch und arbeitsmedizinisch betreut werden (▶ **Kap. 5.5.1**, S. 142). Die Berufsgenossenschaft kann den Heilpraktiker um einen Nachweis ersuchen, wie er die arbeitsmedizinische Betreuung und die Arbeitssicherheit im Einzelnen organisiert hat, sofern Mitarbeiter vorhanden sind.

Dies ist unabhängig von der Bezahlung und gilt auch für Assistenten und Reinigungspersonal, selbst wenn eine externe Reinigungsfirma beauftragt wird. Je nach Personenzahl ist der Heilpraktiker dann verpflichtet, einen Arbeitsmediziner nach den BGW-Vorgaben einzubestellen, der die anwesenden Mitarbeiter schult. Eine mit dem Arbeitsmediziner kooperierende Sicherheitsfachkraft wird sich bei dieser Gelegenheit die Praxis ansehen und auf mögliche Schwachstellen hinweisen (▶ **Kap. 5.5.1**, S. 142).

🛈 Allgemeine Info
Einen geeigneten Arbeitsmediziner finden Sie in den Gelben Seiten Ihres Telefonbuchs. Ansonsten hilft Ihnen auch der TÜV weiter.

3.2.4 Die Bauaufsichtsbehörden

Bauaufsichtsbehörden, z.B. Bau- und Bauordnungsämter, sind kommunale, Landes- oder Bundesämter bzw. Ämter einer anderen öffentlich-rechtlichen Körperschaft, die sich mit Baugelegenheiten beschäftigen. Die Bauaufsichtsbehörde wird für Sie relevant, wenn Sie eine Praxis übernehmen, Praxisräume anmieten oder im eigenen Haus oder der Eigentumswohnung eine Praxis einrichten wollen. Hierzu ist **ein Nutzungsänderungsantrag** oder eine **Nutzungsgenehmigung** erforderlich.

Klären Sie gerade bei einer **Neuanmietung** unbedingt mit der Bauaufsichtsbehörde, ob die Räumlichkeiten wirklich als Praxisräume geeignet sind und einer Genehmigung nichts im Wege steht. Bei einer **Praxisübernahme** (▶ **Kap. 4.12, S. 118**) sollten Sie auf jeden Fall sichergehen, dass bereits eine Genehmigung vorliegt. Es ist nicht selbstverständlich, dass für alle von Heilpraktikern genutzten Räumlichkeiten auch wirklich für diese Nutzung eine Genehmigung beantragt wurde und vorhanden ist, zumal sich die jeweiligen gesetzlichen Bestimmungen ändern können. Auch wenn Sie andere bereits gewerblich genutzte Räumlichkeiten übernehmen, müssen Sie eine Nutzungsänderung (▶ **Kap. 4.3, S. 93**) beantragen.

Die baulichen Vorschriften können in den einzelnen Bundesländern unterschiedlich sein. Deshalb müssen Sie sich unbedingt bei Ihrem örtlichen Bau- oder Bauordnungsamt informieren. Besser noch fragen Sie einen Architekten, der die örtlichen Gegebenheiten kennt. Wenn die Räume noch nicht als Praxisräume genehmigt sind, sollten Sie auf jeden Fall einen Architekten beauftragen, der für Sie eine Nutzungsänderung beim Bau- oder Bauordnungsamt besorgt (▶ **Kap. 4.3, S. 93**).

Das Bauamt kommt von sich aus nur selten auf Praxisinhaber zu, weil etwa keine Eintragung der Räume für die Nutzung als Heilpraktikerpraxis im Amt erfolgt ist. Dies passiert im Regelfall vielmehr, wenn es zu privaten Streitigkeiten oder Anzeigen von Nachbarn kommt, weil der Praxisbetrieb als störend empfunden wird.

Bestandsschutz (▶ **Kap. 4.3.2, S. 95**) kann nur geltend gemacht werden, wenn eine Praxis legal, also mit Erlaubnis des Bauamts, betrieben wurde. Eine nachträgliche Nutzungsgenehmigung ist generell möglich, kann aber vom Einhalten aller baurechtlichen Vorschriften abhängig gemacht werden.

In den weiteren Kompetenzbereich der Bauaufsichtsbehörde fallen auch die baulichen Vorschriften zu z. B. sanitären Einrichtungen, Notausgang (▶ **Abb. 3.5**), Brandschutz und Zahl der Parkplätze (▶ **Kap. 4.3.3, S. 95**).

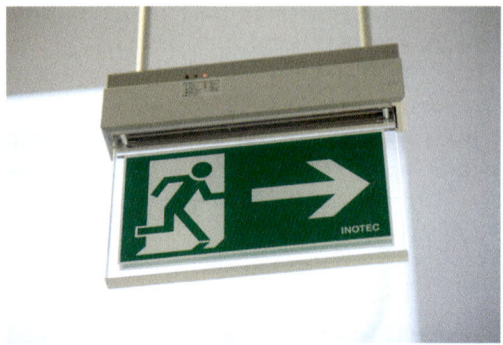

▶ **Abb. 3.5** Ein Notausgang muss beschildert sein.

3.2.5 Anzeigepflicht für Herstellung von Arzneimitteln

Mit der Novellierung des AMG im Sommer 2009 wurde auch eine Anzeigepflicht für die in Ihrer Praxis hergestellten Medikamente wie Mischinjektionen und -infusionen, aber auch Eigenblutbehandlungen (§ 67 AMG) eingeführt. Die arzneimittelrechtliche Überwachung liegt in den Händen der zuständigen Bezirksbehörden, bei denen Sie das Herstellen der Arzneimittel auch anzeigen müssen (▶ **Kap. 3.4.9, S. 37**).

3.3 Der Heilpraktikerberuf – große Behandlungsautonomie

Es gibt in Deutschland, und bezüglich der Behandlungsautonomie auch weltweit, keinen Beruf im Gesundheitswesen, der so frei und unbürokratisch geregelt ist wie der des Heilpraktikers. Die gesetzliche Grundlage liefert das Heilpraktikergesetz (▶ **Kap. 3.4.1, S. 22**) mit seinen konkretisierenden Durchführungsverordnungen. Trotz der steigenden Anzahl an Heilpraktikern hat der Gesetzgeber in den vergangen Jahrzehnten keinen Handlungsbedarf gesehen, das großzügige und sehr knappe Heilpraktikergesetz zu novellieren.

Als Heilpraktiker dürfen Sie bis auf wenige sinnvolle Einschränkungen alles durchführen, was Ihnen als geboten und hilfreich erscheint, um

Krankheiten oder Körperschäden und auch seelische Leiden festzustellen, zu lindern oder zu kurieren. Diese Freiheit ist ein sehr hohes Gut, setzt jedoch auch eine sehr gute Selbsteinschätzung und Aus- und Fortbildung voraus. Sie verlangt im höchsten Maß **Verantwortungsbewusstsein** und Sorgfaltspflicht.

3.3.1 Haftung und Sorgfaltspflicht

Die Haftungs- und Sorgfaltspflicht für Heilpraktiker ist durch § 276 Abs. 1 S. 2 BGB geregelt. Dort steht: „Fahrlässig handelt, wer die im Verkehr **erforderliche** Sorgfalt außer Acht lässt." Somit ist ein individueller, für die Situation angemessener Sorgfaltsmaßstab notwendig. Jeder Patient, der sich Ihnen anvertraut, muss davon ausgehen können, dass Sie mit der Sorgfalt vorgehen, die normal ist und typischer- und berechtigterweise erwartet werden kann. Das heißt, dass bei medizinischen Leistungen an Heilpraktiker die gleichen Sorgfaltsanforderungen zu stellen sind, wie sie bei vergleichbaren Leistungen von Ärzten gefordert werden.

Grundsätzlich sollten Sie eine Untersuchung oder Behandlung nur durchführen, wenn Sie über die entsprechenden **Kenntnisse** und **Fähigkeiten** verfügen und die Umstände eine gesetzeskonforme Durchführung erlauben. Andernfalls müssen Sie dafür sorgen, dass der Patient andere medizinische, z. B. ärztliche, Hilfe in Anspruch nimmt und versorgt wird.

Sie sind als Heilpraktiker für jede Leistung, die Sie erbringen, verantwortlich und haften für eventuelle Folgen. **Haftungsansprüche** können auch für Folgen einer Nichtbehandlung entstehen. Einem Patienten dürfen durch Ihre Behandlungen auf keinen Fall Nachteile entstehen.

▶ **Exkurs**

Im Fall von unberechtigten Vorwürfen oder Haftungsansprüchen im Zusammenhang mit Ihrer Behandlung können Sie sich letztlich nur durch eine ausreichende Dokumentation schützen (▶ **Kap. 2.3.2, S. 9** und ▶ **Kap. 6.7, S. 169**). Immer wieder kommt es zum Beispiel vor, dass Sie einen Patienten auf die Notwendigkeit der Einnahme ärztlich verordneter Medikamente hingewiesen haben, dieser aber das Medikament trotzdem absetzt. Bei daraus resultierenden, gravierenden und lebensbedrohlichen Verschlechterungen könnte Ihnen im ungünstigen Fall ein Vorwurf gemacht werden. Besonders unangenehm ist es, wenn der Patient verstirbt und Angehörige Vorwürfe erheben. Nur die Dokumentation kann dann belegen, dass Sie sich korrekt verhalten haben und der Patient eigenmächtig und entgegen Ihren Anweisungen gehandelt hat. Sie können so nachweisen, dass Sie Ihrer Sorgfaltspflicht nachgekommen sind.

3.3.2 Berufsordnung für Heilpraktiker (BOH)

Die BOH wurde in der derzeitigen Fassung vom 16.01.2008 von den 6 großen Heilpraktikerberufsverbänden gemeinsam verfasst und verabschiedet. Sie liefert in erster Linie **Standesregeln**, an die sich jeder Heilpraktiker selbstverständlich halten sollte. Juristisch gesehen ist die BOH eine Art der Selbstverpflichtung, die ein Heilpraktiker akzeptiert, wenn er in einem der herausgebenden Berufsverbände Mitglied ist. Sie ist jedoch **gesetzlich nicht verpflichtend** und kann bei Missachtung weder von Patienten noch von den Berufsverbänden eingeklagt werden. Nur diejenigen Vorgaben der BOH, die auch durch Gesetze und Regelwerke für jeden Heilpraktiker verbindlich sind, können bei Nichtbeachtung geahndet werden. Somit ist auch ein Abweichen von der BOH (z. B. im Bereich der Werbung, ▶ **Kap. 8.1.2, S. 252**) kein vor Gericht standhaltender Kündigungsgrund der Verbandsmitgliedschaft. Den vollständigen Text der BOH finden Sie auf der beiliegenden CD-ROM (⊙ **60**).

3.4 Praxisrelevante Gesetze und Regelwerke*

Die Ausübung des Heilpraktikerberufs ist durch eine Vielzahl unterschiedlicher Gesetze geregelt. Hierunter fällt natürlich das **Heilpraktikergesetz** von 1939, das jeder Heilpraktiker und Heilpraktikeranwärter spätestens seit der Prüfung kennt.

---

* Bei den in diesem Kapitel und in diesem Buch kursiv gesetzten Textpassagen handelt es sich um Original-Gesetzestexte

Auch die normalen Praxisabläufe sind durch gesetzliche Vorgaben geregelt. Tätigkeiten wie die Arbeit mit Biologischen Arbeitsstoffen (z. B. Blut oder Urin, Praxismüll), der Umgang mit Substanzen für die Einnahme oder Injektion von Arzneimitteln, die Verwendung von Hilfsmitteln (z. B. Spritzen (▶ **Abb. 3.6**), Schröpfgläser, Akupunkturnadeln) und Apparaten (z. B. Irismikroskop, Chiropraktikliege) sind alle reglementiert. Die letztgenannten Hilfsmittel werden als Medizinprodukte (MP) bezeichnet. Die rechtlich bedeutsamsten Gesetze für die tägliche Praxisroutine sind das Arzneimittelgesetz, das Medizinprodukte-Gesetz und die Medizinprodukte-Betreiberverordnung. Diese werden entsprechend ihrer Relevanz in diesem Buch ausführlich dargestellt.

Sie müssen aber auch die Gesetze, Regelwerke inkl. der berufsgenossenschaftlichen Vorschriften kennen, die Sie in Ihrer Funktion als möglicher Arbeitgeber (z. B. Arbeitssicherheit, Arbeitsrecht) und Unternehmer (u. a. Heilmittelwerbegesetz/Telemediengesetz/UWG/Bundesdatenschutzgesetz) betreffen.

Darüber hinaus gilt es Gesetze zu berücksichtigen, die Belange der Heilpraktiker tangieren, ohne die Berufsgruppe aber explizit zu nennen (z. B. Hebammengesetz, Gesetz zur Ausübung der Zahnheilkunde; Röntgenverordnung). Diese Gesetze sind Gegenstand der Ausbildung und betreffen Ihren Praxisalltag nicht im großen Umfang und werden hier nicht weiter besprochen.

Heilpraktiker dürfen z. B. keine
- Zahnheilkunde ausüben (Zahnheilkundegesetz),
- amtlichen Handlungen vornehmen (▶ Strafgesetzbuch), z. B. in Verbindung mit Rechtsverstößen und diesbezüglicher Beweissicherung, (z. B. Blutentnahmen zur Bestimmung des Blutalkoholspiegels),
- Leichenschau durchführen,
- Geburtshilfe leisten (außer in Notfallsituationen, hier gilt das Notstandsrecht und die Pflicht zur Ersten Hilfeleistung; ▶ Hebammengesetz),
- Röntgenanlagen betreiben (▶ Röntgenverordnung). Ausnahme: Ein Heilpraktiker hat vor 1988 einen „Röntgenschein" erworben, was zu diesem Zeitpunkt für wenige Heilpraktiker zutraf.

Im Folgenden werden die für Ihre Praxisführung relevanten Gesetze dargestellt. Dabei werden einerseits Auszüge der Gesetzestexte im Original wiedergegeben, sofern diese Paragrafen Ihre Arbeit als Heilpraktiker betreffen. Andererseits habe ich die Gesetze, wo notwendig, kommentiert.

❗ Beachte: Die in den Original-Gesetzestexten grün hervorgehobenen Passagen sind von mir so gekennzeichnet, um die jeweilige Relevanz zu unterstreichen. Sie sind also keine Kennzeichnungen oder Hervorhebungen des Gesetzgebers.

Internet

Die vollständigen Original-Gesetzestexte stehen dem Interessierten ungekürzt zur Verfügung unter der Juris-Internetadresse: http://www.gesetze-im-internet.de/aktuell.html. Einige der Gesetze finden Sie auch auf der diesem Buch beiliegenden CD-ROM (⊙ 58–83).

3.4.1 Heilpraktikergesetz (HPG)
⊙ 64

Gesetz über die berufsmäßige Ausübung der Heilkunde ohne Bestallung

Das Gesetz wurde am 17.02.1939 rechtskräftig. Es bildet die Rechtsgrundlage für die Zulassung von Heilpraktikern als nichtärztlicher Heilberuf. Ihm verdanken Sie Ihren Status und die Berufsbezeichnung. Es wurde zuletzt geändert durch Artikel 15 des Gesetzes vom 23. Oktober 2001 (BGBl.

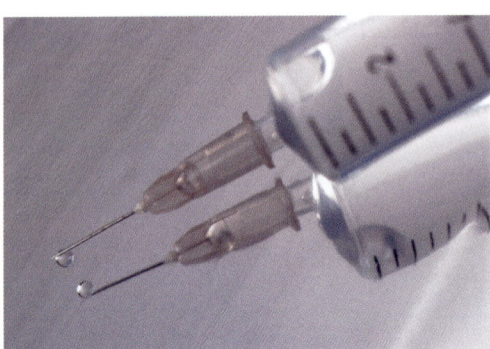

▶ **Abb. 3.6** Auch Spritzen zählen zu den Medizinprodukten.

3.4 Praxisrelevante Gesetze und Regelwerke

I S. 2702). Es gibt kaum ein deutsches Gesetz, das knapper ausformuliert ist als das HPG. Den vollständigen Gesetzestext finden Sie auf der beiliegenden CD-ROM (◉ **64**).

Der wichtigste Aspekt, den das HPG regelt, ist die **Begriffsbestimmung**, was genau als Ausüben der Heilkunde zu verstehen ist:

§ 1 (2) Ausübung der Heilkunde im Sinne dieses Gesetzes ist jede berufs- oder gewerbsmäßig vorgenommene Tätigkeit zur Feststellung, Heilung oder Linderung von Krankheiten, Leiden oder Körperschäden bei Menschen, auch wenn sie im Dienste von anderen ausgeübt wird.

Das HPG legt darüber hinaus fest, dass ein Heilpraktiker niedergelassen sein muss und nicht im **Umherziehen** behandeln darf (§ 3 HPG). Hausbesuche können selbstverständlich vorgenommen werden. Ein Verstoß gegen das Verbot, im Umherziehen zu behandeln, stellt eine Ordnungswidrigkeit dar und kann mit bis zu 2.500 Euro geahndet werden (§ 5a HPG). Ein Heilpraktiker darf allerdings mehrere Praxen betreiben und die Sprechzeiten nach seinem Ermessen aufteilen.

Das **Ausüben der Zahnheilkunde** fällt nicht unter die Bestimmungen des HPG (§ 6 HPG). Die Behandlung von Zahn- und Kieferkrankheiten sowie Krankheiten des Mundes sind nach dem Zahnheilkundegesetz allein dem Zahnarzt vorbehalten.

Der Verstoß gegen § 1 HPG ist ein **Straftatbestand**. Das Strafmaß bei Nichteinhaltung der gesetzlichen Vorgaben wird im Gesetz ebenfalls definiert (§ 5 HPG).

> **Gesetz über die berufsmäßige Ausübung der Heilkunde ohne Bestallung (Heilpraktikergesetz) ◉ 64**
> HeilprG
>
> Ausfertigungsdatum: 17.02.1939
> Vollzitat:
> Heilpraktikergesetz in der im Bundesgesetzblatt Teil III, Gliederungsnummer 2122-2, veröffentlichten bereinigten Fassung, zuletzt geändert durch Artikel 15 des Gesetzes vom 23. Oktober 2001 (BGBl. I S. 2702).
> ▼

> **§ 1**
> (1) Wer die Heilkunde, ohne als Arzt bestallt zu sein, ausüben will, bedarf dazu der Erlaubnis.
> (2) Ausübung der Heilkunde im Sinne dieses Gesetzes ist jede berufs- oder gewerbsmäßig vorgenommene Tätigkeit zur Feststellung, Heilung oder Linderung von Krankheiten, Leiden oder Körperschäden bei Menschen, auch wenn sie im Dienste von anderen ausgeübt wird.
> (3) Wer die Heilkunde bisher berufsmäßig ausgeübt hat und weiterhin ausüben will, erhält die Erlaubnis nach Maßgabe der Durchführungsbestimmungen; er führt die Berufsbezeichnung „Heilpraktiker".
> –
>
> **§ 2**
> (1) Wer die Heilkunde, ohne als Arzt bestallt zu sein, bisher berufsmäßig nicht ausgeübt hat, kann eine Erlaubnis nach § 1 in Zukunft ... erhalten.
> (2) Wer durch besondere Leistungen seine Fähigkeit zur Ausübung der Heilkunde glaubhaft macht, wird auf Antrag des Reichsministers des Innern durch den Reichsminister für Wissenschaft, Erziehung und Volksbildung unter erleichterten Bedingungen zum Studium der Medizin zugelassen, sofern er seine Eignung für die Durchführung des Medizinstudiums nachweist.
>
> **§ 3**
> Die Erlaubnis nach § 1 berechtigt nicht zur Ausübung der Heilkunde im Umherziehen.
>
> **§ 4**
> –
>
> **§ 5**
> Wer, ohne zur Ausübung des ärztlichen Berufs berechtigt zu sein und ohne eine Erlaubnis nach § 1 zu besitzen, die Heilkunde ausübt, wird mit Freiheitsstrafe bis zu einem Jahr oder mit Geldstrafe bestraft.
>
> **§ 5a**
> (1) Ordnungswidrig handelt, wer als Inhaber einer Erlaubnis nach § 1 die Heilkunde im Umherziehen ausübt.
> (2) Die Ordnungswidrigkeit kann mit einer Geldbuße bis zu zweitausendfünfhundert Euro geahndet werden.
> ▼

▼
§ 6
(1) Die Ausübung der Zahnheilkunde fällt nicht unter die Bestimmungen dieses Gesetzes.
(2)

§ 7
Der Reichsminister des Innern erläßt ... die zur Durchführung ... dieses Gesetzes erforderlichen Rechts- und Verwaltungsvorschriften.

§ 8
(1) Dieses Gesetz tritt am Tag nach der Verkündung in Kraft.
(2) Gleichzeitig treten § 56a Abs. 1 Nr. 1 und § 148 Abs. 1 Nr. 7a der Reichsgewerbeordnung, soweit sie sich auf die Ausübung der Heilkunde im Sinne dieses Gesetzes beziehen, außer Kraft.

3.4.2 Durchführungsverordnungen (DVO) zum HPG (🔵 65)

Bereits einen Tag nach Inkrafttreten des Heilpraktikergesetzes gab es die 1. Durchführungsverordnung zum Gesetz. Diese wurde mehrfach geändert, zuletzt durch Artikel 2 der Verordnung vom 4. Dezember 2002 (BGBl. I S. 4456). Die 1. Durchführungsverordnung regelt in erster Linie die Voraussetzungen, die gegeben sein müssen, um die Erlaubnis zur Zulassung als Heilpraktiker zu erhalten.

In der **1. Durchführungsverordnung** wird u. a. festgelegt, dass
- eine sittliche Zuverlässigkeit obligat ist,
- eine Überprüfung der Kenntnisse und Fähigkeiten durch die untere Gesundheitsbehörde (Gesundheitsamt – amtsärztliche Überprüfung) erforderlich ist,
- ein Hauptschulabschluss vorliegen muss,
- für die amtsärztliche Überprüfung das 25. Lebensjahr vollendet sein muss,
- die erforderliche Eignung für die Berufsausübung nicht infolge eines körperlichen Leidens oder wegen Schwäche der geistigen oder körperlichen Kräfte oder wegen einer Sucht fehlt.

Erste Durchführungsverordnung zum Gesetz über die berufsmäßige Ausübung der Heilkunde ohne Bestallung (Heilpraktikergesetz)
Vom 18.02.1939 (RGBl.1 S. 259) i.d.F. vom 18.04.1975 (BGBl.1 S. 967) zuletzt geändert durch VO vom 04.12.2002 (BGBl.1 S. 4456)

§ 1
–

§ 2
(1) Die Erlaubnis wird nicht erteilt,
a) wenn der Antragsteller das 25. Lebensjahr noch nicht vollendet hat,
b) wenn er nicht die deutsche Staatsangehörigkeit besitzt,
c) (weggefallen)
d) wenn er nicht mindestens abgeschlossene Volksschulbildung nachweisen kann,
e) (weggefallen)
f) wenn sich aus Tatsachen ergibt, daß ihm die ... sittliche Zuverlässigkeit fehlt, insbesondere, wenn schwere strafrechtliche oder sittliche Verfehlungen vorliegen,
g) wenn er in gesundheitlicher Hinsicht zur Ausübung des Berufs ungeeignet ist,
h) wenn mit Sicherheit anzunehmen ist, daß er die Heilkunde neben einem anderen Beruf ausüben wird,
i) wenn sich aus einer Überprüfung der Kenntnisse und Fähigkeiten des Antragstellers durch das Gesundheitsamt ergibt, daß die Ausübung der Heilkunde durch den Betreffenden eine Gefahr für die Volksgesundheit bedeuten würde.

(2)
Fußnote
§ 2 Abs. 1 Buchst. b: Mit GG (100-1) unvereinbar und nichtig, BVerfGE v. 10.5.1988 I 1587 (1 BvR 482/84)

§ 3
(1) Über den Antrag entscheidet die untere Verwaltungsbehörde im Benehmen mit dem Gesundheitsamt.
(2) Der Bescheid ist dem Antragsteller, ... und der zuständigen Ärztekammer zuzustellen; das Gesundheitsamt erhält Abschrift des Bescheides. Der ablehnende Bescheid ist mit Gründen zu versehen.

▼

3.4 Praxisrelevante Gesetze und Regelwerke

▼

(3) Gegen den Bescheid können der Antragsteller ... und die zuständige Ärztekammer binnen zwei Wochen Beschwerde einlegen. Über diese entscheidet die höhere Verwaltungsbehörde nach Anhörung eines Gutachterausschusses (§ 4).

Fußnote
§ 3 Abs. 3: IdF d. § 2 V v. 3.7.1941 I 368; Kursivdruck gem. § 77 Abs. 1 VwGO 340-1 durch §§ 68ff. VwGO ersetzt, jetzt Widerspruch innerhalb eines Monats bei der erlassenden Behörde

§ 4
(1) Der Gutachterausschuß besteht aus einem Vorsitzenden, der weder Arzt noch Heilpraktiker sein darf, aus zwei Ärzten sowie aus zwei Heilpraktikern. Die Mitglieder des Ausschusses werden vom Reichsminister des Innern ... für die Dauer von zwei Jahren berufen. Die Landesregierungen werden ermächtigt, durch Rechtsverordnung die zuständige Behörde abweichend von Satz 2 zu bestimmen. Sie können diese Ermächtigung auf oberste Landesbehörden übertragen.
(2) Für mehrere Bezirke höherer Verwaltungsbehörden kann ein gemeinsamer Gutachterausschuß gebildet werden.

§ 5
–

§ 6
–

§ 7
(1) Die Erlaubnis ist durch die höhere Verwaltungsbehörde zurückzunehmen, wenn nachträglich Tatsachen eintreten oder bekannt werden, die eine Versagung der Erlaubnis nach § 2 Abs. 1 rechtfertigen würden. Die Landesregierungen werden ermächtigt, durch Rechtsverordnung die zuständige Behörde abweichend von Satz 1 zu bestimmen. Sie können diese Ermächtigung auf oberste Landesbehörden übertragen.
(2)
(3) Vor Zurücknahme der Erlaubnis nach Absatz 1 ist der Gutachterausschuß (§ 4) zu hören.
(4)

▼

▼

§§ 8 u. 9
–

§ 10
(1) Anträge auf Zulassung zum Studium der Medizin gemäß § 2 Abs. 2 des Gesetzes sind an die für den Wohnort des Antragstellers zuständige höhere Verwaltungsbehörde einzureichen.
(2) Die Antragsteller dürfen das 30. Lebensjahr noch nicht überschritten haben.
(3) Die höhere Verwaltungsbehörde prüft, ob die Voraussetzungen des § 2 der Verordnung erfüllt sind, und hört zu dem Antrag den Gutachterausschuß (§ 4).
(4) Nach Abschluß der Ermittlungen legt sie den Antrag mit dem Gutachten dem Reichsminister des Innern vor, der ... gegebenenfalls den Antrag an den Reichsminister für Wissenschaft, Erziehung und Volksbildung weiterleitet.

§ 11
(1) Höhere Verwaltungsbehörde im Sinne dieser Verordnung ist in Preußen, Bayern ... der Regierungspräsident, in Berlin der Polizeipräsident, ... im Saarland der Reichskommissar für das Saarland und im übrigen die oberste Landesbehörde.
(2) Untere Verwaltungsbehörde im Sinne dieser Verordnung ist in Gemeinden mit staatlicher Polizeiverwaltung die staatliche Polizeibehörde, im übrigen in Stadtkreisen der Oberbürgermeister, in Landkreisen der Landrat.
(3)

Fußnote
§ 11 Abs. 2: Kursivdruck vgl. jetzt die Gemeinde- u. Kreisordnungen der Länder

§§ 12 bis 14
–

Die **2. Durchführungsverordnung** vom 03.07.1941 regelt die Notwendigkeit einer Überprüfung als Voraussetzung für die Erlaubniserteilung. Diese Überprüfung muss ausschließen, dass der Anwärter eine **Gefahr für die Volksgesundheit** darstellt. Für die Überprüfung ist die jeweilige untere Verwaltungsbehörde verantwortlich, die diese Aufgabe ihrerseits an das Gesundheitsamt übertragen wird [1, S. 24]. Die Überprüfung durch einen Amtsarzt und 2 Beisitzer kann als gutachterliche Sachverständigenbewertung angesehen werden.

Die Verwaltungsbehörde (Ordnungsamt) bedient sich somit des Sachverstands, der im Gesundheitsamt angesiedelt ist.

Sittliche Zuverlässigkeit

Das für die Zulassung zur Überprüfung erforderliche Maß der sog. sittlichen Zuverlässigkeit wurde nicht definiert. Dies ist bisher auch durch keine Positiv- oder Negativliste nachgeholt oder konkretisiert worden. Die sittliche Zuverlässigkeit wird im Regelfall unterstellt, wenn kein Eintrag im polizeilichen Führungszeugnis (Vorstrafe) vorliegt. Wenn jedoch ein solcher Eintrag das Führungszeugnis belastet, heißt das nicht automatisch, dass eine Überprüfung von vornherein abgelehnt wird. Es liegt vielmehr im Ermessensbereich der zuständigen Behörde zu entscheiden, ob ein Vergehen so schwerwiegend ist, dass eine seriöse Berufsausübung unwahrscheinlich erscheint. Schwere Straftaten oder schwerer Betrug (besonders, wenn dieser fortgesetzt, also mit hoher krimineller Energie verbunden ist) sind typische Versagensgründe.

Gesundheitliche Eignung

Ähnlich ist es mit der in der DVO verlangten gesundheitlichen Eignung, die durch ein ärztliches Attest zu belegen ist. Kann z. B. ein Blinder oder jemand, der an einen Rollstuhl gebunden ist, Heilpraktiker werden? Natürlich können Personen mit Behinderungen unstrittig die Fähigkeiten und Kenntnisse für bestimmte Heilverfahren besitzen. Hier versucht der Gesetzgeber jedoch sicherzustellen, dass im Umgang mit schwierigen Situationen, wie dem Kollabieren eines Patienten, Brandgefahr oder ähnlichen Notfallsituationen, keine vermeidbaren Gefahren entstehen. Aber auch hier kann die prüfende Behörde individuell entscheiden, ob die Anmeldung zur Überprüfung und ein Antrag auf Erteilung einer Erlaubnis nach HPG möglich sind.

ℹ Allgemeine Info

Wenn Sie nicht sicher sind, ob Ihr polizeiliches Führungszeugnis oder Ihr Gesundheitszustand eine Zulassung zur Überprüfung unmöglich machen, sollten Sie im Vorfeld einer Ausbildung bzw. Prüfungsvorbereitung beim zuständigen Gesundheitsamt nachfragen

und ggf. die rechtlichen Möglichkeiten (bis zur Anhörung beim Verwaltungsgericht) sondieren.

Der Gutachterausschuss

Die 1. DVO regelt in § 4 ferner, dass gemäß HPG ein Gutachterausschuss zu berufen ist. Vorsitzender dieses Ausschusses muss jemand sein, der weder Arzt noch Heilpraktiker ist. In NRW ist es z. B. eine Juristin. Mitglieder sollen 2 Ärzte und 2 Heilpraktiker sein. Der Gutachterausschuss wird angehört und gibt eine gutachterliche Stellungnahme ab, wenn sich ein Heilpraktikeranwärter über eine Prüfung beschwert oder über die Zurücknahme einer Erlaubnis entschieden werden soll.

Anders als häufig angenommen kann selbst bei einer berechtigten Beschwerde eine als „durchgefallen" bewertete mündliche Prüfung nicht in eine bestandene Prüfung umgewandelt werden. Der Gutachterausschuss kann nur feststellen, ob nach Aktenlage die Prüfung fehlerfrei oder fehlerbehaftet war. Im letzteren Fall führt dies dazu, dass der Prüfling baldmöglichst kostenfrei erneut zur Prüfung eingeladen wird.

Dies mag dem Betroffenen oftmals als unfair erscheinen. Aber insbesondere bei der mündlichen Prüfung ist kein anderes Vorgehen denkbar. Der Ausschuss kann nur anhand der ihm vorliegenden Fakten entscheiden. Er kann also nur feststellen, ob Fragen zu fachspezifisch und Antworten inhaltlich ausreichend gewesen sind. Dabei kann ein Gutachterausschuss durchaus erkennen, ob eine Gefahr für die Volksgesundheit vorliegt. Diese jedoch auszuschließen, ist ihm dahingegen fast nicht möglich.

Nur in wenigen Fällen kann der Gutachterausschuss bei einer schriftlichen Prüfung erwirken, dass ein Prüfling doch zur mündlichen Prüfung zugelassen wird. Dies ist der Fall, wenn der Ausschuss Fragen als unzulässig bewertet oder Antworten, die als falsch eingestuft wurden, doch als korrekt ansieht.

Erlaubnisrücknahme

Die 1. DVO (§ 7) regelt auch, dass eine HP-Erlaubnis von der obersten Verwaltungsbehörde zurückgenommen werden kann, wenn nachträglich ein Versagensgrund für eine Erlaubniserteilung bekannt wird.

Ein Heilpraktiker könnte beispielsweise straffällig werden (dies muss nicht im Zusammenhang mit seiner Praxistätigkeit stehen) oder es kann sich sein Gesundheitszustand so verschlechtern, dass von behördlicher Seite die Berufsausübung angezweifelt wird. Dann kann ein Verfahren eingeleitet werden, mit dem Ziel, die HP-Erlaubnis zurückzunehmen. In diesem Fall muss nach der 1. DVO ebenfalls der Gutachterausschuss eingeschaltet werden. Das kommt in der Praxis durchaus gelegentlich vor. Meist liegt dann eine rechtskräftige Verurteilung vor, die dem zuständigen Amtsarzt bekannt wird. Auch eine Anzeige gegen einen Heilpraktiker kann den Amtsarzt veranlassen, ein Erlaubnisrücknahmeverfahren einzuleiten.

3.4.3 Medizinprodukte-Recht

Das Medizinprodukte-Recht schließt Lücken, die im Arzneimittelgesetz nicht geregelt wurden. Der Gesetzgeber hatte lange Zeit übersehen, dass immer mehr technische Geräte, einschließlich Computer und Software, den medizinischen Alltag bestimmen und Risiken und Nebenwirkungen längst nicht nur von Arzneimitteln ausgehen. Man hat schließlich erkannt, dass für alles, was nicht aufgrund seiner stofflichen Zusammensetzung und Wirkung im Sinne des Arzneimittelgesetzes geregelt ist, eigene Begriffe und gesetzliche Regelungen gefunden werden mussten.

Inzwischen bestimmen verschiedene Regelwerke, wer welche Tätigkeiten mit Gegenständen im medizinischen Bereich durchführen kann und darf. Das sind u.a. das Medizinprodukte-Gesetz (MPG), die Medizinprodukte-Verordnung (MPV), die Medizinprodukte-Betreiberverordnung (MP-BetreibV) sowie die Medizinprodukte-Sicherheitsplanverordnung (MPSV).

3.4.4 Medizinprodukte-Gesetz (MPG) ⊙ 68

Gesetz über Medizinprodukte
Vom 2. August 1994 (BGBl. I S. 1963). Es liegt heute vor in der Fassung der Bekanntmachung vom 7. August 2002 (BGBl. I S. 3146), zuletzt geändert durch Artikel 6 des Gesetzes vom 29. Juli 2009 (BGBl. I S. 2326).

Dieses Änderungsgesetz tritt am 21.03.2010 in Kraft. Artikel 1 Nr. 8 und 27 sowie Artikel 4 nach Verkündung; Artikel 6 am 1. Januar 2013.

Gesetzeszweck
Der Zweck des Gesetzes ist, den Verkehr mit Medizinprodukten (z.B. Medizingeräte und -stoffe) zu regeln und dadurch für die Sicherheit, Eignung und Leistung der Medizinprodukte sowie die Gesundheit und den erforderlichen Schutz der Patienten, Anwender und Dritter zu sorgen. Es gilt für Medizinprodukte und deren Zubehör. Das MPG enthält die technischen, medizinischen und Informations-Anforderungen sowie Betreiber- und Anwendervorschriften für Medizinprodukte. Es ist ein Rahmengesetz, das durch weitere Verordnungen noch ausgestaltet wird. Es soll vor dem Hintergrund der fortschreitenden Technisierung der Medizin einen hohen Qualitätsstandard für technische Geräte sicher stellen.

§ 3 Begriffsbestimmung
(1) Medizinprodukte sind alle einzeln oder miteinander verbunden verwendete Instrumente, Apparate, Vorrichtungen, Software, Stoffe und Zubereitungen aus Stoffen oder andere Gegenstände einschließlich der vom Hersteller speziell zur Anwendung für diagnostische oder therapeutische Zwecke bestimmten und für ein einwandfreies Funktionieren des Medizinproduktes eingesetzten Software die vom Hersteller zur Anwendung für Menschen mittels ihrer Funktionen zum Zwecke
a) der Erkennung, Verhütung, Überwachung, Behandlung oder Linderung von Krankheiten,

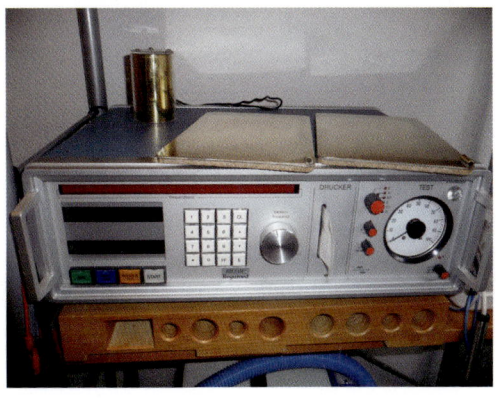

▶ **Abb. 3.7** Das Bioresonanztherapiegerät zählt zu den aktiven Medizinprodukten.

b) der Erkennung, Überwachung, Behandlung, Linderung oder Kompensierung von Verletzungen oder Behinderungen,
c) der Untersuchung, der Ersetzung oder der Veränderung des anatomischen Aufbaus oder eines physiologischen Vorgangs oder
d) der Empfängnisregelung

zu dienen bestimmt sind und deren bestimmungsgemäße Hauptwirkung im oder am menschlichen Körper weder durch pharmakologisch oder immunologisch wirkende Mittel noch durch Metabolismus erreicht wird, deren Wirkungsweise aber durch solche Mittel unterstützt werden kann.
(...)

Medizinprodukte sind nach MPG Instrumente, Apparate, Vorrichtungen, Stoffe und Zubereitungen aus Stoffen oder andere Gegenstände mit medizinischer Zweckbestimmung, die zur Anwendung für Menschen bestimmt sind. Anders als bei Arzneimitteln, die pharmakologisch, immunologisch oder metabolisch wirken, wird die bestimmungsgemäße Hauptwirkung bei Medizinprodukten primär auf physikalischem Weg erreicht.

Medizinprodukte sind z. B. Verbandsstoffe, Infusionsgeräte, Katheter, Herzschrittmacher, Sehhilfen, Röntgengeräte, Instrumente und Labordiagnostika. In der Heilpraktikerpraxis kommen auch häufig Akupunkturnadeln, Schröpfgläser, Ozongeräte oder Geräte für die Colon-Hydro-Therapie zum Einsatz, die ebenfalls zu den Medizinprodukten gehören.

Es gibt **passive Medizinprodukte** wie Mundspatel, Spritzen, Kanülen, Akupunkturnadeln und **aktive** (also energetisch betriebene) wie Magnetfeld-, Bioresonanztherapie-, EAV-, Laserakupunktur- oder auch Akupunkturpunktsuchgeräte u. v. m.

Der letzte Satz dieses Paragrafen bezieht sich darauf, dass auch **Chemikalien** (Stoffe) wie das für die Blutgerinnungshemmung (HOT- /Ozontherapie) verwendete Natriumcitrat, ein Medizinprodukt sein können.

> **Beachte:** Alles, was Sie in der Praxis am Patienten verwenden und kein Arzneimittel ist, wird gesetzlich als Medizinprodukt eingestuft.

Anwenden und Betreiben

Das MPG gilt für das Betreiben und Anwenden von Medizinprodukten. Unter **Betreiber** versteht man z. B. den Träger eines Krankenhauses, als **Anwender** gilt z. B. der Stationsarzt, der ein Medizinprodukt am Patienten anwendet. **Verwender** ist eine Person, die ein Medizinprodukt bedient, das nicht am Patienten angewendet wird (z. B. Sterilisator).

> **Beachte:** Ein selbstständig praktizierender Heilpraktiker ist Betreiber und Anwender!

CE-Kennzeichnung

§ 6 Voraussetzungen für das Inverkehrbringen und die Inbetriebnahme

(1) Medizinprodukte, mit Ausnahme von Sonderanfertigungen, Medizinprodukten aus Eigenherstellung, Medizinprodukten gemäß § 11 Abs. 1 sowie Medizinprodukten, die zur klinischen Prüfung oder In-vitro-Diagnostika, die für Leistungsbewertungszwecke bestimmt sind, dürfen in Deutschland nur in den Verkehr gebracht oder in Betrieb genommen werden, wenn sie mit einer CE-Kennzeichnung nach Maßgabe des Absatzes 2 Satz 1 und des Absatzes 3 Satz 1 versehen sind. Über die Beschaffenheitsanforderungen hinausgehende Bestimmungen, die das Betreiben oder das Anwenden von Medizinprodukten betreffen, bleiben unberührt (...)

Das CE-Zeichen (▶ **Abb. 3.8**) bestätigt die Einhaltung der EU-weiten Normen für Medizinprodukte. Es gewährleistet, dass das Gerät sicher, gesundheitlich unbedenklich und wirksam ist.

Meldesystem

§ 29 MPG thematisiert das Medizinprodukte-Beobachtungs- und -Meldesystem. Abs. 1 dieses Paragrafen regelt, dass die zuständige Bundesoberbehörde zur Verhütung einer Gefährdung der

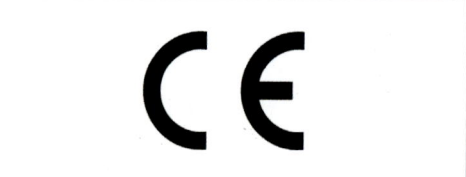

▶ **Abb. 3.8** CE-Zeichen als Bestätigung, dass EU-Normen eingehalten werden.

Gesundheit oder zur Sicherheit von Patienten, Anwendern oder Dritten die bei der Anwendung oder Verwendung von Medizinprodukten auftretenden Risiken zentral zu erfassen und zu bewerten hat. Besonders wichtig ist in diesem Zusammenhang der Unterpunkt 1:

(…) jede Funktionsstörung, jeden Ausfall oder jede Änderung der Merkmale oder der Leistung eines Medizinproduktes sowie jede Unsachgemäßheit der Kennzeichnung oder Gebrauchsanweisung, die direkt oder indirekt zum Tod oder zu einer schwerwiegenden Verschlechterung des Gesundheitszustandes eines Patienten oder eines Anwenders oder einer anderen Person geführt haben oder hätten führen können, (…)

Der Betreiber oder Anwender eines Medizinprodukts hat also die o.g. Störungen an MP unverzüglich zu melden, wenn dies zum Tode oder zu einer schwerwiegenden Verschlechterung des Gesundheitszustandes eines Patienten, eines Beschäftigten oder eines Dritten geführt hat oder hätte führen können (▸ Kap. 5.4.5, S. 142). Die Meldung muss an das BfArM (Bundesinstitut für Arzneimittel und Medizinprodukte) oder an die Arzneimittelkommission erfolgen. Die Vorgaben für die praktische Umsetzung sind in der Medizinprodukte-Betreiberverordnung vorgegeben (▸ Kap. 3.4.6, S. 30).

Verbote und Irreführung
§ 4 Verbote zum Schutz von Patienten, Anwendern und Dritten
(1) Es ist verboten, Medizinprodukte in den Verkehr zu bringen, zu errichten, in Betrieb zu nehmen, zu betreiben oder anzuwenden, wenn
1. der begründete Verdacht besteht, dass sie die Sicherheit und die Gesundheit der Patienten, der Anwender oder Dritter bei sachgemäßer Anwendung, Instandhaltung und ihrer Zweckbestimmung entsprechender Verwendung über ein nach den Erkenntnissen der medizinischen Wissenschaften vertretbares Maß hinausgehend unmittelbar oder mittelbar gefährden oder
2. das Datum abgelaufen ist, bis zu dem eine gefahrlose Anwendung nachweislich möglich ist.
(2) Es ist ferner verboten, Medizinprodukte in den Verkehr zu bringen, wenn sie mit irreführender Bezeichnung, Angabe oder Aufmachung versehen sind. Eine Irreführung liegt insbesondere dann vor, wenn
1. Medizinprodukten eine Leistung beigelegt wird, die sie nicht haben,
2. fälschlich der Eindruck erweckt wird, dass ein Erfolg mit Sicherheit erwartet werden kann oder dass nach bestimmungsgemäßem oder längerem Gebrauch keine schädlichen Wirkungen eintreten,
3. zur Täuschung über die in den grundlegenden Anforderungen nach § 7 festgelegten Produkteigenschaften geeignete Bezeichnungen, Angaben oder Aufmachungen verwendet werden, die für die Bewertung des Medizinproduktes mitbestimmend sind.

Das MPG verbietet demnach, Medizinprodukte anzuwenden, von denen eine Gefahr ausgehen könnte oder deren Verfallsdatum abgelaufen ist! Es ist ferner verboten, Medizinprodukte in den Verkehr zu bringen, wenn sie mit irreführender Bezeichnung, Angabe oder Aufmachung versehen sind (§ 4 Abs. 2, Nr. 2).

Häufig werden auf dem Markt Geräte (= MP) angeboten, denen „große Leistungen" zugesprochen werden wie die Vernichtung von Parasiten, Bakterien und Viren. Diese Aussagen sind mit großer Vorsicht zu genießen. Einige dieser Produkte sind nach MPG nicht verkehrsfähig, weil ein Beweis ihrer Wirkung nicht erbracht wurde oder werden kann. Auch eine aufreißerische Werbung für Medizinprodukte verstößt gegen das MPG.

> **Cave**
> Wenn Sie Verfahren mittels dafür hergestellter Medizinprodukte anwenden, die bei bestimmungsgemäßem Gebrauch sicher sind, dürfen Sie trotzdem nicht angeben, dass bei längerem Gebrauch keine schädlichen Wirkungen auftreten können.

§ 37 Verschreibungspflicht
Das MPG regelt in § 37, dass das Bundesministerium für Gesundheit (BMG) durch eine Rechtsverordnung MPs unter die Verschreibungspflicht stellen kann. Dieser § 37 beinhaltet meines Erachtens die größte Gefahr, dass für Heilpraktiker wertvolle Therapien unzugänglich gemacht werden. Er bedingt, dass auch ohne Gesetzesänderung und nur

per Verordnung für Heilpraktiker wichtige Medizinprodukte wie Injektionskanülen, Spritzen oder Akupunkturnadeln verschreibungspflichtig werden könnten!

Darüber hinaus regelt der § 37, dass das BMG Anforderungen an die sichere Aufbereitung von bestimmungsgemäß keimarm und steril zur Anwendung kommenden Medizinprodukten festlegen und weitere Regelungen z. B. über erforderliche Zertifizierungen von Aufbereitungen treffen kann.

Die letzte Gesetzesänderung vom Juli 2009 ermächtigt das BMG darüber hinaus, von den Aufbereitern keimarm oder steril zur Anwendung kommender Medizinprodukte eine Zertifizierung zu verlangen.

3.4.5 Medizinprodukte-Sicherheitsplanverordnung (MPSV) ⊙ 69

Verordnung über die Erfassung, Bewertung und Abwehr von Risiken bei Medizinprodukten
Vom 24. Juni 2002 (BGBl. I S. 2131), zuletzt geändert durch Artikel 3 der Verordnung vom 10. Mai 2010 (BGBl. I S. 542).

Die MPSV regelt die Verfahren zur Erfassung, Bewertung und Abwehr von Risiken im Verkehr oder in Betrieb befindlicher Medizinprodukte. Darüber hinaus regelt sie die Meldepflicht bei bestimmten Störungen. Das Betreiben und Anwenden von Medizinprodukten unterliegt der Überwachung durch die zuständige Bundesoberbehörde. Diese kann die Inbetriebnahme, das weitere Betreiben und die Anwendung oder Verwendung von Medizinprodukten untersagen, beschränken oder von der Einhaltung bestimmter Auflagen abhängig machen.

Die Meldepflicht gilt für Angehörige der Heilberufe als erfüllt, soweit Meldungen an Kommissionen (z. B. Arzneimittelkommissionen der Heilpraktikerverbände) oder andere Einrichtungen der Heilberufe erfolgen, die im Rahmen ihrer Aufgaben Risiken von Medizinprodukten erfassen und dort eine unverzügliche Weiterleitung an die zuständige Bundesoberbehörde sichergestellt ist (▶ Kap. 5.4.5, S. 142).

3.4.6 Medizinprodukte-Betreiberverordnung (MPBetreibV) ⊙ 67

Verordnung über das Errichten, Betreiben und Anwenden von Medizinprodukten
Vom 29. Juni 1998 (BGBl. I S. 1762) in der Fassung der Bekanntmachung vom 21. August 2002 (BGBl. I S. 3396), zuletzt geändert durch Artikel 4 des Gesetzes vom 29. Juli 2009 (BGBl. I S. 2326). Dieses Änderungsgesetz tritt am 21.03.2010 in Kraft. Artikel 1 Nr. 8 und 27 sowie Artikel 4 nach Verkündung; Artikel 6 am 1.1. 2013.

Zweck des Gesetzes

Die MPBetreibV gilt für das Errichten, Betreiben, Anwenden und Instandhalten von Medizinprodukten nach § 3 des Medizinprodukte-Gesetzes mit Ausnahme der Medizinprodukte zur klinischen Prüfung oder zur Leistungsbewertungsprüfung. Sie gilt nicht für Medizinprodukte, die weder gewerblichen noch wirtschaftlichen Zwecken dienen und in deren Gefahrenbereich keine Arbeitnehmer beschäftigt sind.

Die MPBetreibV regelt, dass Medizinprodukte nur nach den Vorschriften der Verordnung, den allgemein anerkannten Regeln der Technik und den Arbeitsschutz- und Unfallverhütungsvorschriften errichtet, betrieben, angewendet und in Stand gehalten werden dürfen. Dies darf darüber hinaus nur durch Personen erfolgen, die eine entsprechende Ausbildung oder Kenntnis und Erfahrung besitzen.

§ 2 Allgemeine Anforderungen

(1) Medizinprodukte dürfen nur ihrer Zweckbestimmung entsprechend und nach den Vorschriften dieser Verordnung, den allgemein anerkannten Regeln der Technik sowie den Arbeitsschutz- und Unfallverhütungsvorschriften errichtet, betrieben, angewendet und in Stand gehalten werden.
(2) Medizinprodukte dürfen nur von Personen errichtet, betrieben, angewendet und in Stand gehalten werden, die dafür die erforderliche Ausbildung oder Kenntnis und Erfahrung besitzen.
(....)
(4) Der Betreiber darf nur Personen mit dem Errichten und Anwenden von Medizinprodukten beauf-

tragen, die die in Abs. 2 genannten Voraussetzungen erfüllen.
(5) Der Anwender hat sich vor der Anwendung eines Medizinproduktes von der Funktionsfähigkeit und dem ordnungsgemäßen Zustand des Medizinproduktes zu überzeugen und die Gebrauchsanweisung sowie die sonstigen beigefügten sicherheitsbezogenen Informationen und Instandhaltungshinweise zu beachten.
(…)

Die Formulierung in § 2 Abs. 2 MPBetreibV, dass man als Anwender und Betreiber von Medizinprodukten eine „erforderliche Ausbildung **oder Kenntnis und Erfahrung**" besitzen muss, ist für Heilpraktiker sehr vorteilhaft. Sie ermöglicht dem Heilpraktiker, dessen Ausbildungen sehr lange zurückliegen bzw. dessen Kenntnisse durch Selbststudium oder Assistenz in einer inzwischen nicht mehr existenten Praxis erworben wurden und damit häufig nicht mehr belegbar sind, gesetzkonform Medizinprodukte anzuwenden (z. B. Akupunkturnadeln) und zu betreiben (z. B. Ozongeneratoren). Es wird vorausgesetzt, dass Sie über die erforderliche Kenntnis und Erfahrung verfügen. Ein Nachweis (z. B. das Ozonzertifikat „Blaue Karte") ist in diesen Fällen somit nicht zwingend erforderlich, würde jedoch ggf. im Rechtsstreit z. B. nach einem Zwischenfall einen Beweis darstellen.

Anwendung gemäß der Zweckbestimmung
Der Gesetzgeber hat mit dieser Verordnung sehr eindeutig bestimmt, dass Medizinprodukte wirklich nur gemäß der Zweckbestimmung und nur von qualifizierten Anwendern angewendet werden dürfen. Dies führt gelegentlich zu Problemen. So ist es z. B. demnach nicht so ohne Weiteres möglich, einen Frauenkatheter zur rektalen Ozoninsufflation zu verwenden. Dies bereitet insofern Schwierigkeiten, als es keine speziellen Katheter (= MP) für die Zweckbestimmung „rektale Ozoninsufflation" gab und so über Jahre der Einsatz von Frauenkathetern notwendig war.

Sicherer Umgang geht vor
In den Strafvorschriften der MPBetreibV werden explizit Anwender (z. B. Hilfspersonal im Krankenhaus) einbezogen, um sicherzustellen, dass ein sicherer Umgang mit MPs Vorrang vor möglichen Repressalien durch Vorgesetzte hat. Demnach können auch Angestellte bestraft werden, wenn sie die sicherheitsrechtlichen Vorgaben nicht einhalten. Der Gesetzgeber will damit erreichen, dass sich Angestellte im Bewusstsein ihrer eigenen Strafbarkeit gegen Vorgesetzte durchsetzen oder wehren, wenn diese einmal die gesetzlich geregelten Sicherheitsvorkehrungen nicht einhalten wollen.

§ 3 Meldung von Vorkommnissen
Die Meldepflichten und sonstigen Verpflichtungen für Betreiber und Anwender im Zusammenhang mit dem Medizinprodukte-Beobachtungs- und -Meldesystem ergeben sich aus der Medizinprodukte-Sicherheitsplanverordnung.

Wie bei Arzneimitteln wurde auch für unerwünschte Wirkungen bzw. Störungen, die für Betreiber, Anwender und Patienten gefährlich werden können, eine Meldepflicht erlassen. Diese wurde in der Sicherheitsplanverordnung (▶ **Kap. 3.4.5**, S. 30) näher definiert.

§ 4 Instandhaltung
(1) Der Betreiber darf nur Personen, Betriebe oder Einrichtungen mit der Instandhaltung (Wartung, Inspektion, Instandsetzung und Aufbereitung) von Medizinprodukten beauftragen, die die Sachkenntnis, Voraussetzungen und die erforderlichen Mittel zur ordnungsgemäßen Ausführung dieser Aufgaben besitzen.
(2) Die Aufbereitung von bestimmungsgemäß keimarm oder steril zur Anwendung kommenden Medizinprodukten ist unter Berücksichtigung der Angaben des Herstellers mit geeigneten validierten Verfahren so durchzuführen, dass der Erfolg dieser Verfahren nachvollziehbar gewährleistet ist und die Sicherheit und Gesundheit von Patienten, Anwendern und Dritten nicht gefährdet wird. Dies gilt auch für Medizinprodukte, die vor der erstmaligen Anwendung desinfiziert oder sterilisiert werden. Eine ordnungsgemäße Aufbereitung nach Satz 1 wird vermutet, wenn die gemeinsame Empfehlung der Kommission für Krankenhaushygiene und Infektionsprävention am Robert-Koch-Institut und des Bundesinstitutes für Arzneimittel und Medizinprodukte zu den Anforderungen an die Hygiene bei der Aufbereitung von Medizinprodukten be-

achtet wird. Die Fundstelle wird vom Bundesministerium für Gesundheit im Bundesanzeiger bekannt gemacht.
(...)

Heilpraktiker müssen sicherstellen, dass die Wartungen von Sauerstoffkonzentratoren, Ozongeneratoren, EAV- und Bioresonanzgeräten wirklich von (durch den Hersteller) autorisierten Personen durchgeführt werden!

> ❗ Beachte: § 4 Abs. 2 regelt eindeutig, dass die Vorgaben des Robert Koch-Instituts (und damit die von ihm herausgegebene Hygienerichtlinie) zur Aufbereitung von Medizinprodukten bindend sind. Aufbereiten heißt in diesem Kontext desinfizieren (bei bestimmungsgemäß keimarmen) und zusätzlich sterilisieren (bei bestimmungsgemäß steril zur Anwendung kommenden MPs). Es werden validierte, also auf die Zuverlässigkeit hin untersuchte und allgemein anerkannte Aufbereitungsverfahren vorgeschrieben.

§ 4a Qualitätssicherung in medizinischen Laboratorien

(1) Wer laboratoriumsmedizinische Untersuchungen durchführt, hat ein Qualitätssicherungssystem nach dem allgemein anerkannten Stand der medizinischen Wissenschaft und Technik zur Aufrechterhaltung der erforderlichen Qualität, Sicherheit und Leistung bei der Anwendung von In-vitro-Diagnostika sowie zur Sicherstellung der Zuverlässigkeit der damit erzielten Ergebnisse einzurichten. Eine ordnungsgemäße Qualitätssicherung in medizinischen Laboratorien wird vermutet, wenn die Teile A und B1 der Richtlinie der Bundesärztekammer zur Qualitätssicherung laboratoriumsmedizinischer Untersuchungen vom 23. November 2007 (Deutsches Ärzteblatt 105, S. A 341 bis 355) beachtet werden.
(2) Wer im Bereich der Heilkunde mit Ausnahme der Zahnheilkunde quantitative laboratoriumsmedizinische Untersuchungen durchführt, hat für die in der Anlage 1 der Richtlinie der Bundesärztekammer zur Qualitätssicherung quantitativer laboratoriumsmedizinischer Untersuchungen vom 24. August 2001 (Deutsches Ärzteblatt 98, S. A 2747), die zuletzt durch Beschluss des Vorstandes der Bundesärztekammer vom 14. November 2003 (Deutsches Ärzteblatt 100, S. A 3335) geändert worden ist, oder die in der Tabelle B1 der Richtlinie der Bundesärztekammer zu Qualitätssicherung laboratoriumsmedizinischer Untersuchungen vom 23. November 2003 (Deutsches Ärzteblatt 105, S. A 341 bis 355) aufgeführten Messgrößen die Messergebnisse durch Kontrolluntersuchungen (interne Qualitätssicherung) und durch Teilnahme an einer Vergleichsuntersuchung je Messgröße pro Quartal (Ringversuche – externe Qualitätssicherung) zu überwachen.
(3) Ab dem 1. April 2010 ist die interne und externe Qualitätssicherung gemäß Abs. 2 nur noch nach der in Abs. 1 Satz 2 genannten Richtlinie durchzuführen.
(4) Die Unterlagen über das eingerichtete Qualitätssicherungssystem, die durchgeführten Kontrolluntersuchungen und die Bescheinigungen über die Teilnahme an den Ringversuchen sowie die erteilten Ringversuchszertifikate sind für die Dauer von fünf Jahren aufzubewahren, sofern auf Grund anderer Vorschriften keine längere Aufbewahrungsfrist vorgeschrieben ist. Die Unterlagen sind der zuständigen Behörde auf Verlangen vorzulegen.

§ 4a ist für die Heilpraktiker wichtig, die selbst Laborleistungen erbringen (Fotometer oder Trockenchemie z. B. Reflotron). Der Paragraf schreibt eine Qualitätssicherung vor. Dazu gehört auch die Teilnahme an sog. **Ringversuchen** (▶ **Kap. 6.8**, S. 177 und ▶ Kap. 10.4, S. 320)

§ 5 Betreiben und Anwenden

Die MPBetreibV beinhaltet auch spezielle Vorschriften für aktive Medizinprodukte (= elektrisch betriebene MPs).
(1) Der Betreiber darf ein in der Anlage 1 aufgeführtes Medizinprodukt nur betreiben, wenn zuvor der Hersteller oder eine dazu befugte Person, die im Einvernehmen mit dem Hersteller handelt,
1. dieses Medizinprodukt am Betriebsort einer Funktionsprüfung unterzogen hat und
2. die vom Betreiber beauftragte Person anhand der Gebrauchsanweisung sowie beigefügter sicherheitsbezogener Informationen und Instandhaltungshinweise in die sachgerechte Handhabung und Anwendung und den Betrieb des Medizinproduktes sowie in die zulässige Verbindung mit anderen Medizinprodukten, Gegenständen und Zubehör eingewiesen hat.

Eine Einweisung nach Nummer 2 ist nicht erforderlich, sofern diese für ein baugleiches Medizinprodukt bereits erfolgt ist.
(2) In der Anlage 1 aufgeführte Medizinprodukte dürfen nur von Personen angewendet werden, die die Voraussetzungen nach § 2 Abs. 2 erfüllen und die durch den Hersteller oder durch eine nach Abs. 1 Nr. 2 vom Betreiber beauftragte Person unter Berücksichtigung der Gebrauchsanweisung in die sachgerechte Handhabung dieses Medizinproduktes eingewiesen worden sind.
(3) Die Durchführung der Funktionsprüfung nach Abs. 1 Nr. 1 und die Einweisung der vom Betreiber beauftragten Person nach Abs. 1 Nr. 2 sind zu belegen.

❗ **Beachte: Dieser Paragraf ist für Sie wichtig, wenn Sie z. B. Ozongeneratoren mit druckgesteuerter Reinfusion (hyperbare Ozontherapie) betreiben bzw. betreiben möchten, da diese Geräte unter Anlage 1 Punkt 1.4 fallen!**

Der Hersteller (oder die durch ihn autorisierte Person) muss Sie demnach vor Ort, also in der Praxis, einweisen. Es genügt also keine Vorführung im Rahmen einer Industrieausstellung oder eines Kurses. Der Hersteller muss die Unterweisung in das Gerätebuch (= Medizinproduktebuch, ▶ § 7) eintragen. Der Eingewiesene kann dann wiederum Mitarbeiter schulen. Somit ist von Gebrauchtgeräten abzusehen, es sei denn, diese werden vom Hersteller geprüft und dann entsprechend § 5 beim Heilpraktiker in Betrieb genommen.

Anlage 1: Aktive Medizinprodukte
Anlage 1 (zu § 5 Abs. 1 und Abs. 2, § 6 Abs. 1 und § 7 Abs. 1)

1. Nichtimplantierbare aktive Medizinprodukte zur
1.1 Erzeugung und Anwendung elektrischer Energie zur unmittelbaren Beeinflussung der Funktion von Nerven und/oder Muskeln beziehungsweise der Herztätigkeit einschließlich Defibrillatoren,
1.2 intrakardialen Messung elektrischer Größen oder Messung anderer Größen unter Verwendung elektrisch betriebener Messsonden in Blutgefäßen bzw. an freigelegten Blutgefäßen,
1.3 Erzeugung und Anwendung jeglicher Energie zur unmittelbaren Koagulation, Gewebezerstörung oder Zertrümmerung von Ablagerungen in Organen,
1.4 unmittelbare Einbringung von Substanzen und Flüssigkeiten in den Blutkreislauf unter potentiellem Druckaufbau, wobei die Substanzen und Flüssigkeiten auch aufbereitete oder speziell behandelte körpereigene sein können, deren Einbringen mit einer Entnahmefunktion direkt gekoppelt ist,
1.5 maschinelle Beatmung mit oder ohne Anästhesie,
1.6 Diagnose mit bildgebenden Verfahren nach dem Prinzip der Kernspinresonanz,
1.7 Therapie mit Druckkammern,
1.8 Therapie mittels Hypothermie
und
2. Säuglingsinkubatoren sowie
3. externe aktive Komponenten aktiver Implantate.

❗ **Beachte: Die Definition unter 1.1 betrifft auch EAV-Geräte, die Strom applizieren, und zwar entweder über Flächenelektroden oder mit Krokodilklemmen, um Akupunkturnadeln zu stimulieren. Selbst batteriebetriebene Reizstromgeräte fallen unter diese strenge Regelung!**

Letztlich ist das Gefährdungspotenzial dieser Behandlungen unabhängig davon, ob die Energie von der Netzversorgung oder einer Batterie stammt. So dürfen Gleichstrombehandlungen nicht plötzlich an- oder abgeschaltet werden, da dann eine Muskelerregung auftritt, die ggf. für den Patienten gefährlich sein kann.

Bezüglich der Druckinfusion (Infusion unter Druckaufbau, also keine Schwerkraftinfusion) ist klar erkennbar, dass Ozongeneratoren für die hyperbare Ozontherapie von der Anlage 1 (1.4) erfasst werden. Für diese Geräte gilt damit, dass Sie ein Medizinproduktebuch führen und regelmäßige sicherheitstechnische Kontrollen durchführen lassen müssen.

§ 6 Sicherheitstechnische Kontrollen

(1) Der Betreiber hat bei Medizinprodukten, für die der Hersteller sicherheitstechnische Kontrollen vorgeschrieben hat, diese nach den Angaben des Herstellers und den allgemein anerkannten Regeln der Technik sowie in den vom Hersteller angegebenen Fristen durchzuführen oder durchführen zu lassen. Soweit der Hersteller für die in der Anlage 1 aufgeführten Medizinprodukte keine sicherheitstechnischen Kontrollen vorgeschrieben und diese

auch nicht ausdrücklich ausgeschlossen hat, hat der Betreiber sicherheitstechnische Kontrollen nach den allgemein anerkannten Regeln der Technik und zwar in solchen Fristen durchzuführen oder durchführen zu lassen, mit denen entsprechende Mängel, festgestellt werden können. Die Kontrollen nach Satz 2 sind jedoch spätestens alle zwei Jahre durchzuführen. Die sicherheitstechnischen Kontrollen schließen die Messfunktionen ein
(…)

⚠ **Beachte:** Ein Heilpraktiker muss für Geräte sicherheitstechnische Kontrollen so häufig durchführen, wie es der Hersteller verlangt. Macht der Hersteller keine Angaben bezüglich der Intervalle, sieht die Verordnung einen Zeitrahmen von 2 Jahren vor.

§ 7 Medizinproduktebuch

Die MPBetreibV regelt, dass 2 unterschiedliche Geräteverzeichnisse in der Praxis für Medizinprodukte zu führen sind: das **Medizinproduktebuch** und das **Bestandsverzeichnis** (▶ Kap. 5.4.1, S. 129). Für bestimmte Produkte **muss** ein Medizinproduktebuch geführt werden. Welche das sind, regelt §7 MPBetreibV in Verbindung mit den Anlagen 1 (aktive Geräte) und 2 (Messgeräte) der MPBetreibV. Alle anderen Medizinprodukte sind in einem Bestandsverzeichnis mit klar definierten Vorgaben einzutragen.

(1) Für die in den Anlagen 1 und 2 aufgeführten Medizinprodukte hat der Betreiber ein Medizinproduktebuch mit den Angaben nach Abs. 2 Satz 1 zu führen. Für das Medizinproduktebuch sind alle Datenträger zulässig, sofern die in Abs. 2 Satz 1 genannten Angaben während der Dauer der Aufbewahrungsfrist verfügbar sind. Ein Medizinproduktebuch nach Satz 1 ist nicht für elektronische Fieberthermometer als Kompaktthermometer und Blutdruckmessgeräte mit Quecksilber- oder Aneroidmanometer zur nichtinvasiven Messung zu führen.
(2) In das Medizinproduktebuch sind folgende Angaben zu dem jeweiligen Medizinprodukt einzutragen:
1. Bezeichnung und sonstige Angaben zur Identifikation des Medizinproduktes,
2. Beleg über Funktionsprüfung und Einweisung nach §5 Abs. 1,
3. Name des nach §5 Abs. 1 Nr. 2 Beauftragten, Zeitpunkt der Einweisung sowie Namen der eingewiesenen Personen,
4. Fristen und Datum der Durchführung sowie das Ergebnis von vorgeschriebenen sicherheits- und messtechnischen Kontrollen und Datum von Instandhaltungen sowie der Name der verantwortlichen Person oder der Firma, die diese Maßnahme durchgeführt hat,
5. soweit mit Personen oder Institutionen Verträge zur Durchführung von sicherheits- oder messtechnischen Kontrollen oder Instandhaltungsmaßnahmen bestehen, deren Namen oder Firma sowie Anschrift,
6. Datum, Art und Folgen von Funktionsstörungen und wiederholten gleichartigen Bedienungsfehlern,
7. Meldungen von Vorkommnissen an Behörden und Hersteller.
Bei den Angaben nach Nummer 1 sollte die Bezeichnung nach der vom Deutschen Institut für medizinische Dokumentation und Information (DIMDI) veröffentlichten Nomenklatur für Medizinprodukte eingesetzt werden. Das Bundesministerium für Gesundheit macht die Bezugsquelle der jeweils geltenden Nomenklatur für Medizinprodukte im Bundesanzeiger bekannt
(…)

Für **herkömmliche Blutdruckmessgeräte** oder **elektronische Fieberthermometer** ist **kein** Medizinproduktebuch erforderlich. Die messtechnischen Kontrollen müssen jedoch erfolgen und die Prüfprotokolle in einem Datenblatt dokumentiert werden (▶ Kap. 5.4.1, S. 132).

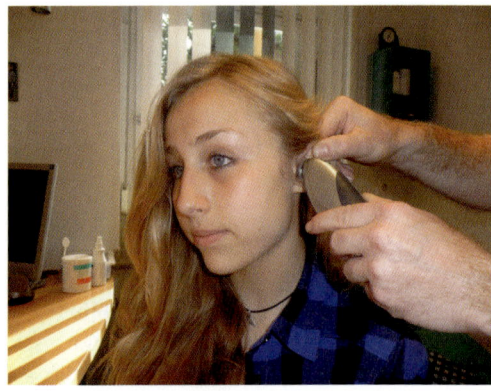

▶ **Abb. 3.9** Ein Gerät, das im Gehörgang misst, muss für gewerbliche Zwecke zugelassen sein.

⚠ Beachte: Der Heilpraktiker hat das Medizinproduktebuch auf Verlangen der zuständigen Behörde (z. B. Amtsarzt, Gewerbeaufsichtsamt) vorzulegen!

↪ Internet

Im Internet wurde speziell für Medizinprodukte eine elektronische Plattform eingerichtet: www.dimdi.de.

§8 Bestandsverzeichnis

(1) Der Betreiber hat für *alle aktiven nichtimplantierbaren Medizinprodukte* der jeweiligen Betriebsstätte ein Bestandsverzeichnis zu führen. Die Aufnahme in ein Verzeichnis, das auf Grund anderer Vorschriften geführt wird, ist zulässig.
(2) In das Bestandsverzeichnis sind für jedes Medizinprodukt nach Abs. 1 folgende Angaben einzutragen:
1. *Bezeichnung, Art und Typ, Loscode* oder die *Seriennummer, Anschaffungsjahr* des Medizinproduktes,
2.*) *Name oder Firma und die Anschrift des für das jeweilige Medizinprodukt Verantwortlichen* nach §5 des Medizinprodukte-Gesetzes,
3. die der *CE-Kennzeichnung* hinzugefügte *Kennnummer der benannten Stelle*, soweit diese nach den Vorschriften des Medizinprodukte-Gesetzes angegeben ist,
4. soweit vorhanden, betriebliche Identifikationsnummer,
5. *Standort und betriebliche Zuordnung,*
6. die vom *Hersteller angegebene Frist für die sicherheitstechnische Kontrolle* nach §6 Abs. 1 Satz 1 oder die vom Betreiber nach §6 Abs. 1 Satz 2 festgelegte Frist für die sicherheitstechnische Kontrolle.
Bei den Angaben nach Nummer 1 sollte zusätzlich die Bezeichnung nach der vom Deutschen Institut für medizinische Dokumentation und Information (DIMDI) veröffentlichten Nomenklatur für Medizinprodukte eingesetzt werden.
§7 Abs. 2 Satz 3 gilt entsprechend.
(3) Die zuständige Behörde kann Betreiber von der Pflicht zur Führung eines Bestandsverzeichnisses oder von der Aufnahme bestimmter Medizinprodukte in das Bestandsverzeichnis befreien. Die Notwendigkeit zur Befreiung ist vom Betreiber eingehend zu begründen.

(4) Für das Bestandsverzeichnis sind alle Datenträger zulässig, sofern die Angaben nach Abs. 2 Satz 1 innerhalb einer angemessenen Frist lesbar gemacht werden können.
(5) Der zuständigen Behörde ist auf Verlangen beim Betreiber jederzeit Einsicht in das Bestandsverzeichnis zu gewähren.

⚠ Beachte: Jeder Heilpraktiker muss mindestens ein Bestandsverzeichnis für seine sog. aktiven Medizinprodukte führen (▶ Kap. 5.4.1, S. 129)! Auch Irismikroskop (▶ Abb. 3.10), Infrarotlampen, Colon-Hydro-, EAV-, Lichtlasergeräte, Mikroskope oder elektrisch verstellbare Chiropraktikliegen sind aktive Medizinprodukte und müssen im Bestandsverzeichnis gelistet sein.

Die in §8 grün gedruckten Daten müssen in das Bestandsverzeichnis eingetragen sein (▶ Kap. 5.4.1, S. 129). Der Amtsarzt kann so bei einer Praxisbegehung sofort erkennen, welche Geräte in einer Praxis betrieben werden und wo (in welchem Behandlungsraum) sich diese befinden.

Er wird sich besonders für Colon-Hydro-Therapiegeräte interessieren. Der einwandfreie Anschluss an die Hauswasserversorgung (▶ Kap. 4.3.8, S. 97) muss hier gewährleisten, dass bei einem Rückstau kein mit Fäkalkeimen belastetes Wasser (auch wenn einmal der Druck der Trinkwasserleitung

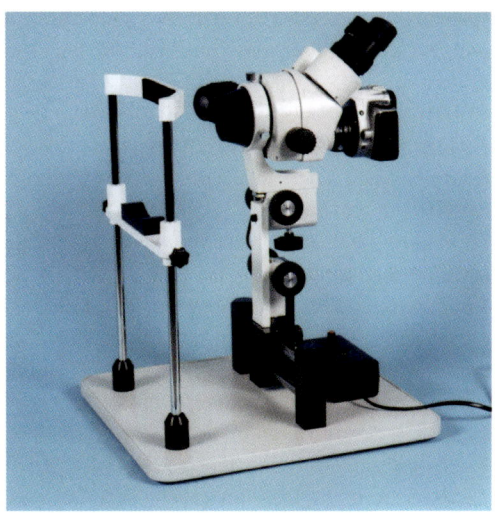

▶ **Abb. 3.10** Auch ein Irismikroskop zählt zu den aktiven Medizinprodukten.

durch Wartungsarbeiten abgefallen ist) diese kontaminiert. Ein sog. „Freier Auslauf" (ähnlich dem WC-Spülkasten-Prinzip) oder andere zugelassene technische Vorrichtungen müssen dies unter allen Umständen verhindern.

§ 11 Messtechnische Kontrollen

(1) Der Betreiber hat messtechnische Kontrollen
1. für die in der Anlage 2 aufgeführten Medizinprodukte,
2. für die Medizinprodukte, die nicht in der Anlage 2 aufgeführt sind und für die jedoch der Hersteller solche Kontrollen vorgesehen hat, nach Maßgabe der Absätze 3 und 4 auf der Grundlage der anerkannten Regeln der Technik durchzuführen oder durchführen zu lassen. Messtechnische Kontrollen können auch in Form von Vergleichsmessungen durchgeführt werden, soweit diese in der Anlage 2 für bestimmte Medizinprodukte vorgesehen sind.
(...)

Einige Medizinprodukte unterliegen messtechnischen Kontrollen (▶ Anlage 2 MPBetreibV). Für Heilpraktiker ist dies vermutlich nur in Bezug auf Blutdruckmessgeräte und elektrische Fieberthermometer für die Messung im Gehörgang relevant. Während früher das Eichamt zuständig war und im örtlichen Gesundheitsamt jährlich Termine für diese messtechnischen Kontrollen angeboten hat, können inzwischen Privatunternehmen diese Leistung erbringen. Diese bieten auch Praxisbesuche an, was den Vorteil hat, dass jederzeit ein Blutdruckmessgerät in der Praxis ist.

Anlage 2: Messtechnische Kontrollen

1. Medizinprodukte, die messtechnischen Kontrollen nach § 11 Abs. 1 Satz 1 Nr. 1 unterliegen (Nachprüffristen in Jahren)
1.1 Medizinprodukte zur Bestimmung der Hörfähigkeit (Ton- und Sprachaudiometer) 1
1.2 Medizinprodukte zur Bestimmung von Körpertemperaturen (mit Ausnahme von Quecksilberglasthermometern mit Maximumvorrichtung)
1.2.1 – medizinische Elektrothermometer 2
1.2.2 – mit austauschbaren Temperaturfühlern 2
1.2.3 – Infrarot-Strahlungsthermometer 1
1.3 Meßgeräte zur nichtinvasiven Blutdruckmessung 2
1.4 Medizinprodukte zur Bestimmung des Augeninnendruckes (Augentonometer)
(...)

Somit müssen Blutdruckmessgeräte alle 2 Jahre, elektrische Infrarot-Fieber-Thermometer jährlich einer messtechnischen Kontrolle unterzogen werden. Manche Therapeuten leisten sich den Luxus, die Blutdruckmessgeräte einfach nach 2 Jahren gegen neue auszutauschen, um diese Prozedur zu sparen.

3.4.7 Medizinprodukte-Verordnung (MPV) ◉ 71

Verordnung über Medizinprodukte
Vom 20. Dezember 2001 (BGBl. I S. 3854), zuletzt geändert durch Artikel 2 der Verordnung vom 10. Mai 2010 (BGBl. I S. 542).

Diese Verordnung regelt das Bewerten und Feststellen der Übereinstimmung von Medizinprodukten mit den grundlegenden Anforderungen gemäß § 7 des Medizinprodukte-Gesetzes (Konformitätsbewertung). Ferner legt sie die Sonderverfahren für Systeme und Behandlungseinheiten und die Änderung der Klassifizierung von Medizinprodukten durch Rechtsakte der Kommission der Europäischen Gemeinschaft fest. Sie schreibt damit Herstellern von Medizinprodukten sehr aufwendige EU-Konformitätserklärungen mit vollständigen Qualitätssicherungssystemen vor.

Darüber hinaus wird in § 7 Abs. 8 MPV fast nicht wahrnehmbar angeordnet, dass derjenige, der Medizinprodukte, die steril zur Anwendung kommen müssen, herstellt, in Verkehr bringt oder anwendet, im Hinblick auf die Sterilisation und die Aufrechterhaltung der Funktionsfähigkeit der Produkte ein Verfahren entsprechend Anhang II oder V der Richtlinie 93/42/EWG durchzuführen und eine Erklärung auszustellen hat, die die Aufbereitung nach einem geeigneten validierten Verfahren bestätigt. Diese Erklärung ist mindestens 5 Jahre (bei implantierten Produkten 15 Jahre) aufzubewahren.

Konkret heißt das, dass ein Heilpraktiker oder Arzt, der MPs sterilisiert (z. B. kritische Medizinprodukte wie Verbandsscheren, Schröpfgläser für das blutige Schröpfen), ein anerkanntes und als

3.4 Praxisrelevante Gesetze und Regelwerke

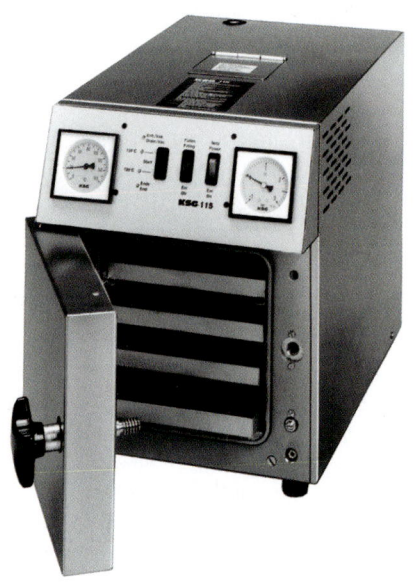

▶ **Abb. 3.11** Dampfsterilisator-Autoklav.

wirksam erwiesenes (= validiertes) Sterilisationsverfahren anwenden und diesbezüglich eine Erklärung bereithalten muss. Damit dürfte der Heißluftsterilisator endgültig aus den Praxen verschwinden (weil für kritische MPs nur die Dampfsterilisation (▶ **Abb. 3.11**) oder spezielle nichtthermische Sterilisationsverfahren als valide angesehen werden).

3.4.8 Medizinprodukte-Verschreibungsverordnung (MPVerschrV) ⓞ 70

Vom 17. Dezember 1997 (BGBl. I S. 3146) in der Fassung der Bekanntmachung vom 21. August 2002 (BGBl. I S. 3393), geändert durch Artikel 1a der Verordnung vom 23. Juni 2005 (BGBl. I S. 1798).

Diese Verordnung beinhaltet neben Vorschriften bezüglich des Verschreibungswegs und der Form einer korrekten Verschreibung (= §2) eine Anlage, die **verschreibungspflichtige Medizinprodukte** auflistet. Ein Medizinprodukt, das verschreibungspflichtige Arzneimittel beinhaltet, ist aufgrund dieser Verordnung ebenfalls verschreibungspflichtig. Eine Abgabe ist nur an Ärzte und Zahnärzte erlaubt.

Bisher sind laut der Anlage zu §1 Abs. 1 Nr. 1 MPVerschrV folgende Medizinprodukte verschreibungspflichtig (BGBl. I 2002, 3395):
1. Intrauterinpessare (zur Empfängnisverhütung)
2. Epidermisschicht der Haut vom Schwein (zur Anwendung als biologischer Verband)
3. oral zu applizierende Sättigungspräparate auf Zellulosebasis mit definiert vorgegebener Geometrie (zur Behandlung des Übergewichts und zur Gewichtskontrolle)

3.4.9 Arzneimittelgesetz (AMG) ⓞ 58

Gesetz über den Verkehr mit Arzneimitteln
Vom 24. August 1974, in der Fassung der Bekanntmachung vom 12. Dezember 2005 (BGBl. I S. 3394), geändert durch Artikel 9 Abs. 1 des Gesetzes vom 23. November 2007 (BGBl. I S. 2631, zuletzt geändert durch Gesetz zur Änderung arzneirechtlicher und anderer Vorschriften vom 17. Juli 2009 (BGBl, S. 1990) und durch Artikel 1 der Verordnung vom 28. September 2009 (BGBl. I S. 3172).

Zweck des AMG ist es, im Interesse einer ordnungsgemäßen Arzneimittelversorgung von Mensch und Tier für die Sicherheit im Verkehr mit Arzneimitteln, insbesondere für die Qualität, Wirksamkeit und Unbedenklichkeit der Arzneimittel, zu sorgen. Das AMG definiert den Arzneimittelbegriff, regelt die Anforderungen an Arzneimittel und legt fest, unter welchen Voraussetzungen und wem die Herstellung und auch die Abgabe oder der Vertrieb von Arzneimitteln erlaubt ist. Das AMG wurde zuletzt 2009 novelliert, da es an europäische Verordnungen angepasst werden musste. Diese Änderungen bezogen sich insbesondere auf Kinderarzneimittel und Arzneimittel für neuartige Therapien. Es wurden aber auch andere Aspekte angepasst, die im Einzelnen, soweit die für Heilpraktiker relevant sind, hier erwähnt werden.

Besonders hervorzuheben ist in diesem Zusammenhang die Einführung einer **Meldepflicht** über die in Ihrer Praxis hergestellten Medikamente (▶ §67 AMG). Hierzu sind auch Mischinjektionen und -infusionen sowie Eigenblutbehandlungen zu zählen.

Bisher konnten Ärzte und auch Heilpraktiker Arzneimittel herstellen und persönlich anwenden, soweit dies unter ihrer unmittelbaren fachlichen Verantwortung erfolgte, ohne dass diese Tätigkeiten von den Bestimmungen des AMG erfasst wurden (vgl. §4a Satz 1 Nr. 3 AMG, in der bis zum 23.07.2009 geltenden Fassung). Durch das Inkrafttreten der 15. AMG-Novelle am 23.07.2009 hat sich diese ehemalige Rechtsgrundlage für bestimmte Arzneimittel im Arzneimittelgesetz (AMG) maßgeblich geändert. Durch die neue Rechtslage ist diese Art der Herstellung nach §67 AMG anzeigepflichtig und unterliegt der arzneimittelrechtlichen Überwachung durch die zuständigen Bezirksbehörden (nicht Gesundheitsämter). Für alle Personen, die bereits am 23.07.2009 auf der Grundlage des ehemaligen §4a Satz 1 Nr. 3 AMG hergestellt haben, bestand eine Übergangsfrist zur Anzeige der Herstellung dieser Arzneimittel bis zum 01.02.2010 (vgl. §144 Abs. 7 AMG).

> **Beachte:** Wer Ampullenpräparate mischt (Mischinjektionen), verschiedene Präparate in einer Infusion anwendet (Mischinfusion) oder Ampullen mit Eigenblut anreichert und reinjiziert, stellt nach der Definition des Arzneimittelbegriffes im AMG Arzneimittel her und ist nach §67 AMG verpflichtet, deren Herstellung zu melden. Darüber hinaus unterliegt diese Art der Herstellung der arzneimittelrechtlichen Überwachung durch die zuständigen Behörden.

§2 Arzneimittelbegriff

Der Gesetzgeber hat einen sehr klaren, aber auch unmissverständlich strengen Arzneimittelbegriff definiert. Dieser sollte von jedem Heilpraktiker verinnerlicht werden:
(1) Arzneimittel sind Stoffe oder Zubereitungen aus Stoffen,
1. die zur Anwendung im oder am menschlichen oder tierischen Körper bestimmt sind und als Mittel mit Eigenschaften zur Heilung oder Linderung oder zur Verhütung menschlicher oder tierischer Krankheiten oder krankhafter Beschwerden bestimmt sind, oder
2. die im oder am menschlichen oder tierischen Körper angewendet oder einem Menschen oder einem Tier verabreicht werden können, um entweder
a) die physiologischen Funktionen durch eine pharmakologische, immunologische oder metabolische Wirkung wiederherzustellen, zu korrigieren oder zu beeinflussen oder
b) eine medizinische Diagnose zu erstellen.

Der Arzneimittelbegriff ist ausgesprochen weit gefasst. Es werden alle Stoffe dazu gezählt, die Krankheiten erkennen, heilen, lindern oder verhüten sollen. Der Gesetzgeber will sicherstellen, dass niemand die streng reglementierten Zulassungspflichten für Arzneimittel umgehen kann. Die Begriffsbestimmung verdeutlicht darüber hinaus, dass alle Substanzen, die Sie dem Patienten verordnen oder verabreichen, laut AMG Arzneimittel werden können, auch wenn diese als sog. Nahrungsergänzungsmittel oder bilanzierende Diät verkauft und vermarktet werden.

> **Beachte:** In letzter Konsequenz ist es die Verordnung an sich (es reicht auch eine Empfehlung der Einnahme), die den juristisch sehr wesentlichen Übergang zum Arzneimittel mit allen rechtlichen Konsequenzen ausmacht. Sie sollten sich dieser Tragweite immer bewusst sein, wenn Sie Patienten Zubereitungen empfehlen. Insbesondere auch der Verkauf von Produkten ist in diesem Zusammenhang sehr kritisch zu sehen (▶ Kap. 4.6.3, S. 105 und ▶ Kap. 4.7, S. 108).

Die Novellierung des AMG vom Juli 2009 präzisiert den Arzneimittelbegriff. Die aktuelle Formulierung geht von Stoffen oder Zubereitungen aus Stoffen als Mittel mit Eigenschaften aus. Der oben in der Definition in §2 grün gedruckte Zusatz wurde mit der Novellierung ergänzt. Man könnte daraus folgern, dass z.B. homöopathische Hochpotenzen oder auch Placebo-Gaben (Leer-Globuli) damit nicht mehr erfasst werden, wenn man unterstellt, dass die Energetik von Homöopathika jenseits der Loschmidt'schen Zahl schwer einzuordnen ist.

3.4 Praxisrelevante Gesetze und Regelwerke

Arzneien werden grundsätzlich in folgende Kategorien eingeteilt:
1. **freiverkäufliche Arzneimittel:** z. B. Tees (▶ Abb. 3.12), Vitaminpräparate
2. **apothekenpflichtige Arzneimittel:** Sie dürfen nur in Apotheken abgegeben werden, sind aber nicht verschreibungspflichtig, z. B. Homöopathika, Kopfschmerztabletten, Phytotherapeutika.
3. **verschreibungspflichtige Arzneimittel:** Diese dürfen nur nach Vorlage einer ärztlichen, zahn- oder tierärztlichen Verschreibung an Verbraucher abgegeben werden. Ein Apotheker darf demnach ein von einem Heilpraktiker verordnetes verschreibungspflichtiges Medikament nicht an einen Verbraucher (= Patient) abgeben. Der Apotheker hätte in diesem Fall einen Verstoß gegen das AMG zu verantworten und nicht etwa der Heilpraktiker. Diesem könnte jedoch ein Behandlungsfehlervorwurf drohen, wenn er verschreibungspflichtige Arzneimittel auf ein Rezept schreibt und damit eine vom AMG nicht geduldete Verordnung vornimmt.

§ 4 Sonstige Begriffsbestimmungen

§ 4 enthält weitere Definitionen wie die des Fertigarzneimittels, des Impfstoffs, der Nebenwirkung, der Charge, der homöopathischen Arzneimittel u. v. m. Im Folgenden werden nur einige für Ihre Praxisführung wichtige Paragrafen wiedergegeben und kommentiert.

Herstellen

(14) Herstellen ist das Gewinnen, das Anfertigen, das Zubereiten, das Be- oder Verarbeiten, das Umfüllen einschließlich Abfüllen, das Abpacken, das Kennzeichnen und die Freigabe.

Durch § 4 Abs. 14 wird u. a. definiert, dass das **Umfüllen eines Mittels** dem Herstellen eines Arzneimittels im Sinne des AMG entspricht. Wenn Sie demnach ein Desinfektionsmittel für die Hautdesinfektion von einem Kanister (großes Gebinde) in kleinere Flaschen (z. B. Desinfektionsmittelspender) abfüllen bzw. umfüllen, stellen Sie ein Arzneimittel her, was dem HP verboten ist und auch durch keine der Ausnahmeregelungen ermöglicht wird.

> ❗ **Beachte:** Die Wirksamkeit von Desinfektionsmitteln kann sehr negativ beeinträchtigt werden, wenn beim Umfüllen nicht extrem sauber gearbeitet wird. Es wurden in diesem Zusammenhang bei verschiedenen Untersuchungen erhebliche Kontaminationen bei umgefüllten Desinfektionsmitteln festgestellt.

> **P Praxistipp**
> Kaufen Sie gebrauchsfertige Einwegpackungen zur Sprühdesinfektion oder für die Desinfektionsmittelspender am Handwaschbecken (▶ Abb. 3.13). Dies wird der Amtsarzt garantiert bei einer Praxisbegehung prüfen.

Inverkehrbringen

(17) Inverkehrbringen ist das Vorrätighalten zum Verkauf oder zu sonstiger Abgabe, das Feilhalten, das Feilbieten und die Abgabe an andere.

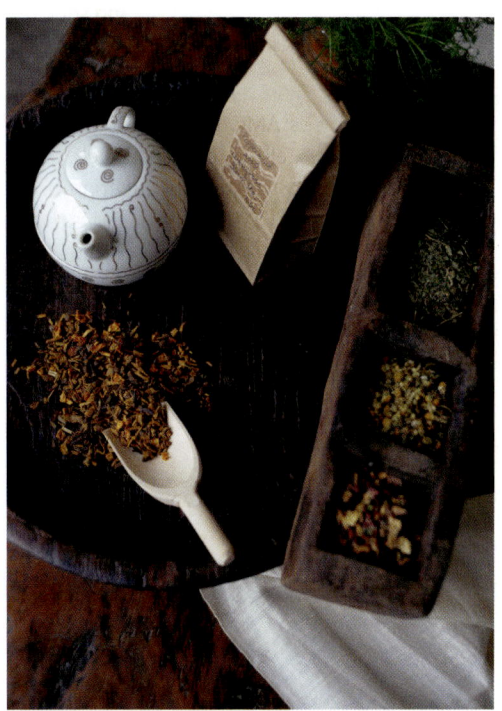

▶ **Abb. 3.12** Tees gelten als freiverkäufliche Arzneimittel.

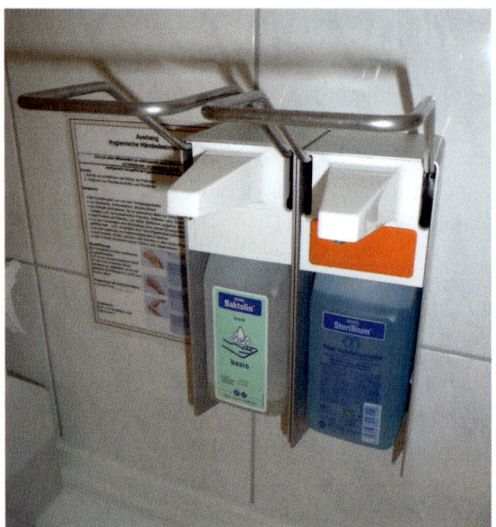

▶ **Abb. 3.13** Sie sollten Desinfektionsmittelspender mit Einweg-Nachfüllpackungen verwenden statt Desinfektionsmittel einzeln abzufüllen.

❗ Beachte: Ein Heilpraktiker darf Arzneimittel nicht in Verkehr bringen, d. h. an Patienten veräußern (Ausnahme Musterabgabe)!

Es ist beachtenswert, dass auch das Vorrätighalten zum Verkauf oder zu sonstiger Abgabe (auch wenn kein Geld fließt) verbotenes Inverkehrbringen bedeutet. Dahingegen ist das Verabreichen eines Arzneimittels (oral, als Injektion oder zur Einreibung) nicht als Inverkehrbringen zu sehen, denn Sie übergeben dabei die Verfügungsgewalt nicht an andere. Sie dürfen demnach Ihrem Patienten in der Praxis sehr wohl z. B. ein homöopathisches Arzneimittel verabreichen, denn Sie wenden es am Patienten unmittelbar an. Sie dürfen dem Patienten das Mittel jedoch nicht mitgeben.

— Cave —————————————
Das Mitgeben z. B. von Globuli oder bereits zubereiteten Bach-Blüten-Mischungen wäre ein gesetzwidriges Inverkehrbringen (▶ auch §§ 43 und 47 AMG zum Vertriebsweg und zur Apothekenpflicht)!

Anthroposophische Arzneimittel
§ 4 regelt seit der Novellierung vom Juli 2009, was unter einem anthroposophischen Arzneimittel zu verstehen ist:

(33) Anthroposophisches Arzneimittel ist ein Arzneimittel, das nach der anthroposophischen Menschen- und Naturerkenntnis entwickelt wurde, nach einem im Europäischen Arzneibuch oder, in Ermangelung dessen, nach einem in den offiziell gebräuchlichen Pharmakopöen der Mitgliedstaaten der Europäischen Union beschriebenen homöopathischen Zubereitungsverfahren oder nach einem besonderen anthroposophischen Zubereitungsverfahren hergestellt worden ist und das bestimmt ist, entsprechend den Grundsätzen der anthroposophischen Menschen- und Naturerkenntnis angewendet zu werden.

§ 8 Verbote zum Schutz vor Täuschung

*(1) Es ist verboten, Arzneimittel oder Wirkstoffe herzustellen oder in den Verkehr zu bringen, die
1. durch Abweichung von den anerkannten pharmazeutischen Regeln in ihrer Qualität nicht unerheblich gemindert sind,
1a. hinsichtlich ihrer Identität oder Herkunft falsch gekennzeichnet sind (gefälschte Arzneimittel, gefälschte Wirkstoffe), oder
2. in anderer Weise mit irreführender Bezeichnung, Angabe oder Aufmachung versehen sind. Eine Irreführung liegt insbesondere dann vor, wenn
a) Arzneimitteln eine therapeutische Wirksamkeit oder Wirkungen oder Wirkstoffen eine Aktivität beigelegt werden, die sie nicht haben,
b) fälschlich der Eindruck erweckt wird, dass ein Erfolg mit Sicherheit erwartet werden kann oder dass nach bestimmungsgemäßem oder längerem Gebrauch keine schädlichen Wirkungen eintreten,
c) zur Täuschung über die Qualität geeignete Bezeichnungen, Angaben oder Aufmachungen verwendet werden, die für die Bewertung des Arzneimittels oder Wirkstoffs mitbestimmend sind.
(2) Es ist verboten, Arzneimittel in den Verkehr zu bringen, deren Verfalldatum abgelaufen ist.*

§ 8 Abs. 1 des AMG zeigt (wie auch schon das MPG) den deutlichen Gesetzeswillen, dass Aussagen zu Arzneimitteln (Werbung) streng und restriktiv zu handhaben sind. Missbrauch wird sogar schon dann unterstellt, wenn Arzneimittel mit der Aussage geadelt werden, dass selbst bei bestimmungsgemäßer Anwendung Schäden ausgeschlossen sind. Das gilt auch, wenn diese Aussage zutreffend ist. Das Gesetz zwingt gewissermaßen eine Wahr-

3.4 Praxisrelevante Gesetze und Regelwerke

heit nicht auszusprechen, um das höhere Rechtsgut (Verbraucherschutz, Patientensicherheit) vorrangig abzusichern.

> **Cave**
>
> Diese strenge Gesetzeslage ist schneller unterwandert als man denkt. Nahrungsergänzungsmitteln (NEM) darf z. B. keine medizinische Wirkung (Indikation) beigelegt werden, sonst müssten hierfür Wirksamkeits- und Nebenwirkungsnachweise nach dem strengen AMG erbracht werden. Würden Sie das NEM einem Patienten empfehlen (entspricht einer Verordnung), wird aus dem NEM im Sinne des AMGs ein Arzneimittel. Anders wäre es, wenn Sie einem Gesunden diese empfehlen.

§ 8 Abs. 2 verdeutlicht, wie wichtig es im Rahmen der Praxisführung ist, regelmäßig **Musterbestände** auf das **Verfallsdatum** zu kontrollieren (▶ Checklisten, ▶ Kap. 5.4.3, S. 135). Dies gilt natürlich auch für Ampullenbestände!

> **Ampullenbestände für Testungen**
>
> Ein Sonderfall in Bezug auf das abgelaufene Verfallsdatum sind Ampullen, die nur für Testungen z. B. bei Verfahren wie der Kinesiologie oder der Bioresonanz-Therapie eingesetzt werden. Zu diesen Zwecken können Sie auch Mittel mit abgelaufenem Verfallsdatum einsetzen. Markieren Sie solche Testampullen (z. B. Nosoden) mit dem Hinweis „nur zu Testzwecken". Damit sind es Testsubstanzen und keine Arzneimittel mehr (▶ Kap. 5.4.3, S. 135). Lagern Sie diese unbedingt getrennt von Arzneimitteln (z. B. Muster/Injektionspräparate)!

§ 13 Herstellungserlaubnis

(1) Wer
1. Arzneimittel im Sinne des § 2 Abs. 1 oder Abs. 2 Nr. 1,
2. Testsera oder Testantigene
3. Wirkstoffe, die menschlicher, tierischer oder mikrobieller Herkunft sind oder auf gentechnischem Wege hergestellt werden, oder
4. andere zur Arzneimittelherstellung bestimmte Stoffe menschlicher Herkunft

gewerbs- oder berufsmäßig herstellt, bedarf einer Erlaubnis der zuständigen Behörde. Das Gleiche gilt für juristische Personen, nicht rechtsfähige Vereine und Gesellschaften des bürgerlichen Rechts, die Arzneimittel zum Zwecke der Abgabe an ihre Mitglieder herstellen. Satz 1 findet auf eine Prüfung, auf deren Grundlage die Freigabe des Arzneimittels für das Inverkehrbringen erklärt wird, entsprechend Anwendung. § 14 Abs. 4 bleibt unberührt.
(…)
(2b) Einer Erlaubnis nach Abs. 1 bedarf ferner nicht eine Person, die Arzt ist oder sonst zur Ausübung der Heilkunde beim Menschen befugt ist, soweit die Arzneimittel unter ihrer unmittelbaren fachlichen Verantwortung zum Zwecke der persönlichen Anwendung bei einem bestimmten Patienten hergestellt werden. Satz 1 findet keine Anwendung auf
1. Arzneimittel für neuartige Therapien und xenogene Arzneimittel, soweit diese genetisch modifizierte oder durch andere Verfahren in ihren biologischen Eigenschaften veränderte lebende Körperzellen sind oder enthalten, sowie
2. Arzneimittel, die zur klinischen Prüfung bestimmt sind, soweit es sich nicht nur um eine Rekonstitution handelt.
(…)

Normalerweise benötigt man für das Herstellen von Arzneimitteln eine Erlaubnis. Der Abs. 2b formuliert hierzu **Ausnahmen**. Heilpraktiker zählen zu den in Abs. 2b genannten anderen Personen, die zur Ausübung der Heilkunde befugt sind. Sie dürfen dementsprechend in der Praxis Arzneimittel (z. B. Mischinjektionen oder auch Eigenblutzubereitungen) herstellen. Dies müssen Sie allerdings selber durchführen oder es muss unter ihrer Aufsicht und unmittelbaren Verantwortung passieren. Außerdem müssen Sie dieses Herstellen eines Arzneimittels an die zuständigen Behörden melden (▶ § 67). Eine **Abgabe an den Patienten** (Übergabe in eine andere Verfügungsgewalt) ist wie bereits beschrieben ausdrücklich **nicht erlaubt** (Ausnahme: Abgabe von sog. „Ärztemustern" ▶ § 47).

§ 20 Anzeigepflichten

§ 20b Erlaubnis für die Gewinnung von Gewebe und die Laboruntersuchungen

(1) Eine Einrichtung, die zur Verwendung bei Menschen bestimmte Gewebe im Sinne von § 1a Nr. 4 des Transplantationsgesetzes gewinnen (Entnahmeeinrichtung) oder die für die Gewinnung erforderlichen Laboruntersuchungen durchführen will, bedarf einer Erlaubnis der zuständigen Behörde. Gewinnung im Sinne von Satz 1 ist die direkte oder extrakorporale Entnahme von Gewebe einschließlich aller Maßnahmen, die dazu bestimmt sind, das Gewebe in einem be- oder verarbeitungsfähigen Zustand zu erhalten, eindeutig zu identifizieren und zu transportieren. Die Erlaubnis darf nur versagt werden, wenn
1. eine angemessen ausgebildete Person mit der erforderlichen Berufserfahrung nicht vorhanden ist, die, soweit es sich um eine Entnahmeeinrichtung handelt, zugleich die ärztliche Person im Sinne von § 8d Abs. 1 Satz 1 des Transplantationsgesetzes sein kann,
2. weiteres mitwirkendes Personal nicht ausreichend qualifiziert ist,
3. angemessene Räume für die jeweilige Gewebegewinnung oder für die Laboruntersuchungen nicht vorhanden sind oder
4. nicht gewährleistet wird, dass die Gewebegewinnung oder die Laboruntersuchungen nach dem Stand der medizinischen Wissenschaft und Technik und nach den Vorschriften der Abschnitte 2, 3 und 3a des Transplantationsgesetzes vorgenommen werden.

Von einer Besichtigung im Sinne von § 4 Abs. 3 Satz 2 kann die zuständige Behörde vor Erteilung der Erlaubnis nach dieser Vorschrift absehen. Die Erlaubnis wird der Entnahmeeinrichtung von der zuständigen Behörde für eine bestimmte Betriebsstätte und für bestimmtes Gewebe und dem Labor für eine bestimmte Betriebsstätte und für bestimmte Tätigkeiten erteilt. Dabei kann die zuständige Behörde die zuständige Bundesoberbehörde beteiligen.
(...)

§ 20c Erlaubnis für die Be- oder Verarbeitung, Konservierung, Prüfung, Lagerung oder das Inverkehrbringen von Gewebe oder Gewebezubereitungen

(1) Eine Einrichtung, die Gewebe oder Gewebezubereitungen, die nicht mit industriellen Verfahren be- oder verarbeitet werden und deren wesentliche Be- oder Verarbeitungsverfahren in der Europäischen Union hinreichend bekannt sind, be- oder verarbeiten, konservieren, prüfen, lagern oder in den Verkehr bringen will, bedarf abweichend von § 13 Abs. 1 einer Erlaubnis der zuständigen Behörde nach den folgenden Vorschriften. Dies gilt auch im Hinblick auf Gewebe oder Gewebezubereitungen, deren Be- oder Verarbeitungsverfahren neu, aber mit einem bekannten Verfahren vergleichbar sind. Die Entscheidung über die Erteilung der Erlaubnis trifft die zuständige Behörde des Landes, in dem die Betriebsstätte liegt oder liegen soll, im Benehmen mit der zuständigen Bundesoberbehörde.
(2) Die Erlaubnis darf nur versagt werden, wenn
1. eine Person mit der erforderlichen Sachkenntnis und Erfahrung nach Abs. 3 (verantwortliche Person nach § 20c) nicht vorhanden ist, die dafür verantwortlich ist, dass die Gewebezubereitungen und Gewebe im Einklang mit den geltenden Rechtsvorschriften be- oder verarbeitet, konserviert, geprüft, gelagert oder in den Verkehr gebracht werden,
2. weiteres mitwirkendes Personal nicht ausreichend qualifiziert ist,
3. geeignete Räume und Einrichtungen für die beabsichtigten Tätigkeiten nicht vorhanden sind,
4. nicht gewährleistet ist, dass die Be- oder Verarbeitung einschließlich der Kennzeichnung, Konservierung und Lagerung sowie die Prüfung nach dem Stand von Wissenschaft und Technik vorgenommen werden, oder
5. ein Qualitätsmanagement-System nach den Grundsätzen der Guten fachlichen Praxis nicht eingerichtet worden ist oder nicht auf dem neuesten Stand gehalten wird.

Abweichend von Satz 1 Nummer 3 kann außerhalb der Betriebsstätte die Prüfung der Gewebe und Gewebezubereitungen in beauftragten Betrieben, die keiner eigenen Erlaubnis bedürfen, durchgeführt werden, wenn bei diesen hierfür geeignete Räume und Einrichtungen vorhanden sind und gewährleistet ist, dass die Prüfung nach dem Stand von Wissenschaft und Technik erfolgt und die verant-

wortliche Person nach §20c ihre Verantwortung wahrnehmen kann.
(...)

§20d Ausnahme von der Erlaubnispflicht für Gewebe und Gewebezubereitungen

Einer Erlaubnis nach §20b Abs. 1 und §20c Abs. 1 bedarf nicht eine Person, die Arzt ist oder sonst zur Ausübung der Heilkunde beim Menschen befugt ist und die dort genannten Tätigkeiten mit Ausnahme des Inverkehrbringens ausübt, um das Gewebe oder die Gewebezubereitung persönlich bei ihren Patienten anzuwenden. Dies gilt nicht für Arzneimittel, die zur klinischen Prüfung bestimmt sind.

Dieser Paragraf ist mit der Novellierung 2009 neu eingefügt worden. Er legt fest, dass Eigenblutzubereitungen zum Zweck der persönlichen Anwendung bei einem bestimmten Patienten weiterhin möglich sind. Allerdings besteht auch hier eine Anzeigepflicht (▶ §67 AMG, ▶ Kap. 3.4.9, S. 48). Die Ergänzung um eine „Person, die zur Ausübung der Heilkunde beim Menschen befugt ist" ist für Heilpraktiker sehr wertvoll und ermöglicht uns auch künftig die Aufbereitung von Blut für die Eigenbluttherapie. Auch die Verabreichung unmittelbar in der Praxis und unter unserer Verantwortung bleibt uns Heilpraktikern in Zukunft legal möglich.

§21 Zulassungspflicht

(1) Fertigarzneimittel, die Arzneimittel im Sinne des §2 Abs. 1 oder Abs. 2 Nr. 1 sind, dürfen im Geltungsbereich dieses Gesetzes nur in den Verkehr gebracht werden, wenn sie durch die zuständige Bundesoberbehörde zugelassen sind. (…)

Fertigarzneimittel benötigen in Deutschland eine Zulassung, bevor sie auf den Markt gebracht werden können. Derzeit ist das Bundesinstitut für Arzneimittel und Medizinprodukte (BfArM) die hierfür zuständige Behörde. Arzneimittel, die für den Gebrauch in der Praxis vom Arzt oder Heilpraktiker angefertigt werden, bedürfen dahingegen keiner Zulassung.

▶ **Definition: Fertigarzneimittel**

§4 (1) Fertigarzneimittel sind Arzneimittel, die im Voraus hergestellt und in einer zur Abgabe an den Verbraucher

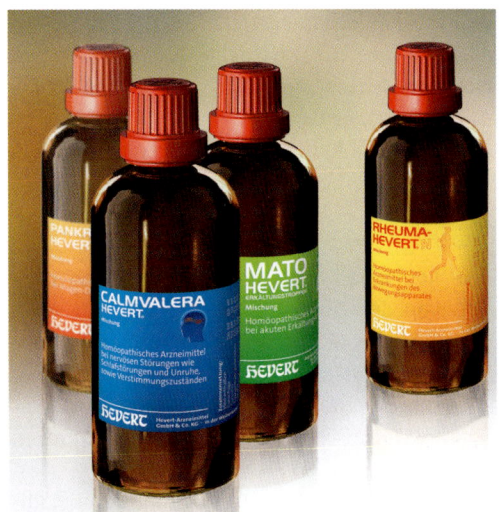

▶ **Abb. 3.14** Zugelassene homöopathische Komplexmittel.

bestimmten Packung in den Verkehr gebracht werden oder andere zur Abgabe an Verbraucher bestimmte Arzneimittel, bei deren Zubereitung in sonstiger Weise ein industrielles Verfahren zur Anwendung kommt oder die, ausgenommen in Apotheken, gewerblich hergestellt werden. Fertigarzneimittel sind nicht Zwischenprodukte, die für eine weitere Verarbeitung durch einen Hersteller bestimmt sind.

Fertigarzneimittel sind also nach §4 Abs. 1 industriell und gewerblich hergestellte Arzneimittel.

§38 Registrierung homöopathischer Arzneimittel

(1) Fertigarzneimittel, die Arzneimittel im Sinne des §2 Abs. 1 oder Abs. 2 Nr. 1 sind, dürfen als homöopathische Arzneimittel im Geltungsbereich dieses Gesetzes nur in den Verkehr gebracht werden, wenn sie in ein bei der zuständigen Bundesoberbehörde zu führendes Register für homöopathische Arzneimittel eingetragen sind (Registrierung). Einer Zulassung bedarf es nicht; §21 Abs.1 Satz 2 und Abs.3 findet entsprechende Anwendung. Einer Registrierung bedarf es nicht für Arzneimittel, die von einem pharmazeutischen Unternehmer in Mengen bis zu 1 000 Packungen in einem Jahr in den Verkehr gebracht werden, es sei denn, es handelt sich um Arzneimittel,
1. die Zubereitungen aus Stoffen gemäß §3 Nr. 3 oder 4 enthalten,

2. die mehr als den hundertsten Teil der in nicht homöopathischen, der Verschreibungspflicht nach § 48 unterliegenden Arzneimitteln verwendeten kleinsten Dosis enthalten oder
3. bei denen die Tatbestände des § 39 Abs. 2 Nr. 3, 4, 5, 6, 7 oder 9 vorliegen.
(...)

Viele homöopathische Komplexmittel sind nach AMG von der Zulassungspflicht nach § 21 AMG ausgenommen. Sie werden nicht zugelassen, sondern „registriert". Die Registrierung ist ein weniger aufwendiges Verfahren, da es keine pharmakologisch-toxikologischen oder klinischen Prüfungen vorschreibt.

Registrierte Arzneimittel dürfen keine Indikation für bestimmte Krankheiten oder Anwendungsbereiche nennen.

Einige Produkte werden so selten verordnet, dass diese unter der sog. „1000er Regel" (▶ § 38, Abs. 1, Satz 1 AMG) ohne Zulassung und ohne Registrierung verkehrsfähig sind.

§ 39a Registrierung traditioneller pflanzlicher Arzneimittel – Verfahrensvorschriften

Fertigarzneimittel, die pflanzliche Arzneimittel und Arzneimittel im Sinne des § 2 Abs.1 sind, dürfen als traditionelle pflanzliche Arzneimittel nur in den Verkehr gebracht werden, wenn sie durch die zuständige Bundesoberbehörde registriert sind. Dies gilt auch für pflanzliche Arzneimittel, die Vitamine oder Mineralstoffe enthalten, sofern die Vitamine oder Mineralstoffe die Wirkung der traditionellen pflanzlichen Arzneimittel im Hinblick auf das Anwendungsgebiet oder die Anwendungsgebiete ergänzen.

§ 39a regelt, dass auch traditionelle pflanzliche Arzneimittel registrierte Arzneimittel (also ohne Zulassung nach AMG) und somit verkehrsfähig sein können. Dies wurde mit der Novellierung 2009 neu geregelt.

Die Registrierung ist in Deutschland aber nur möglich für Mittel, die mindestens 30 Jahre, davon 15 Jahre in der EU, auf dem Markt sind. Es müssen auch bibliografische Angaben über die traditionelle Anwendung oder Berichte von Sachverständigen vorliegen, aus denen hervorgeht, dass das Arzneimittel unter den angegebenen Anwendungsbedingungen unschädlich ist und dass die pharmakologischen Wirkungen oder die Wirksamkeit des Arzneimittels aufgrund langjähriger Anwendung und Erfahrung plausibel sind (§ 39b AMG).

§ 43 Apothekenpflicht

(1) Arzneimittel im Sinne des § 2 Abs.1 oder Abs.2 Nr.1, die nicht durch die Vorschriften des § 44 oder der nach § 45 Abs.1 erlassenen Rechtsverordnung für den Verkehr außerhalb der Apotheken freigegeben sind, dürfen außer in den Fällen des § 47 berufs- oder gewerbsmäßig für den Endverbrauch nur in Apotheken und ohne behördliche Erlaubnis nicht im Wege des Versandes in den Verkehr gebracht werden; das Nähere regelt das Apothekengesetz. Außerhalb der Apotheken darf außer in den Fällen des Absatzes 4 und des § 47 Abs.1 mit den nach Satz 1 den Apotheken vorbehaltenen Arzneimitteln kein Handel getrieben werden. Die Angaben über die Ausstellung oder Änderung einer Erlaubnis zum Versand von Arzneimitteln nach Satz 1 sind in die Datenbank nach § 67a einzugeben.
(3) Auf Verschreibung dürfen Arzneimittel im Sinne des § 2 Abs. 1 oder Abs. 2 Nr.1 nur von Apotheken abgegeben werden. § 56 Abs. 1 bleibt unberührt.
(...)

Das Gesetz fordert, wenn auch etwas umständlich formuliert, dass nur Apotheken Arzneimittel an Patienten verkaufen dürfen. Darüber hinaus untersagt es, dass diese auf dem Weg des Versands an die Patienten abgegeben werden. Dies ist im Zeitalter der Internetapotheken kaum noch zu halten und auch durch die liberale Einstellung der EU überholt und wird dementsprechend derzeit verstärkt infrage gestellt.

§ 44 Ausnahme von der Apothekenpflicht

(1) Arzneimittel, die von dem pharmazeutischen Unternehmer ausschließlich zu anderen Zwecken als zur Beseitigung oder Linderung von Krankheiten, Leiden, Körperschäden oder krankhaften Beschwerden zu dienen bestimmt sind, sind für den Verkehr außerhalb der Apotheken freigegeben.
(2) Ferner sind für den Verkehr außerhalb der Apotheken freigegeben:

1. a) natürliche Heilwässer sowie deren Salze, auch als Tabletten oder Pastillen,
b) künstliche Heilwässer sowie deren Salze, auch als Tabletten oder Pastillen, jedoch nur, wenn sie in ihrer Zusammensetzung natürlichen Heilwässern entsprechen,
2. Heilerde, Bademoore und andere Peloide, Zubereitungen zur Herstellung von Bädern, Seifen zum äußeren Gebrauch,
3. mit ihren verkehrsüblichen deutschen Namen bezeichnete
a) Pflanzen und Pflanzenteile, auch zerkleinert,
b) Mischungen aus ganzen oder geschnittenen Pflanzen oder Pflanzenteilen als Fertigarzneimittel,
c) Destillate aus Pflanzen und Pflanzenteilen,
d) Presssäfte aus frischen Pflanzen und Pflanzenteilen, sofern sie ohne Lösungsmittel mit Ausnahme von Wasser hergestellt sind,
4. Pflaster,
5. ausschließlich oder überwiegend zum äußeren Gebrauch bestimmte Desinfektionsmittel sowie Mund- und Rachendesinfektionsmittel.
(3) Die Absätze 1 und 2 gelten nicht für Arzneimittel, die
1. nur auf ärztliche, zahnärztliche oder tierärztliche Verschreibung abgegeben werden dürfen oder
2. durch Rechtsverordnung nach §46 vom Verkehr außerhalb der Apotheken ausgeschlossen sind.

Der Gesetzgeber formuliert einige Ausnahmen von der Apothekenpflicht. Darunter fallen Mittel zur Stärkung oder appetitanregende Mittel, pflanzliche Fertigarzneimittel, Pflaster, Heilwässer, Badewasserzusätze und Peloide u. a.

§47 Vertriebsweg

(1) Pharmazeutische Unternehmer und Großhändler dürfen Arzneimittel, deren Abgabe den Apotheken vorbehalten ist, *außer an Apotheken* nur abgeben an
1. *andere pharmazeutische Unternehmer und Großhändler,*
2. *Krankenhäuser und Ärzte,* soweit es sich handelt um
a) *aus menschlichem Blut gewonnene Blutzubereitungen oder gentechnologisch hergestellte Blutbestandteile, die, soweit es sich um Gerinnungsfaktorenzubereitungen handelt, von dem hämostaseologisch qualifizierten Arzt im Rahmen der ärztlich kontrollierten Selbstbehandlung von Blutern an seine Patienten abgegeben werden dürfen,*
b) *Gewebezubereitungen oder tierisches Gewebe,*
c) *Infusionslösungen in Behältnissen mit mindestens 500 ml, die zum Ersatz oder zur Korrektur von Körperflüssigkeit bestimmt* sind, sowie Lösungen zur Hämodialyse und Peritonealdialyse, (…)
d) *Zubereitungen, die ausschließlich dazu bestimmt sind, die Beschaffenheit, den Zustand oder die Funktion des Körpers oder seelische Zustände erkennen zu lassen,*
e) *medizinische Gase, bei denen auch die Abgabe an Heilpraktiker zulässig ist,*
(…)
h) *Blutegel und Fliegenlarven, bei denen auch die Abgabe an Heilpraktiker zulässig ist, (….)*

§47 hält eine kleine Sensation bereit. Es wird explizit das Wort „Heilpraktiker" benutzt. Er regelt in Punkt 2 e und h, dass Sie als Heilpraktiker Sauerstoff und Blutegel sowie Fliegenlarven für medizinische Zwecke erwerben dürfen! Die lange Tradition der Blutegeltherapie (▶ **Abb. 3.15**) durch Heilpraktiker wurde dadurch anerkannt.

> **Novellierung des §47 AMG in Bezug auf Blutegel**
> Blutegel, die zu medizinischen Zwecken an Menschen angewendet werden, gelten als Fertigarzneimittel und sind somit zulassungspflichtig. Daher hat das Bundesinstitut für Arzneimittel und Medizinprodukte (BfArM) eine „Leitlinie zur Sicherung von Qualität und Unbedenklichkeit"
> ▼

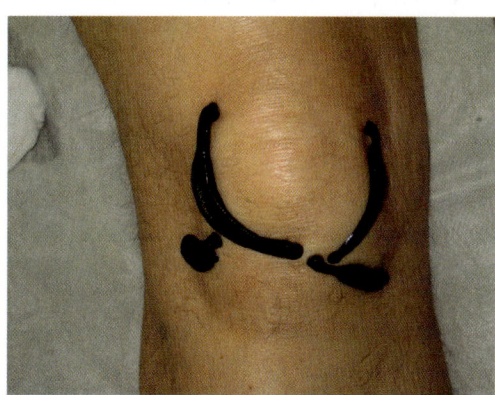

▶ **Abb. 3.15** Blutegeltherapie bleibt Heilpraktikern erhalten.

▼
herausgegeben. Die Leitlinie beinhaltet beispielsweise Bestimmungen zur Vermeidung von Infektionsrisiken für den Patienten, zur Entsorgung der Egel nach der Anwendung und wie die Packungsbeilage zum „Arzneimittel Blutegel" gestaltet sein sollte. Die Leitlinie schreibt seit dem 18.06.2009 auch vor, dass Blutegel 32 Wochen statt vorher 6 Monate nach ihrer letzten Mahlzeit in Nahrungskarenz verbringen müssen, bevor sie zur Behandlung am Menschen angesetzt werden dürfen. Genaue Informationen finden sich unter http://www.bfarm.de/cln_042/nn_421158/DE/Pharmakovigilanz/mitteil/mittl-blutegel.html__nnn=true .

Arzneimittelbevorratung

§ 47 verschärft ansonsten die Problematik der Arzneimittelbevorratung, da der Gesetzgeber vorschreibt, dass beim Vertriebsweg von Arzneimitteln (mit wenigen Ausnahmen) die Apotheken zwingend involviert sein müssen. Pharmahersteller haben deshalb meist eine Kooperationsapotheke, um uns günstig Ampullenpräparate anzubieten (meist mit Naturalrabatt). Der historische Gesetzeswille zum AMG (= der ausformulierte Kommentar der Gesetzestextautoren) lässt deutlich erkennen, dass die Bevorratung von Arzneimitteln und der Vertrieb den Apotheken vorbehalten bleiben soll. Nur ausnahmsweise oder in den Fällen, in denen Apotheken den Vertrieb kaum leisten könnten (z. B. medizinische Gase), werden Ausnahmen zugelassen. Im eigentlichen Gesetzestext geht dieser historische Gesetzeswille m. E. nicht deutlich genug hervor, sodass es immer wieder zu unterschiedlichen Interpretationen kommt. Es gibt bisher auch keine klärenden Grundsatzurteile, die diese Unklarheiten ausräumen.

> **Beachte:** Natürlich darf ein Heilpraktiker Arzneimittel bevorraten. Der gewünschte Weg des Erwerbs ist jedoch der Bezug aus einer örtlichen Apotheke (kein Versand erforderlich), die ihrerseits von Pharmaunternehmen oder Apothekenzwischenhandel beliefert wird. Wie groß der Vorrat ist, den Sie in der Praxis vorhalten dürfen, wird nicht explizit geregelt und ist dem Tätigkeitsschwerpunkt der Praxis und dem Patientenaufkommen anzupassen.

Sprechstundenbedarf und Verabreichung in der Praxis

Wann sind Arzneimittel Praxis-/Sprechstundenbedarf? Diese Frage höre ich immer wieder von Kursteilnehmern.

Sprechstundenbedarf wird grundsätzlich angenommen, wenn mehrere Patienten aus einem Gebinde (= Packung) versorgt werden. Wenn Sie also aus einer Packung eines Neuraltherapeutikums bei mehreren Patienten jeweils eine Ampulle zur Erstbehandlung entnehmen und einsetzen, um schnelle Hilfe zu gewährleisten, gilt das als Sprechstundenbedarf. In den meisten Fällen werden Sie jedoch ein Präparat für einen Patienten auswählen und aus einer Packung pro Behandlung eine Ampulle entnehmen und verabreichen. Dieses Präparat ist damit nicht mehr dem Praxisbedarf (= Sprechstundenbedarf) zuzurechnen, sondern als Arzneimittel des Patienten anzusehen. Sie sollten Arzneimittel, die Sie für diesen bestimmten Patienten einsetzen, per Rezept verordnen. Der Patient muss das Mittel dann aus der Apotheke abholen und es Ihnen zur Verabreichung geben. Dies hat durchaus **Vorteile** für Sie:

1. Der Apotheker ist in seiner Verantwortung mit eingebunden und wird verhindern, dass Präparate ausgehändigt werden, die nach seinem Kenntnisstand für den Patienten schädlich sein könnten (z. B. korbblütlerhaltige Injektionspräparate bei bekanntem Heuschnupfen auf diese Stoffe). Auch unerwünschte Wechselwirkungen mit anderen verordneten Produkten wird er ausschließen. Bedenken Sie dabei, dass manche Patienten auch Ihnen als Therapeut nicht immer vollständig offen legen, welche Präparate sie einnehmen. Denken Sie dabei z. B. nur an senile Patienten oder solche mit Hirnleistungsstörungen, die dies ohne jede Absicht tun.
2. Der Patient bekommt den Beipackzettel und kann und sollte ihn lesen. Er kann somit ebenfalls verhindern, dass Unverträglichkeiten oder Wechselwirkungen durch die Verabreichung ausgelöst werden.
3. Das Preis-Leistungs-Verhältnis wird transparenter, weil die Kosten der Arzneimittel sepa-

nicht um verschreibungspflichtige Arzneimittel handelt,
3. Ausbildungsstätten für die Heilberufe.
(...)

> Beachte: §47 Abs. 3 erlaubt die Abgabe von Mustern an Heilpraktiker (auch Heilpraktikerschulen) nicht jedoch an Heilpraktikeranwärter (HPA)! Dies stellt bei Veranstaltungen (z. B. Heilpraktikerkongressen) die ausstellende Industrie immer wieder vor Probleme, wenn HPAs Musterwünsche äußern.

§ 48 Verschreibungspflicht

(1) Arzneimittel, die
1. durch Rechtsverordnung nach Abs. 2, auch in Verbindung mit den Absätzen 4 und 5, bestimmte Stoffe, Zubereitungen aus Stoffen oder Gegenstände sind oder denen solche Stoffe oder Zubereitungen aus Stoffen zugesetzt sind,
2. nicht unter Nummer 1 fallen und zur Anwendung bei Tieren, die der Gewinnung von Lebensmitteln dienen, bestimmt sind oder
3. Arzneimittel im Sinne des §2 Abs. 1 oder Abs. 2 Nummer 1 sind, die Stoffe mit in der medizinischen Wissenschaft nicht allgemein bekannten Wirkungen oder Zubereitungen solcher enthalten
dürfen nur bei Vorliegen einer ärztlichen, zahnärztlichen oder tierärztlichen Verschreibung an Verbraucher abgegeben werden. (...)

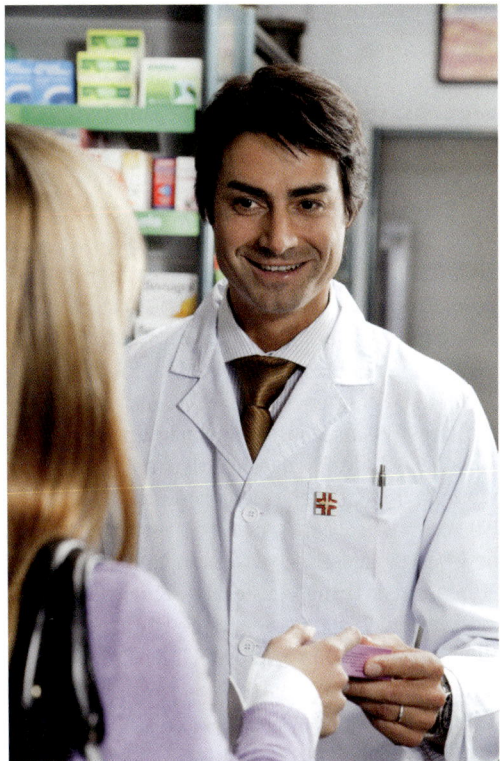

▶ **Abb. 3.16** Der Patient sollte möglichst das Arzneimittel in der Apotheke kaufen, verabreichen können Sie es dann in Ihrer Praxis.

rat erkennbar sind. Diese belasten somit auch nicht das Honorar des Heilpraktikers.
4. Das Vorgehen hat auch einen Aspekt des Praxismarketings: Ein Patient, der 10 Ampullen gekauft hat, wird sich diese meistens bei dem Heilpraktiker verabreichen lassen, der diese verordnet hat und lagert. Manchmal kommt es so zur 9. und 10. Sitzung, obschon die Beschwerden nahezu abgeklungen sind. Auch die baldige Wiederaufnahme einer Therapie wird wahrscheinlicher, wenn noch Präparate vorhanden sind, die schon bezahlt wurden.

Musterabgaben

(3) Pharmazeutische Unternehmer dürfen Muster eines Fertigarzneimittels abgeben oder abgeben lassen an
1. Ärzte, Zahnärzte oder Tierärzte,
2. andere Personen, die die Heilkunde oder Zahnheilkunde berufsmäßig ausüben, soweit es sich

> **Medikamente nachschlagen**
> Es gibt Nachschlagewerke, in denen die verschreibungspflichtigen Medikamente aufgelistet werden. Das sind u. a. die
> • Rote Liste (auch im Internet verfügbar)
> • Gelbe Liste Pharmindex
> • Scribas Tabelle

Heilpraktiker dürfen keine verschreibungspflichtigen Arzneimittel verordnen, auch wenn es interessanterweise kein explizites Verbot für Heilpraktiker gibt. Die Verschreibungspflicht wird angeordnet, wenn ein Arzneimittel ein oder mehrere Bestandteile enthält, die durch Rechtsverordnung zur Verschreibungspflicht führen müssen. Eine entsprechende durch Rechtsverordnung häufig ergänzte oder auch gekürzte Liste (es wurde z. B. Kortison in geringer Konzentration gestrichen) wird im Bundesgesetzblatt publiziert.

Sinn der Verschreibungspflicht ist es, gefährliche Präparate der Selbstverordnung zu entziehen. Hierfür wird ein Arztvorbehalt als das geeignete Vorgehen bestimmt. Im Rahmen der Sorgfaltspflicht scheidet somit die Anwendung solcher Präparate durch den Heilpraktiker aus und ist nur in Fällen des Notstandes/Nothilfe (▶ Beispiel für eine Notfallsituation) denkbar.

Fallbeispiel: Notfallsituation
Ein Patient besitzt ein vom Arzt verordnetes Anaphylaxiebesteck oder der Heilpraktiker besitzt dieses als Allergiker selbst. Kommt es nun in der Praxis zur Anbahnung eines bedrohlichen allergischen Zwischenfalls, wird der Heilpraktiker vorhandene Medikamente einsetzen, gleich ob diese verschreibungspflichtig sind oder nicht. Rechtswidrig würde er jedoch handeln, wenn er verschreibungspflichtige Präparate bevorraten würde (z. B. im Notfallkoffer). Dies wird vom Amtsarzt gelegentlich überprüft! Durch § 95 Abs. 1, Punkt 4 AMG wird ganz deutlich ein Straftatbestand formuliert, wenn ein Heilpraktiker verschreibungspflichtige Mittel beziehen würde!

ℹ Allgemeine Info
Derzeit wird überprüft, ob Heilpraktiker künftig Adrenalin (Pen) und Kortison doch legal beziehen dürfen, um im Falle eines sich anbahnenden Allergieschocks zielgerichtet eingreifen zu können! Eine Entscheidung hierüber wird voraussichtlich im 2. Halbjahr 2010 gefällt.

§§ 62 ff. Arzneimittelrisiken: Beobachtung, Sammlung und Auswertung

§§ 62 ff. AMG regeln die Überwachung von Arzneimittelrisiken. § 62 legt fest, dass die zuständige Bundesoberbehörde zur Verhütung einer unmittelbaren oder mittelbaren Gefährdung der Gesundheit von Mensch oder Tier die bei der Anwendung von Arzneimitteln auftretenden Risiken, insbesondere Nebenwirkungen, Wechselwirkungen mit anderen Mitteln, Verfälschungen sowie potenzielle Risiken für die Umwelt aufgrund der Anwendung eines Tierarzneimittels, zentral zu erfassen, auszuwerten und die nach diesem Gesetz zu ergreifenden Maßnahmen zu koordinieren hat. Sie wirkt dabei mit den Dienststellen der Weltgesundheitsorganisation, der Europäischen Arzneimittel-Agentur, den Arzneimittelbehörden anderer Länder, den Gesundheits- und Veterinärbehörden der Bundesländer, den Arzneimittelkommissionen der Kammern der Heilberufe, nationalen Pharmakovigilanz-Zentren sowie mit anderen Stellen zusammen, die bei der Durchführung ihrer Aufgaben Arzneimittelrisiken erfassen. Die zuständige Bundesoberbehörde kann die Öffentlichkeit über Arzneimittelrisiken und beabsichtigte Maßnahmen informieren.

In den Paragrafen 63–77 AMG wird u. a. geregelt, dass Nebenwirkungen zu melden sind. Die zuständige Behörde ist das BfArM, dem Sie die unerwünschten Wirkungen melden müssen. Das BfArM hat weitreichende Befugnisse für eine angemessene Überwachung. Die wird über ein sogenanntes Stufenplanverfahren gesteuert. Stufenplanbeteiligte sind auch die Arzneimittelkommissionen der Heilpraktikerverbände (▶ **Kap. 3.4.10**, **S. 51**).

§ 63 Stufenplan

Die Bundesregierung erstellt durch allgemeine Verwaltungsvorschrift mit Zustimmung des Bundesrates zur Durchführung der Aufgaben nach § 62 einen Stufenplan. In diesem werden die Zusammenarbeit der beteiligten Behörden und Stellen auf den verschiedenen Gefahrenstufen, die Einschaltung der pharmazeutischen Unternehmer sowie die Beteiligung der oder des Beauftragten der Bundesregierung für die Belange der Patientinnen und Patienten näher geregelt und die jeweils nach den Vorschriften dieses Gesetzes zu ergreifenden Maßnahmen bestimmt. In dem Stufenplan können ferner Informationsmittel und -wege bestimmt werden.

§ 67 Allgemeine Anzeigepflicht

(1) Betriebe und Einrichtungen, die Arzneimittel entwickeln, herstellen, klinisch prüfen oder einer Rückstandsprüfung unterziehen, prüfen, lagern, verpacken, in den Verkehr bringen oder sonst mit ihnen Handel treiben, haben dies vor der Aufnahme der Tätigkeiten der zuständigen Behörde, bei einer klinischen Prüfung bei Menschen auch der zuständigen Bundesoberbehörde, anzuzeigen. Die Entwicklung von Arzneimitteln ist anzuzeigen, soweit sie durch eine Rechtsverordnung nach § 54 geregelt ist. Das Gleiche gilt für Personen, die diese Tätigkeiten

selbständig und berufsmäßig ausüben, sowie für Personen oder Personenvereinigungen, die Arzneimittel für andere sammeln. In der Anzeige sind die Art der Tätigkeit und die Betriebsstätte anzugeben; werden Arzneimittel gesammelt, so ist das Nähere über die Art der Sammlung und über die Lagerstätte anzugeben. Ist nach Satz 1 eine klinische Prüfung bei Menschen anzuzeigen, so sind der zuständigen Behörde auch deren Sponsor, sofern vorhanden dessen Vertreter nach §40 Abs. 1 Satz 3 Nummer 1 sowie sämtliche Prüfer, soweit erforderlich auch mit Angabe der Stellung als Hauptprüfer oder Leiter der klinischen Prüfung, namentlich zu benennen. Die Sätze 1 bis 4 gelten entsprechend für Betriebe und Einrichtungen, die Wirkstoffe oder andere zur Arzneimittelherstellung bestimmte Stoffe herstellen, prüfen, lagern, verpacken in den Verkehr bringen oder sonst mit ihnen Handel treiben, soweit diese Tätigkeiten durch eine Rechtsverordnung nach §54 geregelt sind. Satz 1 findet keine Anwendung auf die Rekonstitution, soweit es sich nicht um Arzneimittel handelt, die zur klinischen Prüfung bestimmt sind.
(2) Ist die Herstellung von Arzneimitteln beabsichtigt, für die es einer Erlaubnis nach §13 nicht bedarf, so sind die Arzneimittel mit ihrer Bezeichnung und Zusammensetzung anzuzeigen.
(3) Nachträgliche Änderungen sind ebenfalls anzuzeigen. Ist nach Abs. 1 der Beginn einer klinischen Prüfung bei Menschen anzuzeigen, so sind deren Verlauf, Beendigung und Ergebnisse der zuständigen Bundesoberbehörde mitzuteilen; das Nähere wird in der Rechtsverordnung nach §42 bestimmt.
(4) Die Absätze 1 bis 3 gelten mit Ausnahme der Anzeigepflicht für die klinische Prüfung nicht für diejenigen, die eine Erlaubnis nach §13, §52a oder §72 haben, und für Apotheken nach dem Gesetz über das Apothekenwesen. Abs. 2 gilt nicht für tierärztliche Hausapotheken.
(...)

Wie bereits erwähnt, ist diese Art der Herstellung nach §67 AMG anzeigepflichtig und unterliegt der arzneimittelrechtlichen Überwachung durch die zuständigen Behörden. Für alle Personen, die bereits am 23.07.2009 auf der Grundlage des ehemaligen §4a Satz 1 Nr. 3 AMG Arzneimittel hergestellt haben, bestand eine Übergangsfrist zur Anzeige der Herstellung dieser Arzneimittel **bis zum 01.02.2010** (vgl. §144 Abs. 7 AMG).

Wer gemäß AMG erlaubnisfrei Arzneimittel erst nach Inkrafttreten der 15. AMG-Novelle (23.07.2009) herstellt (Erweiterung des Behandlungsangebots oder Praxisgründung), muss dies sofort entsprechend anzeigen.

Seit dem 23.07.2009 unterscheidet das AMG je nach Vorliegen folgender Voraussetzungen in:

Erlaubnisfreie Herstellung gem. §13 Abs. 2b AMG

Eine Person, die Arzt ist oder sonst zur Ausübung der Heilkunde beim Menschen befugt ist, bedarf keiner Herstellungserlaubnis nach §13 Abs. 1 AMG, soweit die Arzneimittel unter ihrer unmittelbaren fachlichen Verantwortung zum Zweck der persönlichen Anwendung bei einem bestimmten Patienten hergestellt werden und es sich nicht um bestimmte Arzneimittel (▶ erlaubnispflichtige Herstellung) handelt.

In diesem Fall ist eine Anzeige nach §67 Abs. 2 AMG bis spätestens 01.02.2010 erforderlich. Bei der Herstellung sind die anerkannten pharmazeutischen Regeln zu beachten (vgl. §55 Abs. 8 AMG).

Erlaubnisfreie Herstellung gem. §20d AMG

Einer Erlaubnis nach §20b Abs. 1 und §20c Abs. 1 AMG bedarf nicht eine Person, die Arzt ist oder sonst zur Ausübung der Heilkunde bei Menschen befugt ist und die dort genannten Tätigkeiten mit Ausnahme des Inverkehrbringens ausübt, um das Gewebe oder die Gewebezubereitung persönlich bei ihren Patienten anzuwenden. Dies gilt nicht für Arzneimittel, die zur klinischen Prüfung bestimmt sind.

Erlaubnispflichtige Herstellung/Tätigkeiten

Die Herstellung bestimmter Arzneimittel erfordert in den im Folgenden genannten Fällen auch dann eine Herstellungserlaubnis nach §13 AMG, wenn die Herstellung unter der unmittelbaren fachlichen Verantwortung des Arztes oder der zur Ausübung der Heilkunde berechtigten Person zum Zwecke der persönlichen Anwendung bei einem bestimmten Patienten erfolgt. Hierzu gehört die Herstellung von:

- Arzneimitteln für neuartige Therapien (Gentherapeutika, somatische Zelltherapeutika, biotechnologisch bearbeitete Gewebepro-

dukte) und xenogene Arzneimittel, soweit diese genetisch modifizierte oder durch andere Verfahren in ihren biologischen Eigenschaften veränderte lebende Körperzellen sind oder enthalten
- Arzneimitteln, die zur klinischen Prüfung bestimmt sind, soweit es sich nicht um eine Rekonstitution handelt

Sofern die Voraussetzungen zur erlaubnisfreien Herstellung gem. §20d AMG nicht vorliegen, erfordert die Ausführung folgender Tätigkeiten eine Herstellungserlaubnis nach §20b und/oder §20c AMG:
- die Gewinnung von Gewebe oder die für die Gewinnung erforderlichen Laboruntersuchungen (vgl. §20b AMG)
- die Be- und Verarbeitung, Konservierung, Prüfung, Lagerung oder das Inverkehrbringen von Geweben oder Gewebezubereitungen (vgl. §20c AMG).

In diesen Fällen ist ergänzend zur Anzeige nach §67 AMG ein Antrag auf Herstellungserlaubnis zu stellen. Für Personen, die bereits am 23.07.2009 eine dieser Tätigkeiten nach ehemals §4a Satz 1 Nr. 3 AMG ausgeübt haben, bestand eine Übergangsfrist zur Beantragung einer Erlaubnis bis zum 01.08.2011. Diese Tätigkeiten dürfen bei fristgemäßer Antragstellung bis zur Entscheidung über den Antrag fortgeführt werden.

§77 Zuständige Bundesoberbehörde

(1) Zuständige Bundesoberbehörde ist das Bundesinstitut für Arzneimittel und Medizinprodukte, es sei denn, dass das Paul-Ehrlich-Institut oder das Bundesamt für Verbraucherschutz und Lebensmittelsicherheit zuständig ist.

§95 Strafvorschriften

(1) Mit Freiheitsstrafe bis zu drei Jahren oder mit Geldstrafe wird bestraft, wer
1. entgegen §5 Abs. 1 ein Arzneimittel in den Verkehr bringt oder bei anderen anwendet
(…)
4. entgegen §43 Abs.1 Satz 2, Abs.2 oder 3 Satz 1 mit Arzneimitteln, die nur auf Verschreibung an Verbraucher abgegeben werden dürfen, Handel treibt oder diese Arzneimittel abgibt,

5. Arzneimittel, die nur auf Verschreibung an Verbraucher abgegeben werden dürfen, entgegen §47 Abs.1 an andere als dort bezeichnete Personen oder Stellen oder entgegen §47 Abs.1a abgibt oder *entgegen §47 Abs. 2 Satz 1 bezieht,* (…)

§97 Bußgeldvorschriften

(1) Ordnungswidrig handelt, wer eine der in §96 bezeichneten Handlungen fahrlässig begeht.
(2) Ordnungswidrig handelt auch, wer vorsätzlich oder fahrlässig
1. entgegen §8 Abs. 2 Arzneimittel in den Verkehr bringt, deren Verfalldatum abgelaufen ist,
2. entgegen §9 Abs. 1 Arzneimittel, die nicht den Namen oder die Firma des pharmazeutischen Unternehmers tragen, in den Verkehr bringt,
3. entgegen §9 Abs. 2 Satz 1 Arzneimittel in den Verkehr bringt, ohne seinen Sitz im Geltungsbereich dieses Gesetzes oder in einem anderen Mitgliedstaat der Europäischen Union oder in einem anderen Vertragsstaat des Abkommens über den Europäischen Wirtschaftsraum zu haben
(…)

Häufig bleibt es bei einem Bußgeld und einer Ordnungswidrigkeit, wenn durch einen Amtsapotheker ein Verstoß eines Heilpraktikers gegen das AMG aufgedeckt wird. Nur selten wird ein Straftatbestand festgestellt. Denken Sie trotzdem immer daran, wie leicht durch den Import aus Nicht-EU-Ländern (z.B. Schweiz) oder die Abgabe von Präparaten (außer Mustern) ein Gesetzesverstoß möglich ist und welche Konsequenzen das für Sie haben könnte.

Sonstige Regelungen

Viele weitere Paragrafen des AMG regeln darüber hinaus Dopingverbot, Herstellungsvorschriften, Groß- und Einzelhandel, Reisegewerbe, Zulassungs-/Registrierungsverfahren, klinische Studien bezüglich Arzneimitteln (besonders auch Tierarzneimittel) sowie Schadensregelungen. Sie sind jedoch für Heilpraktiker wenig relevant.

3.4 Praxisrelevante Gesetze und Regelwerke

3.4.10 Allgemeine Verwaltungsvorschrift zur Beobachtung, Sammlung und Auswertung von Arzneimittelrisiken (Stufenplan) nach § 63 des Arzneimittelgesetzes (AMG) ⊙ 75

Vom 9. Februar 2005 (BAnz. vom 15. Februar 2005, S. 2383)

Das BfArM, als zuständige Behörde, benennt Kommissionen, die es bei der fachlichen Beurteilung von Arzneimittelrisiken berät. Die Verwaltungsvorschrift sieht in Punkt 2 die Beteiligung von Heilpraktikern an diesen Kommissionen vor.
2. Beteiligte Behörden und Stellen
2.2 den Arzneimittelkommissionen der Kammern der Heilberufe der Ärzte- und Tierärzteverbände der besonderen Therapierichtungen und der Heilpraktikerschaft (…)
4.4 Tierärzteverbände der besonderen Therapierichtungen und der Heilpraktikerschaft und die nationalen Pharmakovigilanzzentren geben Meldungen über Verdachtsfälle von Arzneimittelrisiken an die zuständige Bundesober- oder Landesbehörde weiter.
(…)

Die Verordnung legt darüber hinaus fest, dass jährlich mindestens **2 Routinesitzungen** der Kommissionen und bei Bedarf zusätzliche Sondersitzungen auf Einladung des Bundesinstituts für Arzneimittel und Medizinprodukte (BfArM) abgehalten werden. Droht z. B. von einem Arzneimittel eine Gefahr auszugehen, kann das BfArM je nach Dringlichkeit ein Ruhen (auch Rücknahme) der Zulassung, einen Rückruf oder eine Änderung der Gebrauchsinformationen anordnen. Üblich ist in dieser Situation ein sogenanntes **Stufenplanverfahren:** Zunächst werden hierbei durch den Hersteller oder im Auftrag des BfArM gutachterliche Stellungnahmen in Auftrag gegeben. Läuft ein solches Stufenplanverfahren erst einmal, führt das nicht selten dazu, dass im Anschluss daran ein Arzneimittel (oder ein -bestandteil) vom Markt genommen wird. Beispiele sind die Aristolochiasäure in homöopathischen Präparaten oder Chelidonium (Schöllkraut) als Pflanzenextrakt und in niedrigen homöopathischen Potenzen.

3.4.11 Betriebssicherheitsverordnung (BetrSichV) ⊙ 59

Verordnung über Sicherheit und Gesundheitsschutz bei der Bereitstellung von Arbeitsmitteln und deren Benutzung bei der Arbeit, über Sicherheit beim Betrieb überwachungsbedürftiger Anlagen und über die Organisation des betrieblichen Arbeitsschutzes
Vom 27. September 2002 (BGBl. I S. 3777, zuletzt geändert durch Artikel 8 der Verordnung vom 18. Dezember 2008 (BGBl. I S. 2768).

Nur wenige Aspekte dieser Verordnung betreffen Heilpraktikerpraxen. Diese sollten Sie aber unbedingt berücksichtigen. Insbesondere bezieht sich das auf die Verwendung und Lagerung von Druckgasbehältern (▶ **Kap. 5.4.2**, S. 134). Sie werden häufig im Rahmen einer Sauerstoff-Therapie-Variante verwendet. Auch bei einem Notfalleinsatz können Sauerstoffflaschen zur Anwendung kommen. Die Lagerung, der Transport, die technische Handhabung (Anschluss, Umgang mit Druckminderern) ist bei den komprimierten Gasen mit einer hohen Verantwortung verbunden, um einen sicheren Einsatz zu gewährleisten.

Die Prüfungsintervalle sind dem Gefährdungspotenzial und der Anfälligkeit einer Anlage entsprechend unterschiedlich. Auch Feuerlöscher (▶ **Kap. 5.5.3**, S. 143 und ▶ **Kap. 4.3.10**, S. 98) müssen gemäß dieser Verordnung geprüft und auf ihre Funktionstüchtigkeit und Sicherheit überprüft werden. Die unten original zitierten Absätze sollen Ihnen verdeutlichen, dass Heilpraktiker im Anwendungsbereich erfasst und zur Gefährdungs-

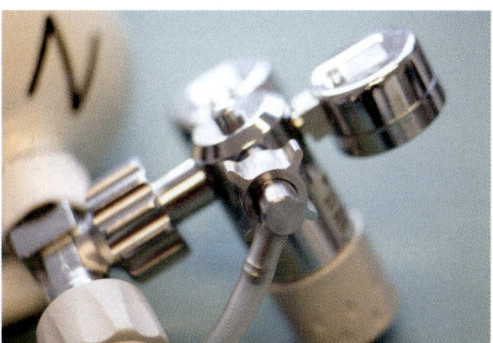

▶ **Abb. 3.17** Druckgasbehälter, wie z. B. eine Sauerstoffflasche, sind in vielen Heilpraktikerpraxen zu finden.

beurteilung sowie Schulung/Unterweisung verpflichtet sind.

§1 Anwendungsbereich

(1) Diese Verordnung gilt für die Bereitstellung von Arbeitsmitteln durch Arbeitgeber sowie für die Benutzung von Arbeitsmitteln durch Beschäftigte bei der Arbeit.
(2) Diese Verordnung gilt auch für überwachungsbedürftige Anlagen im Sinne des §2 Abs. 7 des Geräte- und Produktsicherheitsgesetzes, soweit es sich handelt um
1.a) Dampfkesselanlagen,
b) Druckbehälteranlagen außer Dampfkesseln,
(...)

§3 Gefährdungsbeurteilung

(1) Der Arbeitgeber hat bei der Gefährdungsbeurteilung nach §5 des Arbeitsschutzgesetzes unter Berücksichtigung der Anhänge 1 bis 5, des §7 der Gefahrstoffverordnung und der allgemeinen Grundsätze des §4 des Arbeitsschutzgesetzes die notwendigen Maßnahmen für die sichere Bereitstellung und Benutzung der Arbeitsmittel zu ermitteln. Dabei hat er insbesondere die Gefährdungen zu berücksichtigen, die mit der Benutzung des Arbeitsmittels selbst verbunden sind und die am Arbeitsplatz durch Wechselwirkungen der Arbeitsmittel untereinander oder mit Arbeitsstoffen oder der Arbeitsumgebung hervorgerufen werden.
(...)

§9 Unterrichtung und Unterweisung

(1) Bei der Unterrichtung der Beschäftigten nach §81 des Betriebsverfassungsgesetzes und §14 des Arbeitsschutzgesetzes hat der Arbeitgeber die erforderlichen Vorkehrungen zu treffen, damit den Beschäftigten
1. angemessene Informationen, insbesondere zu den sie betreffenden Gefahren, die sich aus den in ihrer unmittelbaren Arbeitsumgebung vorhandenen Arbeitsmitteln ergeben, auch wenn sie diese Arbeitsmittel nicht selbst benutzen, und
2. soweit erforderlich, Betriebsanweisungen für die bei der Arbeit benutzten Arbeitsmittel in für sie verständlicher Form und Sprache zur Verfügung stehen
(...)

3.4.12 Infektionsschutzgesetz (IfSG) 66

Gesetz zur Verhütung und Bekämpfung von Infektionskrankheiten beim Menschen
Vom 20. Juli 2000 *(BGBl. I S. 1045)*, zuletzt geändert durch Artikel 2a des Gesetzes vom 17. Juli 2009 *(BGBl. I S. 2091)*

Grundsätzlich ist es für Heilpraktiker ausgesprochen wichtig zu wissen, welche Infektionen und Infektionskrankheiten sie nicht behandeln dürfen. Dies gilt keineswegs nur für die Heilpraktikerprüfung, sondern vor allem für die tägliche Praxis. Daher ist das Infektionsschutzgesetz für Sie von großer Bedeutung.

Die Aufgabe des Infektionsschutzgesetzes (IfSG) ist es, übertragbare Krankheiten beim Menschen vorzubeugen, Infektionen frühzeitig zu erkennen und ihre Weiterverbreitung zu verhindern. Es regelt, welche Infektionskrankheiten Sie als Heilpraktiker nicht behandeln dürfen. Das IfSG formuliert ferner die Meldepflichten, einschließlich der Vorgaben, wer was und wie zu melden hat. Darüber hinaus reguliert es die Überwachungsfunktion der Behörden im Hinblick auf Infektionskrankheiten.

Heilpraktiker werden im IfSG explizit genannt und zur Meldung bestimmter übertragbarer Krankheiten verpflichtet. Auch die Kontrolle von Heilpraktikerpraxen, die invasiv arbeiten (z. B. mit Akupunktur, Colon-Hydro-Therapie, Injektionen), wird im Gesetz ausdrücklich geregelt und an die untere Gesundheitsbehörde, d. h. das Gesundheitsamt, delegiert. Damit ist der Amtsarzt ermächtigt, invasiv tätige Heilpraktiker zu kontrollieren (§36 Abs. 2). Auch ein Hygieneplan (▶ Kap. 7.3, S. 207) wird im IfSG für diese Praxen verlangt (§36 Abs. 1).

> **Beachte:** Unabhängig davon, dass das IfSG nur für invasiv tätige Praxen einen Hygieneplan verlangt, müssen Sie als Heilpraktiker in jedem Fall einen Hygieneplan für Ihre Praxis erstellen, da dieser von den Gesetzen im öffentlichen Gesundheitsdienst der Länder verpflichtend vorgeschrieben ist.

§1 Zweck des Gesetzes

(1) Zweck des Gesetzes ist es, übertragbaren Krankheiten beim Menschen vorzubeugen, Infektionen

frühzeitig zu erkennen und ihre Weiterverbreitung zu verhindern.
(2) Die hierfür notwendige Mitwirkung und Zusammenarbeit von Behörden des Bundes, der Länder und der Kommunen, Ärzten, Tierärzten, Krankenhäusern, wissenschaftlichen Einrichtungen sowie sonstigen Beteiligten soll entsprechend dem jeweiligen Stand der medizinischen und epidemiologischen Wissenschaft und Technik gestaltet und unterstützt werden. Die Eigenverantwortung der Träger und Leiter von Gemeinschaftseinrichtungen, Lebensmittelbetrieben, Gesundheitseinrichtungen sowie des Einzelnen bei der Prävention übertragbarer Krankheiten soll verdeutlicht und gefördert werden.

§2 Begriffsbestimmungen

Im Sinne dieses Gesetzes ist
1. Krankheitserreger
ein vermehrungsfähiges Agens (Virus, Bakterium, Pilz, Parasit) oder ein sonstiges biologisches transmissibles Agens, das bei Menschen eine Infektion oder übertragbare Krankheiten verursachen kann,
2. Infektion
die Aufnahme eines Krankheitserregers und seine nachfolgende Entwicklung oder Vermehrung im menschlichen Organismus,
3. übertragbare Krankheit
eine durch Krankheitserreger oder deren toxische Produkte, die unmittelbar oder mittelbar auf den Menschen übertragen werden, verursachte Krankheit,
4. Kranker
eine Person, die an einer übertragbaren Krankheit erkrankt ist,
5. Krankheitsverdächtiger
eine Person, bei der Symptome bestehen, welche das Vorliegen einer bestimmten übertragbaren Krankheit vermuten lassen,
6. Ausscheider
eine Person, die Krankheitserreger ausscheidet und dadurch eine Ansteckungsquelle für die Allgemeinheit sein kann, ohne krank oder krankheitsverdächtig zu sein,
7. Ansteckungsverdächtiger
eine Person, von der anzunehmen ist, dass sie Krankheitserreger aufgenommen hat, ohne krank, krankheitsverdächtig oder Ausscheider zu sein,

8. nosokomiale Infektion
eine Infektion mit lokalen oder systemischen Infektionszeichen als Reaktion auf das Vorhandensein von Erregern oder ihrer Toxine, die im zeitlichen Zusammenhang mit einer stationären oder einer ambulanten medizinischen Maßnahme steht, soweit die Infektion nicht bereits vorher bestand,
9. Schutzimpfung
die Gabe eines Impfstoffes mit dem Ziel, vor einer übertragbaren Krankheit zu schützen,
10. andere Maßnahmen der spezifischen Prophylaxe
die Gabe von Antikörpern (passive Immunprophylaxe) oder die Gabe von Medikamenten (Chemoprophylaxe) zum Schutz vor Weiterverbreitung bestimmter übertragbarer Krankheiten,
11. Impfschaden
die gesundheitliche und wirtschaftliche Folge einer über das übliche Ausmaß einer Impfreaktion hinausgehenden gesundheitlichen Schädigung durch die Schutzimpfung; ein Impfschaden liegt auch vor, wenn mit vermehrungsfähigen Erregern geimpft wurde und eine andere als die geimpfte Person geschädigt wurde,
12. Gesundheitsschädling
ein Tier, durch das Krankheitserreger auf Menschen übertragen werden können,
13. Sentinel-Erhebung
eine epidemiologische Methode zur stichprobenartigen Erfassung der Verbreitung bestimmter übertragbarer Krankheiten und der Immunität gegen bestimmte übertragbare Krankheiten in ausgewählten Bevölkerungsgruppen,
14. Gesundheitsamt
die nach Landesrecht für die Durchführung dieses Gesetzes bestimmte und mit einem Amtsarzt besetzte Behörde.

Das Gesetz definiert diese Schlüsselbegriffe, um eine stringente Anwendung innerhalb des Gesetzes zu garantieren.

Meldepflicht

Das IfSG regelt die Meldepflicht (▶ **Kap. 5.4.5, S. 137**). Dabei unterscheidet es:
- meldepflichtige Infektionskrankheiten (§6) und meldepflichtige Nachweise von Krankheitserregern (§7)

- Meldung bei Verdacht, bei Erkrankung, bei Tod oder bei Erregernachweis
- namentliche und nicht namentliche Meldung

§ 6 Meldepflichtige Krankheiten

(1) Namentlich ist zu melden:
1. der Krankheitsverdacht, die Erkrankung sowie der Tod an
a) Botulismus
b) Cholera
c) Diphtherie
d) humaner spongiformer Enzephalopathie, außer familiär-hereditärer Formen
e) akuter Virushepatitis
f) enteropathischem hämolytisch-urämischem Syndrom (HUS)
g) virusbedingtem hämorrhagischen Fieber
h) Masern
i) Meningokokken-Meningitis oder -Sepsis
j) Milzbrand
k) Poliomyelitis (als Verdacht gilt jede akute schlaffe Lähmung, außer wenn traumatisch bedingt)
l) Pest
m) Tollwut
n) Typhus abdominalis/Paratyphus
sowie die Erkrankung und der Tod an einer behandlungsbedürftigen Tuberkulose, auch wenn ein bakteriologischer Nachweis nicht vorliegt,
2. der Verdacht auf und die Erkrankung an einer mikrobiell bedingten Lebensmittelvergiftung oder an einer akuten infektiösen Gastroenteritis, wenn
a) eine Person betroffen ist, die eine Tätigkeit im Sinne des § 42 Abs. 1 ausübt,
b) zwei oder mehr gleichartige Erkrankungen auftreten, bei denen ein epidemischer Zusammenhang wahrscheinlich ist oder vermutet wird,
3. der Verdacht einer über das übliche Ausmaß einer Impfreaktion hinausgehenden gesundheitlichen Schädigung,
4. die Verletzung eines Menschen durch ein tollwutkrankes, -verdächtiges oder -ansteckungsverdächtiges Tier sowie die Berührung eines solchen Tieres oder Tierkörpers,
5. soweit nicht nach den Nummern 1 bis 4 meldepflichtig, das Auftreten
a) einer bedrohlichen Krankheit oder
b) von zwei oder mehr gleichartigen Erkrankungen, bei denen ein epidemischer Zusammenhang wahrscheinlich ist oder vermutet wird,
wenn dies auf eine schwerwiegende Gefahr für die Allgemeinheit hinweist und Krankheitserreger als Ursache in Betracht kommen, die nicht in § 7 genannt sind.

Die Meldung nach Satz 1 hat gemäß § 8 Abs. 1 Nr. 1, 3 bis 8, § 9 Abs. 1, 2, 3 Satz 1 oder 3 oder Abs. 4 zu erfolgen.
(2) Dem Gesundheitsamt ist über die Meldung nach Abs. 1 Nr. 1 hinaus mitzuteilen, wenn Personen, die an einer behandlungsbedürftigen Lungentuberkulose leiden, eine Behandlung verweigern oder abbrechen. Die Meldung nach Satz 1 hat gemäß § 8 Abs. 1 Nr. 1, § 9 Abs. 1 und 3 Satz 1 oder 3 zu erfolgen.
(3) Dem Gesundheitsamt ist unverzüglich das gehäufte Auftreten nosokomialer Infektionen, bei denen ein epidemischer Zusammenhang wahrscheinlich ist oder vermutet wird, als Ausbruch nichtnamentlich zu melden. Die Meldung nach Satz 1 hat gemäß § 8 Abs. 1 Nr. 1, 3 und 5, § 10 Abs. 1 Satz 3, Abs. 3 und 4 Satz 3 zu erfolgen.

Heilpraktiker sind in allen in § 6 Abs. 1 genannten Fällen **zur namentlichen Meldung verpflichtet,** es sei denn, ein schriftlicher Nachweis z. B. durch den behandelnden Arzt bestätigt eine bereits erfolgte Meldung. Hierzu zählen auch über das übliche Ausmaß einer **Impfreaktion** hinausgehende gesundheitliche Schädigungen. Auch ein Verdacht auf Ansteckung bei **Tollwut** ist unverzüglich zu melden.

Meldepflicht für die Schweinegrippe (Neue Influenza A/H1N1)

Das Bundesministerium für Gesundheit hat die Meldepflicht zur namentlichen Meldung nach § 6 Abs. 1 festgelegt auf den Tod eines Menschen an der Neuen Influenza A/H1N1, die durch das erstmals im April 2009 in Nordamerika aufgetretene neue Virus hervorgerufen wird. Die namentliche Meldung durch den feststellenden Arzt bzw. anderer zur Meldung verpflichteten Personen hat unverzüglich nach Feststellung des Todes eines Menschen an Neuer Influenza zu erfolgen (Verordnung über die Meldepflicht vom 30. April 2009, geändert am 14. November 2009, i.V.m. §§ 6 Abs. 1 Satz 1 Nr. 1 und 15 Abs. 1 IfSG).

▼

> Die Meldung erfolgt an das für den Wohnort oder den momentanen Aufenthaltsort des Patienten/der Patientin zuständige Gesundheitsamt. Die auf der RKI-Homepage veröffentlichten „Hinweise für Ärzte zur Meldung des Todes an Neuer InfluenzaA/H1N1 und zu Maßnahmen bei Fällen mit Neuer Influenza A/H1N1" sind zu beachten. Je nach Änderungen der epidemiologischen Situation erfolgt ggf. eine Anpassung der Hinweise (www.rki.de/influenza). Für die Meldung stellen die Landesbehörden und Gesundheitsämter entsprechende Meldebögen zur Verfügung. Weiterhin sind dem Gesundheitsamt gemäß § 7 Abs. 1 Nr. 24 IfSG der direkte Nachweis von Neue Influenza A/H1N1-Viren namentlich zu melden.

§ 7 Meldepflichtige Nachweise von Krankheitserregern

(1) Namentlich ist bei folgenden Krankheitserregern, soweit nicht anders bestimmt, der direkte oder indirekte Nachweis zu melden, soweit die Nachweise auf eine akute Infektion hinweisen:
1. *Adenoviren; Meldepflicht nur für den direkten Nachweis im Konjunktivalabstrich*
2. *Bacillus anthracis*
3. *Borrelia recurrentis*
4. *Brucella sp.*
5. *Campylobacter sp., darmpathogen*
6. *Chlamydia psittaci*
7. *Clostridium botulinum oder Toxinnachweis*
8. *Corynebacterium diphtheriae, Toxin bildend*
9. *Coxiella burnetii*
10. *Cryptosporidium parvum*
11. *Ebolavirus*
12. *a) Escherichia coli, enterohämorrhagische Stämme (EHEC)*
b) Escherichia coli, sonstige darmpathogene Stämme
13. *Francisella tularensis*
14. *FSME-Virus*
15. *Gelbfiebervirus*
16. *Giardia lamblia*
17. *Haemophilus influenzae; Meldepflicht nur für den direkten Nachweis aus Liquor oder Blut*
18. *Hantaviren*
19. *Hepatitis-A-Virus*
20. *Hepatitis-B-Virus*
21. *Hepatitis-C-Virus; Meldepflicht für alle Nachweise, soweit nicht bekannt ist, dass eine chronische Infektion vorliegt*
22. *Hepatitis-D-Virus*
23. *Hepatitis-E-Virus*
24. *Influenzaviren; Meldepflicht nur für den direkten Nachweis*
25. *Lassavirus*
26. *Legionella sp.*
27. *Leptospira interrogans*
28. *Listeria monocytogenes; Meldepflicht nur für den direkten Nachweis aus Blut, Liquor oder anderen normalerweise sterilen Substraten sowie aus Abstrichen von Neugeborenen*
29. *Marburgvirus*
30. *Masernvirus*
31. *Mycobacterium leprae*
32. *Mycobacterium tuberculosis/africanum, Mycobacterium bovis; Meldepflicht für den direkten Erregernachweis sowie nachfolgend für das Ergebnis der Resistenzbestimmung; vorab auch für den Nachweis säurefester Stäbchen im Sputum*
33. *Neisseria meningitidis; Meldepflicht nur für den direkten Nachweis aus Liquor, Blut, hämorrhagischen Hautinfiltraten oder anderen normalerweise sterilen Substraten*
34. *Norwalk-ähnliches Virus; Meldepflicht nur für den direkten Nachweis aus Stuhl*
35. *Poliovirus*
36. *Rabiesvirus*
37. *Rickettsia prowazekii*
38. *Rotavirus*
39. *Salmonella Paratyphi; Meldepflicht für alle direkten Nachweise*
40. *Salmonella Typhi; Meldepflicht für alle direkten Nachweise*
41. *Salmonella, sonstige*
42. *Shigella sp.*
43. *Trichinella spiralis*
44. *Vibrio cholerae O 1 und O 139*
45. *Yersinia enterocolitica, darmpathogen*
46. *Yersinia pestis*
47. *andere Erreger hämorrhagischer Fieber.*
Die Meldung nach Satz 1 hat gemäß § 8 Abs. 1 Nr. 2, 3, 4 und Abs. 4, § 9 Abs. 1, 2, 3 Satz 1 oder 3 zu erfolgen.

(2) Namentlich sind in dieser Vorschrift nicht genannte Krankheitserreger zu melden, soweit deren

örtliche und zeitliche Häufung auf eine schwerwiegende Gefahr für die Allgemeinheit hinweist. Die Meldung nach Satz 1 hat gemäß § 8 Abs. 1 Nr. 2, 3 und Abs. 4, § 9 Abs. 2, 3 Satz 1 oder 3 zu erfolgen.
(3) Nichtnamentlich ist bei folgenden Krankheitserregern der direkte oder indirekte Nachweis zu melden:
1. Treponema pallidum
2. HIV
3. Echinococcus sp.
4. Plasmodium sp.
5. Rubellavirus; Meldepflicht nur bei konnatalen Infektionen
6. Toxoplasma gondii; Meldepflicht nur bei konnatalen Infektionen.
Die Meldung nach Satz 1 hat gemäß § 8 Abs. 1 Nr. 2, 3 und Abs. 4, § 10 Abs. 1 Satz 1, Abs. 3, 4 Satz 1 zu erfolgen.

Heilpraktiker müssen bzw. können die in § 7 IfSG aufgeführten Krankheitserreger nicht melden, da sie die notwendigen Untersuchungen gar nicht durchführen dürfen. Die Meldepflicht besteht vielmehr für öffentliche und private Laboreinrichtungen. Hierfür muss ein direkter oder indirekter Erregernachweis erbracht worden sein.

> **Beachte: Für die in § 7 genannten Krankheits-/Infektionsfälle gilt Behandlungsverbot für Heilpraktiker (§ 24 IfSG).**

MRSA – in die Meldepflicht aufgenommen

Das Bundesministerium für Gesundheit hat die Meldepflicht nach § 7 Abs. 1 Satz 1 des Infektionsschutzgesetztes auf methicillinresistente Stämme des Krankheitserregers Staphylococcus aureus (MRSA) ausgedehnt. Labore müssen demnach künftig den Nachweis eines methicillinresistenten Stammes im Blut oder Liquor an das zuständige Gesundheitsamt melden. Die Verordnung ist am 1. Juli 2009 in Kraft getreten.

> **Beachte: Für Heilpraktiker hat das zur Folge, dass sie mit MRSA infizierte Patienten künftig gemäß § 24 IfSG nicht mehr behandeln dürfen. Zwar suchen Patienten mit systemischen Infektionen eher einen Arzt als eine Heilpraktikerpraxis auf. Es ist aber denkbar, dass sich beispielsweise ein Patient mit einem bekannterweise durch MRSA infizierten oder superinfizierten Ulcus cruris beim Heilpraktiker in Behandlung befindet oder sich in eine Behandlung begeben möchte. Eine Ozon-Beutelbegasung oder eine andere Behandlung bzw. Versorgung des Ulcus cruris ist dem Heilpraktiker durch die neue Gesetzeslage nicht mehr erlaubt.**

§ 8 Zur Meldung verpflichtete Personen

(1) Zur Meldung oder Mitteilung sind verpflichtet:
(…)
8. im Falle des § 6 Abs. 1 der Heilpraktiker.
(…)
(3) Die Meldepflicht besteht nicht, wenn dem Meldepflichtigen ein Nachweis vorliegt, dass die Meldung bereits erfolgte und andere als die bereits gemeldeten Angaben nicht erhoben wurden. Satz 1 gilt auch für Erkrankungen, bei denen der Verdacht bereits gemeldet wurde.
(…)
(5) Der Meldepflichtige hat dem Gesundheitsamt unverzüglich mitzuteilen, wenn sich eine Verdachtsmeldung nicht bestätigt hat.

Der Paragraf regelt den Personenkreis, der zur Meldung von Fällen nach §§ 6 und 7 IfSG meldepflichtig ist. Heilpraktiker sind demnach zur Meldung des Verdachts auf, der Erkrankung an oder dem Tod infolge einer Infektionskrankheit nach § 6 Abs. 1 IfSG verpflichtet.

§ 9 Namentliche Meldung

(1) Die namentliche Meldung durch eine der in § 8 Abs. 1 Nr. 1, 4 bis 8 genannten Personen muss folgende Angaben enthalten:
1. Name, Vorname des Patienten
2. Geschlecht
3. Tag, Monat und Jahr der Geburt
4. Anschrift der Hauptwohnung und, falls abweichend: Anschrift des derzeitigen Aufenthaltsortes
5. Tätigkeit in Einrichtungen im Sinne des § 36 Abs. 1 oder 2; Tätigkeit im Sinne des § 42 Abs. 1 bei akuter Gastroenteritis, akuter Virushepatitis, Typhus abdominalis/Paratyphus und Cholera
6. Betreuung in einer Gemeinschaftseinrichtung gemäß § 33

7. Diagnose beziehungsweise Verdachtsdiagnose
8. Tag der Erkrankung oder Tag der Diagnose, ggf. Tag des Todes
9. wahrscheinliche Infektionsquelle
10. Land, in dem die Infektion wahrscheinlich erworben wurde; bei Tuberkulose Geburtsland und Staatsangehörigkeit
11. Name, Anschrift und Telefonnummer der mit der Erregerdiagnostik beauftragten Untersuchungsstelle
12. Überweisung in ein Krankenhaus beziehungsweise Aufnahme in einem Krankenhaus oder einer anderen Einrichtung der stationären Pflege und Entlassung aus der Einrichtung, soweit dem Meldepflichtigen bekannt
13. Blut-, Organ-, Gewebe- oder Zellspende in den letzten sechs Monaten
14. Name, Anschrift und Telefonnummer des Meldenden
15. bei einer Meldung nach 6 Abs. 1 Nr. 3 die Angaben nach §22 Abs. 2.
Bei den in §8 Abs. 1 Nr. 4 bis 8 genannten Personen beschränkt sich die Meldepflicht auf die ihnen vorliegenden Angaben.
(...)
(3) Die namentliche Meldung muss unverzüglich, spätestens innerhalb von 24 Stunden nach erlangter Kenntnis gegenüber dem für den Aufenthalt des Betroffenen zuständigen Gesundheitsamt, im Falle des Absatzes 2 gegenüber dem für den Einsender zuständigen Gesundheitsamt erfolgen. Eine Meldung darf wegen einzelner fehlender Angaben nicht verzögert werden. Die Nachmeldung oder Korrektur von Angaben hat unverzüglich nach deren Vorliegen zu erfolgen. Liegt die Hauptwohnung oder der gewöhnliche Aufenthaltsort der betroffenen Person im Bereich eines anderen Gesundheitsamtes, so hat das unterrichtete Gesundheitsamt das für die Hauptwohnung, bei mehreren Wohnungen das für den gewöhnlichen Aufenthaltsort des Betroffenen zuständige Gesundheitsamt unverzüglich zu benachrichtigen.
(...)

§9 regelt die Vorgaben für Meldungen. Sie müssen als Heilpraktiker eine Infektionskrankheit somit entsprechend §6 Abs. 1 melden, nicht jedoch, wenn bereits eine Meldung (z.B. durch den Arzt) erfolgt ist. Der Meldende sollte aus diesem Grund dem betroffenen Patienten immer eine Bescheinigung (z.B. unterzeichnete Kopie der Meldung mit Bestätigungsvermerk) aushändigen. Dieser kann dann ggf. bei einem Kontakt mit einem anderen Therapeuten nachweisen, dass eine Meldung bereits erfolgt ist.

Heilpraktiker müssen bei der Meldung gemäß §9 nur die ihnen vorliegenden Angaben machen. Die Meldung muss unverzüglich, spätestens innerhalb von 24 Stunden nach Kenntnis an das Gesundheitsamt erfolgen, das für den Aufenthaltsort des Patienten zuständig ist. Sie müssen dem Gesundheitsamt auch melden, wenn sich eine Verdachtsmeldung später als unbegründet herausstellt.

Für die Meldung gibt es ein Formblatt (▶ Kap. 5.4.5, S. 137), das Sie auf der Internetseite des RKI finden oder der beiliegenden CD-ROM (⊙ 44) entnehmen können.

§15 Anpassung der Meldepflicht an die epidemische Lage

(1) Das Bundesministerium für Gesundheit wird ermächtigt, durch Rechtsverordnung mit Zustimmung des Bundesrates die Meldepflicht für die in §6 aufgeführten Krankheiten oder die in §7 aufgeführten Krankheitserreger aufzuheben, einzuschränken oder zu erweitern oder die Meldepflicht auf andere übertragbare Krankheiten oder Krankheitserreger auszudehnen, soweit die epidemische Lage dies zulässt oder erfordert.

Informationspflicht für meldepflichtige Erkrankungen

Das IfSG sieht weitreichende Befugnisse der Behörden zum Schutz vor Ansteckung bez. der Gefahrenabwehr vor, um eine Ausbreitung ansteckender Krankheiten zu verhindern und vorzubeugen. Deshalb kann und wird die Meldepflicht immer wieder durch Rechtsverordnungen erweitert. Sie sollten sich deshalb regelmäßig über die Gesetzesanpassungen z.B. auf der Internetseite des Robert Koch-Instituts (www.rki.de) informieren.

> **Beachte:** Wegen der Sorgfaltspflicht und der rechtlichen Bestimmungen müssen Heilpraktiker über die aktuellen Erweiterungen von Meldepflicht und Behandlungsverbot nach dem Infektionsschutzgesetz informiert sein!

Als Beispiele für aktuelle Gesetzesanpassungen mögen die Änderungen und Empfehlungen zur Umsetzung bei Verdacht auf Schweinegrippe (▶ unter § 6), der Meldepflichtverordnung für Aviäre Influenza vom 11. Mai 2007 oder für Infektionen mit Clostridium difficile und SARS dienen:

- Die Aviäre Influenza (ARE, Vogelgrippe) ist nun bei Verdacht, Erkrankung und Tod meldepflichtig; ebenso besteht ein Behandlungsverbot für Heilpraktiker (nach § 6 Abs. 1 Nr. 1).
- Bei Infektionen mit Clostridium difficile (pseudomembranöse Enterokolitis) und SARS (schweres akutes respiratorisches Syndrom) bestehen jetzt ebenfalls Meldepflicht und somit Behandlungsverbot gemäß § 6 Abs. 1 Nr. 5 IfSG.

Diese Änderungen gelten bundesweit. Das Infektionsschutzgesetz legt fest, dass jedes Bundesland eigene Landesverordnungen erlassen kann. Zahlreiche, v.a. die neuen Bundesländer, haben davon Gebrauch gemacht. Erkundigen Sie sich deshalb bei Ihrem Gesundheitsamt über die für Sie geltenden landestypischen Meldepflichten.

§ 24 Behandlung übertragbarer Krankheiten

Die Behandlung von Personen, die an einer der in § 6 Abs. 1 Satz 1 Nr. 1, 2 und 5 oder § 34 Abs. 1 genannten übertragbaren Krankheiten erkrankt oder dessen verdächtig sind oder die mit einem Krankheitserreger nach § 7 infiziert sind, ist insoweit im Rahmen der berufsmäßigen Ausübung der Heilkunde nur Ärzten gestattet. Satz 1 gilt entsprechend bei sexuell übertragbaren Krankheiten und für Krankheiten oder Krankheitserreger, die durch eine Rechtsverordnung auf Grund des § 15 Abs. 1 in die Meldepflicht einbezogen sind. Als Behandlung im Sinne der Sätze 1 und 2 gilt auch der direkte und indirekte Nachweis eines Krankheitserregers für die Feststellung einer Infektion oder übertragbaren Krankheit; § 46 gilt entsprechend.

Für Heilpraktiker besteht Behandlungsverbot für alle Krankheiten,
- die in § 6 Abs. 1 Satz 1 Nr. 1, 2 und 5 aufgelistet sind,
- mit Erregern, die in § 7 aufgeführt sind,
- die in § 34 Abs. 1 aufgeführt sind,
- die sexuell übertragbar sind sowie für Krankheiten,
- die aufgrund einer Rechtsverordnung in die Meldepflicht einbezogen sind (auf aktuelle Änderungen achten!).

Heilpraktiker dürfen demnach keine Personen behandeln, die an einer der aufgeführten Krankheiten erkrankt sind oder wenn ein entsprechender Verdacht vorliegt. Sie dürfen auch keine Behandlung vornehmen, wenn die Personen mit einem in § 7 genannten Krankheitserreger infiziert sind. Dies gilt insoweit die Behandlung auf eben diese Infektionskrankheit abzielt!

> **Beachte: Als Heilpraktiker dürfen Sie jedoch Erkrankungen behandeln, die unabhängig von einer solchen Infektionskrankheit gleichzeitig bei der Person bestehen.**

An dieser Stelle hat das Wort „insoweit" im Gesetzestext des § 24 im juristischen Sinne starke Implikationen, da es genau diesen Sachverhalt ausdrückt, der nicht gleich auf den ersten Blick zu verstehen ist.

Das IfSG hat in diesem Zusammenhang gegenüber dem von ihm abgelösten Bundesseuchengesetz für den Heilpraktiker diese entscheidende und wichtige Neuerung gebracht. Es regelt auf diese Weise, dass sich das Behandlungsverbot nur auf die in § 24 definierten Krankheiten und Infektionen einschließlich der sexuell übertragbaren Krankheiten bezieht. Es ist an und für sich relativ selten und unwahrscheinlich, dass Patienten mit meldepflichtigen Krankheiten beim Heilpraktiker vorstellig werden. Das Behandlungsverbot des Heilpraktikers bezieht sich aber in diesen Fällen prinzipiell auf die Infektion bzw. Infektionskrankheit, nicht auf den Patienten an sich. Nicht untersagt ist dem Heilpraktiker demnach die Behandlung von Erkrankungen, die parallel zur Infektionskrankheit vorliegen, die jedoch in keinem direkten Zusammenhang mit ihr stehen. Kommt ein Patient mit Rückenschmerzen in Ihre Praxis, der aber auch angibt, er habe ein chronische Hepatitis B, so dürfen Sie nach dem IfSG die Rückenschmerzen sehr wohl therapieren. Die Hepatitis jedoch nicht! Nach dem alten Bundesseuchengesetz hätten Sie den Patienten direkt abweisen müssen.

⚠ **Beachte:** In §24 wird klar definiert, dass schon der direkte und indirekte Erregernachweis als Behandlung angesehen wird. Somit darf kein Heilpraktiker ein Labor mit dem Nachweis einer vom Behandlungsverbot betroffenen Infektion beauftragen, wenn er den Verdacht hat, dass eine Infektion oder Infektionskrankheit vorliegt! Das Labor muss im Falle eines Erregernachweises (§7) dies dem Gesundheitsamt melden. Dann wird der Amtsarzt auf den Heilpraktiker zukommen und ihn zur Rede stellen.

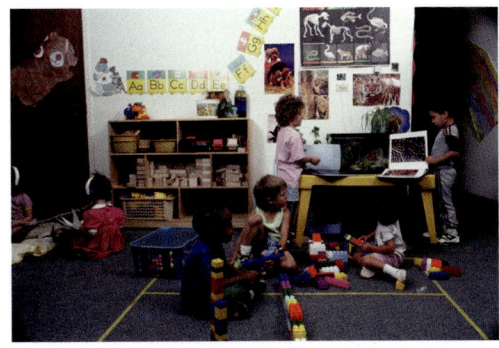

▶ **Abb. 3.18** Das IfSG regelt auch das Betreten von Gemeinschaftseinrichtungen im Infektionsfall.

In diesen Kontext gehören auch die sexuell übertragbaren Krankheiten, die Heilpraktiker nicht behandeln dürfen. Zur Behandlung in diesem Sinn gehört bereits die Untersuchung, ob eine sexuell übertragbare Krankheit vorliegt. Sie dürfen jedoch sehr wohl Geschlechtsorgane untersuchen und Krankheiten der Geschlechtsorgane behandeln, wenn ein solcher Verdacht nicht vorliegt.

§31 Berufliches Tätigkeitsverbot

Die zuständige Behörde kann Kranken, Krankheitsverdächtigen, Ansteckungsverdächtigen und Ausscheidern die Ausübung bestimmter beruflicher Tätigkeiten ganz oder teilweise untersagen. Satz 1 gilt auch für sonstige Personen, die Krankheitserreger so in oder an sich tragen, dass im Einzelfall die Gefahr einer Weiterverbreitung besteht.

§34 Gesundheitliche Anforderungen, Mitwirkungspflichten, Aufgaben des Gesundheitsamtes

(1) Personen, die an
1. *Cholera*
2. *Diphtherie*
3. *Enteritis durch enterohämorrhagische E. coli (EHEC)*
4. *virusbedingtem hämorrhagischen Fieber*
5. *Haemophilus influenza Typ b-Meningitis*
6. *Impetigo contagiosa (ansteckende Borkenflechte)*
7. *Keuchhusten*
8. *ansteckungsfähiger Lungentuberkulose*
9. *Masern*
10. *Meningokokken-Infektion*
11. *Mumps*
12. *Paratyphus*
13. *Pest*
14. *Poliomyelitis*
15. *Scabies (Krätze)*
16. *Scharlach oder sonstigen Streptococcus pyogenes-Infektionen*
17. *Shigellose*
18. *Typhus abdominalis*
19. *Virushepatitis A oder E*
20. *Windpocken*

erkrankt oder dessen verdächtig oder die verlaust sind, dürfen in den in §33 genannten Gemeinschaftseinrichtungen keine Lehr-, Erziehungs-, Pflege-, Aufsichts- oder sonstige Tätigkeiten ausüben, bei denen sie Kontakt zu den dort Betreuten haben, bis nach ärztlichem Urteil eine Weiterverbreitung der Krankheit oder der Verlausung durch sie nicht mehr zu befürchten ist. Satz 1 gilt entsprechend für die in der Gemeinschaftseinrichtung Betreuten mit der Maßgabe, dass sie die dem Betrieb der Gemeinschaftseinrichtungen dienenden Räume nicht betreten, Einrichtungen der Gemeinschaftseinrichtung nicht benutzen und an Veranstaltungen der Gemeinschaftseinrichtung nicht teilnehmen dürfen. Satz 2 gilt auch für Kinder, die das 6. Lebensjahr noch nicht vollendet haben und an infektiöser Gastroenteritis erkrankt oder dessen verdächtig sind.
(...)

Alle in §34 genannten Krankheiten fallen sowohl bei Verdacht als auch bei Erkrankung unter das Behandlungsverbot für Heilpraktiker (§24 IfSG). Der §34 IfSG untersagt z.B. Lehr- und Aufsichtspersonal, Erziehern, Pflegern, Schülern oder Kindergartenkindern das Betreten von Gemeinschaftseinrichtungen (Einrichtungen, in denen Säuglinge, Kinder oder Jugendliche betreut werden, insbesondere Kinderkrippen, Kindergärten, Kindertagesstätten, Kinderhorte, Schulen oder sonstige Ausbildungseinrichtungen, ▶ §33), wenn sie an einer der in diesem Paragrafen genannten Erkrankungen erkrankt oder dessen verdächtig sind. Das gilt auch für Kinder unter 6 Jahren mit einer Erkrankung oder einem Verdacht auf Gastroenteritis.

§36 Einhaltung der Infektionshygiene

(1) Die in §33 genannten Gemeinschaftseinrichtungen sowie Krankenhäuser, Vorsorge- oder Rehabilitationseinrichtungen, Einrichtungen für ambulantes Operieren, Dialyseeinrichtungen, Tageskliniken, Entbindungseinrichtungen, Einrichtungen nach §1 Abs. 1 bis 5 des Heimgesetzes, vergleichbare Behandlungs-, Betreuungs- oder Versorgungseinrichtungen sowie Obdachlosenunterkünfte, Gemeinschaftsunterkünfte für Asylbewerber, Spätaussiedler und Flüchtlinge sowie sonstige Massenunterkünfte und Justizvollzugsanstalten legen in Hygieneplänen innerbetriebliche Verfahrensweisen zur Infektionshygiene fest. Die genannten Einrichtungen unterliegen der infektionshygienischen Überwachung durch das Gesundheitsamt.
(2) Zahnarztpraxen sowie Arztpraxen und Praxen sonstiger Heilberufe, in denen invasive Eingriffe vorgenommen werden, sowie sonstige Einrichtungen und Gewerbe, bei denen durch Tätigkeiten am Menschen durch Blut Krankheitserreger übertragen werden können, können durch das Gesundheitsamt infektionshygienisch überwacht werden.
(3) Für die Durchführung der Überwachung gilt §16 Abs. 2 entsprechend.
(…)

Die Gesundheitsämter sind befugt, Einrichtungen infektionshygienisch zu überprüfen, in denen die Gefahr besteht, dass bei invasiven Tätigkeiten am Menschen durch Blut Krankheitserreger übertragen werden. Heilpraktikerpraxen zählen explizit zu diesen Einrichtungen.

§44 Erlaubnispflicht für Tätigkeiten mit Krankheitserregern

Wer Krankheitserreger in den Geltungsbereich dieses Gesetzes verbringen, sie ausführen, aufbewahren, abgeben oder mit ihnen arbeiten will, bedarf einer Erlaubnis der zuständigen Behörde.

§45 Ausnahmen

(1) Einer Erlaubnis nach §44 bedürfen nicht Personen, die zur selbständigen Ausübung des Berufs als Arzt, Zahnarzt oder Tierarzt berechtigt sind, für mikrobiologische Untersuchungen zur orientierenden medizinischen und veterinärmedizinischen Diagnostik mittels solcher kultureller Verfahren, die auf die primäre Anzucht und nachfolgender Subkultur zum Zwecke der Resistenzbestimmung beschränkt sind und bei denen die angewendeten Methoden nicht auf den spezifischen Nachweis meldepflichtiger Krankheitserreger gerichtet sind, soweit die Untersuchungen für die unmittelbare Behandlung der eigenen Patienten für die eigene Praxis durchgeführt werden.
(2) Eine Erlaubnis nach §44 ist nicht erforderlich für
(…)
2. Sterilitätsprüfungen, Bestimmung der Koloniezahl und sonstige Arbeiten zur mikrobiologischen Qualitätssicherung, soweit diese nicht dem spezifischen Nachweis von Krankheitserregern dienen und dazu Verfahrensschritte zur gezielten Anreicherung oder gezielten Vermehrung von Krankheitserregern beinhalten.
(…)
(4) Die zuständige Behörde hat Tätigkeiten im Sinne der Absätze 1, 2 und 3 zu untersagen, wenn eine Person, die die Arbeiten ausführt, sich bezüglich der erlaubnisfreien Tätigkeiten nach den Absätzen 1, 2 oder 3 als unzuverlässig erwiesen hat.

> **Beachte:** Wer mit Krankheitserregern arbeiten will (z.B. Vermehrung im Rahmen von Laboruntersuchungen), benötigt dazu eine behördliche Erlaubnis. Heilpraktiker erfüllen in der Regel die erforderlichen Voraussetzungen nicht.

Im Abs. 2 Satz 2 wird jedoch sichergestellt, dass Sterilitätsprüfungen z.B. im Rahmen der Überprüfung von Sterilisatoren möglich sind. Das bedeutet, dass Sie im Rahmen der Qualitätssicherung Ihres Sterilisators sehr wohl Prüfkeime einsetzen können. Sie arbeiten dabei mit Prüfkeimen nur insofern, als Sie diese inaktivieren, um die Funktionstüchtigkeit Ihres Sterilisationsprozesses zu überprüfen.

Sonstiges

Das IfSG regelt zutreffende Schutzmaßnahmen und Berufsverbote bei Infektionskrankheiten für Erkrankte und Ausscheider. Personen, die z.B. in der Lebensmittelbranche arbeiten, dürfen ihren Beruf zum Schutz der Bevölkerung nicht ausüben, wenn sie an bestimmten Infektionskrankheiten erkrankt oder der Erkrankung verdächtig sind. Dies gilt für einige infektiöse Darmerkrankungen oder infizierte Wunden und Hautkrankheiten.

Das IfSG regelt ferner Schutzmaßnahmen der Trinkwasser- und Abwasser-Handhabung in Bezug auf die Seuchenproblematik.

> Beachte: Bei Verstößen gegen das IfSG drohen Bußgeld und Freiheitsstrafe (§§ 73–75 IfSG).

3.4.13 Heilmittelwerbegesetz (HWG) 63

Gesetz über die Werbung auf dem Gebiete des Heilwesens

Vom 11.07.1965, in der Fassung der Bekanntmachung vom 19. Oktober 1994 (BGBl. I S. 3068), zuletzt geändert durch Artikel 2 des Gesetzes vom 26. April 2006 (BGBl. I S. 984)

Das Heilmittelwerbegesetz (HWG) stellt neben dem Gesetz gegen den unlauteren Wettbewerb (UWG) den rechtlichen Rahmen für Werbung im deutschen Gesundheitswesen dar. Es gilt für alle Leistungserbringer, d.h. für Krankenhäuser, Apotheken, Ärzte, Heilpraktiker u.v.m. Es regelt, wie und womit nicht geworben werden darf. Das HWG unterscheidet dabei Werbung gegenüber Fachkreisen und gegenüber Verbrauchern (Publikumswerbung). Letztere ist stärker reglementiert als die Werbung in Fachkreisen.

Als Heilpraktiker dürfen Sie grundsätzlich werben wie jedes andere Unternehmen auch. Sie unterliegen dabei aber allgemeinen Spielregeln, die überwiegend in UWG und HWG geregelt werden. Angesichts der steigenden Zahl an wettbewerbsrechtlichen Beschwerden lohnt es, sich mit den geltenden Rechtsvorschriften auseinanderzusetzen. Das ist in jedem Fall besser, als durch eine Abmahnung eines Wettbewerbers oder eines dazu ermächtigten Vereins auf einen Verstoß aufmerksam gemacht zu werden (▶ Kap. 8.5.5, S. 271).

Eine erfolgreiche Praxisführung setzt eine professionelle Außendarstellung voraus. Während in ganz Europa die Werbung liberalisiert wird und Wettbewerb durchaus erwünscht ist, wurde der sensible Bereich Gesundheit zunehmend geschützt. Das HWG soll verhindern, dass Kranke von unsachlicher Information beeinflusst werden, ggf. aufgrund von Werbung ein Heilmittel in Eigenregie einnehmen und auf eine Konsultation eines Heilpraktikers oder Arztes verzichten. Das Geschäft mit Krankheit und Angst soll ausgeschlossen werden.

Es hatten sich in der Vergangenheit einige Anwaltsbüros und sog. Wettbewerbsvereine darauf spezialisiert, Tageszeitungen und Internetseiten auf Verstöße gegen HWG und UWG durchzuforsten. Sie haben sich dabei sogar speziell entwickelter Software bedient und „Abmahnungen" in großen Mengen ausgelöst, weniger zum Schutz von Verbrauchern als vielmehr, um hohe „Bearbeitungsgebühren" zu kassieren. Diese Praktiken wurden mit § 8 UWG deutlich eingeschränkt und reguliert! Trotzdem kann man auch heute noch sehr leicht in eine sog. Abmahnfalle geraten. Dies geschieht oft im Rahmen einer Veröffentlichung oder bei der Gestaltung einer Praxisbroschüre. Die Liste der Ausschlusskriterien der Krankheiten und Leiden, auf die sich Ihre Werbung nicht beziehen darf (Anlage zu § 12, ▶ S. 64), ist erfreulich kleiner geworden, aber die allgemeinen Beschränkungen wie das Abbilden in Berufskleidung, das Benutzen von nicht allgemein verständlichen Fachausdrücken oder der Hinweis auf einen sicheren Erfolg behalten Gültigkeit.

> Beachte: Das HWG bezieht sich auch auf die Tätigkeit von Heilpraktikern und nicht nur auf Heil- bzw. Arzneimittel.

Was zählt als Werbung?

Werbung ist grundsätzlich jede Maßnahme, die den Werbenden bzw. dessen Produkte oder Dienstleistungen in der Öffentlichkeit bekannt macht und dazu führen soll, dass der Umworbene die Angebote für sich in Anspruch nimmt. Dies gilt für Anzeigen, Broschüren, andere Druckmedien oder die eigene Praxishomepage. Auch ein Vortrag, den Sie vor interessierten Laien halten, kann als werbliche Maßnahme angesehen werden. Werbung beginnt nach geltender Rechtsprechung schon dann, wenn Sie sich zu einem Verfahren, einer diagnostischen oder therapeutischen Methode sowie zur Anwendung eines Arzneimittels öffentlich äußern (▶ **Kap. 8.1.2, S. 251**).

Viele Abmahnverfahren und Klagen beziehen sich auf §3 HWG, denn die Auslegungsmöglichkeiten der unter diesem Paragrafen zusammengefassten Angaben zu *irreführender Werbung* sind äußerst vielfältig. Sie sollten deshalb Ihre Aussagen diesbezüglich mit viel Vorsicht angehen und im Zweifelsfall fachkundige Auskunft bei einem auf das Wettbewerbsrecht spezialisierten Anwalt einholen.

Natürlich ist das HWG *strafbewehrt*, d.h. Verstöße können je nach Art und Schwere mit Freiheitsstrafe bis zu einem Jahr, Geldstrafe oder -buße geahndet werden. Das trifft für Heilpraktiker jedoch kaum zu. In der Regel dient das HWG Abmahnenden nur dazu, Ansprüche mithilfe des UWG geltend zu machen. Bei besonders schweren Verstößen leiten allerdings auch gelegentlich die Ordnungsbehörden eine Strafverfolgung aus den Bestimmungen des HWG ein.

Änderung des Heilmittelwerberechts durch die 14. AMG-Novelle

In Artikel 2 der 14. Arzneimittelgesetz-Novelle wurde 2005 auch das HWG geändert. Für Heilpraktiker ist dabei relevant, dass *außerhalb von Fachkreisen nicht* für Arzneimittel oder die Behandlung von bestimmten Krankheiten *geworben* werden darf. Dabei sind beim Menschen
- die meldepflichtigen Krankheiten nach dem Infektionsschutzgesetz (IfSG)
- Infektionen durch meldepflichtige Erreger
- bösartige Neubildungen
- Suchtkrankheiten (ausgenommen Nikotinabhängigkeit) und
- krankhafte Komplikationen der Schwangerschaft, der Entbindung und des Wochenbetts

aufgeführt.

Viele andere Krankheiten sind seit der letzten Änderung des HWG dahingegen nicht mehr unter dem Werbeverbot aufgeführt wie organische Krankheiten von Augen, Ohren, Herz und Gefäßen, Leber, Pankreas, Harn- und Geschlechtsorgane sowie die Behandlung von Geisteskrankheiten und Epilepsie.

Neu in den Anwendungsbereich des Gesetzes fallen seit der Novelle auch medizinisch nicht notwendige Schönheitsoperationen, die nicht mehr beworben werden dürfen.

Für den Heilpraktiker relevante Gesetzespassagen des HWG

§ 1

(1) Dieses Gesetz findet Anwendung auf die Werbung für
1. Arzneimittel im Sinne des § 2 des Arzneimittelgesetzes,
1a. Medizinprodukte im Sinne des § 3 des Medizinprodukte-Gesetzes,
2. andere Mittel, Verfahren, Behandlungen *und Gegenstände, soweit sich die Werbeaussage auf die* Erkennung, Beseitigung oder Linderung von Krankheiten, Leiden, Körperschäden oder krankhaften Beschwerden bei Mensch *oder Tier bezieht, (...)*

§ 3

Unzulässig ist eine irreführende Werbung. Eine Irreführung liegt insbesondere dann vor,
1. wenn Arzneimitteln, Medizinprodukten, Verfahren, Behandlungen, Gegenständen *oder anderen Mitteln eine* therapeutische Wirksamkeit oder Wirkungen beigelegt werden, die sie nicht haben,
2. wenn fälschlich der Eindruck erweckt wird, dass
a) ein Erfolg mit Sicherheit erwartet werden kann,
b) bei bestimmungsgemäßem oder längerem Gebrauch keine schädlichen Wirkungen eintreten (...)

§ 6

Unzulässig ist eine Werbung, wenn
1. Gutachten oder Zeugnisse veröffentlicht oder erwähnt werden, die nicht von wissenschaftlich oder fachlich hierzu berufenen Personen erstattet worden sind und nicht die Angabe des Namens, Berufes und Wohnortes der Person, die das Gutachten erstellt oder das Zeugnis ausgestellt hat, sowie den Zeitpunkt der Ausstellung des Gutachtens oder Zeugnisses enthalten,
2. auf wissenschaftliche, fachliche oder sonstige Veröffentlichungen Bezug genommen wird, ohne

*dass aus der Werbung hervorgeht, ob die Veröffentlichung das Arzneimittel, das Verfahren, die Behandlung, den Gegenstand oder ein anderes Mittel selbst betrifft, für die geworben wird, und ohne dass der Name des Verfassers, der Zeitpunkt der Veröffentlichung und die Fundstelle genannt werden,
3. aus der Fachliteratur entnommene Zitate, Tabellen oder sonstige Darstellungen nicht wortgetreu übernommen werden.*

§ 9

Unzulässig ist eine Werbung für die Erkennung oder Behandlung von Krankheiten, Leiden, Körperschäden oder krankhaften Beschwerden, **die nicht auf eigener Wahrnehmung an dem zu behandelnden Menschen** *oder Tier beruht (Fernbehandlung).*

§ 10

*(...)
(2) Für Arzneimittel, die dazu bestimmt sind, bei Menschen die Schlaflosigkeit oder psychische Störungen zu beseitigen oder die Stimmungslage zu beeinflussen, darf außerhalb der Fachkreise nicht geworben werden.*

§ 11

(1) **Außerhalb der Fachkreise darf** *für Arzneimittel, Verfahren, Behandlungen, Gegenstände oder andere Mittel* **nicht geworben werden:**
1. **mit Gutachten, Zeugnissen, wissenschaftlichen oder fachlichen Veröffentlichungen sowie mit Hinweisen darauf,**
2. mit Angaben, dass das Arzneimittel, das Verfahren, die Behandlung, der Gegenstand oder das andere Mittel ärztlich, zahnärztlich, tierärztlich oder anderweitig fachlich empfohlen oder geprüft ist oder angewendet wird,
3. **mit der Wiedergabe von Krankengeschichten sowie mit Hinweisen darauf,**
4. **mit der bildlichen Darstellung von Personen in der Berufskleidung** *oder bei der* **Ausübung der Tätigkeit von Angehörigen der Heilberufe***, des Heilgewerbes oder des Arzneimittelhandels,*
5. **mit der bildlichen Darstellung**
a) von Veränderungen des menschlichen Körpers oder seiner Teile durch Krankheiten, Leiden oder Körperschäden,

b) **der Wirkung eines Arzneimittels***, eines Verfahrens, einer Behandlung, eines Gegenstandes oder eines anderen Mittels durch* **vergleichende Darstellung des Körperzustandes oder des Aussehens vor und nach der Anwendung***,
c) des Wirkungsvorganges eines Arzneimittels, eines Verfahrens, einer Behandlung, eines Gegenstandes oder eines anderen Mittels am menschlichen Körper oder an seinen Teilen,*
6. **mit fremd- oder fachsprachlichen Bezeichnungen***, soweit sie nicht in den allgemeinen deutschen Sprachgebrauch eingegangen sind,*
7. mit einer Werbeaussage, die geeignet ist, Angstgefühle hervorzurufen oder auszunutzen,
8. **durch Werbevorträge, mit denen ein Feilbieten oder eine Entgegennahme von Anschriften verbunden ist,**
9. mit Veröffentlichungen, deren Werbezweck missverständlich oder nicht deutlich erkennbar ist,
10. mit Veröffentlichungen, die dazu anleiten, bestimmte Krankheiten, Leiden, Körperschäden oder krankhafte Beschwerden beim Menschen selbst zu erkennen und mit den in der Werbung bezeichneten Arzneimitteln, Gegenständen, Verfahren, Behandlungen oder anderen Mitteln zu behandeln, sowie mit entsp. Anleitungen in audiovisuellen Medien,
11. **mit Äußerungen Dritter, insbesondere mit Dank-, Anerkennungs- oder Empfehlungsschreiben***, oder mit Hinweisen auf solche Äußerungen,*
12. mit Werbemaßnahmen, die sich ausschließlich oder überwiegend an Kinder unter 14 Jahren richten,
13. mit **Preisausschreiben, Verlosungen** *oder anderen Verfahren, deren Ergebnis vom Zufall abhängig ist,*
14. durch die Abgabe von Mustern oder Proben von Arzneimitteln oder durch Gutscheine dafür,
*15. durch die nicht verlangte Abgabe von Mustern oder Proben von anderen Mitteln oder Gegenständen oder durch Gutscheine dafür.
Für Medizinprodukte gilt Satz 1 Nr. 6 bis 9, 11 und 12 entsprechend.
(...)*

§ 12

(1) Außerhalb der Fachkreise darf sich die Werbung für Arzneimittel und Medizinprodukte <u>nicht</u> *auf die Erkennung, Verhütung, Beseitigung oder Linderung der in Abschnitt A der Anlage zu diesem Gesetz auf-*

geführten Krankheiten oder Leiden bei Menschen beziehen, die Werbung für Arzneimittel außerdem nicht auf die Erkennung, Verhütung, Beseitigung oder Linderung der in Abschnitt B dieser Anlage aufgeführten Krankheiten oder Leiden beim Tier.
Abschnitt A Nummer 2 der Anlage findet keine Anwendung auf die Werbung für Medizinprodukte.
(2) Die Werbung für andere Mittel, Verfahren, Behandlungen oder Gegenstände außerhalb der Fachkreise darf sich nicht auf die Erkennung, Beseitigung oder Linderung dieser Krankheiten oder Leiden beziehen. Dies gilt nicht für die Werbung für Verfahren oder Behandlungen in Heilbädern, Kurorten und Kuranstalten.

Anlage (zu § 12)

(Fundstelle des Originaltextes: BGBl. I 2005, 2599)
Krankheiten und Leiden, auf die sich die Werbung gemäß § 12 nicht beziehen darf:
A. Krankheiten und Leiden beim Menschen
1. Nach dem Infektionsschutzgesetz vom 20. Juli 2000 meldepflichtige Krankheiten oder durch meldepflichtige Krankheitserreger verursachte Infektionen,
2. bösartige Neubildungen,
3. Suchtkrankheiten, ausgenommen Nikotinabhängigkeit,
4. krankhafte Komplikationen der Schwangerschaft, der Entbindung und des Wochenbetts.

Irreführende Werbung ist zu unterlassen (§ 3), z. B.
- unwahre Aussagen, z. B. unwahre Spitzenstellungsbehauptungen
- Werbung mit nicht belegter therapeutischer Wirksamkeit oder nicht vorhandenen Wirkungen (gilt für viele Therapien der Komplementärmedizin)
- Werbung, die fälschlicherweise den Eindruck erweckt, dass ein Erfolg mit Sicherheit erwartet werden kann

Unzulässige Formen der Publikumswerbung (§ 11) sind zu unterlassen (bezieht sich auf Werbung außerhalb von Fachkreisen)
- Werbung mit Gutachten, Zeugnissen, wissenschaftlichen oder fachlichen Veröffentlichungen sowie mit Hinweisen darauf. Ein Hinweis wie: „Die Wirksamkeit der Behandlung wurde in vielen Studien nachgewiesen" ist als Hinweis auf eine wissenschaftliche Veröffentlichung unzulässig.
- Wiedergabe von Krankengeschichten. Ein Hinweis auf eine Patientin, die nach der Behandlung beschwerdefrei war, ist also unzulässig.
- Die bildliche Darstellung von Personen in der Berufskleidung oder bei der Ausübung der Tätigkeit. Sie dürfen sich also nicht im weißen Kittel oder bei der Behandlung eines Patienten ablichten lassen.
- Die bildliche Darstellung von krankhaften Veränderungen des Körpers und des Wirkvorgangs des Heilmittels.
- Bildlicher Vorher-Nachher-Vergleich (auch wenn Patient dem zugestimmt hat).
- Werbung mit fremd- oder fachsprachlichen Bezeichnungen, sofern sie nicht in den deutschen Sprachgebrauch übergegangen sind oder hinreichend erklärt werden.
- Werbung mit Aussagen Dritter, insbesondere mit Dank-, Anerkennungs- und Empfehlungsschreiben oder Hinweisen darauf. (Schon eine Aussage wie „Vorstandsmitglieder, Professoren, namhafte Ärzte sind begeisterte Anhänger von...." ist unzulässig.)
- Schleichwerbung
- Durchführung von Gewinnspielen zu Werbezwecken, Werbung mit Gutscheinen (z. B. eine Gratis-Fußreflexzonenmassage)
- Werbung, die sich überwiegend an Kinder unter 14 Jahren wendet

Publikumswerbung unter Bezugnahme auf bestimmte Krankheiten (§ 12 inkl. Anlage) ist zu unterlassen
- Außerhalb der Fachkreise darf sich die Werbung für Arzneimittel und Medizinprodukte nicht auf die Erkennung, Verhütung, Beseitigung oder Linderung der in der Anlage zu § 12 aufgeführten Krankheiten oder Leiden bei Menschen beziehen.
- Bei den genannten Erkrankungen dürfen Sie deshalb keine Indikationen nennen, sondern nur Therapiearten! Diese müssen jedoch in der deutschen Sprache Eingang gefunden haben (Akupunktur und Homöopathie sind unproblematisch, rechtlich unsicher sind

> - Begriffe wie Neuraltherapie, noch gefährlicher ist die Bezeichnung Bioresonanztherapie).
> - Ganz sensibel ist der Bereich der bösartigen Neubildungen und Tumorerkrankungen

3.4.14 Gesetz gegen den unlauteren Wettbewerb (UWG) ⓘ 74

Vom 3. Juli 2004 (BGBl. I S. 1414), in der Neufassung vom 3. März 2010 (BGBl. I S. 254)

Das Gesetz hat das Ziel, Mitbewerber, Verbraucherinnen und Verbraucher und sonstige Marktteilnehmer vor unlauteren geschäftlichen Handlungen zu schützen und den Wettbewerb unter den Fachgruppen fair und im Sinne der Chancengleichheit vonstatten gehen zu lassen. Dabei trägt es dem Interesse der Allgemeinheit an einem unverfälschten Wettbewerb Rechnung.

Neben den unlauteren Handlungen (§ 3) regelt das UWG auch die **irreführende Werbung** (§ 5) und die **vergleichende Werbung** (§ 6) und somit das Interesse der Marktteilnehmer. Das **Verbot der unzumutbaren Belästigung** in § 7 richtet sich vor allem gegen unerwünschte Anrufe, Faxe etc. Dieser Paragraf kann für Sie in Zusammenhang mit dem Recall relevant werden (▶ **Kap. 5.2.3**, S. 124).

§ 3 Verbot unlauterer geschäftlicher Handlungen

(1) Unlautere geschäftliche Handlungen sind unzulässig, wenn sie geeignet sind, die Interessen von Mitbewerbern, Verbrauchern oder sonstigen Marktteilnehmern spürbar zu beeinträchtigen.
(2) Geschäftliche Handlungen gegenüber Verbrauchern sind jedenfalls dann unzulässig, wenn sie nicht der für den Unternehmer geltenden fachlichen Sorgfalt entsprechen und dazu geeignet sind, die Fähigkeit des Verbrauchers, sich auf Grund von Informationen zu entscheiden, spürbar zu beeinträchtigen und ihn damit zu einer geschäftlichen Entscheidung zu veranlassen, die er andernfalls nicht getroffen hätte. Dabei ist auf den durchschnittlichen Verbraucher oder, wenn sich die geschäftliche Handlung an eine bestimmte Gruppe von Verbrauchern wendet, auf ein durchschnittliches Mitglied dieser Gruppe abzustellen. Auf die Sicht eines durchschnittlichen Mitglieds einer auf Grund von geistigen oder körperlichen Gebrechen, Alter oder Leichtgläubigkeit besonders schutzbedürftigen und eindeutig identifizierbaren Gruppe von Verbrauchern ist abzustellen, wenn für den Unternehmer vorhersehbar ist, dass seine geschäftliche Handlung nur diese Gruppe betrifft.
(3) Die im Anhang dieses Gesetzes aufgeführten geschäftlichen Handlungen gegenüber Verbrauchern sind stets unzulässig.

§ 4 Beispiele unlauterer geschäftlicher Handlungen

Unlauter handelt insbesondere, wer
1. geschäftliche Handlungen vornimmt, die geeignet sind, die Entscheidungsfreiheit der Verbraucher oder sonstiger Marktteilnehmer durch Ausübung von Druck, in menschenverachtender Weise oder durch sonstigen unangemessenen unsachlichen Einfluss zu beeinträchtigen;
2. geschäftliche Handlungen vornimmt, die geeignet sind, geistige oder körperliche Gebrechen, das Alter, die geschäftliche Unerfahrenheit, die Leichtgläubigkeit, die Angst oder die Zwangslage von Verbrauchern auszunutzen
3. den Werbecharakter von geschäftlichen Handlungen verschleiert;
4. bei Verkaufsförderungsmaßnahmen wie Preisnachlässen, Zugaben oder Geschenken die Bedingungen für ihre Inanspruchnahme nicht klar und eindeutig angibt;
5. bei Preisausschreiben oder Gewinnspielen mit Werbecharakter die Teilnahmebedingungen nicht klar und eindeutig angibt;
6. die Teilnahme von Verbrauchern an einem Preisausschreiben oder Gewinnspiel von dem Erwerb einer Ware oder der Inanspruchnahme einer Dienstleistung abhängig macht, es sei denn, das Preisausschreiben oder Gewinnspiel ist naturgemäß mit der Ware oder der Dienstleistung verbunden;
7. die Kennzeichen, Waren, Dienstleistungen, Tätigkeiten oder persönlichen oder geschäftlichen Verhältnisse eines Mitbewerbers herabsetzt oder verunglimpft;
8. über die Waren, Dienstleistungen oder das Unternehmen eines Mitbewerbers oder über den Unternehmer oder ein Mitglied der Unternehmensleitung

Tatsachen behauptet oder verbreitet, die geeignet sind, den Betrieb des Unternehmens oder den Kredit des Unternehmers zu schädigen, sofern die Tatsachen nicht erweislich wahr sind; handelt es sich um vertrauliche Mitteilungen und hat der Mitteilende oder der Empfänger der Mitteilung an ihr ein berechtigtes Interesse, so ist die Handlung nur dann unlauter, wenn die Tatsachen der Wahrheit zuwider behauptet oder verbreitet wurden;
9. Waren oder Dienstleistungen anbietet, die eine Nachahmung der Waren oder Dienstleistungen eines Mitbewerbers sind, wenn er
a) eine vermeidbare Täuschung der Abnehmer über die betriebliche Herkunft herbeiführt,
b) die Wertschätzung der nachgeahmten Ware oder Dienstleistung unangemessen ausnutzt oder beeinträchtigt oder
c) die für die Nachahmung erforderlichen Kenntnisse oder Unterlagen unredlich erlangt hat;
10. Mitbewerber gezielt behindert;
11. einer gesetzlichen Vorschrift zuwiderhandelt, die auch dazu bestimmt ist, im Interesse der Marktteilnehmer das Marktverhalten zu regeln.

§ 5 Irreführende geschäftliche Handlungen

(1) Unlauter handelt, wer eine irreführende geschäftliche Handlung vornimmt. Eine geschäftliche Handlung ist irreführend, wenn sie unwahre Angaben enthält oder sonstige zur Täuschung geeignete Angaben über folgende Umstände enthält:
1. die wesentlichen Merkmale der Ware oder Dienstleistung wie Verfügbarkeit, Art, Ausführung, Vorteile, Risiken, Zusammensetzung, Zubehör, Verfahren oder Zeitpunkt der Herstellung, Lieferung oder Erbringung, Zwecktauglichkeit, Verwendungsmöglichkeit, Menge, Beschaffenheit, Kundendienst und Beschwerdeverfahren, geographische oder betriebliche Herkunft, von der Verwendung zu erwartende Ergebnisse oder die Ergebnisse oder wesentlichen Bestandteile von Tests der Waren oder Dienstleistungen;
2. den Anlass des Verkaufs wie das Vorhandensein eines besonderen Preisvorteils, den Preis oder die Art und Weise, in der er berechnet wird, oder die Bedingungen, unter denen die Ware geliefert oder die Dienstleistung erbracht wird;
3. die Person, Eigenschaften oder Rechte des Unternehmers wie Identität, Vermögen einschließlich der Rechte des geistigen Eigentums, den Umfang von Verpflichtungen, Befähigung, Status, Zulassung, Mitgliedschaften oder Beziehungen, Auszeichnungen oder Ehrungen, Beweggründe für die geschäftliche Handlung oder die Art des Vertriebs;
4. Aussagen oder Symbole, die im Zusammenhang mit direktem oder indirektem Sponsoring stehen oder sich auf eine Zulassung des Unternehmers oder der Waren oder Dienstleistungen beziehen;
5. die Notwendigkeit einer Leistung, eines Ersatzteils, eines Austauschs oder einer Reparatur;
6. die Einhaltung eines Verhaltenskodexes, auf den sich der Unternehmer verbindlich verpflichtet hat, wenn er auf diese Bindung hinweist, oder
7. Rechte des Verbrauchers, insbesondere solche auf Grund von Garantieversprechen oder Gewährleistungsrechte bei Leistungsstörungen.
(2) Eine geschäftliche Handlung ist auch irreführend, wenn sie im Zusammenhang mit der Vermarktung von Waren oder Dienstleistungen einschließlich vergleichender Werbung eine Verwechslungsgefahr mit einer anderen Ware oder Dienstleistung oder mit der Marke oder einem anderen Kennzeichen eines Mitbewerbers hervorruft.
(3) Angaben im Sinne von Abs. 1 Satz 2 sind auch Angaben im Rahmen vergleichender Werbung sowie bildliche Darstellungen und sonstige Veranstaltungen, die darauf zielen und geeignet sind, solche Angaben zu ersetzen.
(4) Es wird vermutet, dass es irreführend ist, mit der Herabsetzung eines Preises zu werben, sofern der Preis nur für eine unangemessen kurze Zeit gefordert worden ist. Ist streitig, ob und in welchem Zeitraum der Preis gefordert worden ist, so trifft die Beweislast denjenigen, der mit der Preisherabsetzung geworben hat.

§ 5a Irreführung durch Unterlassen

(1) Bei der Beurteilung, ob das Verschweigen einer Tatsache irreführend ist, sind insbesondere deren Bedeutung für die geschäftliche Entscheidung nach der Verkehrsauffassung sowie die Eignung des Verschweigens zur Beeinflussung der Entscheidung zu berücksichtigen.
(2) Unlauter handelt, wer die Entscheidungsfähigkeit von Verbrauchern im Sinne des § 3 Abs. 2 dadurch beeinflusst, dass er eine Information vorenthält, die im konkreten Fall unter Berücksichtigung aller Umstände einschließlich der Beschränkungen des Kommunikationsmittels wesentlich ist.

(3) Werden Waren oder Dienstleistungen unter Hinweis auf deren Merkmale und Preis in einer dem verwendeten Kommunikationsmittel angemessenen Weise so angeboten, dass ein durchschnittlicher Verbraucher das Geschäft abschließen kann, gelten folgende Informationen als wesentlich im Sinne des Absatzes 2, sofern sie sich nicht unmittelbar aus den Umständen ergeben:
1. alle wesentlichen Merkmale der Ware oder Dienstleistung in dem dieser und dem verwendeten Kommunikationsmittel angemessenen Umfang;
2. die Identität und Anschrift des Unternehmers, ggf. die Identität und Anschrift des Unternehmers, für den er handelt;
3. der Endpreis oder in Fällen, in denen ein solcher Preis auf Grund der Beschaffenheit der Ware oder Dienstleistung nicht im Voraus berechnet werden kann, die Art der Preisberechnung sowie ggf. alle zusätzlichen Fracht-, Liefer- und Zustellkosten oder in Fällen, in denen diese Kosten nicht im Voraus berechnet werden können, die Tatsache, dass solche zusätzlichen Kosten anfallen können;
4. Zahlungs-, Liefer- und Leistungsbedingungen sowie Verfahren zum Umgang mit Beschwerden, soweit sie von Erfordernissen der fachlichen Sorgfalt abweichen, und
5. das Bestehen eines Rechts zum Rücktritt oder Widerruf.
(...)

§ 7 Unzumutbare Belästigungen

(1) Eine geschäftliche Handlung, durch die ein Marktteilnehmer in unzumutbarer Weise belästigt wird, ist unzulässig. Dies gilt insbesondere für Werbung, obwohl erkennbar ist, dass der angesprochene Marktteilnehmer diese Werbung nicht wünscht.
(2) Eine unzumutbare Belästigung ist stets anzunehmen
1. bei Werbung unter Verwendung eines in den Nummern 2 und 3 nicht aufgeführten, für den Fernabsatz geeigneten Mittels der kommerziellen Kommunikation, durch die ein Verbraucher hartnäckig angesprochen wird, obwohl er dies erkennbar nicht wünscht;
2. bei Werbung mit einem Telefonanruf gegenüber einem Verbraucher ohne dessen vorherige ausdrückliche Einwilligung oder gegenüber einem sonstigen Marktteilnehmer ohne dessen zumindest mutmaßliche Einwilligung,

3. bei Werbung unter Verwendung einer automatischen Anrufmaschine, eines Faxgerätes oder elektronischer Post, ohne dass eine vorherige ausdrückliche Einwilligung des Adressaten vorliegt, oder
4. bei Werbung mit einer Nachricht, bei der die Identität des Absenders, in dessen Auftrag die Nachricht übermittelt wird, verschleiert oder verheimlicht wird oder bei der keine gültige Adresse vorhanden ist, an die der Empfänger eine Aufforderung zur Einstellung solcher Nachrichten richten kann, ohne dass hierfür andere als die Übermittlungskosten nach den Basistarifen entstehen.
(3) Abweichend von Abs. 2 Nr. 3 ist eine unzumutbare Belästigung bei einer Werbung unter Verwendung elektronischer Post nicht anzunehmen, wenn
1. ein Unternehmer im Zusammenhang mit dem Verkauf einer Ware oder Dienstleistung von dem Kunden dessen elektronische Postadresse erhalten hat,
2. der Unternehmer die Adresse zur Direktwerbung für eigene ähnliche Waren oder Dienstleistungen verwendet,
3. der Kunde der Verwendung nicht widersprochen hat und
4. der Kunde bei Erhebung der Adresse und bei jeder Verwendung klar und deutlich darauf hingewiesen wird, dass er der Verwendung jederzeit widersprechen kann, ohne dass hierfür andere als die Übermittlungskosten nach den Basistarifen entstehen.

Unlautere Wettbewerbshandlungen
sind z. B.
- unsachliche Beeinflussung
- Ausnutzung der geschäftlichen Unerfahrenheit oder einer Zwangslage, Angstwerbung
- Verkaufsförderung durch Gewinnspiele, wenn der Gewinn vom Kauf abhängig gemacht wird
- getarnte Werbung (Schleichwerbung)
- Herabsetzung des Konkurrenten
- ergänzender wettbewerbsrechtlicher Leistungsschutz
- Behinderung von Mitbewerbern
- Rechtsbruch
- irreführende Werbung
- vergleichende Werbung
- unzumutbare Belästigung (unaufgeforderte Telefonwerbung, unangeforderte Newsletter, Spam-E-Mail etc.)

Schadenersatz und Strafe

Die Ausführungen des UWG sind nicht leicht verständlich. Daher ist es für Nichtjuristen nicht immer auf Anhieb zu verstehen, warum Werbeaussagen im Sinne dieses Gesetzes unlauter und damit sanktionierbar sind. Besonders wichtig ist in diesem Zusammenhang § 4 Ziffer 11, weil durch diesen Paragrafen Verstöße gegen das Heilmittelwerbegesetz oder auch das Heilpraktikergesetz unter das UWG gestellt werden und damit Abmahnungen bis hin zu Schadenersatzklagen ermöglicht werden (▶ Kap. 8, S. 250).

Wer unlauter, irreführend, unzulässig vergleichend oder unzumutbar belästigend wirbt, kann auf Beseitigung der Störung und Unterlassung in Anspruch genommen werden (▶ Kap. 8.5.4, S. 270). Diese Möglichkeiten haben grundsätzlich alle Mitbewerber sowie Vereine, die sich der Wahrnehmung gewerblicher oder selbstständiger beruflicher Interessen widmen. Nach § 9 UWG hat der Störer – so wird in der Fachsprache derjenige bezeichnet, der den Wettbewerb unzulässig behindert – auch die Pflicht, seinem Mitbewerber gegenüber Schadenersatz zu leisten. Das kommt bei Verstößen durch Heilpraktiker aber praktisch nicht vor, weil die Höhe eines entstandenen Schadens kaum zu beweisen ist.

Das UWG regelt in Kapitel 3 die Verfahrensvorschriften, die u. a. auch die örtlichen und sachlichen Zuständigkeiten der Gerichte regeln. In Kapitel 4 sind die Strafvorschriften geregelt. Interessant ist dabei § 16 Strafbare Werbung:
(1) Wer in der Absicht, den Anschein eines besonders günstigen Angebots hervorzurufen, in öffentlichen Bekanntmachungen oder in Mitteilungen, die für einen größeren Kreis von Personen bestimmt sind, durch unwahre Angaben irreführend wirbt, wird mit Freiheitsstrafe bis zu zwei Jahren oder mit Geldstrafe bestraft. (…)

Das UWG enthält jedoch nicht nur strafrechtliche Sanktionen, sondern auch eine zivilrechtliche Komponente, die zahlreiche andere Rechtsvorschriften wie das Unterlassungsklagengesetz, das Markengesetz und die Zivilprozessordnung regelt.

Richterrecht

Bramhoff führt in der *DHZ Deutsche Heilpraktiker Zeitschrift* an, dass UWG und HWG auch als Richterrecht bezeichnet werden.

„Wir haben hier die Situation, relativ wenig klar formulierte Tatbestände zu haben, dafür aber eine Vielzahl von übergeordneten, mehr allgemein formulierten Vorschriften. Dies führt dazu, dass diese Vorschriften in Urteilen ausgelegt und damit besser für andere Fälle anwendbar werden. Der Fachmann erhält weitere Hilfe durch die einschlägigen Kommentare zu den Gesetzen. Richterrecht setzt dann ein, wenn ein Gesetz nur sehr pauschal mit Generalklauseln und Verallgemeinerungen Vorschriften beschreibt. Dann legt das Gericht das Gesetz aus und verwendet die Auslegung in der Urteilsbegründung. Diese Urteile werden auch von den Kommentatoren aufgegriffen. Wenn ein Sachverhalt vom Bundesgerichtshof beurteilt worden und in die Rechtssprechung eingeflossen ist, bindet er auch alle anderen Gerichte. Dass Sie sich z. B. in Berufskleidung nicht auf Ihrer Homepage zeigen dürfen, steht im Heilmittelwerbegesetz (§ 11 Abs. 1 Ziffer 4). Richterrecht ist, dass bereits der weiße Kittel als unzulässige bildliche Darstellung von Personen in Berufskleidung gilt. Das musste erst durch Urteile erstritten werden." [2, S. 85–86]

3.4.15 Telemediengesetz (TMG) ◉ 72

Vom 26. Februar 2007 (BGBl. I S. 179), zuletzt geändert durch Artikel 1 des Gesetzes vom 31. Mai 2010 (BGBl. I S. 692)

Das Telemediengesetz regelt die rechtlichen Rahmenbedingungen für Telemedien (elektronische Informations- und Kommunikationsdienste) und ist damit ein wichtiger Bestandteil des Internetrechts. Es enthält Vorschriften zu Impressum und Datenschutz von Telemediendiensten, zur Haftung von Dienstbetreibern und zur Bekämpfung von Spam.

Das Telemediengesetz ist für Sie als Heilpraktiker relevant, wenn Sie eine eigene Homepage oder einen Webshop betreiben wollen (▶ Kap. 8.4.9, S. 265). Auf der Internetseite muss erkenntlich sein, wer für die Inhalte verantwortlich ist. Das Gesetz regelt darüber hinaus, welche Informationen Sie genau angeben müssen. Eine Missachtung der gesetzlichen Vorgaben kann für Sie sehr teuer werden (▶ § 16 TMG).

§ 5 Allgemeine Informationspflichten

(1) Diensteanbieter haben für geschäftsmäßige, in der Regel gegen Entgelt angebotene Telemedien folgende Informationen leicht erkennbar, unmittelbar erreichbar und ständig verfügbar zu halten:
1. den Namen und die Anschrift, unter der sie niedergelassen sind, bei juristischen Personen zusätzlich die Rechtsform, den Vertretungsberechtigten und, sofern Angaben über das Kapital der Gesellschaft gemacht werden, das Stamm- oder Grundkapital sowie, wenn nicht alle in Geld zu leistenden Einlagen eingezahlt sind, der Gesamtbetrag der ausstehenden Einlagen,
2. Angaben, die eine schnelle elektronische Kontaktaufnahme und unmittelbare Kommunikation mit ihnen ermöglichen, einschließlich der Adresse der elektronischen Post,
3. soweit der Dienst im Rahmen einer Tätigkeit angeboten oder erbracht wird, die der behördlichen Zulassung bedarf, Angaben zur zuständigen Aufsichtsbehörde,
4. das Handelsregister, Vereinsregister, Partnerschaftsregister oder Genossenschaftsregister, in das sie eingetragen sind, und die entsprechende Registernummer,
5. soweit der Dienst in Ausübung eines Berufs im Sinne von Artikel 1 Buchstabe d der Richtlinie 89/48/EWG des Rates vom 21. Dezember 1988 über eine allgemeine Regelung zur Anerkennung der Hochschuldiplome, die eine mindestens dreijährige Berufsausbildung abschließen (ABl. EG Nr. L 19 S. 16), oder im Sinne von Artikel 1 Buchstabe f der Richtlinie 92/51/EWG des Rates vom 18. Juni 1992 über eine zweite allgemeine Regelung zur Anerkennung beruflicher Befähigungsnachweise in Ergänzung zur Richtlinie 89/48/EWG (ABl. EG Nr. L 209 S. 25, 1995 Nr. L 17 S. 20), zuletzt geändert durch die Richtlinie 97/38/EG der Kommission vom 20. Juni 1997 (ABl. EG Nr. L 184 S. 31), angeboten oder erbracht wird, Angaben über
a) die Kammer, welcher die Diensteanbieter angehören,
b) die gesetzliche Berufsbezeichnung und den Staat, in dem die Berufsbezeichnung verliehen worden ist,
c) die Bezeichnung der berufsrechtlichen Regelungen und dazu, wie diese zugänglich sind,

6. in Fällen, in denen sie eine Umsatzsteueridentifikationsnummer nach § 27a des Umsatzsteuergesetzes oder eine Wirtschafts-Identifikationsnummer nach § 139c der Abgabenordnung besitzen, die Angabe dieser Nummer,
7. bei Aktiengesellschaften, Kommanditgesellschaften auf Aktien und Gesellschaften mit beschränkter Haftung, die sich in Abwicklung oder Liquidation befinden, die Angabe hierüber.
(2) Weitergehende Informationspflichten nach anderen Rechtsvorschriften bleiben unberührt.

§ 16 Bußgeldvorschriften

(1) Ordnungswidrig handelt, wer absichtlich entgegen § 6 Abs. 2 Satz 1 den Absender oder den kommerziellen Charakter der Nachricht verschleiert oder verheimlicht.
(2) Ordnungswidrig handelt, wer vorsätzlich oder fahrlässig
1. entgegen § 5 Abs. 1 eine Information nicht, nicht richtig oder nicht vollständig verfügbar hält,
(…)
(3) Die Ordnungswidrigkeit kann mit einer Geldbuße bis zu fünfzigtausend Euro geahndet werden.

3.4.16 Bundesdatenschutzgesetz (BDSG) ◉ 61

In der Fassung der Bekanntmachung vom 14. Januar 2003 (BGBl. I S. 66), zuletzt geändert durch Artikel 1 des Gesetzes vom 14. August 2009 (BGBl. I S. 2814)

Das Bundesdatenschutzgesetz (BDSG) regelt gemeinsam mit den Datenschutzgesetzen der Länder den Umgang mit personenbezogenen Daten, die manuell oder in Datenverarbeitungssystemen verarbeitet werden.

Als Heilpraktiker müssen Sie die Vorschriften des Bundesdatenschutzgesetzes (BDSG) beachten, da es sich bei **Patientendaten** um schützenswerte personenbezogene Daten handelt. Dies betrifft insbesondere die Datenerhebung sowie die Datenübermittlung. So gilt z. B. die Erstellung einer Patientenakte datenschutzrechtlich als Erheben und Speichern (§ 28) personenbezogener Daten. Diese Daten dürfen Sie im Rahmen Ihres Behandlungsvertrags speichern, ohne dass Sie eine gesonderte Erlaubnis des Patienten dafür benötigen.

Nach BDSG gilt grundsätzlich, dass Dritte in der Praxis keinen Zugriff (Einblick) in die Patientendaten erhalten dürfen. Das gilt nicht nur für die Patientenakten an sich, sondern auch beim Einsatz von Datenverarbeitungstechniken, im Empfangsbereich oder in den Behandlungsräumen. Hierunter fallen Aspekte wie:

- Werden am Empfang die Daten der Patienten (Anschrift, Kassenart, Grund des Besuches etc.) so erhoben, dass Unbefugte nicht mithören können?
- Ist der Zugang zum Computer durch ein Passwort gesichert?
- Sind Computer mit Patientendaten, die mit dem Internet verbunden sind, tatsächlich ausreichend geschützt (Firewall)?
- Sind Telefaxgeräte und Bildschirme so aufgestellt, dass diese nicht von Unbefugten eingesehen werden können?
- Sind Patientenakten und Karteikarten vor dem Zugriff Unbefugter geschützt?
- Ist sichergestellt, dass das Reinigungspersonal keinen Zugang zu Patientendaten hat?

Das BDSG regelt ferner die Weitergabe von Daten im Rahmen einer Praxisveräußerung.

Die Bundesärztekammer hat einige Empfehlungen hinsichtlich des Datenschutzes und der Anforderungen an die PC-Ausstattung in Arztpraxen veröffentlicht, die auch für Ihre Praxis als Leitfaden dienen und hilfreich sein können. [4]

3.5
Sonstige Regelwerke zu Patientensicherheit sowie Arbeits- und Mitarbeiterschutz

3.5.1 Einführung

Betrieblicher Arbeitsschutz, zu dem auch die Einhaltung von Hygienerichtlinien oder die ordnungsgemäße Abfallentsorgung zählen, werden in allen Bereichen des Berufslebens groß geschrieben. Selbstverständlich muss dies auch für die Beschäftigten im Gesundheitswesen gelten, denn sie sind nicht unerheblichen berufsbedingten Verletzungs- und Erkrankungsrisiken ausgesetzt. Damit der betriebliche Arbeitsschutz gewährleistet ist, hat der Gesetzgeber dies in unterschiedlichen gesetzlichen Regelwerken festgeschrieben. Sie gelten natürlich nicht nur für den Schutz der Beschäftigten, sondern auch zum Schutz der Patienten. Auch Heilpraktiker müssen diese gesetzlichen Vorgaben einhalten.

Regressforderungen durch unsachgemäße Praxisführung

Ein Beispiel soll zeigen, welche Bedeutung die Einhaltung der gesetzlichen Vorgaben hat.

Fallbeispiel
Eine Patientin geht regelmäßig zu einer Heilpraktikerin und lässt sich wegen Migräne mit Großen Eigenblutbehandlungen therapieren. Bei dieser Patientin werden später erst eine Hepatitisinfektion und dann eine HIV-Infektion festgestellt. Der Amtsarzt, dem diese Infektionen gemeldet werden, erfährt von den Eigenblutbehandlungen. Er begeht daraufhin die Praxis der Heilpraktikerin. Dabei stellt er Hygienemängel fest. Jetzt wird der Heilpraktikerin die Beweislast auferlegt: Sie kann nicht nachweisen, dass die Infektionen z. B. durch häufig wechselnde Partner und ungeschützten Geschlechtsverkehr ausgelöst wurden, und sie kann somit den Beweis ihrer Unschuld nicht erbringen. Deshalb wird sie rechtskräftig zu Schadensersatz und Schmerzensgeldzahlung verurteilt (AZ 2/14 O 497/97 v. 29.06.1999).
Hätte die Heilpraktikerin ordnungsgemäß die Abläufe bei der Durchführung der Großen Eigenblutbehandlung in ihrer Praxis durch Checklisten oder Ablaufprotokolle (▶ Kap. 6.9.4, S. 193) dokumentiert und die vorgeschriebenen Hygienerichtlinien (▶ Kap. 7, S. 204) beachtet, wäre die Beweislast bei der Klägerin geblieben, was vielleicht zu einem anderen Urteilsspruch geführt hätte.

Rechtsstatus von Richtlinien

Gesetze sind sehr statisch und formulieren ein Ziel, das auch als historischer Gesetzeswille bezeichnet wird. In den einzelnen Paragrafen eines Gesetzes werden Gebote und Verbote benannt. Als Ergänzung zu den Gesetzen werden häufig Verordnungen erlassen, die konkreter festlegen, wie ein Gesetz umgesetzt werden soll. Jeder HP kennt z. B. die Durchführungsverordnung (DVO) zum Heilpraktikergesetz (HPG). Erst durch diese DVO kann das knappe HPG verstanden und umgesetzt werden. Richtlinien und technische Regeln, wie die Richtlinie für Krankenhaushygiene und Infektionsprävention des Robert Koch-Instituts (RKI-Richtlinie) und die Technischen Regeln für Biologische Arbeitsstoffe (TRBA 250) werden im juristischen Sinn wie „vorweggenommene Sachverständigengutachten" behandelt. Sie spiegeln den „aktuellen Stand der Wissenschaft und Technik" (State of the Art) wider. Hier haben also nicht Juristen das Sagen, sondern Fachkräfte, deren Sachverstand in Form einer Empfehlung niedergeschrieben ist. Wenn Sie als Heilpraktiker die Anforderungen der beiden Regelwerke einhalten, handeln Sie gemäß Ihrer gesetzlichen Verpflichtungen und können von einer rechtssicheren Erfüllung ausgehen. Vor Gericht gilt, eine Berücksichtigung dieser Richtlinien beweist, dass eine Behandlung fachgerecht ausgeführt wurde und im Streitfall Ihnen ein Behandlungsfehler bewiesen werden muss. Wenn Sie nicht nachweisen können, dass Sie konform der Richtlinien gearbeitet haben, kann Ihnen (und dahin geht derzeit die übliche Rechtsprechungspraxis) ein Behandlungsfehler unterstellt werden. Sie müssen damit als Beklagter im Wege der Beweislastumkehr beweisen, dass Sie keinen Behandlungsfehler begangen haben. Dies gilt natürlich explizit bei Infektionen (HIV, Hepatitis oder Spritzenabszess), die mit einer Behandlung in Verbindung gebracht werden können.

Sie können rechtsgültig nur dann von diesen Vorgaben abweichen, wenn Sie das gleiche Schutzziel mit anderen Mitteln erreichen können. Das heißt, wenn Sie nach Prüfung von alternativen Maßnahmen gesichert davon ausgehen können, dass diese nicht zu einem geringeren Schutzniveau für Ihre Patienten, Ihr Personal und Sie selber führen. Das müssen Sie im Einzelfall auch den zuständigen Behörden fachlich begründen und nachweisen. Wenn Sie dahingegen diese Vorschriften wie die Heilpraktikerin aus dem o.g. Beispiel missachten, müssen Sie im Schadensfall rechtliche Konsequenzen fürchten.

Regeln sichern Therapiefreiheit

Wenn Sie sich an die Richtlinien der beiden Regelwerke halten, können Sie von einer rechtskonformen Praxisführung ausgehen. Der Amtsarzt wird die in der TRBA 250 und in der RKI-Richtlinie definierten Vorgaben bei einer Praxisbegehung zugrunde legen. Wichtig hierbei ist nur, dass Sie auch konsequent dokumentieren, dass Sie und Ihre Mitarbeiter sich an die Vorgaben der TRBA 250 und der RKI-Richtlinie halten und Sie Vorgaben der beiden Richtlinien an die örtlichen Gegebenheiten Ihrer Praxis anpassen. Das müssen Sie in detaillierten Arbeitsanweisungen oder Ausführungsplänen entsprechend dokumentieren, z. B. dass/ wie bei Ihnen in der Praxis die Desinfektion von Flächen routinemäßig vorgenommen wird.

> **Beachte:** Wichtig ist in diesem Kontext für Sie zu erkennen, dass Ihnen diese beiden Regelwerke etwas sehr Bedeutsames ermöglichen: Wenn Sie die vorgegebenen Richtlinien einhalten, können Sie Behandlungen im Rahmen Ihrer Therapiefreiheit ausführen, die zwar „wissenschaftlich als nicht allgemein anerkannt" gelten, aber nach den Regeln der geltenden Bestimmungen durchgeführt werden!

Auch wenn ein großer Teil dieser Regelwerke darauf abzielt, Mitarbeiter zu schützen (Arbeitssicherheit), so legen sie darüber hinaus auch Standards fest, wie bestimmte Maßnahmen in einer Heilpraktikerpraxis ausgeführt werden müssen. Das ist dann ein Mindeststandard, der grundsätzlich für Ihre Arbeitsweise gilt, auch wenn Sie keine Mitarbeiter oder Assistenten beschäftigen.

3.5.2 Richtlinie für Krankenhaushygiene und Infektionsprävention des Robert Koch-Instituts

Im Jahr 2001 ist das Infektionsschutzgesetz (IfSG) in Kraft getreten. Dieses legt in §23 Abs. 2 IfSG fest, dass beim Robert Koch-Institut (RKI) eine Kommission für Krankenhaushygiene und Infektionsprävention einzurichten ist. Diese Kommission gibt regelmäßig Empfehlungen heraus, wie im Bereich der Gesundheitsversorgung nosokomiale Infektionen verhindert werden können und sollen. Anders als der Titel vermuten lässt, beziehen sich die Vorgaben jedoch nicht nur auf Krankenhäuser, sondern explizit auch auf andere Einrichtungen des Gesundheitswesens, z. B. auf Arzt- oder Heilpraktikerpraxen.

Die Hygienerichtlinie gilt als Standard, deren Beachtung garantiert, dass eine Behandlung mit unumstrittenen und qualitätsgesicherten Arbeitsschritten ausgeführt wird. Immer wieder wird behauptet, dass diese Richtlinie nicht für den Heilpraktiker gelten würde. Dies ist aber nicht korrekt. Sie müssen sich als Heilpraktiker an die für Ihre Praxisführung relevanten Vorgaben der Richtlinie halten. Den unterschiedlichen Anforderungen an ambulante oder stationäre Behandlungs- oder Pflege-Einrichtungen trägt die Richtlinie durchaus Rechnung. Es wird selbstverständlich auch zwischen operativen Eingriffen, verschiedenen Injektionstechniken und Untersuchungsmethoden differenziert. Die Richtlinie definiert unter anderem ganz klar, dass sich die Anforderungen der Hygiene bei ambulant und stationär durchgeführten invasiven Eingriffen nicht unterscheiden!

✳ Merke: Ziel der Richtlinie ist, die hohe Zahl nosokomialer Infektionen einzudämmen und die Verbreitung von Erregern mit besonderen Resistenzen (z. B. Antibiotika-Resistenz) in medizinischen Einrichtungen zu senken.

Was regelt die RKI-Richtlinie?

Die RKI-Richtlinie regelt im Wesentlichen alle Maßnahmen zur Prävention von Infektionserkrankungen bei Diagnostik und Therapie. Dazu gehört das komplette Hygienemanagement in der Praxis, wie
- die Händehygiene
- die Reinigung der Arbeitskleidung
- die Anforderungen an die Hygiene bei der Reinigung und Desinfektion von Flächen
- die Hygiene bei der Aufbereitung von Medizinprodukten, z. B. Sterilisation
- die Hygiene am Patienten

Die vorgegebenen Maßnahmen sind alle auf Qualitätssicherung ausgerichtet, die sich sowohl auf die Qualität der Behandlung (Prozessqualität), der Versorgungsabläufe (Strukturqualität) und die Behandlungsergebnisse (Ergebnisqualität) bezieht.

Auch die Erfassung (Meldepflicht, ▶ **Kap. 5.4.5, S. 137** und ▶ **Kap. 3.4.12, S. 53**) und Bewertung nosokomialer Infektionen wird durch sie vorgegeben. Die Richtlinie spricht darüber hinaus Empfehlungen für Maßnahmen zur Verhinderung der Weiterverbreitung von übertragbaren Krankheiten (Bekämpfung/Kontrolle) und die Verhütung der Übertragung von Infektionen durch Personal und Patienten aus.

Was ist für die Heilpraktikerpraxis besonders relevant?

Die oben genannten Aspekte der Hygienerichtlinie betreffen selbstverständlich Ihre Praxisführung. Alles, was zur Vermeidung von Infektionen getan werden kann, müssen Sie berücksichtigen, ob das nun die Händehygiene, das Reinigen, Desinfizieren und ggf. Sterilisieren (= Aufbereiten von Medizinprodukten) oder die Flächendesinfektion ist. Dies trifft auch auf das Vermeiden von Infektionen bei Injektionen und Infusionen zu. Auch der Verbandswechsel stellt eine nicht zu unterschätzende Quelle für den Eintrag von multiresistenten Keimen an einen Behandlungsplatz dar. Selbstverständlich ist die fachgerechte Entsorgung von Praxisabfällen von Ihnen ebenfalls zu beherzigen (▶ **Kap. 7.4, S. 243**).

Der eigene Hygieneplan

Ganz wesentlich und für Sie als Heilpraktiker von höchster Bedeutung ist die Erstellung eines praxisbezogenen und individuell auf Ihre Praxis zugeschnittenen Hygieneplans. Dieser darf nicht mit einem einfachen Reinigungs- und Desinfektionsplan verwechselt werden. Wie Sie einen umfassenden Hygieneplan für Ihre Praxis erarbeiten, lesen Sie in ▶ **Kap. 7.3, S. 207**.

❗ Beachte: Hygieneplan und Checklisten für hygienebezogene Arbeitsschritte in Ihrer Praxis bilden zusammen einen wichtigen Bestandteil Ihres einrichtungsinternen Qualitätsmanagements (▶ **Kap. 2, S. 4**).

↪ Internet

http://www.rki.de/cln_049/nn_206124/DE/Content/Infekt/Krankenhaushygiene/Kommission/kommission_node.html?_nnn=true.

3.5.3 Technische Regeln für Biologische Arbeitsstoffe (BGR 250/TRBA 250)

Biologische Arbeitsstoffe im Gesundheitswesen und in der Wohlfahrtspflege

In der Fassung vom Oktober 2003, zuletzt geändert und ergänzt im November 2007 (GMBl Nr. 4 v. 14.02.2008, S. 83)

Die BGR 250/TRBA 250 (im Folgenden kurz TRBA 250 genannt) enthalten entsprechend dem aktuellen Stand der Technik Vorgaben zum betrieblichen Arbeitsschutz beim Umgang mit biologischen Arbeitsstoffen (▶ Kasten). Sie berücksichtigen die sicherheitstechnischen, arbeitsmedizinischen, hygienischen sowie arbeitswissenschaftlichen Anforderungen und konkretisieren die Vorgaben der Biostoffverordnung (BiostoffV) in Einrichtungen des Gesundheitswesens. Hierzu zählen auch explizit Heilpraktikerpraxen!

> **Biologische Arbeitsstoffe**
> Biologische Arbeitsstoffe sind in der Biostoffverordnung abschließend definiert. Im weitesten Sinn handelt es sich dabei um Mikroorganismen, die Infektionen, sensibilisierende oder toxische Wirkungen hervorrufen können.
> Zu den Tätigkeiten mit biologischen Arbeitsstoffen zählt auch der berufliche Umgang mit Menschen, Tieren, Pflanzen, biologischen Produkten, Gegenständen und Materialien, wenn bei diesen Tätigkeiten biologische Arbeitsstoffe freigesetzt werden und dabei Beschäftigte mit den biologischen Arbeitsstoffen direkt in Kontakt kommen können.

Die Regeln berücksichtigen neben dem Arbeitsschutz für die Beschäftigten auch Maßnahmen zum Schutz der Patienten. Sie sorgen im Interesse aller Beschäftigten im Gesundheitswesen dafür, dass für die spezifischen Tätigkeiten, bei denen sie mit biologischen Arbeitsstoffen Kontakt haben, spezifische Schutzmaßnahmen getroffen werden. Diese können baulich-technischer, organisatorischer, hygienischer oder persönlicher Art sein. Sie dienen vor allem dazu, Infektionsrisiken zu vermindern.

Die TRBA 250 regeln neben dem Anwendungsbereich auch die Gefährdungs- bzw. Risikogruppen sowie die zu berücksichtigenden Schutzstufen und Schutzmaßnahmen in Bezug auf den Umgang mit biologischen Arbeitsstoffen.

Anwendungsbereich der TRBA 250[**]

Die TRBA 250 finden Anwendung auf Tätigkeiten mit biologischen Arbeitsstoffen, bei denen Menschen und Tiere medizinisch untersucht, behandelt oder gepflegt werden. Die aufgeführten Beispiele für Tätigkeiten mit biologischen Arbeitsstoffen (▶ Kasten) verdeutlichen eindrücklich, dass auch Heilpraktiker davon betroffen sind.

Die TRBA 250 finden Anwendung in:
- Einrichtungen zur medizinischen Versorgung
  - Krankenhäuser und Tierkliniken
  - Zahn-, Arzt- und Tierarztpraxen
  - Not- und Rettungsdienste
  - Dialyse-, Blut- und Plasmaspende-Einrichtungen
  - Versorgungs- und Dienstleistungseinrichtungen (Reinigung, Abfallentsorgung, Wäscherei)
- **Praxen von Heilpraktikern**
  - Arbeitsbereiche von Fachberufen im Gesundheitswesen
- Einrichtungen zur Pflege/Betreuung
  - Pflegeheime, Pflegedienste, Hospize
  - ggf. Einrichtungen für Behinderte, Kinderkrippen (TRBA 250, **1.4**)

Zu den Tätigkeiten mit biologischen Arbeitsstoffen zählt auch der berufliche Umgang mit Menschen, Tieren, biologischen Produkten, Gegenständen oder Materialien, wenn bei diesen Tätigkeiten biologische Arbeitsstoffe freigesetzt werden können, z.B. auch durch Bioaerosole oder Blutspritzer, und dabei Beschäftigte mit diesen direkt in Kontakt kommen können, z.B. durch Einatmen, Haut-/Schleimhautkontakt oder Kanülenstichverletzungen.

[**] Die hinter den einzelnen Absätzen vermerkten Ziffern verweisen auf die jeweiligen Kapitel in den TRBA 250. Da die Reihenfolge der einzelnen Abschnitte in dieser Darstellung leicht verändert wurde, soll die Angabe der Ziffern helfen, die entsprechenden Passagen im Originaltext leichter auffinden zu können.

Beispiele für Tätigkeiten mit biologischen Arbeitsstoffen

- Klinische Untersuchung von Menschen oder Tieren
- Abnahme von Körperflüssigkeiten oder sonstigem Untersuchungsgut, z. B. Abstrichmaterial
- Durchführung von Obduktionen und Sektionen
- Durchführung operativer Eingriffe
- Wundversorgung
- Versorgung pflegebedürftiger Menschen oder Tiere
- Umgang mit fremd- oder selbstgefährdenden Menschen oder Tieren

Daneben kann es zu Kontakten mit biologischen Arbeitsstoffen kommen, z. B.

- bei Reinigungs-, Desinfektions-, Reparatur- und Wartungs-, Transport- und Entsorgungsarbeiten in kontaminierten Bereichen bzw. bei kontaminierten Geräten und Gegenständen
- bei der Behandlung infektionsverdächtigen bzw. infektiösen Materials in Wäschereien (unreine Seite)
- beim Beschicken von Reinigungs- oder Desinfektionsapparaten sowie
- beim Umgang mit spitzen oder scharfen Arbeitsgeräten (TRBA 250, **3**)

Was ist, wenn Sie keine Angestellten haben?

Auch wenn Sie keine Angestellten haben, gelten für Sie die Bestimmungen der TRBA 250. Zum einen gilt der Schutz natürlich auch Ihren Patienten und Ihnen selber. Darüber hinaus sollten Sie wissen, dass die Bauaufsichtsbehörden bei Anmeldung einer Praxis und vor allem auch der Amtsarzt bei der Praxisbegehung die grundsätzlich erforderlichen baulichen bzw. arbeitssicherheitsrechtlichen Voraussetzungen einer Praxis überprüfen müssen. Daher sollten Sie auch ohne Personal die erforderlichen Schutzmaßnahmen so weit wie möglich berücksichtigen.

Gefährdungsbeurteilung und Informationspflichten

Nach § 5 der Biostoffverordnung muss ein Arbeitgeber ausreichend Informationen über mögliche gesundheitliche Gefährdungen der Beschäftigten beschaffen. Er muss sich über

- die Identität der erfahrungsgemäß vorkommenden oder zu erwartenden biologischen Arbeitsstoffe,
- die Art und Dauer von Tätigkeiten und
- die mögliche Exposition von Beschäftigten informieren (TRBA 250, **3.1.1**).

Als Arbeitgeber sind Sie darüber hinaus dafür verantwortlich, dass bei der Behandlung von Patienten, die an einer Infektionskrankheit leiden, die weiterbehandelnden oder -versorgenden Bereiche entsprechend informiert werden (TRBA 250, **3.1.9**).

Risikogruppen

§ 3 der Biostoffverordnung stuft biologische Arbeitsstoffe nach ihrem Infektionsrisiko in **4 Risikogruppen** ein:

Risikogruppe 1: Biologische Arbeitsstoffe, bei denen es unwahrscheinlich ist, dass sie beim Menschen eine Krankheit verursachen.

Risikogruppe 2: Biologische Arbeitsstoffe, die eine Krankheit beim Menschen hervorrufen und eine Gefahr für Beschäftigte darstellen können; eine Verbreitung des Stoffs in der Bevölkerung ist unwahrscheinlich; eine wirksame Vorbeugung oder Behandlung ist normalerweise möglich.

Risikogruppe 3: Biologische Arbeitsstoffe, die eine schwere Krankheit beim Menschen hervorrufen und eine ernste Gefahr für Beschäftigte darstellen können; die Gefahr einer Verbreitung in der Bevölkerung kann bestehen, doch ist normalerweise eine wirksame Vorbeugung oder Behandlung möglich.

Risikogruppe 4: Biologische Arbeitsstoffe, die eine schwere Krankheit beim Menschen hervorrufen und eine ernste Gefahr für Beschäftigte darstellen; die Gefahr einer Verbreitung in der Bevölkerung ist unter Umständen groß; normalerweise ist eine wirksame Vorbeugung oder Behandlung nicht möglich (TRBA 250, **2**).

⚠ Beachte: Gemäß TRBA 250 ist potenziell infektiöses Material dasjenige, das biologische Arbeitsstoffe der Risikogruppen 2 oder höher enthält und bei entsprechender Exposition zu einer Infektion führen kann (TRBA 250, 2).

Schutzstufen und Schutzmaßnahmen

Wie bereits erwähnt, fordert die Biostoffverordnung die Festlegung von Schutzmaßnahmen in einer bestimmten Schutzstufe, in Abhängigkeit von
- der Tätigkeit,
- der Risikogruppe der Erreger,
- der Dauer und Art der Exposition und
- der Übertragungswege.

Dabei müssen neben den allgemein vorhandenen Infektionsgefährdungen die in bestimmten Bereichen vorhandenen spezifischen Gefährdungen berücksichtigt werden. Zu beachten ist, dass die konkrete Expositionssituation für den einzelnen Beschäftigten vom Arbeitsbereich und den von ihm ausgeführten Tätigkeiten abhängt (TRBA 250, 3.2.1.1).

Als Arbeitgeber müssen Sie die erforderlichen technischen, baulichen, organisatorischen und hygienischen Schutzmaßnahmen veranlassen. Es kann auch der Einsatz von persönlichen Schutzausrüstungen erforderlich sein. Die in den TRBA 250 beschriebenen Maßnahmen müssen Sie entsprechend der jeweiligen betrieblichen Situation Ihrer Praxis festlegen und erforderlichenfalls stoff- und arbeitsbezogen anpassen bzw. ergänzen.

Einteilung der Schutzstufen

Die einzelnen Schutzstufen werden wie folgt definiert:

Schutzstufe 1 (TRBA 250, 3.2.2)

Tätigkeiten, bei denen
- kein Umgang oder sehr selten geringfügiger Kontakt mit potenziell infektiösem Material wie Körperflüssigkeiten, -ausscheidungen oder -gewebe besteht, und
- auch keine offensichtliche Ansteckungsgefahr durch Aerosolinfektion besteht, sodass eine Infektionsgefährdung unwahrscheinlich ist.

Bei diesen Tätigkeiten ist der weiter unten beschriebene Mindeststandard einzuhalten.

Beispiele für Tätigkeiten der Schutzstufe 1:
- Röntgenuntersuchung (ohne Kontrastmittel), Kernspin-Tomographie
- Ultraschalluntersuchungen
- EKG- und EEG-Untersuchungen
- bestimmte körperliche Untersuchungen, z. B. Abhören, Abtasten, mit Ausnahme der Untersuchung von Körperöffnungen, Augenprüfung

Schutzstufe 2 (TRBA 250, 3.2.3)

Tätigkeiten, bei denen es regelmäßig und in größerem Umfang zum Kontakt mit Körperflüssigkeiten, -ausscheidungen oder -gewebe kommen kann, sodass eine Infektionsgefährdung durch Erreger der Risikogruppe 2 bzw. 3 bestehen kann.

Beispiele für Tätigkeiten der Schutzstufe 2:
- Punktionen, Injektionen, Blutentnahmen, Legen von Gefäßzugängen,
- Nähen von Wunden, Wundversorgung
- Operieren, Instrumentieren
- Intubation, Extubation, Absaugen respiratorischer Sekrete
- Umgang mit benutzten Instrumenten, z. B. Kanülen, Skalpellen
- Pflege von inkontinenten Patienten
- Entsorgung und Transport von potenziell infektiösen Abfällen
- Reinigung und Desinfektion von kontaminierten Flächen und Gegenständen
- Reparatur/Wartung/Instandsetzung von kontaminierten medizinischen Geräten

Schutzstufe 3 und 4 (TRBA 250, 3.2.4 und 3.2.5)

Wenn biologische Arbeitsstoffe der Risikogruppe 3 auftreten und die Gefährdungsbeurteilung eine Gefährdung bestätigt, werden Tätigkeiten der Schutzstufe 3 zugeordnet (Beispiel: Behandlung eines Patienten mit offener Lungentuberkulose).

Tätigkeiten, die im Zusammenhang mit Infektionskrankheiten stattfinden, die durch Krankheitserreger der Risikogruppe 4 ausgelöst werden, fallen unter die Schutzstufe 4.

Schutzmaßnahmen: einzuhaltende Mindeststandards

Die einzuhaltenden Mindeststandards an Schutzmaßnahmen sind wie folgt definiert:

Bauliche und technische Maßnahmen (TRBA 250, 4.1.1)

- Leicht erreichbare Händewaschplätze mit fließend warmem und kaltem Wasser, Direktspender für Händedesinfektionsmittel, hautschonende Waschmittel, geeignete Hautschutz- und -pflegemittel und Einmalhandtücher.
- Für die Beschäftigten sind gesonderte, für Patienten nicht zugängliche Toiletten zur Verfügung zu stellen (gilt nicht für den häuslichen Bereich).
- Oberflächen (Fußböden, Arbeitsflächen, Oberflächen von Arbeitsmitteln) sollen leicht zu reinigen und beständig gegen die verwendeten Reinigungsmittel und ggf. Desinfektionsmittel sein (gilt nicht für den häuslichen Bereich).
- Abfallbehältnisse für das Sammeln von spitzen oder scharfen Gegenständen, die stich- und bruchfest sind und den Abfall sicher umschließen (▶ Abb. 3.20).

> **Abfallbehältnisse für spitze und scharfe Gegenstände müssen folgende Eigenschaften aufweisen:**
> - Sie sind verschließbare Einwegbehältnisse.
> - Sie geben den Inhalt z. B. bei Druck, Stoß, Fall nicht frei.
> - Sie sind durchdringfest.
> - Ihre Festigkeit wird durch Feuchtigkeit nicht beeinträchtigt.
> - Ihre Größe und Einfüllöffnung sind abgestimmt auf das zu entsorgende Gut.
> - Sie öffnen sich beim Abstreifen von Kanülen nicht.
> - Sie sind durch Farbe, Form oder Beschriftung eindeutig als Abfallbehältnisse zu erkennen.
> - Sie sind mit Benutzerhinweisen versehen, sofern ihre Verwendung nicht augenfällig ist.

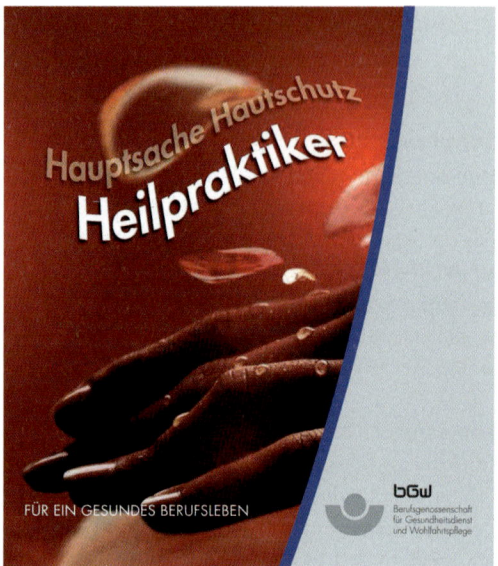

▶ **Abb. 3.19** Die Broschüre können Sie kostenlos bei der BGW anfordern.

Organisatorische und hygienische Maßnahmen (TRBA 250, 4.1.2)

Die TRBA regeln, dass Sie Tätigkeiten im Anwendungsbereich der TRBA 250 nur Personen übertragen dürfen, die eine abgeschlossene Ausbildung in Berufen des Gesundheitswesens haben oder die von einer fachlich geeigneten Person unterwiesen sind und beaufsichtigt werden.

Als fachlich geeignet werden Personen beschrieben, die aufgrund ihrer Ausbildung und Erfahrung Infektionsgefahren erkennen und Maßnahmen zu ihrer Abwehr treffen können, z. B. Ärzte, Krankenschwestern, Technische Assistentinnen in der Medizin, Hebammen, Desinfektoren, Arzt-, Zahnarzt- und Tierarzthelferinnen (heute als Medizinische Fachangestellte bezeichnet), Beschäftigte im Not- und Rettungsdienst (TRBA 250, 4.1.2.1).

Ihre Aufsichtspflicht haben Sie dann erfüllt, wenn Sie den zu Beaufsichtigenden so lange überwacht haben, bis Sie überzeugt sind, dass dieser die übertragene Tätigkeit beherrscht. Sie müssen darüber hinaus anschließend die richtige Durchführung der übertragenen Tätigkeit stichprobenweise überprüfen (TRBA 250, **4.1.2.1**).

Pausenräume und Umkleidemöglichkeiten

TRBA 250 legt fest, dass Beschäftigte an Arbeitsplätzen, an denen die Gefahr einer Kontamination durch biologische Arbeitsstoffe besteht, keine Nahrungs- und Genussmittel zu sich nehmen und lagern dürfen (TRBA 250, **4.1.2.4**).

In Ihrer Praxis müssen Sie daher für Ihre Angestellten Bereiche, z. B. Pausenräume nach § 29 Arbeitsstättenverordnung, zur Verfügung stellen, in denen diese ungefährdet Nahrung zu sich nehmen können (▶ **Kap. 4.3.6, S. 96**).

Ebenso müssen Sie für Umkleidemöglichkeiten sorgen, die vom Arbeitsplatz getrennt sind. Getragene Schutzkleidung ist von anderer Kleidung getrennt aufzubewahren (TRBA 250, **4.1.2.5**).

Hygieneplan

Sie müssen für die einzelnen Arbeitsbereiche Ihrer Praxis entsprechend der Infektionsgefährdung Maßnahmen zur Desinfektion, Reinigung und Sterilisation sowie zur Ver- und Entsorgung schriftlich festlegen (Hygieneplan) und überwachen (▶ **Kap. 3.5.2, S. 72**; TRBA 250, **4.1.2.3**).

Hygienische Händedesinfektion

Häufig wird bei Tätigkeiten, die eine hygienische Händedesinfektion erfordern, nicht beachtet, dass an Händen und Unterarmen **keine Schmuckstücke**, Uhren und Ringe getragen werden dürfen. Diese können die Wirksamkeit der Händedesinfektion vermindern (TRBA 250, **4.1.2.6**). Eine Selbstverständlichkeit ist, dass Sie nach jedem Patientenkontakt und nach jedem Kontakt mit infektiösem oder potenziell infektiösem Material vor Verlassen des Arbeitsbereichs eine hygienische Händedesinfektion durchführen. Danach sind verschmutzte Hände zu waschen. (RKI „Händehygiene" BGBl 43, 2000, S. 230–233; TRBA 250, **4.1.2.7**).

Sicherheit bei Injektionen

Mit den beiden letzten Änderungen der TRBA 250 vom 17.05.2006 und vom 14.02.2008 sind die Vorschriften bezüglich der Sicherheit bei Injektionen erheblich präzisiert und verschärft worden

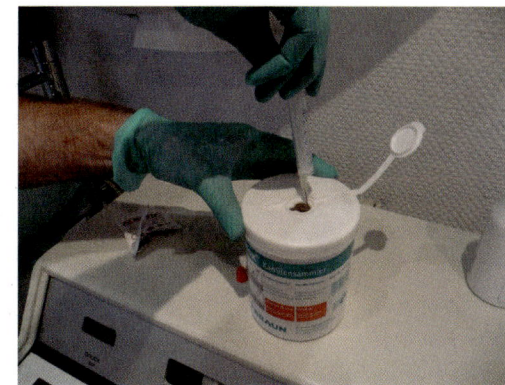

▶ **Abb. 3.20** Stich- und bruchsicheres Behältnis für die Kanülenentsorgung.

(▶ „Verhütung von Verletzungen durch spitze und scharfe Instrumente", ▶ **Kap. 3.5.3, S. 78**):

„Beim Umgang mit benutzten Instrumenten und Geräten sind Maßnahmen zu ergreifen, die eine **Verletzungs- und Infektionsgefahr** minimieren. Insbesondere

- sind benutzte spitze, scharfe oder zerbrechliche Arbeitsgeräte zur einmaligen Verwendung unmittelbar nach Gebrauch in **stich- und bruchsichere Behältnisse** (▶ **Abb. 3.20**) nach Abschnitt 4.1.1.4 der TRBBA 250 zu sammeln,
- dürfen **gebrauchte Kanülen nicht in die Plastikschutzhüllen zurückgesteckt, verbogen oder abgeknickt werden.** Dies gilt nicht, wenn Verfahren angewendet werden, die ein sicheres Zurückstecken der Kanüle in die Kanülenschutzkappe mit einer Hand erlauben." (TRBA 250, **4.1.2.8**)

Versand von diagnostischen Proben

Diagnostische Proben für den Versand müssen Sie entsprechend den transportrechtlichen Regelungen verpacken (TRBA 250, **4.1.2.9**).

Persönliche Schutzausrüstungen

TRBA 250 verlangt von Ihnen, dass Sie in Ihrer Praxis erforderliche Schutzkleidung und sonstige persönliche Schutzausrüstungen, insbesondere dünnwandige, flüssigkeitsdichte, allergenarme Handschuhe (▶ **Abb. 3.21**) in ausreichender Stückzahl zur Verfügung stellen. Sie tragen persönlich die Verantwortung für die regelmäßige

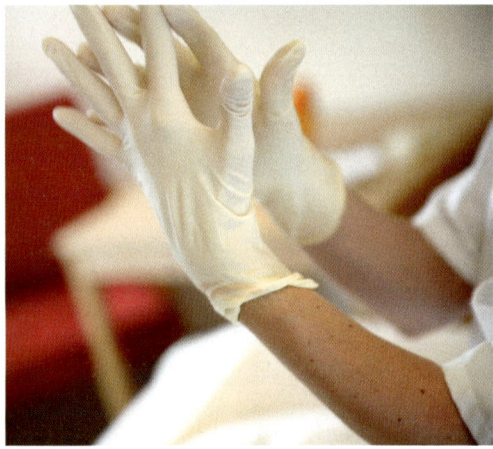

▶ **Abb. 3.21** Bei Kontakt mit potenziell infektiösem Material sind Einweghandschuhe zu tragen.

Desinfektion, Reinigung und ggf. Instandhaltung der Schutzausrüstungen (TRBA 250, **4.1.3.1**).

Sollte Arbeitskleidung mit Krankheitserregern kontaminiert sein, muss diese gewechselt und wie Schutzkleidung desinfiziert und gereinigt werden. Ihre Beschäftigten haben die zur Verfügung gestellten persönlichen Schutzausrüstungen zu benutzen. Die Schutzkleidung darf von den Beschäftigten nicht zur Reinigung nach Hause mitgenommen werden (TRBA 250, **4.1.3.2**).

Die Pausen- und Bereitschaftsräume dürfen übrigens nicht mit Schutzkleidung betreten werden (TRBA 250, **4.1.3.3**).

Schutzmaßnahmen bei Tätigkeiten der Schutzstufe 2

Tätigkeiten, bei denen es regelmäßig und in größerem Umfang zum Kontakt mit Körperflüssigkeiten, -ausscheidungen oder -gewebe kommt, sodass eine Infektionsgefährdung durch Erreger der Risikogruppe 2 bzw. 3 bestehen kann, sind in der Regel der Schutzstufe 2 zuzuordnen. Für diese Schutzstufe 2 regeln die TRBA 250 zusätzlich zu den allgemeinen Mindeststandards die nachfolgenden Schutzmaßnahmen (TRBA 250, **4.2**).

Oberflächen und Wandflächen

Oberflächen (Fußböden, an Arbeitsflächen angrenzende Wandflächen, Arbeitsflächen, eingebaute Einrichtungen, Oberflächen von Arbeitsmitteln) sollen zusätzlich zu den bereits beschriebenen Anforderungen auch wasserdicht und beständig gegen Desinfektionsmittel sein. Dies gilt nicht für häusliche Bereiche.

Je nach zu erwartender Verunreinigung kann diese Forderung für Wandflächen z.B. durch fachgerechte Anstriche mit Beschichtungsstoffen oder -systemen geeignet für Innenräume der Nassabriebbeständigkeit-Klasse 2 (früher: „scheuerbeständig") nach DIN EN 13300 „Wasserhaltige Beschichtungsstoffe und Beschichtungssysteme für Wände und Decken im Innenbereich" erfüllt werden (TRBA 250, **4.2.2**).

Handwaschbecken

In Arbeitsbereichen, in denen weitgehend Tätigkeiten der Schutzstufe 2 durchgeführt werden, sind die Handwaschbecken zusätzlich mit Armaturen auszustatten, die ohne Handberührungen bedienbar sind (▶ Kap. 4.3.8, S. 97). Dies gilt nicht für häusliche Bereiche. Geeignet sind z.B. haushaltsübliche Einhebelmischbatterien mit verlängertem Hebel, die mit dem Handgelenk bedienbar sind oder selbstschließende Waschtisch-Armaturen (Druckknopf; TRBA 250, **4.2.3**).

Verletzungen durch spitze und scharfe Instrumente

Um Beschäftigte oder sich selbst vor Verletzungen bei Tätigkeiten mit spitzen oder scharfen medizinischen Instrumenten zu schützen, sind diese Instrumente durch geeignete sichere Arbeitsgeräte zu ersetzen, bei denen keine oder eine geringere Gefahr von Stich- und Schnittverletzungen besteht (TRBA 250, **4.2.4**):

1. Sichere Arbeitsgeräte sind bei folgenden Tätigkeiten bzw. in folgenden Bereichen mit höherer Infektionsgefährdung oder Unfallgefahr einzusetzen:
   - Behandlung und Versorgung von Patienten, die nachgewiesenermaßen durch Erreger der Risikogruppe 3 oder höher infiziert sind
   - Behandlung fremdgefährdender Patienten
   - Tätigkeiten im Rettungsdienst und in der Notfallaufnahme
   - Tätigkeiten in Gefängniskrankenhäusern
2. Grundsätzlich sind sichere Arbeitsgeräte ergänzend zu Nr.1 bei Tätigkeiten einzusetzen, bei denen Körperflüssigkeiten in infektionsrelevanter Menge übertragen werden können. Zu diesen Tätigkeiten gehören insbesondere:

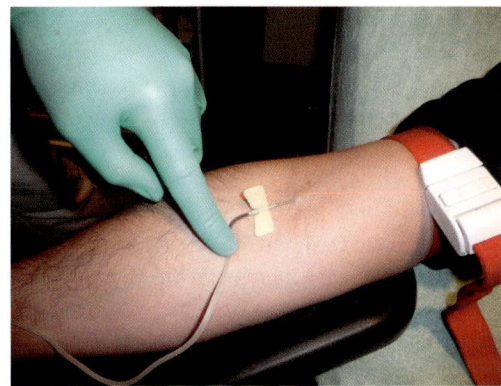

▶ **Abb. 3.22** Blutentnahme mit herkömmlicher Butterfly.

- Blutentnahmen
- sonstige Punktionen zur Entnahme von Körperflüssigkeiten
3. Abweichend von 2. dürfen herkömmliche Arbeitsgeräte weiter eingesetzt werden, wenn nach der Gefährdungsbeurteilung unter Beteiligung des Betriebsarztes ermittelt wird, dass das Infektionsrisiko vernachlässigt werden kann. Ein vernachlässigbares Infektionsrisiko besteht z.B., wenn der Infektionsstatus des Patienten bekannt und dieser insbesondere für HIV, HBV und HCV negativ ist. Das Ergebnis dieses Teils der Gefährdungsbeurteilung ist **gesondert** zu **dokumentieren.**
4. Die Auswahl der sicheren Arbeitsgeräte hat anwendungsbezogen zu erfolgen, auch unter dem Gesichtspunkt der Handhabbarkeit und Akzeptanz durch die Beschäftigten. Arbeitsabläufe sind im Hinblick auf die Verwendung sicherer Systeme anzupassen.
5. Sie müssen sicherstellen, dass Beschäftigte in der Lage sind, sichere Arbeitsgeräte richtig anzuwenden. Dazu ist es notwendig, sie über sichere Arbeitsgeräte zu informieren und die Handhabung sicherer Arbeitsgeräte zu vermitteln.
6. Die Wirksamkeit der getroffenen Maßnahmen ist zu überprüfen.
7. Sichere Arbeitsgeräte zur Verhütung von Stich- und Schnittverletzungen dürfen Patienten nicht gefährden. Darüber hinaus müssen sie folgende **Eigenschaften** haben:
    - Der Sicherheitsmechanismus ist Bestandteil des Systems und kompatibel mit anderem Zubehör.
    - Seine Aktivierung muss mit **einer** Hand erfolgen können.
    - Seine Aktivierung muss sofort nach Gebrauch möglich sein.
    - Der Sicherheitsmechanismus schließt einen erneuten Gebrauch aus.
    - Das Sicherheitsprodukt erfordert keine Änderung der Anwendungstechnik.
    - Der Sicherheitsmechanismus muss durch ein deutliches Signal (fühlbar oder hörbar) gekennzeichnet sein.
    - Dem Einsatz sicherer Arbeitsgeräte stehen auch Verfahren gleich, bei denen das sichere Zurückstecken der Kanüle in die Schutzhülle mit **einer** Hand erfolgen kann, z.B. Lokalanästhesie in der Zahnmedizin oder bei der Injektion von Medikamenten (Pen).

Schutzausrüstungen

Sie müssen Ihren Beschäftigten zusätzlich folgende persönliche Schutzausrüstungen zur Verfügung stellen:
- feste flüssigkeitsdichte und allergenarme Handschuhe zum Desinfizieren und Reinigen benutzter Instrumente, Geräte und Flächen; die Handschuhe müssen beständig gegenüber den eingesetzten Desinfektionsmitteln sein
- flüssigkeitsdichte und allergenarme Handschuhe mit verlängertem Schaft zum Stulpen für Reinigungsarbeiten, damit das Zurücklaufen der kontaminierten Reinigungsflüssigkeit unter den Handschuh verhindert wird
- Baumwoll-Unterziehhandschuhe für Tätigkeiten mit längerer Tragezeit
- flüssigkeitsdichte Schürzen, wenn damit zu rechnen ist, dass die Kleidung durchnässt wird
- flüssigkeitsdichte Fußbekleidung, wenn mit Durchnässen des Schuhwerks zu rechnen ist
- Augen- oder Gesichtsschutz, wenn mit Verspritzen oder Versprühen infektiöser oder potenziell infektiöser Materialien oder Flüssigkeiten zu rechnen ist und technische Maßnahmen keinen ausreichenden Schutz darstellen
(…) (TRBA 250, **4.2.5**)

Schutzhandschuhe bei Tätigkeiten mit möglichem Handkontakt

Tätigkeiten mit möglichem Handkontakt zu Körperflüssigkeiten oder -ausscheidungen sind z. B. Verbandswechsel, Anlage von Verweilkanülen, Blutabnahmen, Anlage von Blasenkathetern. Statt Baumwoll-Unterziehhandschuhen können auch Unterziehhandschuhe aus anderen Geweben eingesetzt werden, wenn diese vergleichbar günstige Eigenschaften (Saugfähigkeit, Hautverträglichkeit) aufweisen.

Zugang zu Arbeitsbereichen

Der Zugang zu Arbeitsbereichen, die insgesamt der Schutzstufe 2 zugeordnet sind, ist auf die berechtigten Personen zu beschränken (TRBA 250, **4.2.7**).

Verhalten bei Unfällen
Stich- und Schnittverletzungen

Für Beschäftigte, die bei ihren Tätigkeiten durch Stich- und Schnittverletzungen an benutzten Instrumenten oder durch sonstigen Kontakt mit Körperflüssigkeiten, insbesondere Schleimhautkontakt, gefährdet sind, müssen Sofortmaßnahmen zur Abwendung und Eingrenzung einer Infektion festgelegt werden. Diese Maßnahmen sind in Abstimmung
- mit dem Betriebsarzt,
- bei Kammerbetreuung mit der zuständigen Kammer oder
- mit einer Hygienefachkraft festzulegen.

Zu den Maßnahmen gehören besonders:
- bei Stich- und Schnittverletzungen: Ausbluten lassen der Wunde – soweit möglich – und hautverträgliche Desinfektion
- bei Blut/Körperflüssigkeit auf vorgeschädigter oder ekzematöser Haut: Abspülen unter fließendem Wasser und hautverträgliche Desinfektion
- bei Blut/Körperflüssigkeit auf intakter Haut: Abspülen unter fließendem Wasser und hautverträgliche Desinfektion
- bei Blut/Körperflüssigkeit auf Schleimhäuten: Spülung mit einem schleimhautverträglichen Desinfektionsmittel (TRBA 250, **4.5.1**)

Stich- bzw. Schnittverletzung und sonstige Haut- oder Schleimhautkontakte mit potenziell infektiösem Material müssen Sie dokumentieren und dem Betriebsarzt oder Arzt nach §15 Biostoffverordnung melden. Siehe auch §24 Abs. 5 der Unfallverhütungsvorschrift „Grundsätze der Prävention" (BGV A1; TRBA 250, **4.5.4**).

Desinfektionen

Sie müssen die Desinfektion mit einem geprüften und für die infrage kommenden Mikroorganismen wirksam befundenen bzw. anerkannten Desinfektionsmittel durchführen.

Solche Desinfektionsmittel werden aufgeführt in extern herausgegebenen Listen (VAH-Listen)
- der Kommission des Verbunds für angewandte Hygiene e. V. (früher: Deutsche Gesellschaft für Hygiene und Mikrobiologie, DGHM),
- des Robert Koch-Instituts (RKI) und
- des Ausschusses Desinfektion in der Veterinärmedizin der Deutschen Veterinärmedizinischen Gesellschaft (DVG).

Bei Verdacht oder Vorliegen von Kontaminationen durch Erreger von spongiformen Enzephalopathien (z. B. bei der Creutzfeldt-Jakob-Krankheit) finden sie weitergehende Informationen:
- Hinweise des Robert Koch-Instituts für die Krankenversorgung und Instrumentensterilisation bei CJK-Patienten und CJK-Verdachtsfällen (D. Simon und G. Pauli, Bundesgesundheitsblatt 7/1998, 279-285) und
- Beschluss 603 des Ausschusses für Biologische Arbeitsstoffe (ABAS) „Schutzmaßnahmen bei Tätigkeiten mit Transmissibler Spongiformen Enzephalopathie (TSE) assoziierten Agenzien in TSE-Laboratorien". (TRBA 250, **4.5.2**)

Verhütung von Virusinfektionen

Sie müssen als Arbeitgeber zur Verhütung von Virusinfektionen, die durch Blut oder Körperflüssigkeiten übertragbar sind, Maßnahmen zur Postexpositionsprophylaxe gemeinsam mit dem Betriebsarzt bzw. dem ermächtigten Arzt nach §15 Biostoffverordnung festlegen. Insbesondere sind der zeitliche Ablauf der Maßnahmen und die Personen, die diese Maßnahmen durchführen, zu bestimmen.

Dabei müssen Sie den aktuellen Empfehlungsstand zur Prophylaxe nach HIV-, HBV- und HCV-Exposition des Robert Koch-Instituts im Epidemiologischen Bulletin berücksichtigen. Bei einer möglichen HIV-, HBV- oder HCV-Exposition kann sich die Notwendigkeit ergeben, den Serostatus des Beschäftigen als auch der Person zu bestimmen, von der Blut oder Körperflüssigkeiten stammen. Hierzu müssen Sie die Zustimmung der Betroffenen einholen (TRBA 250, **4.5.3**).

Zusätzliche Schutzmaßnahmen für besondere Arbeitsbereiche und Tätigkeiten

Einzelne Arbeitsbereiche und Tätigkeiten erfordern besondere Maßnahmen, die in der TRBA 250 extra aufgelistet sind.

Reinigung, Desinfektion, Sterilisation
Gebrauchte Instrumente

Bei der Reinigung gebrauchter Instrumente handelt es sich in der Regel um Tätigkeiten der Schutzstufe 2. Ausnahmen bilden Instrumente, die bei Patienten mit bekannten Erkrankungen durch Erreger der Risikogruppe 3 oder 4 eingesetzt waren. In diesem Fall sind entsprechend der Übertragungswege zusätzliche Schutzmaßnahmen zu ergreifen.

Besondere Schutzmaßnahmen sind bei der Reinigung und Sterilisation von Instrumenten erforderlich, die bei CJK- oder vCJK-Patienten (Creutzfeldt-Jakob-Krankheit) oder Patienten mit vergleichbaren spongiformen Enzephalopathien oder entsprechenden Verdachtsfällen eingesetzt waren (▶ Robert Koch-Institut. Krankenversorgung und Instrumentensterilisation bei CJK-Patienten und CJK-Verdachtsfällen (D. Simon und G. Pauli, Bundesgesundheitsblatt 7/1998, 279285) und Beschluss 603 der (ABAS) „Schutzmaßnahmen bei Tätigkeiten mit Transmissibler Spongiformen Enzephalopathie (TSE) assoziierten Agenzien in TSE-Laboratorien" (TRBA 250, **7.1.1**).

> **Cave**
> Die höchste Infektionsgefährdung liegt beim Aufbereiten der Instrumente für die Reinigung vor, da hier die Instrumente noch mit Blut, Körperflüssigkeiten oder Körpergewebe kontaminiert sind und das Verletzungsrisiko hoch ist (TRBA 250, **7.1.1**).

Manuelle Reinigung verschmutzter Instrumente

Sie sollten die manuellen Reinigungsarbeiten verschmutzter Instrumente minimieren. Sollte doch einmal eine manuelle Aufbereitung der Instrumente notwendig sein, so müssen Sie diese in einem separaten Aufbereitungsraum durchführen. Dieser muss gut lüftbar sein und darf nicht zu anderen Zwecken der offenen Lagerung, des Umkleidens oder als Sozialraum genutzt werden (TRBA 250, **7.1.4**).

Eigenschutz bei der manuellen Reinigung

Während der manuellen Reinigung der Instrumente sind lange Schutzhandschuhe, Mund-Nasen-Schutz und Schutzbrille sowie ggf. eine wasserdichte Schürze zu tragen. So vermeiden Sie mögliche Kontakte der Haut und Schleimhäute mit Erregern. Sie können auf Mund-Nasen-Schutz und Schutzbrille verzichten, wenn die manuelle Reinigung hinter einer wirksamen Abschirmung erfolgt. Schutzhandschuhmaterialien sind entsprechend dem Kontakt mit dem Desinfektionsmittel bzw. dem potenziell infektiösen Gut auszuwählen (TRBA 250, **7.1.5**).

Aerosole verhindern

Bei der manuellen Grobreinigung von Instrumenten, insbesondere bei verklebtem, angetrocknetem Material, ist die Bildung von Aerosolen zu vermeiden. Reinigen Sie sie nicht unter scharfem Wasserstrahl. Falls Instrumente im Ultraschallbad gereinigt werden, muss dieses abgedeckt oder abgesaugt werden (TRBA 250, **7.1.6**).

Spitze und scharfe Instrumente reinigen

Die eventuell notwendige manuelle Reinigung von scharfen, spitzen und schneidenden Instrumenten hat sehr sorgfältig zu erfolgen, um Verletzungen zu vermeiden (TRBA 250, **7.1.7**).

Unfälle und Verletzungen

Beachten Sie bei eingetretener Verletzung die erforderlichen Verhaltensmaßnahmen und die aktuellen Empfehlungen zur Postexpositionsprophylaxe (TRBA 250, **7.1.8**).

Umgang mit benutzter Wäsche

Wäsche, die bei Tätigkeiten nach Schutzstufe 2 und 3 anfällt, müssen Sie unmittelbar im Arbeitsbereich in ausreichend widerstandsfähigen und dichten Behältnissen sammeln. Das Einsammeln ist in der Regel der Schutzstufe 2 zuzuordnen. Transportieren Sie die Wäsche so, dass Beschäftigte den Einwirkungen von biologischen Arbeitsstoffen nicht ausgesetzt sind. Kennzeichnen Sie vor allen Dingen die Behältnisse ausreichend (TRBA 250, **7.2.1**).

Entsorgung von Abfällen

Abfälle aus Einrichtungen des Gesundheitswesens sind ordnungsgemäß einzusammeln und zu entsorgen. Hier sind die „Richtlinie über die ordnungsgemäße Entsorgung von Abfällen aus Einrichtungen des Gesundheitsdienstes" der Länderarbeitsgemeinschaft Abfall (LAGA) sowie länderspezifische Regelungen zu beachten (▶ Kap. 7.4, S. 243).

Tätigkeiten, die im Rahmen des Sammelns, Verpackens, Bereitstellens, Transportierens und Behandelns medizinischer Abfälle erfolgen, sind im Allgemeinen der Schutzstufe 2 zuzuordnen. Tätigkeiten bei der Entsorgung medizinischer Abfälle aus der Behandlung und Pflege von Menschen oder Tieren, die mit biologischen Arbeitsstoffen der Risikogruppe 3 oder 4 infiziert wurden, sind in der Gefährdungsbeurteilung gesondert zu berücksichtigen. Dabei müssen im Einzelfall je nach Infektionsrisiko die notwendigen Maßnahmen unter Berücksichtigung der örtlichen Bedingungen in Abstimmung mit dem hygienebeauftragten Arzt oder mit dem für die Hygiene Zuständigen, dem Arzt nach § 15 Biostoffverordnung bzw. Betriebsarzt und der Fachkraft für Arbeitssicherheit festgelegt werden (TRBA 250, **7.3.1**).

Sammlung und Lagerung von Abfällen

Wenn gefüllte Abfallbehältnisse bis zur weiteren Entsorgung gelagert werden müssen, haben Sie dafür Sorge zu tragen, dass diese Lagerorte bzw. Großraumlagerbehälter so gestaltet und angeordnet sind, dass durch die Art der Lagerung Beschäftigte oder Dritte nicht gefährdet werden.

Die Zuordnung und Einteilung der Abfallarten erfolgt nach den Abfallschlüsseln (AS) für Abfälle aus der humanmedizinischen oder tierärztlichen Versorgung und Forschung entsprechend der „Richtlinie über die ordnungsgemäße Entsorgung von Abfällen aus Einrichtungen des Gesundheitsdienstes" der Länderarbeitsgemeinschaft Abfall (LAGA-Richtlinie; TRBA 250, **7.3.2.1**).

Instandhaltungsarbeiten

Vor Instandhaltungsarbeiten (Wartung, Inspektion, Instandsetzung) an Geräten, die mit biologischen Arbeitsstoffen kontaminiert sein können, muss – soweit möglich – eine Desinfektion durchgeführt werden. Die Arbeitsfreigabe darf erst nach der Desinfektion erfolgen. Ist eine Desinfektion nicht möglich, ist eine spezielle Arbeitsanweisung notwendig. Instandhaltungsarbeiten sind im Hygieneplan zu berücksichtigen.

Die mit Instandhaltungsarbeiten betrauten Beschäftigten sind vor Arbeitsaufnahme gesondert zu unterweisen (TRBA 250, **7.4**).

Beschäftigte schulen und für besondere Arbeitsbereiche Vorsorge leisten

Sie fragen sich sicher immer wieder, wie schule ich mein Personal im Umgang mit biologischen Stoffen und worauf achte ich im besonderen Fall? Auch die arbeitsmedizinischen Vorsorgeuntersuchungen, die für die Heilpraktikerpraxis relevant sind, dürften ein Thema für Sie sein.

Betriebsanweisungen

Sie müssen als Arbeitgeber nach § 12 Abs. 1 und 2 Biostoffverordnung Betriebsanweisungen erstellen (▶ Kap. 2.3.2, S. 8). Allerdings kann das für nicht gezielte Tätigkeiten der Schutzstufe 1 entfallen. Ansonsten müssen Sie die Betriebsanweisung **arbeitsbereichs-, tätigkeits- und stoffbezogen** auf der Grundlage der Gefährdungsbeurteilung (▶ Kap. 5.5.4, S. 147) und der festgelegten Schutzmaßnahmen erstellen. Weisen Sie darin auf die mit den vorgesehenen Tätigkeiten verbundenen Gefahren für Ihre Beschäftigten hin. Sie sollten insbesondere festlegen:
- erforderliche Schutzmaßnahmen und Verhaltensregeln
- Anweisungen über das Verhalten im Notfall, bei Unfällen und Betriebsstörungen
- Maßnahmen der Ersten Hilfe
- Maßnahmen zur Entsorgung von kontaminierten Abfällen

- Informationen zur arbeitsmedizinischen Vorsorge einschließlich Immunisierung (TRBA 250, **5.1.1**)

Verständlich schreiben und sichtbar bereitstellen

Die Betriebsanweisungen müssen von allen Beschäftigten verstanden werden. Schreiben Sie diese deshalb in einer für alle verständlichen Form und Sprache. Sie müssen die Betriebsanweisung bekannt machen und am Arbeitsort zur Einsichtnahme auslegen oder den Beschäftigten aushändigen. Geeignete Stellen sind z. B. der Arbeitsplatz oder das Untersuchungszimmer. Sie können die Betriebsanweisung mit dem Hygieneplan kombinieren (TRBA 250, **5.1.2**).

Besondere Gefährdung

Bei besonderen Gefährdungen ist die Betriebsanweisung durch spezielle Arbeitsanweisungen zu ergänzen (TRBA 250, **5.1.3**; ► Kasten).

> **Situationen mit besonderen Gefährdungen:**
> - Umgang mit scharfen oder spitzen Gegenständen, die mit prionenhaltigem Material kontaminiert sind
> - Umgang mit aggressiven, infizierten Tieren
> - Instandhaltungsarbeiten an kontaminierten Geräten

Unterweisung

Unterweisen Sie Ihre Beschäftigten, die Tätigkeiten mit biologischen Arbeitsstoffen ausführen, anhand der Betriebsanweisung und des Hygieneplans über die auftretenden Gefahren und über die Schutzmaßnahmen. Dies gilt auch für Wartungs- und Instandhaltungspersonal einschließlich Reinigungspersonal. Diese Unterweisung müssen Sie mündlich, arbeitsplatz- und tätigkeitsbezogen mindestens jährlich durchführen.
Die Unterweisung muss ferner erfolgen:
- vor Aufnahme der Tätigkeiten
- bei Änderungen der Arbeitsbedingungen, die zu einer erhöhten Gefährdung der Beschäftigten führen können
- bei der Feststellung einer Kontamination des Arbeitsplatzes

- bei bekannt gewordenen Erkrankungen oder Infektionen, die auf Tätigkeiten mit biologischen Arbeitsstoffen zurückzuführen sein können
- wenn bei der arbeitsmedizinischen Vorsorge gesundheitliche Bedenken vom untersuchenden Arzt geäußert werden und dieser damit einhergehend eine Überprüfung des Arbeitsplatzes empfiehlt

Dokumentieren Sie den Zeitpunkt und Gegenstand der Unterweisungen und lassen Sie sich die Schulungen vom Unterwiesenen durch Unterschrift bestätigen (► **Kap. 5.6.2, S. 158**). Beschäftigte von Fremdfirmen sind vor Arbeitsaufnahme gesondert zu unterweisen. (TRBA 250, **5.2**)

Zusammenarbeit mit Fremdfirmen

Falls Beschäftigte mehrerer Arbeitgeber, insbesondere bei Instandhaltungsarbeiten, gleichzeitig tätig werden, haben die Arbeitgeber bei der Durchführung der Sicherheits- und Gesundheitsschutzbestimmungen entsprechend §8 Arbeitsschutzgesetz zusammenzuarbeiten. Sie haben die Maßnahmen zum Schutz der Beschäftigten miteinander abzustimmen (TRBA 250, **8.1**).

> **!** Beachte: Zu den Instandhaltungsarbeiten zählen auch Reinigungsarbeiten.

Arbeitsmedizinische Vorsorgeuntersuchungen

Anhang IV der Biostoffverordnung schreibt arbeitsmedizinische Vorsorgeuntersuchungen für Tätigkeiten in der Humanmedizin, Zahnmedizin und der Wohlfahrtspflege vor. Solche Tätigkeiten sind die im Anwendungsbereich der TRBA 250 genannten Tätigkeiten (TRBA 250, **9.2.1**).

Impfangebote

Der Arbeitgeber hat den Beschäftigten Impfungen anzubieten, wenn
- Tätigkeiten ausgeführt werden, bei denen es regelmäßig und in größerem Umfang zum Kontakt mit infektiösem oder potenziell infektiösem Material wie Körperflüssigkeiten, -ausscheidungen oder -gewebe kommen kann
- tätigkeitsspezifisch impfpräventable biologische Arbeitsstoffe auftreten

- fortwährend mit der Möglichkeit des Auftretens gerechnet werden muss
- das Risiko einer Infektion des Beschäftigten durch diese biologischen Arbeitsstoffe gegenüber der Allgemeinbevölkerung erhöht ist

Wenn Ihre Beschäftigten Patienten untersuchen oder behandeln, die an saisonaler Influenza erkrankt sind, müssen Sie ihnen die jeweils aktuelle Influenza-Schutzimpfung anbieten. Dies gilt auch für Tätigkeiten, die zum Betrieb der Einrichtung erforderlich sind, wie Reinigungsarbeiten, wenn sie mit einer Infektionsgefährdung verbunden sind. Das Angebot kann z.B. im Rahmen der arbeitsmedizinischen Beratung oder der Unterweisung erfolgen (§ 15a Abs. 5 Nr. 2 und § 12 Abs. 2a BioStoff V).

Im Zusammenhang mit der arbeitsmedizinischen Vorsorgeuntersuchung müssen Sie Ihren Beschäftigten eine Impfung anbieten und ermöglichen. Eine fehlende Immunisierung allein ist kein Grund, gesundheitliche Bedenken gegen die Ausübung einer Tätigkeit auszusprechen (TRBA 250, **9.4**).

> ▶ **Fazit**
> Die TRBA 250 sichern die Einhaltung gewisser Mindeststandards in Einrichtungen des Gesundheitswesens beim Umgang mit biologischen Arbeitsstoffen in Bezug auf bauliche/technische wie auch organisatorische und hygienische Maßnahmen. Darüber hinaus definiert sie auch Maßstäbe im Hinblick auf Unterweisung und Schulung von Mitarbeitern. Wenn Sie diese Vorgaben berücksichtigen, können Sie davon ausgehen, dass Sie in Bezug auf die Arbeit mit biologischen Arbeitsstoffen rechtssicher handeln. Wenn Sie den individuellen Hygieneplan für Ihre Praxis angepasst haben, dann gehen Sie die einzelnen Schritte mit Assistenten, medizinischem Fachpersonal und Reinigungspersonal (auch von Fremdfirmen) durch und fertigen über diese Schulung ein Protokoll an. Dies wiederholen Sie jährlich und überprüfen im Vorfeld den Hygieneplan.
> Sie werden nicht selten merken, dass sich von Ihnen regelmäßig bezogene Produkte ändern oder Behandlungsschritte modifiziert wurden. ▼

> ▼
> Besonders effektiv ist so eine Schulung, wenn Sie diese mit dem Betriebsarzt und der Sicherheitskraft synchronisieren.

> ▶ **Beachte:** Das individuelle Erarbeiten eines Hygieneplans ist obligatorisch (▶ Kap. 7, S. 204). Die Arbeitsschritte (hygienerelevante Prozesse) müssen Sie auch dann dokumentieren, wenn Sie alleine arbeiten. Sie müssen die Arbeitsschritte und Vorgänge in einzelnen Checklisten festhalten (▶ Kap. 6.9, S. 179). Schulungen sind natürlich nur vorgeschrieben, wenn Assistenten und/oder Mitarbeiter mit Ihnen zusammenarbeiten.

➲ Internet

TRBA 250: http://www.baua.de/de/Themen-von-A-Z/Biologische-Arbeitsstoffe/TRBA/TRBA-250.html__nnn=true

3.5.4 Gefahrstoffverordnung (GefStoffV) ◎ 62

Verordnung zum Schutz vor Gefahrstoffen
Vom 23. Dezember 2004 (BGBl. I S 3758), zuletzt geändert durch Artikel 2 der Verordnung vom 18. Dezember 2008 (BGBl. I S 2768)

Die Gefahrstoffverordnung (GefStoffV) ist eine Verordnung zum Schutz vor gefährlichen Stoffen. Dabei werden die Arbeiten mit Gefahrstoffen in 4 Schutzstufen eingeteilt. Daraus ergeben sich für Arbeitgeber unterschiedliche Maßnahmenpakete.

Das Ziel der Gefahrstoffverordnung ist, dass Mitarbeiter mit potenziellen Gefahrstoffen sicher umgehen können. Sie müssen daher Arbeitsschutzmaßnahmen nach Gefahrstoffverordnung treffen, um Gesundheitsbeeinträchtigungen zu vermeiden.

In diesem Kapitel finden Sie die entsprechenden Gesetzestexte. Was Sie in dieser Hinsicht für Ihre Praxis berücksichtigen müssen, wird in ▶ Kap. 5.5.4, S. 147 näher erläutert.

§ 1 Anwendungsbereich

(1) Diese Verordnung gilt für das Inverkehrbringen von Stoffen, Zubereitungen und Erzeugnissen, zum Schutz der Beschäftigten und anderer Personen vor Gefährdungen ihrer Gesundheit und Sicherheit durch Gefahrstoffe und zum Schutz der Umwelt vor stoffbedingten Schädigungen.

(2) Der Zweite Abschnitt gilt für das Inverkehrbringen von

1. gefährlichen Stoffen und Zubereitungen im Sinne des § 3a Abs. 1 des Chemikaliengesetzes in der Fassung der Bekanntmachung vom 20. Juni 2002 (BGBl. I S. 2090), die zuletzt durch Artikel 10 des Gesetzes vom 13. Mai 2004 (BGBl. I S. 934) geändert worden ist,

2. bestimmten Stoffen, Zubereitungen und Erzeugnissen, die nach Maßgabe der Richtlinien 76/769/ EWG, 96/59/EG oder 1999/45/EG mit zusätzlichen Kennzeichnungen zu versehen sind,

3. Biozid-Produkten im Sinne von § 3b Abs. 1 Nr. 1 des Chemikaliengesetzes, die nicht gefährliche Stoffe oder Zubereitungen im Sinne des § 3a des Chemikaliengesetzes sind,

4. biologischen Arbeitsstoffen, die als Biozid-Produkte in den Verkehr gebracht werden.

Der Zweite Abschnitt gilt nicht für Lebensmittel oder Futtermittel in Form von Fertigerzeugnissen, die für den Endverbraucher bestimmt sind.

(3) Der Dritte bis Sechste Abschnitt gelten zum Schutz der Beschäftigten gegen tatsächliche oder mögliche Gefährdungen ihrer Gesundheit und Sicherheit durch Wirkungen von Stoffen, Zubereitungen und Erzeugnissen, mit denen Tätigkeiten durchgeführt werden oder die bei Tätigkeiten entstehen. Sie gelten auch, wenn als unmittelbare Folge von Tätigkeiten nach Satz 1 die Gesundheit und Sicherheit anderer Beschäftigter oder Personen gefährdet werden können.

(4) Der Dritte Abschnitt gilt auch für die Beförderung gefährlicher chemischer Stoffe und Zubereitungen. Unberührt bleiben die Bestimmungen des Gesetzes über die Beförderung gefährlicher Güter und die darauf gestützten Rechtsverordnungen.

(…)

§ 7 Informationsermittlung und Gefährdungsbeurteilung

(1) Bei der Beurteilung der Arbeitsbedingungen nach § 5 des Arbeitsschutzgesetzes vom 7. August 1996 (BGBl. I S. 1246), zuletzt geändert durch Artikel 11 Nr. 20 des Gesetzes vom 30. Juli 2004 (BGBl. I S. 1950), hat der Arbeitgeber zunächst festzustellen, ob die Beschäftigten Tätigkeiten mit Gefahrstoffen durchführen oder ob Gefahrstoffe bei diesen Tätigkeiten entstehen oder freigesetzt werden. Ist dies der Fall, so hat er alle hiervon ausgehenden Gefährdungen für die Gesundheit und Sicherheit der Beschäftigten unter folgenden Gesichtspunkten zu beurteilen:

1. gefährliche Eigenschaften der Stoffe oder Zubereitungen,

2. Informationen des Herstellers oder Inverkehrbringers zum Gesundheitsschutz und zur Sicherheit insbesondere im Sicherheitsdatenblatt nach § 6,

3. Ausmaß, Art und Dauer der Exposition unter Berücksichtigung aller Expositionswege; dabei sind die Ergebnisse nach § 9 Abs. 4 und § 10 Abs. 2 zu berücksichtigen,

4. physikalisch-chemische Wirkungen,

5. Möglichkeiten einer Substitution,

6. Arbeitsbedingungen und Verfahren, einschließlich der Arbeitsmittel und der Gefahrstoffmenge,

7. Arbeitsplatzgrenzwerte und biologische Grenzwerte,

8. Wirksamkeit der getroffenen oder zu treffenden Schutzmaßnahmen,

9. Schlussfolgerungen aus durchgeführten arbeitsmedizinischen Vorsorgeuntersuchungen.

Der Arbeitgeber darf eine Tätigkeit mit Gefahrstoffen erst aufnehmen lassen, nachdem eine Gefährdungsbeurteilung vorgenommen wurde und die erforderlichen Schutzmaßnahmen getroffen wurden.

(2) Der Arbeitgeber hat sich die für die Gefährdungsbeurteilung notwendigen Informationen beim Inverkehrbringer oder bei anderen ohne weiteres zugänglichen Quellen zu beschaffen. Soweit geeignet, gehört zu diesen Informationen auch die besondere Beurteilung hinsichtlich der Gefährdung für die Verwender, die auf der Grundlage von EG-Vorschriften für chemische Stoffe erstellt wird. Insbesondere hat der Arbeitgeber die ihm gemäß Titel IV der Verordnung (EG) Nr. 1907/2006 zur Verfügung gestellten Informationen zu beachten; dazu gehören Sicher-

heitsdatenblätter und die Informationen zu Stoffen oder Zubereitungen, für die kein Sicherheitsdatenblatt zu erstellen ist. Sofern die EG-Vorschriften keine Informationspflicht (zum Beispiel ein Sicherheitsdatenblatt) vorsehen, hat der Inverkehrbringer dem Arbeitgeber auf Anfrage alle Informationen über die Gefahrstoffe zur Verfügung zu stellen, die zur Anwendung von Satz 1 und 2 erforderlich sind. Stoffe und Zubereitungen, die nicht vom Inverkehrbringer gemäß 5 Abs. 1 oder 2 eingestuft und gekennzeichnet worden sind, hat der Arbeitgeber gemäß der Richtlinie 67/548/EWG oder 1999/45/EG selbst einzustufen, zumindest aber die von den Stoffen oder Zubereitungen ausgehenden Gefährdungen für die Beschäftigten zu ermitteln. Dies gilt auch für Tätigkeiten mit Gefahrstoffen, die nicht gekennzeichnet sind oder die keinem Gefährlichkeitsmerkmal nach § 3a des Chemikaliengesetzes zugeordnet werden können, die aber aufgrund ihrer physikalischen, chemischen oder toxischen Eigenschaften und der Art und Weise, wie sie am Arbeitsplatz verwendet werden oder vorhanden sind, eine Gefährdung für die Gesundheit und die Sicherheit der Beschäftigten darstellen können.

(3) Der Arbeitgeber hat festzustellen, ob die verwendeten Stoffe, Zubereitungen oder Erzeugnisse bei Tätigkeiten, auch unter Berücksichtigung verwendeter Arbeitsmittel, Verfahren und der Arbeitsumgebung sowie ihrer möglichen Wechselwirkungen, *zu Brand- oder Explosionsgefahren führen können.* Insbesondere ist zu ermitteln, ob die Stoffe, Zubereitungen oder Erzeugnisse aufgrund ihrer Eigenschaften und der Art und Weise, wie sie am Arbeitsplatz verwendet werden oder dort vorhanden sind, explosionsfähige Gemische bilden können. Bei nichtatmosphärischen Bedingungen sind auch die möglichen Veränderungen der für den Explosionsschutz relevanten sicherheitstechnischen Kenngrößen zu ermitteln und zu berücksichtigen.

(4) Bei der Gefährdungsbeurteilung sind auch Tätigkeiten innerhalb des Unternehmens oder Betriebs zu berücksichtigen, bei denen anzunehmen ist, dass auch nach Ausschöpfung sämtlicher technischer Maßnahmen die Möglichkeit einer Exposition besteht (zum Beispiel Wartungsarbeiten). Darüber hinaus sind auch andere Tätigkeiten wie zum Beispiel Bedien- und Überwachungstätigkeiten zu berücksichtigen, sofern diese zu einer Gefährdung von Beschäftigten durch Gefahrstoffe führen können.

(5) Die mit den Tätigkeiten verbundenen inhalativen, dermalen und physikalisch-chemischen Gefährdungen sind unabhängig voneinander zu beurteilen und in der Gefährdungsbeurteilung zusammen zu führen. Treten bei einer Tätigkeit mehrere Gefahrstoffe gleichzeitig auf, ist eine mögliche Wechsel- oder Kombinationswirkung der Gefahrstoffe mit Einfluss auf die Gesundheit und Sicherheit der Beschäftigten bei der Gefährdungsbeurteilung zu berücksichtigen.

(6) Der Arbeitgeber hat die Gefährdungsbeurteilung unabhängig von der Zahl der Beschäftigten nach Maßgabe des Satzes 2 und vor Aufnahme der Tätigkeit zu dokumentieren. In der Dokumentation ist anzugeben, welche Gefährdungen am Arbeitsplatz auftreten können und welche Maßnahmen gemäß dem Dritten und Vierten Abschnitt durchgeführt werden müssen. Im Falle von Tätigkeiten mit geringer Gefährdung nach Abs. 9 ist keine detaillierte Dokumentation erforderlich. In allen anderen Fällen ist nachvollziehbar zu begründen, wenn auf eine detaillierte Dokumentation verzichtet wird. Die Gefährdungsbeurteilung ist zu aktualisieren, wenn maßgebliche Veränderungen dies erforderlich machen oder wenn sich eine Aktualisierung aufgrund der Ergebnisse der arbeitsmedizinischen Vorsorge als notwendig erweist.

(7) Die Gefährdungsbeurteilung darf nur von fachkundigen Personen durchgeführt werden. Verfügt der Arbeitgeber nicht selbst über die entsprechenden Kenntnisse, so hat er sich fachkundig beraten zu lassen. Fachkundige Personen sind insbesondere der Betriebsarzt und die Fachkraft für Arbeitssicherheit. Der Arbeitgeber kann bei der Festlegung der Maßnahmen eine Gefährdungsbeurteilung übernehmen, die ihm der Hersteller oder Inverkehrbringer mitgeliefert hat, sofern er seine Tätigkeit entsprechend den dort gemachten Angaben und Festlegungen durchführt.

(8) Der Arbeitgeber hat ein Verzeichnis der im Betrieb verwendeten Gefahrstoffe zu führen, in dem auf die entsprechenden Sicherheitsdatenblätter verwiesen wird. Dies gilt nicht für Gefahrstoffe, die bei Tätigkeiten nach Abs. 9 nur zu einer geringen Gefährdung der Beschäftigten führen. Das Verzeichnis muss allen betroffenen Beschäftigten und ihren Vertretern zugänglich sein.

(9) Ergibt sich aus der Gefährdungsbeurteilung für bestimmte Tätigkeiten aufgrund
1. der Arbeitsbedingungen,

2. einer nur geringen verwendeten Stoffmenge und
3. einer nach Höhe und Dauer niedrigen Exposition insgesamt eine nur geringe Gefährdung der Beschäftigten und reichen die nach § 8 Abs. 1 bis 8 ergriffenen Maßnahmen zum Schutz der Beschäftigten aus, so müssen keine weiteren Maßnahmen nach den §§ 9 bis 17 getroffen werden (Schutzstufe 1).
(...)

§ 8 Grundsätze für die Verhütung von Gefährdungen; Tätigkeiten mit geringer Gefährdung (Schutzstufe 1)

(1) Im Rahmen seiner Verpflichtung, die Gesundheit und die Sicherheit der Beschäftigten bei allen Tätigkeiten mit Gefahrstoffen sicherzustellen, hat der Arbeitgeber die erforderlichen Maßnahmen nach dem Arbeitsschutzgesetz und zusätzlich die in dieser Verordnung genannten Maßnahmen zu treffen. Dabei hat er vorrangig die vom Bundesministerium für Arbeit und Soziales nach § 21 Abs. 4 bekannt gemachten Regeln und Erkenntnisse des Ausschusses für Gefahrstoffe zu beachten. Bei Einhaltung der in Satz 2 genannten Regeln und Erkenntnisse ist in der Regel davon auszugehen, dass die in der Verordnung gestellten entsprechenden Anforderungen erfüllt sind. Von diesen Regeln und Erkenntnissen kann abgewichen werden, wenn durch andere Maßnahmen zumindest in vergleichbarer Weise der Schutz der Gesundheit und die Sicherheit der Beschäftigten gewährleistet wird. Dies ist in der Dokumentation der Gefährdungsbeurteilung zu begründen.

(2) Die Gefährdung der Gesundheit und der Sicherheit der Beschäftigten bei Tätigkeiten mit Gefahrstoffen ist durch folgende Maßnahmen zu beseitigen oder auf ein Minimum zu reduzieren:
1. Gestaltung des Arbeitsplatzes und Arbeitsorganisation,
2. Bereitstellung geeigneter Arbeitsmittel für Tätigkeiten mit Gefahrstoffen und entsprechende Wartungsverfahren zur Gewährleistung der Gesundheit und Sicherheit der Beschäftigten bei der Arbeit,
3. Begrenzung der Anzahl der Beschäftigten, die Gefahrstoffen ausgesetzt sind oder ausgesetzt sein können,
4. Begrenzung der Dauer und des Ausmaßes der Exposition,
5. angemessene Hygienemaßnahmen, insbesondere die regelmäßige Reinigung des Arbeitsplatzes,
6. Begrenzung der am Arbeitsplatz vorhandenen Gefahrstoffe auf die für die betreffende Tätigkeit erforderliche Menge,
7. geeignete Arbeitsmethoden und Verfahren, welche die Gesundheit und Sicherheit der Beschäftigten nicht beeinträchtigen, einschließlich Vorkehrungen für die sichere Handhabung, Lagerung und Beförderung von Gefahrstoffen und von Abfällen, die Gefahrstoffe enthalten, am Arbeitsplatz.

Die Kontamination des Arbeitsplatzes und die Gefährdung der Beschäftigten ist so gering wie möglich zu halten. Der Arbeitgeber hat die Funktion und die Wirksamkeit der technischen Schutzmaßnahmen regelmäßig, mindestens jedoch jedes dritte Jahr, zu überprüfen; das Ergebnis der Prüfung ist aufzuzeichnen.

(3) Bei Tätigkeiten nach § 7 Abs. 2 Satz 6 hat der Arbeitgeber entsprechend der Gefährdungsbeurteilung geeignete Maßnahmen nach den §§ 8 bis 15, 17 und 18 zu treffen.

(4) Der Arbeitgeber hat sicherzustellen, dass alle bei Tätigkeiten verwendeten Stoffe und Zubereitungen identifizierbar sind. Gefährliche Stoffe und Zubereitungen sind innerbetrieblich mit einer Kennzeichnung zu versehen, die wesentliche Informationen zu ihrer Einstufung, den mit ihrer Handhabung verbundenen Gefahren und den zu beachtenden Sicherheitsmaßnahmen enthält. Vorzugsweise ist die Kennzeichnung zu wählen, die den Vorgaben der Richtlinie 67/548/EWG oder 1999/45/EG entspricht. Der Arbeitgeber stellt ferner sicher, dass Apparaturen und Rohrleitungen, die Gefahrstoffe enthalten, so gekennzeichnet sind, dass mindestens die enthaltenen Gefahrstoffe sowie die davon ausgehenden Gefahren eindeutig identifizierbar sind. Kennzeichnungspflichten nach anderen Rechtsvorschriften bleiben unberührt.

(5) Solange der Arbeitgeber den Verpflichtungen der Absätze 3 und 4 nicht nachgekommen ist, darf er Tätigkeiten mit den dort genannten Stoffen und Zubereitungen nicht durchführen lassen. Die Sätze 2 und 3 des Absatzes 4 gelten nicht für neue Stoffe in wissenschaftlichen Laboratorien, solange eine Exposition der Beschäftigten bei Tätigkeiten mit diesen Stoffen vermieden wird.

(6) Gefahrstoffe sind so aufzubewahren oder zu lagern, dass sie die menschliche Gesundheit und die Umwelt nicht gefährden. Es sind dabei Vorkehrungen zu treffen, um Missbrauch oder Fehlgebrauch

zu verhindern. Bei der Aufbewahrung zur Abgabe oder zur sofortigen Verwendung müssen die mit der Verwendung verbundenen Gefahren und eine vorhandene Kennzeichnung nach Abs. 4 erkennbar sein.

(7) Gefahrstoffe dürfen nicht in solchen Behältern aufbewahrt oder gelagert werden, durch deren Form oder Bezeichnung der Inhalt mit Lebensmitteln verwechselt werden kann. Gefahrstoffe dürfen nur übersichtlich geordnet und nicht in unmittelbarer Nähe von Arzneimitteln, Lebens- oder Futtermitteln einschließlich deren Zusatzstoffe aufbewahrt oder gelagert werden.

(8) Gefahrstoffe, die nicht mehr benötigt werden, und Behältnisse, die geleert worden sind, die aber noch Reste von Gefahrstoffen enthalten können, sind sicher zu handhaben, vom Arbeitsplatz zu entfernen, zu lagern oder sachgerecht zu entsorgen.

§9 Grundmaßnahmen zum Schutz der Beschäftigten (Schutzstufe 2)

(1) Der Arbeitgeber hat dafür zu sorgen, dass die durch einen Gefahrstoff bedingte Gefährdung der Gesundheit und Sicherheit der Beschäftigten bei der Arbeit durch die in der Gefährdungsbeurteilung festgelegten Maßnahmen beseitigt oder auf ein Minimum verringert wird. Um dieser Verpflichtung nachzukommen, hat der Arbeitgeber vorrangig eine Substitution durchzuführen. Insbesondere hat er Tätigkeiten mit Gefahrstoffen zu vermeiden oder Gefahrstoffe durch Stoffe, Zubereitungen oder Erzeugnisse oder Verfahren zu ersetzen, die unter den jeweiligen Verwendungsbedingungen für die Gesundheit und Sicherheit der Beschäftigten nicht oder weniger gefährlich sind.

3.5.5 Transfusionsgesetz (TFG) 🔘 73

Gesetz zur Regelung des Transfusionswesens
Vom 01.07.1998; in der Fassung der Bekanntmachung vom 28. August 2007 (BGBl. I S. 2169), zuletzt geändert durch Artikel 12 des Gesetzes vom 17. Juli 2009 (BGBl. I S. 1990).

Das 1998 beschlossene TFG verfolgt das Ziel, eine sichere Gewinnung von Blut und Blutbestandteilen sowie eine gesicherte und sichere Versorgung der Bevölkerung mit Blutprodukten zu gewährleisten. Es war eine Reaktion auf Vorkommnisse im Jahr 1993, bei denen HIV-verseuchtes Blut an Patienten verabreicht worden war. Das TFG erfasst sowohl die allogene als auch die autologe Übertragung von Blut und somit auch die sog. „Eigenblutspende". Dies wirft die Frage auf, ob und ggf. inwieweit die von vielen Heilpraktikern angewandte Eigenblutbehandlung in den Anwendungsbereich des TFG fällt, sodass die Vorgaben des TFG vom Heilpraktiker bei Eigenblutbehandlungen zu beachten wären. Nach Tamm [15, 16] ist dies zu verneinen. Denn die klassische Eigenblutbehandlung besteht lediglich darin, das Blut des Patienten mit einem Ozon-Sauerstoff-Gemisch anzureichern und ansonsten unverändert sofort wieder zu retransfundieren. Die klassische Eigenblutbehandlung stellt daher keine Blutzubereitung dar und fällt weder unter §4 Abs. 2 AMG noch unter §2, Satz 1, Nr. 3 TFG. Um diesbezüglich zu einer anderen Einschätzung zu gelangen, müsste das Patientenblut nach Ansicht von Tamm noch einer weitergehenden Behandlung oder Bearbeitung unterzogen werden.

Die Eigenblutbehandlung wird zwar durch die Regelungen des AMG erfasst, da das dem Patienten entnommene und schließlich wieder retransfundierte Blut Arzneimittel im Sinne des §2 Abs. 1, Nr. 1 AMG n. F. ist. Dennoch benötigt der Heilpraktiker zu ihrer Durchführung keine Herstellungserlaubnis, solange er sich in den Grenzen bewegt, die §13 Abs. 2 b AMG n.F. aufstellt. Demnach bedarf eine Person, die Arzt oder sonst zur Ausübung der Heilkunde bei Menschen befugt ist, soweit die Arzneimittel unter ihrer fachlichen Verantwortung zum Zwecke der persönlichen Anwendung bei einer bestimmten Patienten hergestellt wird, keiner Erlaubnis nach §13 Abs. 1. Er muss sich allerdings an die Anzeigepflicht halten (▶ §67 AMG, ▶ Kap. 3.4.9, S. 48).

Auch §§28 und 33 TFG verdeutlichen den Willen des Gesetzgebers, dass Eigenblutbehandlungen zu naturheilkundlichen Therapiezwecken nicht unter die Bestimmungen des Gesetzes fallen sollen. Dabei wird zwar explizit nur die homöopathische Anwendung genannt, aber durch den Bezug auf „geringfügige Blutmengen" kann gefolgert werden, dass alle typischen Eigenblutbehandlungen nicht mit dem TFG gesetzlich geregelt werden. §33 sichert durch den Bestandsschutz die Eigenblutbehandlung für Heilpraktiker ab, die im § 28 nicht so umfassend beschrieben ist.

§ 28 Ausnahmen vom Anwendungsbereich

Dieses Gesetz findet keine Anwendung auf die Entnahme einer geringfügigen Menge Blut zu diagnostischen Zwecken, auf homöopathische Eigenblutprodukte, autologes Blut zur Herstellung von biotechnologisch bearbeiteten Gewebeprodukten und auf die Entnahme einer geringfügigen Menge Eigenblut zur Herstellung von Produkten für die zahnärztliche Behandlung, sofern diese Produkte in der Zahnarztpraxis auf der Grundlage des von der Bundeszahnärztekammer festgestellten und in den Zahnärztlichen Mitteilungen veröffentlichten Standes der medizinischen Wissenschaft und Technik hergestellt und angewendet werden.

§ 33

Wer bei Inkrafttreten dieses Gesetzes die Tätigkeit der Anwendung von Blutprodukten ausübt und die Voraussetzungen der in diesem Zeitpunkt geltenden Vorschriften erfüllt, darf diese Tätigkeit weiter ausüben.

Keine Eigenblutspende

Heilpraktiker dürfen keine Blutentnahmen für eine Blut- oder Eigenblutspende, auch nicht innerhalb einer Spendeeinrichtung selbstständig vornehmen, da das TFG für diese Spenden ein Arztgebot vorgibt (§ 4).

§ 4 Anforderungen an die Spendeeinrichtungen

Eine Spendeeinrichtung darf nur betrieben werden, wenn
1. *eine ausreichende personelle, bauliche, räumliche und technische Ausstattung vorhanden ist,*
2. *die Spendeeinrichtung oder der Träger von Spendeeinrichtungen eine leitende ärztliche Person bestellt hat, die die erforderliche Sachkunde nach dem Stand der medizinischen Wissenschaft besitzt, und*
3. *bei der Durchführung der Spendeentnahmen von einem Menschen eine ärztliche Person vorhanden ist.*

Die leitende ärztliche Person nach Satz 1 Nr. 2 kann zugleich die ärztliche Person nach Satz 1 Nr. 3 sein. Der Schutz der Persönlichkeitssphäre der spendenden Personen, eine ordnungsgemäße Spendeentnahme und die Voraussetzungen für eine notfallmedizinische Versorgung der spendenden Personen sind sicherzustellen.

§ 5 Auswahl der spendenden Personen

(1) Es dürfen nur Personen zur Spendeentnahme zugelassen werden, die unter der Verantwortung einer ärztlichen Person nach dem Stand der medizinischen Wissenschaft und Technik für tauglich befunden worden sind und die Tauglichkeit durch eine ärztliche Person festgestellt worden ist. Die Zulassung zur Spendeentnahme soll nicht erfolgen, soweit und solange die spendewillige Person nach Richtlinien der Bundesärztekammer von der Spendeentnahme auszuschließen oder zurückzustellen ist.

(...)

Der letzte Satz in § 5 TFG hatte in der Vergangenheit folgenschwere Auswirkungen. So haben die Richtlinien der Bundesärztekammer als **Ausschlusskriterium für Spendenentnahmen** definiert, dass zuvor keine zurückliegende Akupunkturbehandlung durch einen Heilpraktiker durchgeführt worden sein durfte. Offensichtlich wird hier diskriminierend unterstellt, dass eine Akupunkturbehandlung durch einen Heilpraktiker ein höheres Risiko eine Übertragung von Infektionskrankheiten beinhaltet.

3.5.6 Aushangpflichtige Regelwerke

Sobald Sie als Praxisinhaber einen Mitarbeiter haben, gelten Sie als Arbeitgeber und müssen damit Ihre Mitarbeiter über bestimmte arbeitsrechtliche Vorschriften (hauptsächlich Arbeitnehmerschutzvorschriften) durch Aushang oder Auslage des jeweiligen Gesetzestextes informieren. Diese Informationen müssen Sie in einem für alle **frei zugänglichen Bereich** zur Einsicht aufbewahren, sodass jeder Mitarbeiter ohne große Mühen und ohne bei Ihnen danach fragen zu müssen davon Kenntnis nehmen kann.

Die Verordnungen müssen auf dem **aktuellsten Stand** sein, daher empfiehlt sich die regelmäßige Aktualisierung. Wenn Sie einen Computerarbeitsplatz haben, der für alle Mitarbeiter jederzeit frei zugänglich ist, können Sie die aushangpflichtigen Gesetze Ihren Mitarbeitern auch in elektronischer Form anbieten. Bei Verstoß gegen die Aushangpflichten können von den Behörden **Bußgelder** bis zu einer Höhe von 2500 EUR verhängt werden.

Es gibt eine Reihe von Verlagen, die regelmäßig aktualisierte aushangfähige Broschüren anbieten, die Sie in der Praxis aushängen können. Das erspart Ihnen die Suche nach den aktuellen Gesetzesänderungen (▶ **Kap. 5.6.1, S. 154**).

Folgende Gesetze sind u. a. grundsätzlich aushangpflichtig. Für Sie als Heilpraktiker wäre es ratsam, wenn Sie zumindest die grün markierten in der Praxis ausliegen haben. Diese finden Sie auch auf der beiliegenden CD-ROM.

- Allgemeines Gleichbehandlungsgesetz (AGG) 76
- Arbeitsgerichtsgesetz (ArbGG) 77
- Arbeitsschutzgesetz (ArbSchG) 78
- Arbeitssicherheitsgesetz (ASiG) 79
- Arbeitsstättenverordnung (ArbStättV) 80
- Arbeitszeitgesetz (ArbZG) 81
- Bundeselterngeld- und Elternzeitgesetz (BEEG)
- Bildschirmarbeitsverordnung (BildscharbV) 82
- Heimarbeitsgesetz (HAG)
- Jugendarbeitsschutzgesetz (JArbSchG)
- Jugendarbeitsschutzuntersuchungsverordnung (JArbSchUV)
- Kinderarbeitsschutzverordnung (KindArbSchV)
- Ladenschlussgesetz (LadSchlG)
- Mutterschutzgesetz (MuSchG) 83
- Verordnung über den Verkauf bestimmter Waren an Sonn- und Feiertagen (SonntagsVerkVO)

Literatur

[1] **Bierbach E.** Naturheilpraxis heute. 4. Aufl. München: Elsevier; 2009

[2] **Bramhoff HG.** Nicht in die Abmahnfalle stolpern. In: DHZ 2007; 6: 83–86

[3] **Bramhoff HG.** Nicht in die Abmahnfalle stolpern. In: DHZ 2008; 1: 84–86

[4] **Bundesärztekammer/Kassenärztliche Bundesvereinigung.** Empfehlungen zur ärztlichen Schweigepflicht, Datenverarbeitung und Datenschutz in der Arztpraxis. Deutsches Ärzteblatt 2008; 19: 1026–1030

[5] **Classen C, Kämper S.** Welche Folgen hat eine Anpassung des AMG an europäische Vorgaben? In: DHZ 2009; 2: 13–17

[6] **Kämper S (Hrsg.).** BDH-Praxishandbuch. Updates 1–6. Warendorf: BDH-Eigenverlag; 2000

[7] **Kämper S.** TRBA 250 und Hygienerichtlinie – mehr als ein lästiges Übel. In: DHZ 2008; 3: 52–54

[8] **Kämper S.** Primäres Anliegen der TRBA 250: Infektionsrisiken vermeiden. In: DHZ 2008; 4: 52–55

[9] **Kämper S.** Primäres Anliegen der TRBA 250: Infektionsrisiken vermeiden. In: DHZ 2008; 4: 52–55

[10] **Kämper S.** TRBA 250: Schutzmaßnahmen berücksichtigen zum Wohl des Patienten und Personals. In: DHZ 2008; 5: 56–58

[11] **Kämper S.** TRBA 250: Beschäftigte schulen und für besondere Arbeitsbereiche Vorsorge leisten. In: DHZ 2008; 6: 52–54

[12] **Kämper S.** Infektionsprävention in Diagnostik und Therapie – die Hygienerichtlinie des RKI. In: DHZ 2009; 1: 53–54

[13] **Krieger S.** Rechtskunde für Heilpraktiker. 2. Aufl. Stuttgart: Sonntag; 2008

[14] **Deutsch E, Lippert HD.** Kommentar zum Arzneimittelgesetz (AMG). 2. Aufl. Berlin: Springer; 2007

[15] **Tamm B.** Anwendbarkeit des Transfusionsgesetzes auf die Eigenblutbehandlung. In: DHZ 2008; 3: 13–15

[16] **Tamm B.** Welche Rechtsfolgen haben die 15. AMG-Novelle und die Änderung des TFG (Transfusionsgesetz) für die Eigenblutbehandlung? In: DHZ 2010; 5: 14–16

[17] Gesetzestexte http://www.gesetze-im-internet.de/aktuell.html. Die in diesem Buch enthaltenen Gesetze haben alle den Stand Juli 2010.

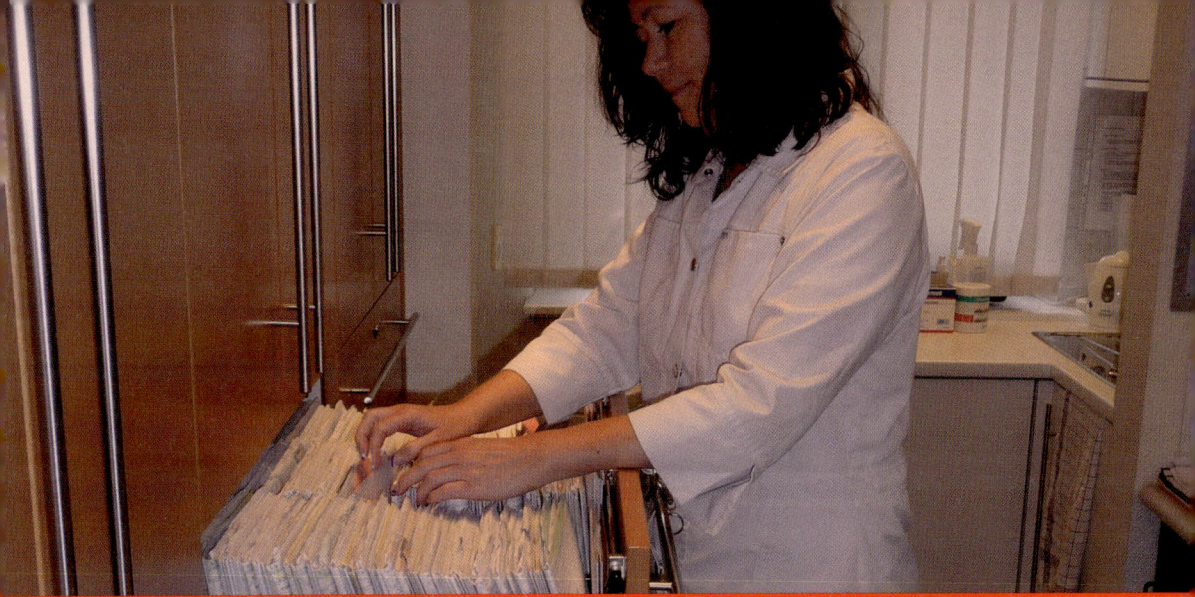

Teil II
Praxisorganisation

4	Praxisverwaltung	92
5	Allgemeine Praxisführung	122
6	Medizinische Praxisführung	159
7	Praxishygiene	204

4 Praxisverwaltung

Sie haben Ihre Heilpraktikerprüfung erfolgreich bestanden, sind motiviert und möchten nun mit einer eigenen Praxis in den Praxisalltag starten. Bevor Sie jedoch eine Heilpraktikerpraxis gründen, sollten Sie sich mit den dafür notwendigen Überlegungen und Vorschriften vertraut machen. Um die Grundlage für eine erfolgreiche Praxis zu schaffen, sind beispielsweise von Anfang an Kenntnisse zu baulichen Voraussetzungen, notwendigen Versicherungen sowie zur Buchhaltung unabdingbar. In diesem Kapitel finden Sie dazu Tipps und Informationen. Sie erfahren aber auch mehr zum Thema Vor- und Nachteile von Assistenten, zu juristischen Formen der Selbstständigkeit sowie Informationen zu einer Praxisübernahme.

4.1 Einleitung

Die Praxisorganisation stellt einen ganz wesentlichen Teil Ihres beruflichen Erfolgs als Heilpraktiker dar. Sind Ihnen wichtige Details zu Praxisverwaltung und -führung bekannt, ist auch der wirtschaftliche Erfolg auf dem besten Weg. Angehende Heilpraktiker müssen sich in der Regel Informationen zur Praxisgründung immer noch mühsam selbst zusammensammeln. Egal, ob Sie eine gut funktionierende Praxis übernehmen oder neue Praxisräume anmieten oder im eigenen Haus eine Praxis einrichten möchten: immer haben Sie gesetzliche Bestimmungen und bauliche Anforderungen zu erfüllen.

In diesem Kapitel finden Sie die wichtigsten Details und wertvolle Tipps, die Sie bei einer **Praxisgründung, Praxisübernahme, Praxisgemeinschaft** sowie zur **allgemeinen Praxisverwaltung** beachten müssen. Es geht einerseits um gesetzliche Bestimmungen sowie bauliche Voraussetzungen, die unumgänglich sind. Andererseits sollen Ihnen wesentliche Informationen zu Steuern und Buchhaltung, zu juristischen Formen der Selbstständigkeit sowie zur Einstellung von Personal oder einer Assistenz helfen, richtige Entscheidungen zu treffen. Die detaillierten und übersichtlichen Darstellungen von Vor- und Nachteilen sowie Tipps und Fallbeispiele können Ihnen als Entscheidungshilfe und Leitfaden dienen. Gerade bei einer Praxisgründung und/ oder -übernahme sind Musterverträge und sog. Checklisten eine sehr gute Hilfestellung, um Stolpersteine aus dem Weg zu räumen oder leicht zu vergessende Details Schritt für Schritt abzuarbeiten.

4.2 Gewerbe-Mietvertrag

Da Praxisräume nicht zu Wohnzwecken dienen, ist ein Gewerbe-Mietvertrag abzuschließen.

Lesen Sie den Gewerbemietvertrag gründlich durch. Wenn mehrere Optionen zur Auswahl stehen, die sich stark widersprechen, muss durch Streichung oder Ankreuzen der zutreffenden Option eindeutig markiert sein, welche Vereinbarung Sie mit dem Vermieter getroffen haben. Das erspart Ihnen Ärger und kann von großem Vorteil sein, wenn es zu einer Auseinandersetzung mit dem Vermieter kommen sollte.

> **P Praxistipp**
> Verwenden Sie einen Standardmietvertrag für Gewerberäume. Füllen Sie ihn Punkt für Punkt sorgfältig aus. Nicht Zutreffendes unbedingt streichen, sodass der Vertrag nichts Missverständliches enthält.

Im Mietvertrag sollte vermerkt sein, dass Sie Praxisräume für die **Nutzung einer Heilpraktikerpraxis** anmieten. Ideal wäre es, wenn der Vermieter akzeptierte, dass folgender Vermerk zu Ihren Gunsten eingefügt wird: „Alle Umbaumaßnahmen, die für eine behördliche Genehmigung erforderlich sind, werden vom Vermieter genehmigt und ausgeführt."

Wenn der Vermieter Ihren Wunsch nicht akzeptiert, heißt es für Sie als Mieter, die erforderlichen baulichen Voraussetzungen zu kennen. Nur so können Sie das Ausmaß einer möglichen finanziellen Investition richtig einschätzen.

Fragen Sie vor Vertragsabschluss nach den **Abstandskosten für Stellplätze/ Parkplätze** am geplanten Praxisort, sofern keine eigenen Parkplätze vorhanden sind.

> **Anbringen eines Praxisschilds**
> Die Stelle(n), an der (denen) Sie das (die) Praxisschild(er) (▶ **Kap. 8.4.4, S. 261**) anbringen, können Sie bereits im Mietvertrag schriftlich festhalten. Damit ist klar definiert, ob sie ein Praxisschild an der Hausfassade neben dem Eingang anbringen dürfen. Falls die zurückgesetzte Lage Ihrer Praxis 2 oder mehrere Praxisschilder als Werbemaßnahme erforderlich macht und diese in den öffentlichen Raum (Gehweg) ragen, sind die Schilder genehmigungspflichtig. Die Anfrage auf Genehmigung stellen Sie mit dem Bauantrag.

4.2.1 Mietzeit

Ein langer Mietzeitraum gibt Sicherheit und kann sogar die Miethöhe festschreiben, verpflichtet aber auch zur Vertragserfüllung. Bei vorzeitiger Praxisaufgabe kann der Vermieter die gesamte Miete des im Mietvertrag festgeschriebenen Zeitraumes verlangen! In der Regel wird eine befristete Mietzeit vereinbart (z. B. 5 Jahre), die sich jährlich oder um einen festgelegten Zeitraum verlängert, wenn nicht rechtzeitig zu einem bestimmten Termin gekündigt wird. Sie haben aber die Möglichkeit nach einer bestimmten vereinbarten Zeit (z. B. 5 Jahre) das Mietverhältnis zu beenden.

> **Ⓟ Praxistipp**
> Vereinbaren Sie eine Mietzeit, die gut überschaubar ist (z. B. 5 Jahre). Während dieser Zeit ist das Mietverhältnis nicht ordentlich unter Einhaltung der Kündigungsfrist kündbar. Eine außerordentliche Kündigung bei Vorliegen eines wichtigen Grunds ist aber möglich.
> Möchte eine Partei den Mietvertrag vor Ablauf beenden und hat keinen außerordentlichen Kündigungsgrund, so ist dies nur mit einem Aufhebungsvertrag möglich.

4.2.2 Praxis in Eigentumsräumen

Es ist zwar sehr schön, wenn Sie Ihren Traum von der Praxis in Eigentumsräumen verwirklichen können. Aber aus steuerlicher Sicht ist dieses Vorhaben nicht sehr optimal, denn Sie schaffen damit folgende Konstellation: Sie setzen alle Ausgaben für die Praxis, einschließlich den Gebäudewert, als Abschreibung anteilig ab. Dadurch wird Ihr Privateigentum aber auch zum Betriebsvermögen. Im Falle eines Verkaufs wird dieser Anteil als Veräußerungsgewinn voll steuerpflichtig!

> **❗ Beachte:** Es wäre ideal, wenn der Immobilienbesitzer der Ehepartner ist. Sie vereinbaren eine marktübliche Miete, die Sie als Praxisinhaber an Ihren Ehepartner zahlen.

Für den Praxisinhaber ist diese Miete dann eine Ausgabe, für den Gebäudebesitzer ist dieser Betrag eine Einnahme, was bei gemeinsamer Steuererklärung (▶ **Kap. 4.6.3, S. 104**) kostenneutral wäre. Alle Investitionen (z. B. Reparaturen) wirken sich beim Gebäudebesitzer dann steuermindernd aus. Vorteil: Das Gebäude bleibt in Privatbesitz und wird auch nicht teilweise Betriebsvermögen. Ein späterer Verkauf lässt den Erlös im vollen Umfang steuerfrei, wenn er außerhalb der Spekulationsfrist (▶ Kasten) liegt.

> **Was ist eine Spekulationsfrist?**
> Wenn Sie eine Immobilie kaufen und irgendwann wieder verkaufen, wird der Erlös mit großer Wahrscheinlichkeit nicht dem Kaufpreis entsprechen. Ist der Verkaufspreis höher als Ihr Kaufpreis, so machen Sie einen Gewinn, den das Finanzamt als Spekulationsgewinn wertet, der jedoch nur innerhalb der Spekulationsfrist zu einer Steuerabgabe führt.
> Die Spekulationsfrist nach § 23 Abs. 1 Nr. 2 Satz 2 EStG n.F. (Einkommensteuergesetz) beträgt bei Grundstücken und grundstücksgleichen Rechten 10 Jahre.

4.3 Bauliche Voraussetzungen und gesetzliche Bestimmungen

Bevor Sie endlich in der eigenen Praxis anfangen können zu arbeiten, sind verschiedene bauliche Anforderungen und gesetzliche Bestimmungen zu berücksichtigen.

Haben Sie die geeigneten Räumlichkeiten gefunden, den Mietvertrag unterschrieben und einen Nutzungsänderungsantrag gestellt, müssen

Sie auch schon an die eventuell notwendigen Umbaumaßnahmen denken.

Welche baulichen Voraussetzungen womöglich zu erfüllen sind, soll hier gezeigt werden. Das heißt nicht, dass diese unbedingt in jedem Bundesland gefordert werden. Mit Charme, Geschick und manchmal auch einfach nur Glück kann alles viel einfacher sein. Mit den folgenden Informationen sind Sie jedoch auch bestens vorbereitet, wenn Ihr Praxisort in einer Region geplant wird, wo stringent alles gefordert wird, was der Amtsschimmel zu bieten hat.

Wer eine Heilpraktikerpraxis in Räumen plant, die vorher anders genutzt wurden, sollte unbedingt einen Architekten mit der **Nutzungsänderung** beauftragen. Eine Nutzungsänderung ist formal wie ein **Bauantrag** (Baugenehmigung) aufgebaut (▶ Kap. 3.2.4, S. 19). Hier müssen alle Nachweise erbracht werden, dass diese Räumlichkeit den örtlichen Bestimmungen entspricht. Ein Architekt kennt die entsprechenden gesetzlichen Vorgaben des jeweiligen Bundeslandes und die zuständigen Sachbearbeiter bei den Behörden (Bauaufsichtsbehörde/ Bauamt).

Es war früher kaum denkbar, Wohnräume in Gewerberäume umzuwandeln. Inzwischen stehen aber viele Wohn- und Gewerbeimmobilien leer. So können Sie heute eher mit Zugeständnissen von Behörden und Vermietern rechnen, wenn Sie in einer Wohnung eine Praxis einrichten möchten. Der Vermieter wird vielleicht auch bereit sein, sich an bestimmten Grundinvestitionen zu beteiligen (z. B. zusätzliches Handwaschbecken).

Klären Sie vorher, ob die Räumlichkeiten wirklich als Praxisräume geeignet sind und einer Genehmigung nichts im Wege steht, bzw. eine Genehmigung bereits vorliegt. Es ist nicht selbstverständlich, dass irgendwann für Räume, in denen zuvor ein Heilpraktiker praktiziert hat, auch wirklich eine entsprechende **Nutzungsgenehmigung** beantragt wurde.

4.3.1 Verkehrssicherungspflicht

Weil in Praxisräumen mit einem regelmäßigen Patientenaufkommen zu rechnen ist, hat der Betreiber bestimmte amtliche Auflagen zu erfüllen. Diese müssen im Wesentlichen sicherstellen, dass durch das Patientenaufkommen (Verkehrssicherungspflicht), den Aufenthalt und die Behandlung keine Risiken vorhanden sind oder entstehen (▶ Kasten).

Patienten, die in Ihre Praxis kommen, könnten bereits beim Aussteigen aus dem Auto verunglücken und sich verletzen. Abgesehen von der unerfreulichen Situation, können die Betroffenen auch Haftungsansprüche geltend machen, wenn Ihnen ein Verschulden nachgewiesen werden kann (z.B. durch Laub, Schnee oder Eis entstandene Glätte, die hätte vermieden werden können). Auch aus Marketinggründen ist es notwendig, dass der Praxiszugang hell, sauber (geräumt) und ansprechend ist. Wer geht schon gerne über einen unbeleuchteten Parkplatz oder Hinterhof zum Heilpraktiker?

Auch innerhalb Ihrer Räume kann Rutschgefahr bestehen, wenn ein glatter Boden frisch gewischt wurde. Sie sollten deshalb Warnschilder aufstellen, die Patienten darauf hinweisen, dass ein frisch gewischter Boden erhöhte Aufmerksamkeit verlangt. Eine **Haftpflichtversicherung** schützt zwar vor dem finanziellen Schaden, aber besser ist es, den Schaden von vornherein zu vermeiden und Risiken zu minimieren. Damit Fußböden auch dann, wenn sie nicht gerade frisch gewischt wurden, die notwendige Rutschfestigkeit haben, schreibt die Bausatzung für Praxen je nach Anwendungsbereich die sog. Rutschklasse R 9 bei Fliesen vor.

❗ **Beachte:** Achten Sie also beim Kauf von Bodenfliesen darauf, dass diese auch für Praxisräume geeignet sind!

Verkehrssicherungspflicht
„Die Verkehrssicherungspflicht ist die Pflicht zur Sicherung von Gefahrenquellen. Bei Nichtbeachtung dieser Pflicht kann es zu Schadensersatzansprüchen kommen.
Verkehrssicherungspflichten sind größtenteils gesetzlich nicht geregelt, sie sind von der Rechtsprechung entwickelt worden.
Verkehrssicherungspflichtig ist,
- wer eine Gefahrenquelle schafft oder unterhält
- oder eine Sache beherrscht, die für Dritte gefährlich werden kann
- oder wer gefährliche Sachen dem allgemeinen Verkehr aussetzt oder in Verkehr bringt.

▼

▼

Es wird vom Verkehrssicherungspflichtigen nicht erwartet, dass er die Gefahrenquelle gegen alle denkbaren Schadensfälle absichert, aber er muss alle Vorkehrungen gegen voraussehbare Gefahren treffen, die durch eine gewöhnliche bzw. bestimmungsgemäße Benutzung eintreten können." [13]

„Bei Gewerbebetrieben wird der Inhalt der zu beachtenden Verkehrssicherungspflichten durch die **Unfallverhütungsvorschriften** konkretisiert. Ein Verstoß gegen die Vorschriften indiziert immer ein Verschulden. Die Verkehrssicherungspflicht kann auch auf Dritte übertragen werden. Der ursprünglich Verkehrssicherungspflichtige behält aber eine Kontrollpflicht (BGH 22.01.2008 - VI ZR 126/07).

Die auf Anwohner übertragene Streupflicht bei Schneefall und Glatteisbildung besteht nach einer Entscheidung des OLG Naumburg nicht während anhaltendem Schneefall. Sie setzt auch nicht unmittelbar mit dem Ende des Schneefalls, sondern erst nach einer angemessenen Wartezeit ein, in der der Verpflichtete überprüfen kann, ob sich der Schneefall fortsetzen wird." [14]

4.3.2 Bestandsschutz

Wir leben in einer Zeit ständigen Wandels. Deshalb muss der Gesetzgeber die Vorgaben diesen Bedingungen entsprechend anpassen.

Viele Vorschriften sind auf Kenntnisse und Erfahrungen zurückzuführen und werden dann bei neuen Bauvorhaben gefordert. Es wäre jedoch für Betreiber eines Gewerbes eine große Härte, ständig modernisieren zu müssen, weil es wieder neue Vorschriften gibt. Deshalb gilt generell ein Bestandsschutz für bereits genehmigte Räume (▶ Kasten). Dies entbindet Sie jedoch nicht von Sorgfaltspflicht und Haftungsansprüchen, wenn jemand in Ihren Praxisräumen zu Schaden kommen sollte. Bestandsschutz heißt, dass bei einer Praxiskontrolle die baulichen Voraussetzungen zu Grunde gelegt werden, die bei der Genehmigung zum Zeitpunkt der Betriebsaufnahme gültig waren. Bestandsschutz ist jedoch nicht in allen Fällen unendlich! Es kann eine Auflage von der Behörde erteilt werden, dass bei einer anstehenden Renovierung (z.B. innerhalb von 5 Jahren) ein Mangel (z.B. zu wenig Handwaschbecken oder ein fehlendes WC, wenn nur eins vorhanden ist) behoben werden muss.

Bestandsschutz
Der Bestandsschutz regelt den rechtlichen Schutz für bauliche Anlagen gegenüber nachträglichen staatlichen Anforderungen. „Er ergibt sich aus der Eigentumsgarantie des Art. 14 Abs. 1 Grundgesetz (GG) und beinhaltet die Baufreiheit für Grundstücke.
Bestehende Gebäude, die nach früher gültigem Recht rechtmäßig errichtet wurden, dürfen erhalten und weiter genutzt werden, auch wenn sie dem heute gültigen Baurecht nicht mehr entsprechen.
Voraussetzungen:
- Das Gebäude hat zum Zeitpunkt seiner Errichtung oder später dem materiellen Recht entsprochen.
- Die vorhandene Bebauung ist weiter funktionsgerecht nutzbar und damit als solche noch schutzwürdig.

Geschützt ist allein das fertig gestellte Bauwerk, nicht ein Bauvorhaben." [2]

4.3.3 Parkplätze

Von einer Heilpraktikerpraxis wird erwartet, dass mindestens 2 Parkplätze vorhanden sind. Kann ein Heilpraktiker nicht belegen, dass er in unmittelbarer Nähe die geforderten Parkplätze dauerhaft angemietet oder erworben hat, verlangen manche Gemeinden eine einmalige **Abstandszahlung**. Es wäre ein Irrtum anzunehmen, dass damit 2 Stellplätze von der Gemeinde erworben werden können. Diese Abstandszahlung, die von Gemeinde zu Gemeinde unterschiedlich hoch ist und auch innerhalb einer Gemeinde je nach Lage unterschiedlich hoch ausfallen kann, wird gewissermaßen als Entschädigung gefordert, weil das Patientenaufkommen nun den öffentlichen Parkraum belasten wird. Beim Fehlen von eigenen Parkplätzen versuchen einige Praxisinhaber, Nachbarn um die Gefälligkeit zu bitten und die geforderten Stellplätze zum Schein bereitzustellen. Das Bauordnungsamt wird sich sicherlich auf diesen einfachen Nachweis oder Mietvertrag nicht ohne Weiteres einlassen. Es kann sogar eine **Baulast** verlangen. Das heißt, dass der, der die Stellplätze bereitstellt, dulden muss, dass dies als Baulast in sein Grundbuch eingetragen wird. Nur damit wäre dann auch der Behörde ein ausreichender Nachweis über vorhandene Stellplätze erbracht. Das Parkplatzproblem kann einen Heilpraktiker auch einholen, wenn seine Praxisräume in der Vergangenheit nicht als „Gewerbeeinheit für die Nutzung als Heilpraktikerpraxis" beim Bauordnungsamt eingetragen wurde.

4.3.4 Barrierefreiheit

Ihre Praxis sollte möglichst so gestaltet sein, dass sie von jedem Menschen unabhängig von einer eventuell vorhandenen Beeinträchtigung uneingeschränkt benutzt werden kann. Wie barrierefreie Praxen beschaffen sein sollten, wird in den Erläuterungen zur Norm DIN 18040 beschrieben.

Manche Bundesländer (z. B. Nordrhein-Westfalen) sind sehr ehrgeizig in Sachen „Barrierefreiheit für alle Bürger" und haben eine sehr strenge Bausatzung. So wird von allen neuen Betrieben gefordert, dass Rollstuhlfahrer ohne besondere Anstrengung eine Einrichtung des Gesundheitswesens erreichen können. Somit kann die Einhaltung von bestimmten Türbreiten oder Automatiktüren mit erheblichen Investitionskosten verbunden sein.

Die Behörden sind natürlich nicht daran interessiert, einen Praxisbetrieb gleich im Keim zu ersticken und lassen sich durchaus zu einem **Dispens** (amtliche Befreiung von einer Vorschrift) überreden. Dabei müssen Sie anhand Ihrer Behandlungsstruktur und der Arbeitsweise überzeugend darlegen, dass die möglichen baulichen Maßnahmen nicht erforderlich sind. Es lohnt sich bestimmt, diesen Ermessensspielraum durch Geschick und Freundlichkeit auszureizen.

Was sind DIN-Normen?

DIN-Normen bilden einen Maßstab für technisch korrektes Verhalten und sind im Rahmen der Rechtsordnung von Bedeutung. Das heißt, man kann sie anwenden, muss es aber nicht. DIN-Normen werden erst verbindlich durch einen Vertrag oder Gesetze und Verordnungen, die in den Bundesländern verschieden sein können. Bei Einhaltung der DIN-Normen können sich

▼

Rechtsstreitigkeiten diesbezüglich vermeiden lassen, weil Normen eindeutige Festlegungen sind. Aber auch in Fällen, in denen DIN-Normen von Vertragsparteien nicht zum Inhalt eines Vertrages gemacht worden sind, dienen sie im Streitfall als Entscheidungshilfe, wenn es um Sachmängel geht. Hier spricht der Beweis für den Anwender der Norm in dem Sinne, dass er die erforderliche Sorgfalt beachtet hat.

Internet
- DIN-Deutsches Institut für Normung e.V.: www.din.de
- Beuth Verlag: www.beuth.de

4.3.5 Toiletten

Es sollten in der Praxis 2 Toiletten (eine für Patienten, eine für Personal) vorhanden sein. Im Vorraum der Toiletten muss es ein Handwaschbecken mit warmem und kaltem Wasser geben.

Erfahrungsgemäß sind die Ämter großzügig, wenn Sie im eigenen Haus eine Praxis einrichten wollen. Da wird es leicht sein, nur eine Toilette innerhalb der Praxis durchzusetzen, weil die Privaträume eine dauerhafte Nutzung der dortigen Toilette garantieren.

4.3.6 Pausenraum

In Behandlungsräumen dürfen keine Speisen verzehrt werden (▶ **Kap. 3.5.3, S. 77**). Auch wenn kein weiteres Personal in der Praxis beschäftigt ist, kann die Baubehörde einen Pausenraum (mit Maßvorgaben und einem Fenster) verlangen. Ein Dispens ist hier vielleicht möglich.

4.3.7 Behandlungsraum

Die TRBA 250 (▶ **Kap. 3.5.3, S. 73**) schreiben für Tätigkeiten der „Schutzstufe 2" (▶ **Kap. 3.5.3, S. 78**) ein Handwaschbecken mit kaltem und warmem Wasser vor. Es muss zusätzlich mit Armaturen ausgestattet sein, die ohne Handberührung bedienbar (▶ **Abb. 4.1**) sind. Geeignet sind z. B. haushaltsübliche Einhebelmischbatterien mit verlängertem Hebel, die mit dem Handgelenk bedienbar sind, oder

4.3 Bauliche Voraussetzungen und gesetzliche Bestimmungen

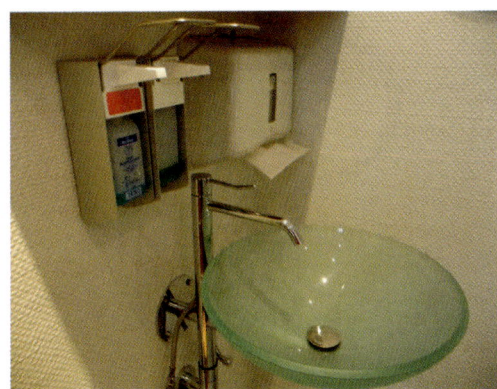

▶ **Abb. 4.1** Für Tätigkeiten der Schutzstufe 2 benötigen Sie Waschtisch-Armaturen, die ohne Handberührung bedienbar sind.

selbstschließende Waschtisch-Armaturen mit Druckknopf. Auf den Vorrang der Desinfektion vor der Reinigung wird hingewiesen. Viele Amtsärzte sind damit einverstanden, wenn in einer Praxis mindestens 2 Handwaschbecken mit Desinfektions- und Reinigungsmittel sowie Hautpflegespender vorhanden sind, die ein berührungsfreies Bedienen erlauben.

Es gibt bestimmte Mindestanforderungen an Räumlichkeiten (z. B. Höhe), die in der Arbeitsstättenverordnung (ArbStättV) verankert sind.

4.3.8 Wasseranschluss für besondere Geräte

Der Anschluss von Geräten (z. B. Colon-Hydro-Geräte) an die Trinkwasserleitung muss den Regeln und gültigen Normen zur Erhaltung der Trinkwassergüte (TRWI 1988 Teil 1–8) entsprechen. Der unmittelbare Anschluss solcher Colon-Hydro-Geräte an die Trinkwasserinstallation ist sowohl kalt- als auch warmwasserseitig nicht statthaft und kann, wenn das Gerät nicht eigensicher ist, nur unter Zwischenschaltung einer gesonderten Sicherungseinrichtung – hier dem sog. freien Auslauf – erfolgen. Nur so kann der Rückstau von verkeimtem Wasser in das Trinkwassersystem verhindert werden.

Internet

- www.wasser.de
- DIN-Deutsches Institut für Normung e. V.: www.din.de

4.3.9 Elektrische Anlage

Die elektrische Anlage muss mit einem Fehlerstrom-Schutzschalter versehen sein.

Der Fehlerstrom-Schutzschalter (RCD- oder FI-Schutzschalter) schützt gegen das Bestehenbleiben eines unzulässig hohen Berührungsstroms. So vermeidet er gefährliche Verletzungen bei Stromunfällen und dient zusätzlich der Brandverhütung. Tritt ein Fehler auf, so schaltet der RCD allpolig ab. Ein Fehlerstrom-Schutzschalter mit einer Auslösestromdifferenz von 0,03 A ist im Nassbereich generell bei Neubauten für alle elektrischen Anlagen vorgeschrieben.

Darüber hinaus muss regelmäßig von einem Elektrofachbetrieb die Sicherheit der elektrischen Anlage untersucht werden (E-Check). Sie erhalten dann ein Prüfprotokoll mit einem Vermerk, wann die nächste Prüfung zu erfolgen hat.

Wie eine elektrische Anlage für medizinisch genutzte Bereiche sicherheitstechnisch zu gestalten ist, erfahren Sie bei der DKE (Deutsche Kommission Elektrotechnik) in den jeweiligen Zuordnungen zu den Gruppen 0 und 1 oder 2 (in Abhängigkeit von der Behandlungsart).

Internet

- DKE (Deutsche Kommission Elektrotechnik): www.dke.de/dke
- VDE Verlag: www.vde-verlag.de
- Ausführliche Erläuterungen zu den Vorgaben der Norm DIN VDE 0100-710 (VDE 0100-710) für medizinisch genutzte Bereiche finden Sie unter: http://www.vde-verlag.de/data/buecher.php?action=bookdetail&vertriebsnr=402781
- TOS (Technische Organisation von Sachverständigen e. V.): www.tos-ev.de

4.3.10 Brandschutz

Jeder Praxisinhaber muss die geltenden Regelungen zum Brandschutz einhalten und seine Mitarbeiter entsprechend unterweisen (▶ **Kap. 5.5.3**, S. 143). Dies spüren Sie als Praxisinhaber besonders dann, wenn Sie eine Baugenehmigung oder Nutzungsänderung beantragen sowie eine Heilpraktikerpraxis in Räumen betreiben möchten, die zuvor anders genutzt worden sind. Befinden sich im Haus Ihrer Praxis auch Wohneinheiten, so wird eine feuerhemmende Tür verlangt, die mindestens 90 Minuten das Ausbreiten eines Brandes auf das Treppenhaus (Bereich der Mietwohnungen) verhindern kann. Auch bezüglich der Rettungs- und Fluchtmöglichkeiten müssen Auflagen erfüllt werden. Diese können Sie beim Bauordnungsamt oder bei einem Architekten erfragen.

Als Hauseigentümer oder Mieter von Praxisräumen müssen Sie dafür sorgen, dass die Fluchtwege mit den gesetzlich vorgeschriebenen Hinweisschildern (Notausgang) gekennzeichnet sind. So verlangen es die Vorschriften für Arbeitssicherheit und Gesundheitsschutz.

Ausrüstung mit Feuerlöschern

Die entscheidende Berufsgenossenschaftliche Regel BGR 133 (früher ZH 1/201) wurde in Zusammenarbeit mit dem Bundesverband der Unfallkassen e.V., dem Bundesverband der deutschen Industrie und dem Verband der Sachversicherer erarbeitet und findet Anwendung bei der Ausrüstung von Arbeitsstätten mit Feuerlöschern zur Bekämpfung von Entstehungsbränden. In der BGR 133 werden die unterschiedlichen Brandklassen (▶ Kasten) nach DIN EN 2 (A-C) und die Brandgefährdungen definiert.

Die Heilpraktikerpraxis wird als gering brandgefährdet eingestuft. Das bedeutet, dass für eine Fläche bis 50 qm Praxisgröße 6 Löschmitteleinheiten (LE) und bis 100 qm 9 LE und bis 200 qm Grundfläche 12 LE bereitgehalten werden müssen. Eine LE entspricht 1 kg des Löschmittels und wird in ca. 1 Sekunde beim Anwenden eines Feuerlöschers aus diesem freigegeben.

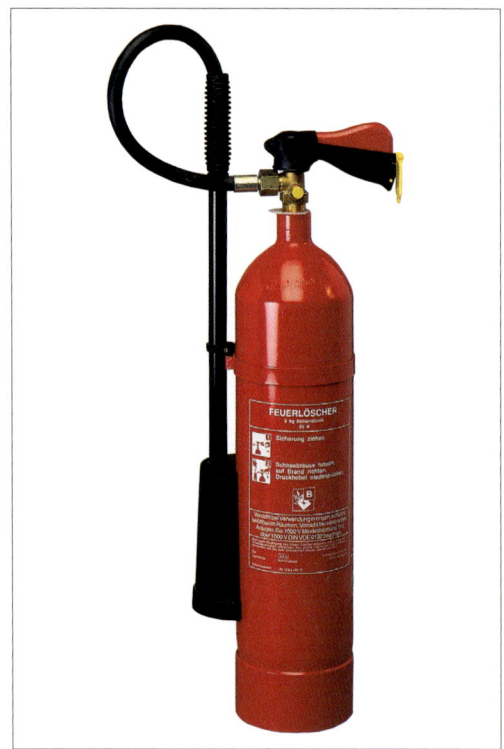

▶ **Abb. 4.2** Feuerlöscher müssen entsprechend der Brandklassen und Brandgefährdung bereitgehalten werden.

Welche Feuerlöscher in der HP-Praxis?

Von den verschiedenen Feuerlöschern kommen für die Heilpraktikerpraxis nur Schaum-, Pulver- oder Kohlendioxidlöscher infrage.

Der Vorteil eines Kohlendioxidlöschers ist das vollständige Verdampfen des Kohlendioxids. Somit bedarf der Einsatz mit diesem Löschmittel keiner Entsorgung. In der Heilpraktikerpraxis ist er jedoch nur bedingt geeignet, da er leider nur in der Brandschutzklasse B effizient löscht, die in der Heilpraktikerpraxis allerdings kaum vorkommt.

Der Pulverlöscher mit ABC-Löschpulver besitzt ein sehr breites Wirkprofil und ist geeignet für die Brandklassen A, B, C. Er hat jedoch den großen Nachteil, dass er einen nicht unerheblichen Löschmittelrückstand hinterlässt, der mit einem nicht zu unterschätzenden Reinigungsaufwand verbunden ist. Das ist umso ärgerlicher, je früher ein frischer Brandherd entdeckt wird und unverzüglich gelöscht werden kann. Dann ist die Freude über den Löscherfolg durch die Pulverrückstände schnell und nachhaltig getrübt.

> **Übersicht der Brandklassen**
> - **Brandklasse A:** Brände fester Stoffe, hauptsächlich organischer Natur, die normalerweise unter Glutbildung verbrennen (z. B. Holz, Papier, Stroh, Textilien, Kohle, Autoreifen, einige Kunststoffe)
> - **Brandklasse B:** Brände von flüssigen oder flüssig werdenden Stoffen (z. B. Benzin, Benzol, Öle, Fette, Lacke, Teer, Äther, Alkohol, Stearin, Paraffin, Kunststoffe, Harz)
> - **Brandklasse C:** Brände von Gasen (z. B. Methan, Propan, Wasserstoff, Acetylen, Erdgas, Butan, Stadtgas)

Optimal für die Heilpraktikerpraxis dürfte somit der Schaumlöscher sein. Er deckt die Brandklassen A und B ab. Der Schaum ist leicht aufzunehmen und rückstandsfrei zu entsorgen.

> **P Praxistipp**
> Wenn Ihre Praxis bis zu 50 qm groß ist, rate ich zu einem ABC-Schaumlöscher mit 6 kg (= 6 LE).

Checkliste Feuerlöscher
- Wie viel Löschmitteleinheiten ein Feuerlöscher hat, kann dem Typenschild oder der BG-Regel entnommen werden. Ein entsprechendes Hinweisheft kann bei der Berufsgenossenschaft für Gesundheits- und Wohlfahrtspflege in Hamburg angefordert werden. Weitere Informationen zu diesem Thema finden Sie auch im Internet unter: http://www.arbeitssicherheit.de/de/html/bgvr-verzeichnis.
- Sie dürfen ausschließlich Feuerlöscher verwenden, die amtlich geprüft und zugelassen sind (nach DIN 14406) und das Zulassungszeichen tragen. Eine Prüfplakette zeigt das Datum der nächsten fälligen Prüfung. Diese muss spätestens alle 2 Jahre erfolgen.
- Der/die Feuerlöscher sind so aufzustellen, dass sie möglichst innerhalb von 10 Sekunden zugänglich sind. Wenn möglich sollten Sie beim Ein-/Ausgang der Praxis positioniert werden. Sie müssen auch leicht aufzunehmen sein. Ein genormtes Hinweisschild ist Vorschrift. Dies gilt besonders dann, wenn der Feuerlöscher nicht deutlich sichtbar aufgehängt ist.
- Sie sollten einen Alarmplan „Verhaltensregeln für den Brandfall" (▶ Kap. 5.5.3, S. 146, ◎ 04) und eine Checkliste „So löschen Sie Feuer schnell und sicher" (▶ Kap. 5.5.3, S. 145, ◎ 03) haben und von Zeit zu Zeit Trockenübungen durchführen, bei denen Sie besonders die Handhabung des Feuerlöschers berücksichtigen. Auch müssen Sie Ihre Mitarbeiter alle 2 Jahre im Hinblick auf Brandschutz schulen. Dokumentieren Sie dies, wenn Sie diese Einweisung bzw. Übung durchgeführt haben.

4.4 Selbstständig als Heilpraktiker – aber in welcher juristischen Form?

Es stehen dem Heilpraktiker verschiedene juristische Organisationsformen oder Möglichkeiten der freiberuflichen Tätigkeit offen: Einzelunternehmen, GmbH, Gemeinschaftspraxis, Partnervertrag oder Untervermietung. Bei allen ergeben sich Vor- und Nachteile – auch unter steuerlichen Gesichtspunkten. Die juristische Rechtsform bestimmt Art und Umfang der Haftung.

4.4.1 Einzelunternehmen

Wenn Sie alleine eine Praxis führen und keinen Kapitalgeber haben, der bei der Führung der Praxis ein Mitspracherecht beansprucht, gelten Sie als Einzelunternehmer. Hier ist die Haftung unbegrenzt und Sie haften mit Ihrem gesamten Privatvermögen.

Vorteil: Niemand mischt sich in Ihre Geschäftsführung ein. Eine Kreditbeschaffung und Finanzierung ist in diesem Fall oft relativ günstig, da die Haftung unbegrenzt ist.

Nachteil: Sie müssen alles alleine entscheiden. Wenn Sie im schlimmsten Fall den Kredit nicht mehr tilgen können, haften Sie mit dem gesamten Privatvermögen, sodass die Bank Ihnen buchstäblich das letzte Hemd nehmen kann.

4.4.2 Praxisgemeinschaft

Eine Praxisgemeinschaft ist noch keine juristische Rechtsform, sondern eine Form der Zusammenarbeit. Aus Kostengründen mieten sich 2 oder mehr Selbstständige gemeinsam die Praxisräume. Es gibt einen gemeinsamen schriftlichen Mietvertrag, der genau regelt, wer welchen Miet- und Kostenanteil an wen zu zahlen hat.

Vorteil: Das Spektrum der Behandlungsangebote erweitert sich und spricht dadurch mehr Patienten an. Alle bleiben rechtlich und steuerlich selbstständige Einzelunternehmer. Wenn Praxisräume zu groß für einen alleine sind, kann sich die Miete durch eine Praxisgemeinschaft deutlich reduzieren. Die Kosten insgesamt werden ebenfalls durch alle geteilt. Ohne dass jemand ins eigentliche Unternehmen einsteigt, arbeiten Sie nicht allein.

Nachteil: Was ist, wenn jemand auszieht? Wie sind die Besitzverhältnisse bei gemeinsam angeschafften Geräten geregelt? Wenn im Vorfeld nicht alles schriftlich geregelt ist, kann es im Streitfall zu Komplikationen kommen.

4.4.3 Untervermietung

Viele Kollegen vermieten Praxisräume unter und arbeiten auch mit Personen zusammen, die nicht über eine Erlaubnis zur Ausübung der Heilkunde verfügen. Gerade in diesem Fall ist ein guter Vertrag sehr wichtig.

Eine Untervermietung muss bereits im Vorfeld mit dem Vermieter der Praxisräume abgestimmt werden. Der Praxisinhaber sorgt für Wartung, Instandhaltung und Hygiene. Er kann aber auch einen Teil der Aufgaben an den Untermieter abgeben, bleibt aber trotzdem in der Verantwortung. Kommt es eventuell zu Unstimmigkeiten, ist der Schaden für den Praxisinhaber überschaubar.

> **Checkliste Untervermietung**
> 1. Klären Sie mit Ihrem Vermieter die Möglichkeit der Untervermietung im Vorfeld ab.
> 2. Überlegen Sie: Möchten Sie ausschließlich Räumlichkeiten oder auch Inventar vermieten?
> 3. Regeln Sie klar, wer für die Instandhaltung bzw. regelmäßige Wartung von Geräten gemäß Medizinprodukte-Gesetz zuständig ist. Kontrollieren Sie dies sorgfältig, wenn Sie mit Geräten arbeiten, die auch andere selbstständig nutzen dürfen.
> 4. Wenn Sie Räume gemeinsam nutzen, achten Sie auf die Einhaltung des Hygieneplans. Regeln Sie im Vertragswerk, dass Sie diesen festlegen und die Einhaltung in Ihrer Kompetenz bleibt. Das heißt nicht, dass Sie die Reinigungs- und Desinfektionsmaßnahmen alleine ausführen müssen.
> 5. Regeln Sie klar die Nutzung der zur Verfügung gestellten Räume. Fixieren Sie vertraglich das, was Sie auf keinen Fall dulden wollen, damit Sie nicht in Ihren eigenen Räumen Konkurrenz haben oder etwas hinnehmen müssen, was sich nicht mit Ihrer Berufsauffassung vereinbaren lässt.
> 6. Sorgen Sie für klare Regeln bezüglich der Auflösung des Vertrags.
> 7. Lassen Sie sich von Ihrem Untermieter seine Qualifikation z. B. die Erlaubnis zur Ausübung der Heilkunde nach Heilpraktikergesetz vorlegen (HP-Schein). In Ihren Räumen geht es um Ihren Ruf und darüber hinaus um Ihre Existenz. Sie haften bei Untervermietung für das, was in Ihrer Praxis passiert; deshalb ist Ihre Sorgfaltspflicht gefragt.

4.4.4 Gesellschaft bürgerlichen Rechts (GbR)

Eine GbR ist eine Vereinigung von mindestens 2 Gesellschaftern, die sich durch einen Gesellschaftsvertrag gegenseitig verpflichten, die Erreichung eines gemeinsamen Zwecks zu fördern. Die gesetzlichen Grundlagen sind in den §§ 705 ff. BGB geregelt. Der Gesellschaftsvertrag kann schriftlich oder mündlich, aber auch stillschweigend erfolgen.

In einer GbR arbeiten alle Beteiligten auf gemeinsame Rechnung und tragen das Risiko gemeinsam. Alle Erträge und gemeinsam angeschafften Gegenstände werden Gemeinschaftseigentum. Es besteht eine gemeinsame Haftung aller Gesellschafter. Für die Gesellschafter einer GbR gibt es jedoch verschiedene Möglichkeiten, Haftung, Geschäftsführung, Vertretung nach außen und Kündigungsmodalitäten zu gestalten.

Vorteil: Die Aufgaben können exakt verteilt werden. Der hinzukommende Partner genießt größtmögliche Sicherheiten.

Nachteil: Die Gestaltung verlangt größte Professionalität. Der Gesellschaftsvertrag muss alle Rechte und Pflichten sowie die Aufteilung der Arbeiten und Verteilung der Einnahmen und Ausgaben regeln. Ob jeder der Partner die Steuervorteile als Freiberufler behalten kann, hängt vom Gesellschaftsvertrag ab. Kommt es zwischen den GbR-Beteiligten zu einer Auseinandersetzung oder steigt ein Partner aus, kann kein Partner ohne Weiteres alleine weiterarbeiten. Ein hohes Risiko trägt der Heilpraktiker, der in eine bestehende, gut eingeführte Praxis einen Partner integrieren möchte. Würde der neue Partner die Patienten nicht so ansprechen wie erwartet, kann die Gesellschaft z. B. nicht so einfach gekündigt/aufgelöst werden.

> **P Praxistipp**
> Halten Sie in einem schriftlich ausgearbeiteten GbR-Vertrag die Modalitäten für alle Beteiligten genau fest. Wenden Sie sich bei Fragen an einen Steuerberater oder Juristen.

4.4.5 Partnerschaftsgesellschaft

§ 1 des PartGG (Gesetz über Partnerschaftsgesellschaften Angehöriger Freier Berufe) bestimmt, dass die Partnerschaft eine Gesellschaft ist, in der sich Angehörige Freier Berufe zusammenschließen, die kein Handelsgewerbe ausüben. In den Grundzügen ist eine Partnerschaftsgesellschaft ähnlich denen einer GbR. Die Partnerschaft ist jedoch unabhängiger von den einzelnen Beteiligten. Die Partner einer Partnerschaft haften für die Verbindlichkeiten der Partnerschaft den Gläubigern als Gesamtschuldner persönlich.

Die Haftung kann sich jedoch bei einem Haftungsanspruch aus einer Behandlung, die nur einzelne Partner durchgeführt haben, auf nur einen Partner beschränken.

Ein schriftlicher Partnerschaftsvertrag ist gesetzlich vorgeschrieben und sollte immer mithilfe eines Sachkundigen aufgestellt werden. Eine Partnerschaftsgesellschaft muss immer in das Partnerschaftsregister des zuständigen Amtsgerichts eingetragen werden.

4.4.6 Kapitalgesellschaft (GmbH)

Manche Kollegen träumen von einer größeren Praxis und möchten diese als GmbH betreiben. Es drängt sich dann die Überlegung auf, die Form einer freiberuflichen Heilpraktikerpraxis zu verlassen und eine Gesellschaft mit beschränkter Haftung (GmbH) zu gründen. Diese Gesellschaftsform würde sich anbieten, wenn Sie ein größeres Projekt mit mehreren Beteiligten (z. B. Gesundheits-Haus) anvisieren. Eine GmbH wird von den Eigentümern (= Gesellschafter) mit einer notariellen Urkunde (Gesellschaftsvertrag) gegründet. Eine GmbH besitzt keinen „Freiberufler-Status", weshalb Gewerbesteuer zu entrichten ist.

Die GmbH ist rechtsfähig, kann klagen und verklagt werden. Die Haftung der Gesellschaft beschränkt sich auf das Stammkapital. Das Mindeststammkapital beträgt derzeit 25 000 €. Die Gesellschafter haften nur mit ihrer Kapitaleinlage, das Privatvermögen bleibt unangetastet. Die Einlage muss nicht vollständig in Form einer Geldsumme eingebracht werden; Einlage können auch Sachwerte wie Geräte oder Fahrzeuge sein.

Sie müssen die GmbH beim Registergericht (Amtsgericht) zur Eintragung zum Handelsregister (Abteilung B) anmelden. **Aber Achtung:** Die Anmeldung darf erst vorgenommen werden, wenn mindestens ein Viertel jedes Geschäftsanteils und mindestens ein Betrag in Höhe der Hälfte des Mindeststammkapitals eingezahlt ist.

Das Gesellschaftskapital darf nicht aufgebraucht werden. Ein Mindestsatz des Stammkapitals muss liquide sein, andernfalls droht Konkursverschleppung. Der Geschäftsführer einer GmbH kann mit seinem Privatvermögen haften, wenn beispielsweise eine **Konkursverschleppung** vorliegt.

Vorteil: Während eine gute Haftpflichtversicherung die Risiken eines Behandlungsfehlers in der Regel ausreichend abdeckt, kann durch die GmbH unter bestimmten Voraussetzungen auch das Privatvermögen geschützt werden, wenn aus anderen Gründen Insolvenz droht. Hält man aber die hohen Kosten dagegen (z. B. Bilanzführung, Gründungsvertrag, Zwangsmitgliedschaft in Industrie und Handelskammer), ist ein Heilpraktiker ggf. gut beraten, durch einen umfassenden Versicherungsschutz und ergänzende Maßnahmen – z. B. Gütertrennung – die privaten Vermögenswerte so zu sichern, dass Risiken möglichst verteilt und überschaubar sind. Es soll an dieser Stelle nicht verschwiegen werden, dass auch mit einer GmbH die Möglichkeit besteht, durch eine geschickte Vertragsgestaltung einen Teil der Umsätze vor der Gewerbesteuer zu sichern (▶ Fallbeispiel).

Fallbeispiel
Ein Heilpraktiker betreibt eine GmbH, die einen bestimmten Leistungsschwerpunkt besitzt. Der Gesellschaftsvertrag beschreibt genau diesen Leistungsumfang und erlaubt dem Heilpraktiker neben der Beschäftigung für die GmbH die freiberufliche Behandlung

anderer Indikationen oder Behandlungsformen. Diese Leistungen kann der Heilpraktiker innerhalb der GmbH erbringen und in Rechnung stellen. Hier übt der Heilpraktiker dann z. B. die Funktion eines Geschäftsführers aus, wenn er gemäß Gesellschaftsvertrag behandelt. Darüber hinaus bleibt er freiberuflicher, selbstständiger Heilpraktiker, der Patienten eigenverantwortlich betreut. Dies entspricht in etwa dem Modell eines Chefarztes, der sowohl für ein Krankenhaus ärztliche Leistungen erbringt, aber darüber hinaus Privatpatienten auf eigenen Namen und Rechnung betreut. Bei einer Steuerprüfung würde jedoch der Gesellschaftsvertrag und die tatsächliche Praxis streng kontrolliert werden. Finanzbeamte suchen gezielt nach Verletzung der vertraglichen Bedingungen und vermuten schnell eine verdeckte Gewinnausschüttung, wenn Einnahmen nicht innerhalb der GmbH verbucht werden.

Nachteil: Wie bereits erwähnt, muss eine GmbH Gewerbesteuern entrichten. Hinzu kommt die Versteuerung der GmbH-Gewinne im Rahmen der Körperschaftssteuer. Aus diesem Grund sehen GmbH-Betriebe zu, dass sie kaum Gewinne erwirtschaften. Wirksamste Stellschraube für den Gewinn einer kleinen GmbH ist das Geschäftsführergehalt.

Mini GmbH

Am 01.11.2008 trat das „Gesetz zur Modernisierung des GmbH-Rechts und zur Bekämpfung von Missbräuchen" (MoMiG) in Kraft. Seitdem ist es möglich, eine sog. „Mini GmbH", offiziell Unternehmergesellschaft (haftungsbeschränkt) genannt, zu gründen.

Die Mini GmbH ist eine Unterform der normalen GmbH. Der Unterschied besteht im Stammkapital, denn bei der Mini GmbH beträgt dieses mindestens 1 €, bei der „normalen GmbH" mindestens 25 000 €. Sacheinlagen sind bei der Mini GmbH nicht zulässig. Da die Mini GmbH eine eigene Rechtspersönlichkeit ist, muss sie alle Verbindlichkeiten aus ihrem Gesellschaftsvermögen begleichen. Diese Form der Haftung ist für viele Existenzgründer von großer Bedeutung, da die Angst vor der persönlichen Haftung den Schritt in die Selbstständigkeit oft verhindert.

Im Rechts- und Geschäftsverkehr muss der Zusatz „Unternehmergesellschaft (haftungsbeschränkt)" sichtbar sein.

Eine Mini GmbH muss im Jahr ein Viertel ihres erwirtschafteten Gewinns zurücklegen. Auf diese Weise soll die Höhe des Stammkapitals der normalen GmbH (25 000 €) erreicht werden. Haben Sie diese erreicht, kann die „Unternehmergesellschaft (haftungsbeschränkt)" in eine GmbH „umgewandelt" werden. Sie können bei Gründungen mit maximal 3 Gesellschaftern ein Musterprotokoll verwenden. Dieses beinhaltet Gründungsurkunde, Satzung, Gesellschafterliste und Geschäftsführerbestellung und muss notariell beurkundet werden. Weiterhin ist jedoch eine zusätzliche Handelsregisteranmeldung anzufertigen.

4.5
Anmeldung bei Behörden

Bevor Sie Ihre neu gegründete oder übernommene Praxis eröffnen, müssen Sie sich beim Gesundheitsamt (▶ Kap. 3.2.1, S. 15), beim Finanzamt (▶ Kap. 3.2.2, S. 18) sowie bei der Berufsgenossenschaft für Gesundheitsdienst und Wohlfahrtspflege (BGW) (▶ Kap. 3.2.3, S. 18) anmelden.

Möchten Sie im Behandlungs- oder Warteraum Musik abspielen, müssen Sie sich bei der Gesellschaft für musikalische Aufführungsrechte (GEMA) sowie der GEZ anmelden und Gebühren bezahlen (▶ Kap. 4.13, S. 119).

Neu seit 01.02.2010: Als Heilpraktiker müssen Sie die Anzeigepflicht nach § 67 Abs. 1 AMG bei der Eigenherstellung von Arzneimitteln (Mischinjektionen, Mischinfusionen, Eigenblutzubereitungen) beachten. Somit müssen Einrichtungen, die Arzneimittel herstellen und Personen, die diese Tätigkeit berufsmäßig und selbstständig ausüben, dies vorher der zuständigen Behörde anzeigen. Mehr dazu in ▶ Kap. 3.4.9, S. 42 und 48.

4.6
Steuern und Buchhaltung – ein Muss für Jeden

Steuern und Buchhaltung erscheinen auf den ersten Blick als ein undurchschaubarer Dschungel, aber etwas näher betrachtet, ist es einfacher als gedacht. Die kniffligen Details sollte Ihr Steuerberater wissen, dem Sie die dafür nötigen Unterlagen und Ihre Buchführungen übergeben sollten.

Um aber das kleine 1x1 der korrekten Kassenführung und Buchhaltung zu verstehen, finden Sie in diesem Kapitel die wichtigsten Erklärungen zu folgenden Fragen: Wann und welche Pflichten hat ein Heilpraktiker gegenüber dem Finanzamt? Wie errechnet sich Ihr Gewinn? Was ist eine Einnahmen-Überschuss-Rechnung? Wie funktioniert eine richtige Kassenführung und was ist eine Betriebsprüfung?

4.6.1 Gewerbesteuerfreiheit für Freiberufler mit Ausnahmen

Heilpraktiker als **Freiberufler** (▶ Kasten) haben den großen Vorteil, dass sie nicht der Gewerbesteuerpflicht unterliegen. Die **Gewerbesteuerfreiheit** kann jedoch verloren gehen, wenn neben der freiberuflichen Tätigkeit als Heilpraktiker auch ein Gewerbe, z. B. Handel mit Nahrungsergänzungsmitteln oder Medizinprodukten, betrieben wird und diese gewerbliche Tätigkeit von der Heilbehandlung nicht trennbar ist. In diesem Fall sind die aus der gesamten Tätigkeit erzielten Einkünfte grundsätzlich **gewerblicher Gewinn**. Durch die jüngere Rechtsprechung wurde den Steuerpflichtigen jedoch zugebilligt, durch eine exakte Buchführung die der gewerblichen Tätigkeit zugehörigen Einnahmen separat darzustellen, sodass die Versteuerung gerecht vorgenommen wird. Das sog. „Abfärben" kann nun einfacher vermieden werden.

> **Wer ist ein Freiberufler?**
> Auf diese Frage gibt es keine einfache Antwort, denn oft ist der Einzelfall genau zu prüfen. Hier ein paar grundsätzliche Informationen.
> Der Freiberufler unterscheidet sich in 5 wesentlichen Punkten von Gewerbetreibenden:
> 1. Er zahlt keine Gewerbesteuer.
> 2. Er muss kein Gewerbe anmelden.
> 3. Er muss keine doppelte Buchführung betreiben (eine Einnahme-Überschuss-Rechnung reicht aus).
> 4. Er ist kein Zwangsmitglied in einer Industrie- und Handelskammer (IHK).
> ▼

> 5. Er kann mit anderen Freiberuflern eine Partnerschaftsgesellschaft gründen.
>
> Im Partnerschaftsgesellschaftsgesetz (PartGG) steht in § 1, Abs. 2: „Die Freien Berufe haben im Allgemeinen auf der Grundlage besonderer beruflicher Qualifikation oder schöpferischer Begabung die persönliche, eigenverantwortliche und fachlich unabhängige Erbringung von Dienstleistungen höherer Art im Interesse der Auftraggeber und der Allgemeinheit zum Inhalt. Ausübung eines Freien Berufs im Sinne dieses Gesetzes ist die selbstständige Berufstätigkeit der Ärzte, Zahnärzte, Tierärzte, Heilpraktiker, Krankengymnasten, Hebammen, Heilmasseure (…)." [10]
>
> Im Einkommensteuergesetz (EStG) § 18, Abs. 1 heißt es, dass bei den Freiberuflern 3 Gruppen unterschieden werden: Katalogberufe, katalogähnliche Berufe und Tätigkeitsberufe. Bei den Katalogberufen sind in der Kategorie „Heilberufe" explizit Heilpraktiker genannt.
> Ein Freiberufler kann Personal beschäftigen, das ihm zuarbeitet, dies muss aber stets weisungsgebunden erfolgen.

4.6.2 Keine Mehrwertsteuerpflicht

19 % der Einnahmen muss jeder Unternehmer derzeit in Deutschland an das Finanzamt abführen. Dafür kann er zwar von den eigenen Einkaufsbelegen die ausgewiesene Mehrwertsteuer als „Vorsteuer" abziehen, aber es bleibt ein gewaltiger Betrag, der entweder vom Kunden allein gezahlt werden muss oder den Gewinn schmälert. Freiberufler, die keine Mehrwertsteuer in Rechnung stellen müssen, sind: Ärzte, Heilpraktiker, Hebammen, Physiotherapeuten und Zahnärzte. Die Mehrwertsteuerfreiheit bezieht sich allerdings nur auf den Bereich der Heilbehandlung.

Auch Kleingewerbebetriebe (Umsatz im Vor- oder Gründungsjahr < 17 500 € und im laufenden Jahr nicht > 50 000 €) können sich von der Mehrwertsteuer befreien lassen. Es sind aber nicht alle Freiberufler mehrwertsteuerbefreit. Tierärzte müssen z. B. den vollen Mehrwertsteuersatz berechnen und an das Finanzamt abführen.

4.6.3 Steuererklärung

Die Steuererklärung und ihre Vorbereitung (Buchhaltung) bedeuten natürlich Arbeit. Wenn Sie jedoch alle Belege ordentlich sammeln, sortieren und abheften, ist die Steuererklärung nur halb so aufwendig. Ende Mai ist normalerweise Abgabetermin für das vergangene Kalenderjahr, aber eine Verlängerung ist in der Regel auf Antrag beim Finanzamt bis Ende September möglich. Werden Ihre Steuererklärungen durch einen Vertreter der steuerlich beratenden Berufe erstellt, verlängert sich die Frist ohne Antrag grundsätzlich bis Ende Dezember. Das Finanzamt ist allerdings berechtigt, Steuererklärungen vorzeitig anzufordern.

Grundlage der Besteuerung ist der Überschuss/Gewinn, der sich aus den Einnahmen abzüglich aller Betriebsausgaben errechnet (Einnahmen minus Ausgaben ergibt den Überschuss).

Bei der **Einnahmen-Überschuss-Rechnung** handelt es sich um die Aufzeichnung und Gegenüberstellung aller betrieblichen Einnahmen und Ausgaben anhand von Quittungen, Rechnungen und Kontoauszügen. Im Gegensatz zum Betriebsvermögensvergleich von z. B. Gesellschaften (doppelte Buchführung mit Bilanzierung) ergeben sich bei der Einnahmen-Überschuss-Rechnung bei Weitem nicht so umfangreiche Aufzeichnungspflichten.

Einige Investitionen wie Ausgaben für höherwertige Güter (z. B. Computer) oder Praxismöbel können entsprechend Ihrer Nutzungsdauer (▶ Kasten) steuerlich abgeschrieben werden. Der Anschaffungswert wird geteilt durch den Abschreibungszeitraum. Dieser Betrag kann jährlich von den Einnahmen abgezogen werden, bis der Gegenstand nur noch mit dem symbolischen Wert von 1 € in der Buchführung erscheint.

Das heißt, nur ein bestimmter Teil der Investitionskosten wird in einem Steuerjahr als Ausgabe berücksichtigt. Diese Ausgaben reduzieren also nicht sofort in voller Höhe den steuerlichen Gewinn.

Seit 2010 ist durch das Wachstumsbeschleunigungsgesetz neu geregelt, dass für **Anschaffungen bis 410 € netto** (also zuzüglich der gültigen USt) diese sofort wieder abgesetzt werden können und nicht auf die Nutzungsdauer abgeschrieben werden müssen.

Der Gesetzgeber hat somit neben dem „neuen" Recht („Pool-AfA") das „ältere" Recht wieder zugelassen. Hierbei ist zu beachten, dass die Wahlmöglichkeit in jedem Veranlagungszeitraum einheitlich ausgeübt werden muss. Sollen nach dem wieder eingeführten „alten" Recht Wirtschaftsgüter mit Anschaffungskosten von bis zu 410 € zzgl. USt (geringwertige Wirtschaftsgüter) sofort abgeschrieben werden, müssen alle anderen Wirtschaftsgüter mit darüberliegenden Anschaffungskosten zwingend über die Nutzungsdauer verteilt abgeschrieben werden. In diesem Fall ist es erlaubt, einzelne oder alle geringwertigen Wirtschaftsgüter alternativ auch über die gewöhnliche Nutzungsdauer abzuschreiben.

Soll in dem Veranlagungszeitraum die sog. „Pool-AfA" nach dem „neuen" Recht in Anspruch genommen werden, sind alle Wirtschaftsgüter bis 150 € (zuzüglich USt) zwingend im Geschäftsjahr sofort abzuschreiben. Wirtschaftsgüter mit Anschaffungskosten zwischen 150 € und 1000 € (zzgl. USt) gelangen zwingend in den sog. „Pool". Die Abschreibung erfolgt dann im Geschäftsjahr und in den folgenden 4 Jahren mit jeweils 1/5 der Anschaffungskosten. Wirtschaftsgüter mit Anschaffungskosten von über 1000 € (zzgl. USt) sind unbedingt über die gewöhnliche Nutzungsdauer abzuschreiben.

> **Abschreibungszeiträume**
> - Drucker, Scanner, Bildschirme über 3 Jahre
> - Büromöbel über 13 Jahre
> - Telefonanlagen über 10 Jahre
> - Faxgeräte über 6 Jahre
> - Handys über 5 Jahre
>
> Der Nutzungszeitraum für betrieblich genutzte Foto-, Film-, Video- und Audio-Geräte liegt offiziell bei 7 Jahren, ebenso für Fotokopiergeräte.

Internet

www.Bundesfinanzministerium.de

> **P Praxistipp**
> Lassen Sie von Anfang an einen Steuerberater für sich arbeiten! Auch wenn Sie in den ersten Jahren vielleicht einen Verlust machen, macht es Sinn, diesen steuerlich korrekt zu erfassen und mit späteren Gewinnen verrechnen zu lassen. Da die Steuerberaterkosten umsatzabhängig sind, ist gerade der Kostenanteil im Verhältnis zum Beratungsanteil sehr günstig. Bedenken Sie, dass Sie gerade am Anfang einen erhöhten Beratungsbedarf haben, der jetzt noch mit nur geringen Kosten verbunden ist.

> **! Beachte:** Beabsichtigen Sie den Verkauf von Produkten (z. B. Nahrungsergänzungsmittel), ohne damit den steuerlichen Vorteil eines Heilpraktikers zu verlieren, so sollten Sie ein Gewerbe anmelden und eine separate Buchführung garantieren. Ziehen Sie einen Steuerberater hinzu, der diese Problematik kennt und für Ihre Rechtssicherheit sorgt.

4.6.4 Kassenführung und Betriebsprüfung

Uwe Geweke

Auch der ehrlichste Heilpraktiker fürchtet eine Betriebsprüfung, einfach weil diese für eine gewisse Zeit seinen Praxisbetrieb nahezu lahm legen kann. Durch eine korrekte und transparente Kassenführung können in der Regel Prüfzeiten verkürzt und weiterführende unliebsame Recherchen der Betriebsprüfung vermieden werden. EDV-gestützte Prüfungs- und Kalkulationsprogramme finden Fehler in der Kassenführung heutzutage mit Leichtigkeit – die Folge sind meist Zuschätzungen, d. h. die Prüfer veranschlagen eine geschätzte Einnahmesumme, die ggf. weit höher ausfallen kann als es der korrekte Betrag gewesen wäre. Dies kann in mehrerer Hinsicht sehr unangenehm werden – selbst wenn ein Fehler nicht absichtlich geschah.

> **! Beachte:** Eine gesetzliche Verpflichtung zur Kassenführung besteht im Rahmen der Einnahmen-Überschuss-Rechnung nicht. Der Kassenverkehr verlangt also nicht die Darstellung sämtlicher baren Geldbewegungen. Sobald Umsatzanteile jedoch regelmäßig bar eingenommen werden, ist dem Heilpraktiker eine Kassenführung zu empfehlen und ggf. fachlicher Rat einzuholen.

Tägliche Aufzeichnungspflicht von Bareinnahmen

Es besteht eine Verpflichtung zur Aufzeichnung der Bareinnahmen. Inwieweit Bareinnahmen täglich aufgezeichnet werden müssen, wird unterschiedlich beurteilt. Nach einem rechtskräftigen Finanzgerichtsurteil sind Steuerpflichtige mit Gewinnermittlung durch eine Einnahmen-Überschuss-Rechnung nicht zur Einzelaufzeichnung ihrer Bareinnahmen verpflichtet. Es genügt danach, wenn die Tageseinnahmen jeweils durch Auszählen (Kassensturz) ermittelt und das Ergebnis schriftlich festgehalten wird. Das muss nicht zwingend in Form eines Kassenberichts geschehen. Eine tägliche Aufzeichnungspflicht von Bareinnahmen z. B. durch einen Kassenbericht wird andererseits vom Bundesfinanzhof bejaht. Eine geordnete Belegsammlung reicht demnach für den Nachweis der Einnahmen nicht aus.

> **! Beachte:** Der Heilpraktiker sollte zumindest einen täglichen Kassenbericht zum Nachweis der Einnahmen erstellen.

Werden die Bareinnahmen durch einen Kassenbericht ermittelt, ergeben sich auch hier weitergehende Aufzeichnungspflichten.

Bei Steuerpflichtigen mit regelmäßigen Barumsätzen stellt die Einnahmeverprobung (Prüfung der vollständigen Erfassung von Einnahmen) in der Regel einen Prüfungsschwerpunkt dar. Um dem Betriebsprüfer eventuelle Zuschätzungsmöglichkeiten zu verwehren, kann es daher durchaus empfehlenswert sein, eine formgerechte Kasse zu führen.

Was gehört zu einer ordnungsgemäßen Kassenführung?

Voraussetzung einer ordnungsgemäßen Kassenführung ist, dass eine Geschäftskasse (Registrierkasse, Geldkassette etc.) für Barmittel vorhanden ist.

Grundsätzlich muss jede geführte Kasse **jederzeit kassensturzfähig** sein. Die Aufzeichnungen müssen so beschaffen sein, dass der Soll-Bestand laut Kassenbuch mit dem Ist-Bestand der Geschäftskasse jederzeit abgestimmt werden kann. Ist die Abstimmbarkeit nicht möglich, liegt ein schwerer Mangel vor.

> **Eine ordnungsgemäße Kassenführung besteht aus:**
> - Geschäftskasse
> - Kassenbuch
> - Kassenbericht

Kassenbücher sind somit das buchmäßige Abbild der Geschäftskasse. Sie beinhalten sämtliche Bargeldbewegungen wie Einnahmen, Ausgaben, Privatentnahmen und Privateinlagen einer Praxis. Sie können gebunden, als Loseblattsammlung oder als aneinander gereihte Kassenberichte geführt werden. Heute werden Kassenbücher oft unter Zuhilfenahme von **Computerprogrammen** wie Excel geführt. Hierbei muss sichergestellt sein, dass Eintragungen nachträglich nicht mehr veränderbar sind. Da Excel-Listen jedoch in der Regel nachträglich änderbar sind, reichen sie grundsätzlich nicht aus und können für ungültig erklärt werden, also zu einer Verwerfung der Kassenführung durch die Betriebsprüfung führen.

Zweck des **Kassenberichts** ist es, die täglichen Bareinnahmen zu errechnen und schnell nachvollziehen zu können. Ausgangspunkt der Einnahmenermittlung ist der ausgezählte Kassenbestand zum Praxisschluss. Die Auszählung kann mithilfe eines Zählprotokolls erfolgen (▶ Kasten rechts oben).

> **Ermittlung der Tageseinnahmen**
>
> | | |
> |---|---|
> | Tagesbestand (ausgezählter Kassenbestand) | |
> | ./. Kassenanfangsbestand | |
> | ./. Bareinlagen | |
> | + Ausgaben | |
> | + Barentnahmen | |
> | = Tageseinnahmen | |

Werden Barbestände aus der Kasse entnommen und auf ein Bankkonto eingezahlt, ist dies im Kassenbericht und im Kassenbuch zu vermerken. Andernfalls sind die Tageseinnahmen zwangsläufig um diesen Betrag zu niedrig ausgewiesen. Derartige Differenzen führen regelmäßig zu gewinnerhöhenden Zuschätzungen des Prüfers.

Der gleiche Effekt ergibt sich, wenn Barentnahmen oder Barausgaben im Kassenbericht nicht erfasst werden. Die Übertragung der Tageseinnahmen vom Kassenbericht in das Kassenbuch kann in einer Summe erfolgen.

In der Praxis kommt es oft vor, dass die Vorgänge des Geldverkehrs nicht sofort in das Kassenbuch eingetragen, sondern zunächst als handschriftliche, lose Zettelnotiz festgehalten werden, die es gilt, als Unterlage für die Buchungen aufzubewahren. Es muss auch hier der Grundsatz gelten, dass die einzelnen Vorgänge **täglich** in der richtigen Reihenfolge aufzuzeichnen sind.

> **Wann könnte es zu einer Schätzung kommen?**
>
> Grundsätzlich sind die Aufzeichnungen des Steuerpflichtigen, sofern sie ordnungsgemäß sind, die Grundlage der Besteuerung. Wenn der Prüfer alle Ermittlungsmöglichkeiten ausgeschöpft hat und dennoch einzelne Besteuerungsgrundlagen dem Grunde oder der Höhe nach nicht ermitteln konnte, muss er zu einer Schätzung greifen.

Fehler bei der Kassenführung

Typische Fehler der Kassenführung können sein:
- Rechenfehler
- unterlassene Buchungen von Ein- und Ausgaben
- unvollständige Aufzeichnungen

In Betrieben und Praxen mit hohen Barumsätzen ist im Rahmen von Betriebsprüfungen immer wieder festzustellen, dass:
- keine rechnerische Führung der Kasse (Kassenbericht) oder nur eine rechnerische Führung (Nichtzählung des Kassenbestandes) erfolgt,
- die jederzeitige Kassensturzfähigkeit nicht gewährleistet ist,
- bei rechnerisch geführten Kassen nicht das gesamte Hartgeld gezählt wird,
- bei Einsatz von Registrierkassen die Kontrollstreifen (Tagessummenbons) mit fortlaufender Nummerierung des Z-Zählers nicht archiviert werden,
- Belege nicht vollständig aufbewahrt werden (z. B. Kassenzettel, Bons),
- keine Eigenbelege für Privatentnahmen erstellt werden,
- keine zeitnahe Erfassung im Kassenbuch erfolgt.

Verschiedene Kassensysteme

Grundsätzlich ist es dem Steuerpflichtigen freigestellt, ob er seine Einnahmen in einer offenen Kasse, Registrierkasse oder einer PC-gestützten Kasse erfasst. Manche Unternehmer haben in jüngster Zeit auf moderne, PC-gestützte Kassen umgerüstet. Wie beim PC üblich und bei heutigen Speicherkapazitäten auch unproblematisch möglich, speichern diese Kassen grundsätzlich jeden einzelnen Umsatz des Tages. Der Unternehmer hat in der Regel auch noch im Nachhinein Zugriff auf alle getätigten Einzelumsätze der Kasse (sog. offene Systeme). Bei den herkömmlichen Registrierkassen, die aufgrund der geringeren Speicherkapazität nicht die Einzelumsätze, sondern nur addierte Summen speichern, ist ein nachträglicher Zugriff auf die Einzelumsätze nicht möglich (sog. geschlossene Systeme).

Die **offene Kasse** ist besonders im Bereich des Einzelhandels und der freien Berufe (u. a. Heilpraktiker) vorzufinden.

> **Beachte:** Unter dem Aspekt der Zumutbarkeit muss hier keine Einzelaufzeichnung vorgenommen werden, wenn die rechnerische Ermittlung der Tageseinnahmen in Form der Kassenberichte erfolgt.

Elektronische Registrierkassen haben sich in der Gastronomie und im Handel weitgehend durchgesetzt. Eine Registrierkasse dient im Wesentlichen der Erfassung der Einnahmen, bei Betrieben mit Fremdpersonal zusätzlich der Kontrolle, dass tatsächlich alle Umsätze vom Personal eingegeben werden. Grundsätzlich ist zu beachten, dass bei Inbetriebnahme einer Registrierkasse das Einrichtungsprotokoll sowie die Organisationsunterlagen, insbesondere die Bedienungsanleitung, aufzubewahren sind. Elektronische Registrierkassen werden in Heilpraktikerpraxen eher selten eingesetzt.

Die Ordnungsmäßigkeit einer **PC-gestützten Kasse** ist grundsätzlich nach den gleichen Prinzipien zu beurteilen wie die einer elektronischen Registrierkasse. Demnach sind die Grundsätze ordnungsmäßiger datenverarbeitungsgestützter Buchführungssysteme auch auf PC-gestützte Kassen anzuwenden. Das bedeutet, dass die **offenen PC-Systeme** diesen Anforderungen nicht entsprechen, da Stornierungen (Löschungen) ohne Spur möglich sind. Allerdings ermöglichen nicht alle PC-Kassen diesen offenen Datenzugriff, da einige Systeme so programmiert sind, dass der Nutzer nicht auf alle Daten zugreifen und sie im Nachhinein verändern kann. Da es sich hierbei allerdings um einen Umstand aus dem Machtbereich des Steuerpflichtigen handelt und eine derartige Zugriffsbeschränkung an sich untypisch für einen PC ist, wird der Nachweis der Geschlossenheit wohl durch den Anwender erbracht werden müssen. In der Regel kann der Steuerpflichtige diese Zugriffsbeschränkung durch ein Testat, das von einem autorisierten Prüfer erteilt worden ist, erbringen.

> **⚠ Fazit**
> Durch den Einsatz von EDV-gestützten Prüfungs- und Kalkulationsprogrammen ist im Rahmen einer Betriebsprüfung die Gefahr von Zuschätzungen – insbesondere bei Steuerpflichtigen mit Bareinnahmen – deutlich gestiegen. Um der Gefahr von Schätzungen und der damit verbundenen steuerlichen Auswirkungen entgegenzuwirken, sollten auch Heilpraktiker als Einnahmen-Überschuss-Rechner auf eine ordnungsgemäße Kassenführung achten. Durch die Kassenführung können in der Regel weitere unliebsame Recherchen der Betriebsprüfung (Einsichtnahme in Terminkalender etc.) vermieden werden.

4.7 Verkauf von Produkten

Wenn Sie Ihre freiberufliche Tätigkeit mit dem Verkauf von Waren (z. B. Nahrungsergänzungsmittel, Bücher) kombinieren, ist Vorsicht geboten! Diese zusätzliche Einnahmequelle stellt für Sie als Heilpraktiker eine gewerbliche Tätigkeit dar. Wenn Sie bei Ihrer Abrechnung nicht zwischen betrieblichen Einnahmen aus freiberuflicher Tätigkeit und dem gewerblichen Verkauf von Waren unterscheiden, kann das Finanzamt alle Einnahmen als gewerblich einstufen, sodass möglicherweise Gewerbesteuer fällig wird.

Vorteil: Für Sie ist der Verkauf von Waren eine zusätzliche Einnahmequelle und schwer erhältliche Produkte oder Produkte mit großen Qualitäts- oder Preisunterschieden können dem Patienten einfach zugänglich gemacht werden.

Nachteil: Man könnte Ihnen unterstellen, ein Produkt nur deshalb anzubieten, weil wirtschaftliche Vorteile mitschwingen, auch wenn Sie die Produkte wirklich nur anbieten, weil Sie von dem Produkt einfach überzeugt sind oder wenn diese woanders schwer oder nicht erhältlich sind. Diese Gefahr der Befangenheit könnte psychologisch nicht nur für den Patienten problematisch werden, sondern auch für Sie.

Außerdem treten fiskalische Probleme dann auf, wenn die Umsätze aus freiberuflicher (heilpraktischer) Tätigkeit von den gewerblichen Einnahmen aus Verkauf nicht getrennt erfasst und dargestellt werden.

> **❗ Beachte:** Wenn Sie sich für den Verkauf von Waren entscheiden, dann sollten Sie Folgendes beachten:
> - Verkaufsangebot außerhalb der Sprech- und Behandlungszimmer aufbewahren (z. B. Vitrine im Anmeldebereich oder eine Extrafläche wie einen eingelagerten Shop)
> - für den Verkauf ist jemand anderes zuständig und ansprechbar als der Heilpraktiker (z. B. eine Mitarbeiterin, medizinische Fachangestellte)
> - getrennte Buchführung und getrennte Belege: Verkaufsbelege (Quittungen) sollten sich von Behandlungs-Quittungen unterscheiden; die diesbezüglichen Einnahmen und der Wareneinkauf müssen separat erfasst und fiskalisch aufbereitet sein

4.8 Versicherungen für den Heilpraktiker

Sie sind gerade am Ziel Ihrer Heilpraktikerausbildung angelangt und dürfen nun selbstständig die Heilkunde ausüben und eine Praxis gründen. Im großen Dschungel der Dinge, die es vor einer Praxisgründung zu bedenken gilt, fragen Sie sich sicherlich, welche Versicherungen für den Heilpraktiker sinnvoll und/oder zwingend notwendig sind. Im Folgenden finden Sie eine kurze Auflistung der Versicherungen, die unentbehrlich sind und weitere, die ich Ihnen empfehlen würde.

Die Leistungen sind sicher oft sehr unterschiedlich, sodass sich ein Vergleich nicht nur lohnen kann, sondern sehr ratsam ist. Vergleichen Sie das Leistungsangebot, die Leistungsbegrenzungen und die dazugehörenden Beiträge der einzelnen Versicherungen.

4.8.1 Pflicht für jeden HP: Berufshaftpflichtversicherung

Heilpraktiker tragen eine große Verantwortung. Trotz sehr guter Ausbildung oder Fortbildung auf höchstem Niveau, können Behandlungsfehler vorkommen. Dabei können betroffene Patienten

Schadensersatzansprüche stellen, deren Höhe für den Heilpraktiker unter Umständen nicht mehr zu bewältigen ist. Daher ist eine entsprechende Absicherung über eine Berufshaftpflichtversicherung für Heilpraktiker berufsrechtlich gemäß Artikel 17 der Berufsordnung für Heilpraktiker verpflichtend. Versichert sollten alle Leistungen sein, die Sie als Heilpraktiker gemäß HPG erbringen dürfen. Der Versicherungsbeitrag hängt von der jeweiligen Deckungssumme und dem Gesamtpaket der Versicherungsgesellschaft sowie vom Umfang der Versicherungsleistungen ab. Achten Sie darauf, dass wirklich die Leistungen bzw. Therapien, die Sie erbringen wollen, im Umfang des Versicherungsschutzes enthalten sind.

> **Praxistipp**
> Ein Vergleich von 2 oder 3 Versicherungsgesellschaften lohnt sich oft, da die Versicherungsleistungen und Beitragssummen sehr variieren können.
> Bei Vertragsabschluss auch das **Kleingedruckte** (AGB) lesen! Dort finden Sie Informationen, was und zu welchen Bedingungen abgesichert ist. In den **AGB** (Allgemeine Geschäftsbedingungen) sollte eigentlich auch erklärt sein, wie Sie sich beim Eintreten eines Versicherungsfalls zu verhalten haben.
> Die Haftpflichtversicherung erstattet bei begründeten Schadenersatzforderungen wegen einfacher, aber auch grober Fahrlässigkeit, und sie lehnt unbegründete Schadenersatzforderungen ab. Sie ist in dieser Funktion zusätzlich eine sog. „passive Rechtsschutzversicherung" – damit entfällt für Sie das Prozesskostenrisiko, da der Versicherer auch Ihre Verteidigung vor Gericht übernimmt.
> In manchen Verträgen ist die Versicherungsgarantie davon abhängig, ob Sie über die erforderliche Ausbildung und auch Fortbildung verfügen. Im Schadensfall ist der Heilpraktiker gefordert, diese Nachweise zu erbringen. Manche Versicherungen erkennen ein entsprechendes Fortbildungszertifikat eines Heilpraktikerverbands an, unabhängig von Unterrichtsumfang oder Abschlussprüfung. Wie eine Ausbildung im Schadensfall nachgewiesen wird, werden Sie vermutlich nicht in den AGB lesen. Hier müssen Sie im Vorfeld den Versicherer fragen.
> Versichert ist prinzipiell nur die Behandlung im Sinne des HPG, wenn durch Untersuchungen und Therapien Patienten zu Schaden kommen.

> **❗ Beachte:** Bei einigen Versicherungsgesellschaften sind vermeintlich gefährliche Therapiearten (z. B. Chiropraktik) nur gegen Zuschlag versicherbar.
> Kosmetische Behandlungen sind prinzipiell nicht versichert und müssen separat versichert werden (z. B. Faltenunterspritzung).

Private Haftpflichtversicherung

Es ist sinnvoll, zusammen mit der Berufshaftpflichtversicherung auch die private Haftpflichtversicherung beim gleichen Versicherer abzuschließen. So kann vermieden werden, dass bei eventuellen Grenzfällen der eine Versicherer dem anderen die Zuständigkeit zuschiebt (▶ Fallbeispiel).

Fallbeispiel
Jemand verletzt sich durch Sturz auf der Treppe vor Ihrem Praxiseingang. Das Haus, in dem sich Ihre Praxis befindet, ist Ihr Eigentum. Nun könnte es von Bedeutung sein, ob die Person auf dem Weg zur Praxis war oder zu Ihnen privat. Wenn ein und dieselbe Versicherung für alles zuständig ist, wäre das in diesem Fall von großem Vorteil! Prüfen Sie deshalb, ob bezüglich der Praxis (Mietobjekt oder Eigentum) eine private Haftpflichtversicherung in der Berufshaftpflichtversicherung enthalten ist. Die Haftpflichtversicherung leistet in diesem Fall auch bei Unfällen (Parkplatz, Treppenhaus, Praxisräume), wenn man Ihnen ein Verschulden nachweisen kann (z. B. durch mangelhaftes Räumen von Schnee oder Eis).

4.8.2 Weitere empfehlenswerte Versicherungen

Neben den sog. Pflichtversicherungen für Heilpraktiker, ist es empfehlenswert, einige Zusatzversicherungen abzuschließen.

Rechtsschutzversicherung

Während im Berufshaftpflichtbereich der „passive Rechtsschutz" enthalten sein muss, ist die Durchsetzung eigener Ansprüche nur mit einer Rechtsschutzversicherung zu lösen.

Als Käufer, Mieter, Eigentümer oder Verkehrsteilnehmer kann man schnell in eine Situation geraten, die einen rechtlichen Beistand erfordert. Und das kann schnell sehr teuer werden. Damit Ihr

Wunsch nach „Allem, was Recht ist" nicht an den finanziellen Mitteln scheitert, sollten Sie sich durch eine Rechtsschutzversicherung schützen. Denn neben der Frage des Rechts entstehen Kosten aus einem Verfahren, die nicht unerheblich sein können.

❗ **Beachte:** Einige Gesellschaften bieten auch den Vertragsrechtsschutz im beruflichen Bereich an. Hier haben Sie dann die Möglichkeit, unbezahlte Patientenrechnungen einzuklagen. Bei Beginn einer Selbstständigkeit müssen bestehende Rechtsschutzversicherungen umgestellt werden, die Sie möglicherweise als Angestellter abgeschlossen hatten.

Praxisinhalts- und Praxisunterbrechungsversicherung

Die Praxisinhaltsversicherung schützt vor finanziellen Folgen, wenn durch Feuer, Sturm, Hagel, Einbruch, Diebstahl, Vandalismus oder Leitungswasser die Einrichtung und Ähnliches beschädigt bzw. unbrauchbar geworden sind. Versichert ist die ganze Praxiseinrichtung des Heilpraktikers z.B. medizinisch-technische Geräte, Mobiliar, Arzneimittel, Laboreinrichtungen, kaufmännische Einrichtung.

Wenn ein Praxisweiterbetrieb infolge eines Schadens nicht möglich ist, tritt die Praxisunterbrechungsversicherung ein. Zu einem Unterbrechungsschaden gehören sowohl der entgangene Betriebsgewinn als auch der Aufwand an fortlaufenden Geschäftskosten, z.B. Gehälter für Mitarbeiter, Steuer- und Versicherungsbeiträge, Kapitalzinsen (Kredite) und sonstige Kosten (z.B. Praxismiete). Die Praxisunterbrechungsversicherung haftet auch für Folgeschäden, die nicht sofort erkennbar sind, jedoch innerhalb von 12 Monaten nach Eintritt des Schadens erkennbar werden oder entstehen.

Schutz bei Unfall und Krankheit

Das wertvollste Eigenkapital des Menschen ist seine Arbeitskraft – sie bildet seine Existenzgrundlage. Ein Unfall kann zur finanziellen Katastrophe führen, da er die Arbeitskraft bis zur Arbeitsunfähigkeit und somit Einkommen und Existenz kosten kann.

Die private Unfallversicherung ermöglicht es, den gewohnten Lebensstandard und die finanzielle Unabhängigkeit abzusichern. Mit einer vernünftig konzipierten und auf die jeweilige finanzielle Situation abgestimmten Vorsorge durch eine private Unfallversicherung kann man einen Unfall, zumindest materiell betrachtet, gut überstehen. Für Heilpraktiker und Ärzte ist die sog. erhöhte Gliedertaxe relevant. Das heißt, dass beispielsweise für den Verlust eines Daumens erheblich mehr Invalidität angerechnet wird als bei anderen Berufen.

Wenn Sie durch eine Krankheit ausfallen, können ebenfalls sofort alle Einnahmen gegen Null gehen, während die finanziellen Verbindlichkeiten (z.B. Hypothekenraten, Miete, Krankenkassenbeiträge, mögliche Personalkosten) in voller Höhe weiter vom Konto abgebucht werden. Jeder Heilpraktiker sollte deshalb seinen notwendigen und existenzsichernden Geldbedarf für diesen Fall kalkulieren und durch verschiedene Versicherungen das Risiko minimieren.

Die Krankentagegeldversicherung zahlt ab einem bestimmten Tag einer Erkrankung (z.B. ab dem 8., 15., 22. oder 29. Tag) den vorher vereinbarten Tagessatz.

In diesem Zusammenhang möchte ich Sie darauf aufmerksam machen, dass die Continentale Versicherung beispielsweise im Gruppentarif für Heilpraktiker im Krankheitsfall ein Attest von einem Heilpraktikerkollegen akzeptiert, während andere Versicherungen auf ein ärztliches Attest bestehen.

✱ **Merke:** Die Absicherung sollte immer in richtiger Höhe sein, da sonst bei längerer Krankheit kein ausreichender Versicherungsschutz besteht.

Die Berufsunfähigkeitsversicherung zahlt dem Versicherten eine vereinbarte Berufsunfähigkeitsrente, wenn er den zuletzt ausgeübten Beruf nicht mehr ausüben kann.

Wenn Sie einen Schutz gegen Berufsunfähigkeit (▶ Definition, S. 111) abschließen wollen, sollten Sie sich bei Ihrem Rentenversicherungsträger zunächst über die Höhe der gesetzlichen Rente informieren, die Ihnen zusteht, wenn Sie heute berufsunfähig werden – entsprechende Mitteilungen werden seit einiger Zeit regelmäßig von den Rentenversicherungsträgern verschickt. Sie können alle sonstigen festen Einkünfte (z.B. Mieteinnahmen oder Kapitalerträge) dazu addieren. Wenn Sie die Summe Ihrer feststehenden Ausgaben von den Einnahmen abziehen, ergibt sich die Versorgungslücke, die Sie durch eine Berufsunfähigkeits-Vorsorge schließen sollten.

❗ Beachte: Eine Berufsunfähigkeitsrente deckt nur den Zeitraum ab, der im Versicherungsvertrag vereinbart ist. Üblicherweise ist es die Zeit, in der man normalerweise erwerbstätig ist. Doch auch im Fall vorzeitiger Berufsunfähigkeit sollte man für die private Altersvorsorge etwas zurücklegen können.

Vereinbaren Sie die Zahlung der Berufsunfähigkeitsrente am besten bis zum Eintritt in die reguläre Rente mit 67. Um das Inflationsrisiko abzudecken, bieten viele Versicherer außerdem eine dynamische Berufsunfähigkeitsversicherung an. Im Versicherungsfall steigt die Rente dann Jahr für Jahr. Für Selbstständige ist die private Absicherung doppelt wichtig. Da sie in der Regel nicht in die gesetzliche Rentenversicherung einzahlen, bekommen sie im Berufs- oder Erwerbsunfähigkeitsfall keine staatlichen Leistungen.

▶ Definition: Berufsunfähigkeit

Vollständige Berufsunfähigkeit liegt vor, wenn der Versicherte infolge Krankheit, Körperverletzung oder Kräfteverfalls, die ärztlich nachzuweisen sind, voraussichtlich für die Dauer von mindestens 6 Monaten (Prognosezeitraum) außer Stande ist, seinen Beruf, wie er vor Eintritt der Krankheit, Körperverletzung oder des Kräfteverfalls beschaffen war, auszuüben.

Freiwillige Versicherung bei der BGW

Bei der Berufsgenossenschaft für Gesundheitsdienst und Wohlfahrtspflege (BGW) können Sie sich gegen Folgen von Arbeits- und Wegeunfällen sowie von Berufskrankheiten versichern lassen. Auch wenn Sie in Ihrer Praxis kein Personal beschäftigen, so ist eine Anmeldung bei der BGW vorgeschrieben (▶ **Kap. 3.2.3, S. 18**).

Wenn Sie Personal haben sollten (z. B. Reinigungskräfte, Assistenten), müssen Sie jährlich die Zahl der Beschäftigten an die BGW melden. Sie zahlen dann einen Beitrag (▶ Kasten), der abhängig ist von der Risikoeinstufung des Heilpraktikerberufs und der gezahlten Entgelte. Alle gezahlten Gehälter werden als Entgelt berücksichtigt. Sie können fiktiv bestimmen, für welche Einkommenshöhe Sie versichert sein möchten. Ihre freiwillige Versicherung fließt bei der Berechnung nicht mit ein.

Formel zur Beitragserrechnung

$$\frac{\text{Entgelte} \times \text{Gefahrenklasse (derzeit 3,3)} \times 2{,}1\text{ K (Konstante nach Finanzbedarf)}}{1000}$$

🅱 Fazit
Die Berufshaftpflichtversicherung ist unentbehrlich!

Die eigene Krankheit als größtes Risiko lässt sich nur durch eine Krankentagegeldversicherung minimieren. Führen eine Krankheit bzw. ein Unfall zur Berufsunfähigkeit, entsteht jedoch eine Lücke bei Ihren Einnahmen, die sich nur durch entsprechende Versicherungen schließen lässt. Eine Unfallversicherung bietet die Möglichkeit, mit geringen Beiträgen das nicht unerhebliche Unfallrisiko zu versichern.
Es empfiehlt sich, durch einen oder mehrere Versicherungsunternehmer verschiedene Angebote zu unterschiedlichen Versicherungspaketen berechnen zu lassen. Welches Risiko Sie dabei selbst tragen können und sollten, muss individuell überlegt werden und hängt im Wesentlichen von den eigenen finanziellen Rücklagen ab. Gerade am Anfang der Selbstständigkeit laufen die Kosten schnell davon und es empfiehlt sich, die notwendigen Versicherungen mit dem wachsenden Risiko mit zu entwickeln. So bleiben die Versicherungsbeiträge überschaubar.

▶ Internet

- Berufsgenossenschaft für Gesundheitsdienst und Wohlfahrtspflege: www.bgw-online.de
- Versicherungsinformationsdienst für Heilpraktiker: www.heilpraktikerservice.de

4.9
Altersvorsorge und Kapitalbildung

Wenn eine Heilpraktikerpraxis professionell betrieben wird, ist das Ziel eine Wertschöpfung für den Lebensunterhalt und die Absicherung für den Zeitraum nach der Praxisaufgabe (Altersvorsorge). Risiken während der Arbeitsphase können und müssen bedarfsorientiert über entsprechende Versicherungspakete abgedeckt werden.

Die Altersvorsorge kann auf mehrere Säulen gebaut werden:
- Kapitalanlagen (Kapitallebensversicherung, Geldanlagen, Sparverträge)
- Immobilienwerte
- Praxiswert

4.9.1 Kapitalanlagen

Eine **Kapitallebensversicherung** wird bei Fälligkeit mit einer Verzinsung ausbezahlt. Sie hat den Vorteil, dass Sie neben dieser Mindestverzinsung auch im Fall des vorzeitigen Todes den Hinterbliebenen ein vorher abschätzbares Kapital zur Verfügung stellt.

Zu den **Geldanlagen** gehören z. B. Bausparverträge, Sparverträge. Diese Form ist entweder mit festen (meist geringen) Zinsen, aber dafür mit geringem Risiko verbunden. Es gibt aber auch eine Variante mit höheren Zinsen oder Aussicht auf Wertzuwachs und/oder Dividenden mit höherem Risiko wie Aktien (Einzelwerte oder Fondsanteile).

Immobilienwerte

Immobilienwerte können eigene Immobilien oder Immobilienfonds sein.

Immobilienfonds verhalten sich wie Aktienfonds. Die Anteile sind jedoch nicht von Industrieunternehmen, sondern von Immobiliengesellschaften. Die dem Immobilienfonds zugehörigen Gebäude können je nach Marktlage, Qualität und Kompetenz der Wirtschaftsfachleute (z. B. Fondsmanager) sehr unterschiedliche Wertentwicklungen nehmen.

Vorteil: Auch bei einem geringen Geldeinsatz können mit einem Immobilienfonds Immobilienwerte (eigentlich virtuell) angeschafft werden und der Heilpraktiker hat keine weitere Arbeit bezüglich der Verwaltung. Er kann auch nur maximal seinen Einsatz (Kaufpreis der Fondsanteile) verlieren.

Nachteil: Immobilien, die zu einem Immobilienfonds gehören, müssen aufwendig verwaltet werden, weil die Bewirtschaftung (Vermietung, Verwaltung) und Instandhaltung von mehreren Personen und unterschiedlichen Unternehmen geleistet werden. So haben Sie als Immobilienfondsbesitzer auch keinen Einfluss auf die Qualität. Der Gewinn verringert sich, denn Fondsmanager, Hausverwaltungsgesellschaften, Handwerker und Hausmeister müssen aus den Mieteinnahmen bezahlt werden.

Vorteile und Nachteile einer eigenen Immobilie

Vorteile

1. Mit Geschick können Sie den Wert und Ertrag deutlich besser entwickeln als wenn dies in fremde Hände gelegt wird und oft mit teuer bezahlten Verwaltungen erkauft werden muss.
2. Eine Hausverwaltung ist einfach zu realisieren. Vielleicht haben Sie sogar durch Ihre Patienten gute und preiswerte Handwerker an der Hand. Möglicherweise können Sie aber auch einige Leistungen selbst erbringen, sodass die Gesamtrendite deutlich zunimmt.
3. Sollte die Praxis mal nicht ganz ausgelastet sein (z. B. Patienten erscheinen nicht zu ihrem Termin), kann die Zeit effizient genutzt werden. Sie können beispielsweise eine Nebenkostenabrechnung einschieben oder bei erforderlichen Renovierungen Angebote einholen oder bei einem Mieterwechsel Besichtigungstermine vereinbaren.
4. Sie können mit einem relativ geringen Eigenkapital eine Immobilie kaufen. Zusammen mit dem Fremdkapital (Hypothek) macht das einen stattlichen Wert aus. Durch Mieteinnahmen wird die Hypothek getilgt. Das kann und sollte so zügig geschehen (z. B. durch 3–4 % Tilgung bei einem Annuitätendarlehen), dass noch während der Praxislaufzeit die Immobilie abbezahlt wird und Ihnen als Immobilienbesitzer die Mieteinnahmen dann als Altersversorgung wie eine Rente zufließen.

▼

▼
5. Der größte Vorteil einer Immobilie zeigt sich darin, dass durch den soliden Wert von Grund und Boden und einer guten Bausubstanz ein Darlehen (Hypothek) aufgenommen werden kann. Je nach wirtschaftlichem Erfolg der Praxis und vorhandenem Eigenkapital kann so ein Vermögen angeschafft werden, das auch Steuervorteile einschließt. Diesen Vorteil (Abschreibung der Bausubstanz, Absetzbarkeit der Hypothekenzinsen) bieten andere Geldanlagen nicht.

Nachteil
Immobilien haben auch einen gravierenden Nachteil. Sollten mehrere unglückliche Umstände zusammentreffen (z. B. Ausbleiben von Mieteinnahmen und rückläufige Praxisgewinne), dann kann nicht nur der Verlust der Immobilie drohen, sondern im ungünstigsten Fall können aus einer Zwangsversteigerung auch Restschulden bleiben. Der Heilpraktiker haftet mit seinem Gesamtvermögen gegenüber einer Bank oder anderen Gläubigern.

4.10
Assistenten, Personal und Vertretung in der HP-Praxis

In diesem Kapitel erfahren Sie, was Sie einerseits bei der Einstellung von Assistenten und weiterem Personal unbedingt beachten müssen, um Ihren Pflichten als Praxisbetreiber nachzukommen. Gerade im Vorfeld der Einstellung von Reinigungspersonal, Assistenten oder einer Urlaubsvertretung ist einiges zu klären.

Andererseits kann es als Heilpraktikeranwärter attraktiv sein, eine Assistenzstelle in einer Heilpraktikerpraxis anzutreten.

4.10.1 Was spricht für eine Assistenzstelle?

Viele Heilpraktikeranwärter (HPA) suchen während der Ausbildung, spätestens nach bestandener Prüfung, eine Assistentenstelle, denn sie ist zweifellos ein wichtiger Teil ihrer Ausbildung. Ein gut angelernter Assistent kann ein Gewinn für jede Praxis sein.

Vorteile einer Assistenzstelle für den HPA

Heilpraktikeranwärter oder frischgebackene Heilpraktiker lernen den Praxisalltag, den Umgang mit Patienten, die Praxisorganisation sowie Diagnose- und Behandlungstechniken kennen. Dies bringt Sicherheit für den eigenen Praxisstart. Natürlich ist es dabei wünschenswert, dass in der Praxis Therapieverfahren angewendet werden, die den Assistenten besonders interessieren. Findet man dieses Ideal nicht, ist die Assistenz in einer Praxis mit anderen Therapieschwerpunkten trotzdem sinnvoll, denn hier erfährt man dennoch einiges über die grundsätzliche Art und Weise, eine Heilpraktikerpraxis zu führen.

Vorteile einer Assistenzstelle für den Praxisbetreiber

Der Praxisbetreiber hat bei guter Organisation sowie richtiger Mitarbeiterauswahl und -führung überwiegend Vorteile aus dieser Beziehung. Ein engagierter Assistent erleichtert den Arbeitsalltag und gestattet dem Heilpraktiker, sich für andere wichtige Aufgaben mehr Zeit zu nehmen oder mehr Patienten zu behandeln. Die Behandlungskapazität kann schnell erhöht werden, wenn ein gut angelernter Assistent zunehmend Arbeiten erst unter Aufsicht, später allein in der Praxis verrichten kann. Ein Assistent kann den gegengeschlechtlichen Pol zum Praxisbetreiber vertreten. So können z. B. Patienten ihre Colon-Hydro-Therapie jeweils von einem gleichgeschlechtlichen Behandelnden bekommen, was viele zu schätzen wissen. Ein qualifizierter Assistent kann den Praxisbetrieb auch für einige Stunden oder Tage mit Praxisorganisation (Auffüllen der Behandlungsschränke, Lagerhaltung, Büroarbeit, Telefondienst) aufrechterhalten, was manchem Kollegen bislang unbekannte Perspektiven im Urlaubs- und Krankheitsfall eröffnet.

Ein Assistent kann zudem den Praxisbetreiber durch seine Anwesenheit dazu anregen, Arbeitsschritte neu zu überdenken, die Routine zu durchbrechen und die eigene Arbeitsweise ständig zu vervollkommnen. Es gibt viele erfolgreiche Praxen, die mit dem Engagement der Assistenten steht und fällt. Obendrein tut es manchmal ganz gut, sich mit jemandem bei der Arbeit auszutauschen.

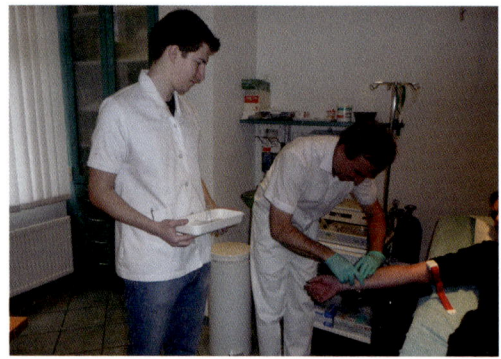

▶ **Abb. 4.3** Ein Assistent kann den Arbeitsalltag erleichtern: Assistieren bei einer Blutentnahme.

4.10.2 Welche Nachteile kann es für die Praxis geben?

Die Patienten erwarten in einer HP-Praxis meist viel mehr Vertraulichkeit als in einer Arztpraxis, in der üblicherweise mehrere Arbeitskräfte arbeiten. Deshalb wird oft befürchtet, die Patienten würden verunsichert oder gar vergrault. Selbstverständlich muss der Praxisinhaber sensibel mit der Situation umgehen und Patientenbedürfnisse respektieren. Wenn der Behandelnde jedoch die Anwesenheit des Assistenten grundsätzlich als wünschenswert oder gar unverzichtbar empfindet, wird sich die innere Einstellung auf die meisten Patienten übertragen, insbesondere wenn der Assistent nicht nur Zuschauer ist, sondern eine Aufgabe hat. Doch leider sind nicht alle Assistenten so erfahren oder sensibel und spüren, wann beispielsweise ein geeigneter oder notwendiger Zeitpunkt gekommen ist, um den Behandlungsraum zu verlassen. Es gibt viele Möglichkeiten, diskret einen Hinweis zu geben, ohne den Patienten dies merken zu lassen (▶ Kasten).

> **P Praxistipp**
> Sie malen auf die Vorderseite Ihres Rezeptierbuchs ein Plus- und auf der Rückseite ein Minuszeichen! Solange das Rezeptierbuch mit der Plusseite nach oben liegt, weiß der Assistent, er soll und darf im Raum bleiben. Falls Sie jedoch meinen, dass ein Vier-Augen-Gespräch mit Ihrem Patienten besser wäre, legen Sie entsprechend das Rezeptierbuch mit dem für den Assistenten sichtbaren Minuszeichen auf den Schreibtisch. Vorab sollten Sie mit dem Assistenten besprechen, dass er dann diskret und nicht fluchtartig den Raum verlässt.

4.10.3 Was Sie als Praxisbetreiber beachten sollten

Zunächst entsteht für den Praxisbetreiber ein zeitlicher Mehraufwand durch das Einweisen, Erklären und Beraten des Assistenten. Ist das Team jedoch gut aufeinander eingespielt und stimmt die Vertrauensbasis und die Zuverlässigkeit, kann ein Assistent eine Bereicherung in jeder Hinsicht sein.

Ein Heilpraktiker, der Mitarbeiter hat (entgeltlich oder unentgeltlich), muss sich bei der BGW Hamburg (▶ Kap. 3.2.3, S. 18) anmelden. Durch das Einstellen eines Assistenten wird eine betriebsärztliche Betreuung ausgelöst. Das hat zur Folge, dass ein Arbeitsmediziner und eine sicherheitstechnische Fachkraft in bestimmten Zeitabständen Ihre Praxis besuchen (▶ **Kap. 5.5.1**, S. 142).

Konkurrenz durch eine Assistenz?

Es gibt Kollegen, die befürchten, die eigene Konkurrenz großzuziehen. Diese Kollegen übersehen jedoch, dass ein großer Teil des Erfolgs in der Anziehungskraft ihrer Persönlichkeit und im fachlichen Know-how liegt. Wandert tatsächlich ein Patient in die Praxis des ehemaligen Assistenten, heißt das nur, dass er sich dort wohler fühlt. Ein rundum zufriedener Patient verlässt seinen Heilpraktiker nicht! Dass ein Assistent systematisch Patienten abwirbt, verbietet sich aus ethischen und kollegialen Gründen von selbst. Sehr Vorsichtige legen vorher einen auf max. 2 Jahre befristeten und örtlich begrenzten Konkurrenzschutz fest. Im Falle eines Prozesses ist jedoch der Ausgang fraglich, wenn der Assistent für seine Leistung keinen Lohn erhalten hat. Auch die Distanz einer Niederlassung darf dabei nicht unangemessen groß sein. Es gibt hier allerdings keine genauen Werte; diese würden erst in einem Gerichtsverfahren definiert werden.

Was müssen Sie vorher klären?

Damit die „Gesellenzeit in der HP-Praxis" für beide Seiten eine positive Erfahrung wird, sollten einige Regeln beachtet werden und beide Seiten vorab ihre Erwartungen klären. Ein entsprechender **Vertrag** ist unbedingt zu empfehlen! Folgende Punkte sind hier zu beachten:

- **Arbeitszeiten und -dauer:** Die Arbeitszeiten sollten dem Praxisbedarf und den zeitlichen

Möglichkeiten des Assistenten realistisch angepasst sein. Klären Sie, wie mit Überstunden und Urlaubszeiten umgegangen werden soll. Die Dauer der Assistenz sollte vorher geregelt werden; üblicherweise dauert sie mindestens 6 Monate. Diese Mindestzeit sollte möglichst von beiden Seiten eingehalten werden.

- **Arbeits- und Lerninhalte:** Legen Sie fest, welche Aufgaben der Assistent erfüllen muss und was er im Gegenzug lernt. Ein Assistent muss mehr tun dürfen, als Termine zu machen und die Behandlungsliege zu desinfizieren. Umgekehrt sollte sich der Assistent nicht zu schade sein, solche Tätigkeiten auszuüben. Je geschickter er sich anstellt, um so eher wird er auch für anspruchsvollere Tätigkeiten eingesetzt werden.
- **Entlohnung:** Sehr häufig ist der Lohn der Assistenten nicht materieller Art. Kleine Sachgeschenke haben als sog. Aufmerksamkeiten keine steuerliche Relevanz, ebenso die Erstattung von Fachfortbildungskosten. Erkundigen Sie sich bei Ihrem Steuerberater nach der für Sie besten Vorgehensweise. Es gibt in den Steuergesetzen vielfältige Möglichkeiten, dem Assistenten Aufwendungen steuerfrei zu ersetzen.

✱ **Merke:** Sobald Geld fließt, z. B. in Form von gelegentlichen Geldgeschenken, gilt der Assistent bereits als Angestellter. Hieraus resultieren steuerliche und sozialversicherungsrechtliche Verpflichtungen (▶ Kasten S. 116)!

- **Verschwiegenheitspflicht:** Unverzichtbar ist eine ausdrückliche schriftliche Belehrung bezüglich der absoluten Verschwiegenheit über alle Daten und Fakten, die mit der Behandlung oder der Lebenssituation der Patienten zu tun haben. Dies gilt auch gegenüber Kollegen und Familienangehörigen und ist zeitlich unbefristet. Eine Missachtung kann zur fristlosen Kündigung und ggf. zu Schadenersatzforderungen führen. Ein Muster einer Verschwiegenheitsverpflichtungserklärung finden Sie in ▶ Kap. 6.6.3, S. 168 und auf der beiliegenden CD-ROM (🔘 56).
- **Qualifikation:** Sie dürfen Assistenten in Ihrer Praxis nur tätig werden lassen, wenn eine Mindestqualifikation nachgewiesen ist (▶ Kap. 3.2.1, S. 17; TRBA 250, ▶ Kap. 3.5.3, S. 73). Dies wird bei Arzt-, Zahnarzthelferinnen sowie Krankenschwestern unterstellt. Ein HPA sollte seine Ausbildung abgeschlossen haben und dies belegen können. Der Heilpraktiker muss für Tätigkeiten, die er einen Assistenten ausführen lässt, nachweisen können, dass dieser die fachgerechte Ausübung auch leisten kann. Durch Schulungen (▶ Kap. 5.6, S. 154) und entsprechende Schulungsprotokolle sowie Dokumentation können Sie das nachweisen.

Fallbeispiel
Bekommt ein Assistent 400 €, entstehen für den Praxisinhaber Kosten (Sozialabgaben) in Höhe von 520 €. Bekommt der Assistent einen Lohn zwischen 401–800 € (sog. Niedriglohnzone), steigen die vom Arbeitnehmer zu zahlenden Sozialabgaben entsprechend mit 4 % bis zu 21 % bei 800 €.

4.10.4 Personal

Eine große Heilpraktikerpraxis wird nicht ohne Personal auskommen. Mindestens eine **Reinigungskraft** oder ein externes Reinigungsunternehmen wird einen Teil der notwendigen Arbeiten im Bereich der Hygiene übernehmen müssen, wenn der Heilpraktiker nicht auch noch nach einem langen und anstrengenden Praxistag selbst reinigen will.

Suchen Sie Unterstützung beim organisatorischen Praxisalltag, bietet sich die Einstellung einer **medizinischen Fachangestellten** an. Sie hat eine sehr gute Ausbildung und kann sehr schnell auch die heilpraktikertypische Abrechnung selbstständig übernehmen. Terminvergabe, Vorbereiten und Nachbereiten von Behandlungen, Karteiführung und deren Kontrolle, Warenbestand (Einkauf, Lagerhaltung, Kontrolle von Verfallsdaten) gehören ebenfalls zu Standardaufgaben einer medizinischen Fachangestellten.

Im Vorfeld der Einstellung ist zu klären, welchen Status die künftige Mitarbeiterin haben soll: freie Mitarbeiterin auf Honorarbasis, geringfügig Beschäftigte (Minijob) oder eine fest angestellte Voll- oder Teilzeitkraft.

Lassen Sie sich von allen Mitarbeitern (einschließlich Reinigungskraft) immer eine Verschwiegenheitsverpflichtungserklärung unterzeichnen! Dennoch entbindet die Unterschrift des Reinigungspersonals den Praxisinhaber nicht davon, die Patientendaten in abschließbaren Karteischränken aufzubewahren und diese nur Personen zugänglich zu machen, die berufsbedingt darauf Zugriff benötigen (▶ **Kap. 6.6.3, S. 167**).

Pflichten des Praxisbetreibers bei Einstellung von Personal

Die Einstellung eines Assistenten oder des Reinigungspersonals (bezahlt oder unbezahlt) bringt einige rechtliche und praxisorganisatorische Veränderungen mit sich:

- **Berufsgenossenschaft:** Jeder Heilpraktiker muss die Eröffnung seines Unternehmens innerhalb einer Woche der Berufsgenossenschaft (BGW) anzeigen.
- **Arbeitssicherheit:** Neben dem obligatorischen Hygieneplan (▶ **Kap. 7.3, S. 207**) müssen Richtlinien zum Schutz vor Arbeitsunfall oder Berufskrankheit eingehalten werden. Jeder Heilpraktiker sollte – ob er Mitarbeiter hat oder nicht – schon im eigenen Interesse auf Arbeitssicherheit achten. Arbeitsunfall oder Berufskrankheit müssen der BGW umgehend gemeldet werden. Für den Nachweis ist das Führen eines Verbandbuchs (▶ **Kap. 5.5.2, S. 143**) unerlässlich. Außerdem muss die Praxis durch einen arbeitsmedizinischen und sicherheitstechnischen Dienst betreut werden.
- **Berufshaftpflichtversicherung** (▶ **Kap. 4.8.1, S. 108**): Lassen Sie sich von Ihrer Berufshaftpflichtversicherung schriftlich bestätigen, dass Assistenten oder weiteres Personal in die Versicherung einbezogen sind. So kommt es bei eventuellen Fehlern durch den Assistenten im Schadensfall nicht zu einer Lücke im Versicherungsschutz. Üblicherweise entstehen hierdurch keine zusätzlichen Kosten. Meist sind Assistenten und Praktikanten so lange beitragsfrei mitversichert, wie sie nicht selbstständig, sondern unter Aufsicht arbeiten. Im Falle einer Tätigkeit in Abwesenheit des Praxisinhabers muss der Assistent eine eigene Berufshaftpflichtversicherung haben. Um Grenzfälle zu vermeiden, empfehle ich grundsätzlich den Abschluss einer eigenen Berufshaftpflichtversicherung des Assistenten.
- **Renten- und Sozialversicherung:** Ist der Assistent oder weiteres Personal als geringfügig entlohnter Beschäftigter eingestellt (sog. Minijob, d. h. bis 400 €), muss der Arbeitgeber pauschal 13 % für Krankenversicherung, 15 % für Rentenversicherung und 2 % für Steuern abführen. Darüber hinaus entsteht ein reguläres Arbeitsverhältnis, entweder als Angestellter oder als freier Mitarbeiter.
- **Sorgfaltspflicht:** Sie sind gegenüber Ihren Patienten, aber – zumindest aus ethischer Sicht – auch gegenüber Ihren Assistenten zur Sorgfalt verpflichtet. Ein Heilpraktikeranwärter darf keinesfalls eigenverantwortlich Diagnosen stellen und Therapien einleiten, sondern braucht jeweils konkrete Handlungsanweisungen! Aber auch wenn der Assistent bereits seine HP-Prüfung bestanden hat, muss sich der Praxisbetreiber immer der nötigen Kenntnisse und Fähigkeiten vergewissern.

❗ **Beachte: Wenn Sie als Praxisbetreiber einen anderen verantwortlich tätig sein lassen (z. B. Assistent), gefährden Sie dadurch den steuerlich vorteilhaften Status!**

↪ Internet

- www.bgw-online.de
- www.minijobzentrale.de

4.10.5 Vertretung

Patienten eines Heilpraktikers sind sehr auf ihren Behandler eingestellt und es lässt sich nicht so leicht eine Vertretung organisieren wie beim praktischen Arzt. Je besser ein Heilpraktiker seine Praxisprozesse in einem individuellen **Praxishandbuch** (▶ **Kap. 2.3.2, S. 10,** ⊙ **22**) abbildet, desto leichter kann die Praxis an eine Urlaubsvertretung abgegeben werden.

Formen der Vertretung

Zwei Formen der Vertretung sind üblich:
1. **Sie kooperieren mit einem Kollegen in Praxisnähe**: Für die vorgesehene Zeit wird durch einen entsprechenden Aushang bzw. auf dem

Anrufbeantworter und/oder im Zeitungsinserat hingewiesen, welche Heilpraktikerpraxis Ihre Vertretung übernimmt.
Vorteil: Durch die klare Trennung der Leistungen auf 2 eigenständige Praxen kann es kaum zu Verwicklungen bzw. Haftungsproblemen kommen.
Nachteil: Da zu Beginn der Vertretungszeit nicht klar ist, welcher Patient die Vertretung nutzen möchte, können die Patientenakten nicht der Vertretung ohne Weiteres zur Verfügung gestellt werden. Hierzu wäre in jedem Fall auch das Einverständnis der Patienten erforderlich.
Praktisch ist das Praxis-Vertretungs-Modell mehr ein Service für Patienten, die annehmen werden, dass die Vertretungspraxis ein ähnliches Behandlungsprofil hat und somit am ehesten weiterhelfen kann, wenn der „Hausheilpraktiker" verreist ist.
Das Risiko, dass sich Patienten bei der Vertretung vielleicht wohler fühlen, lässt sich nicht ausschließen, auch wenn es die Berufsordnung für Heilpraktiker für standeswidrig erklärt, Patienten abzuwerben. Sie müssen es letztlich den Patienten überlassen, bei welchem Heilpraktiker sie sich am wohlsten fühlen.

2. **Ein Heilpraktiker arbeitet für eine bestimmte Zeit in Ihren Räumen:** Diese Möglichkeit wäre am einfachsten, wenn Sie für eine bestimmte Zeit mit dem Vertreter einen Arbeitsvertrag schließen. Auch eine Verschwiegenheitsverpflichtungserklärung gehört dazu. Die Berufshaftpflichtversicherung sollte darüber informiert werden und der Vertrag muss auch Mitarbeiter mit einschließen. Es muss sichergestellt sein, dass der Vertreter eine eigene Haftpflichtversicherung besitzt. Im Schadensfall kann ein Geschädigter Forderungen gegen Praxisinhaber und Vertreter geltend machen.
Vorteil: Die Patienten kommen wie gewohnt in die bekannte Praxis und die Vertretung kann auf die Patientenakten zugreifen (Achtung: Die Vertretung muss eine Verschwiegenheitsverpflichtung unterschrieben haben!). Die Abrechnung erfolgt über die Praxis wie bisher und die Vertretung erhält eine Aufwandsentschädigung in zuvor vereinbarter Höhe.

Nachteil: Es setzt viel Vertrauen voraus, einer vielleicht fremden Person Ihre Existenzgrundlage, nämlich Ihre Praxis, zu überlassen. Arbeitet das eigene Personal mit der Vertretung zusammen, ist dies vielleicht für Sie noch beruhigender, als wenn ein fremder Heilpraktiker allein in Ihrer Praxis arbeitet.

4.11

Aufgabe der Praxis und Nachfolge

Bei Praxisgründung denkt sicherlich kein Heilpraktiker schon an die Praxisaufgabe oder an die Suche eines Nachfolgers. Aber irgendwann wird auch bei Ihnen der Zeitpunkt kommen, an dem Sie Ihre Praxis an die nächste Generation verkaufen möchten.

Es ist nicht einfach, eine Praxis zu verkaufen und dabei den Patientenstamm komplett mit zu übergeben. Denn den Wert des Patientenstamms zu ermitteln und im Rahmen einer Praxisübergabe beziffern zu können, ist in diesem Zusammenhang relativ schwierig.

Möchten Sie Ihre Praxis verkaufen, dürfen Sie Ihre Patientenunterlagen grundsätzlich **nur mit schriftlicher Einwilligungserklärung** der betroffenen Patienten an den Praxisnachfolger übergeben, denn die Übergabe einer Patientenkartei ohne Zustimmung der Patienten stellt einen Verstoß gegen die Schweigepflicht (▶ Kap. 6.6, S. 166) dar. Wenn Sie keine Einwilligung der Patienten erlangen, muss der bisherige Praxisinhaber die Unterlagen für die Dauer von 10 Jahren nach Abschluss der jeweiligen Behandlung verschlusssicher aufbewahren. Dann können Sie die Akten vernichten. Sie müssen unlesbar gemacht werden (z.B. durch Aktenvernichter) und dürfen nicht einfach im Altpapiercontainer landen. Es gibt Unternehmen, die sensible Akten unter Ihrer Aufsicht in speziellen Industrie-Aktenvernichtern entsorgen.

Sie können bei einer Praxisaufgabe jedem Patienten seine Patientenakte aushändigen und dies quittieren lassen. Dieses Vorgehen wäre auch für Erben einer Praxis der Weg, um die Patientenakten „loszuwerden". Das ist natürlich mit einem enormen Arbeitsaufwand verbunden, denn es müssen alle Patienten, von denen der letzte Eintrag in der Patientenakte keine 10 Jahre zurückliegt, einzeln angeschrieben werden. Die Patientenakten dürfen grundsätzlich nach 10 Jahren vernichtet werden.

4.11.1 Patienten anschreiben

In einem Anschreiben kann den Patienten Folgendes zur Auswahl angeboten werden:
1. Übernahme der Patientenakte
2. Anfrage, ob der Patient damit einverstanden ist, seine Akte an einen Nachfolger weiterzugeben. Dabei muss der Nachfolger genannt werden und der Patient die Möglichkeit haben, diesem zu widersprechen.
3. Hinweis, dass die Patientenakte bis zu einem bestimmten Zeitpunkt (generell 10 Jahre) verwahrt und dann vernichtet wird.

Am leichtesten und mit geringsten Verlusten lassen sich Patienten an einen Praxisnachfolger übergeben, wenn dieser während einer Übergangszeit in der Praxis mitarbeitet und dadurch zunehmend den Patienten vertraut wird. Durch ein entsprechendes Schreiben (▶ Musterschreiben) lassen sich auch die Patienten erreichen, die schon längere Zeit nicht mehr in der Praxis waren.

4.12
Wollen Sie eine Praxis übernehmen?

Vielleicht entscheiden Sie sich, statt einer Neugründung eine gut laufende Praxis von einem erfahrenen Heilpraktiker zu übernehmen. Ihnen wird ein Kaufangebot gemacht und nun müssen Sie in kurzer Zeit abwägen, ob der Preis gerechtfertigt ist. Ein kleiner Fragenkatalog (▶ Kasten) kann Ihnen helfen, vor der Kaufentscheidung wichtige Details in Erfahrung zu bringen.

Tipps für die Kaufentscheidung

- Praxis
  - Lage, Größe und Grundriss: Entspricht alles Ihren Vorstellungen?
  - Ist die Praxis gut erreichbar (zu Fuß, mit der Bahn)?
  - Gibt es genügend Parkplätze?
  - Hat die Praxis einen guten Ruf?
  - Welches Inventar ist vorhanden und kann übernommen werden?

▼

Sehr geehrte Patienten,

sicher haben Sie in den vergangenen Monaten meinen Kollegen/meine Kollegin .... kennen und schätzen lernen können. Nach dieser guten Zusammenarbeit habe ich mich nun entschlossen, nur noch bis zum .... in der Praxis mitzuarbeiten. Die Praxis wird dann ab .... von .... weiter geführt und alle Patientenakten werden weiter aufbewahrt. Wenn Sie wieder in die Praxis kommen, sind somit Ihre gesamten Unterlagen vorhanden und der Kollege/die Kollegin kann diese Informationen weiter für Sie nutzen.

Wenn Sie mir einem Verbleib Ihrer Patientenakte in der Praxis nicht einverstanden sind, werde ich diese 10 Jahre aufbewahren und anschließend vernichten. Ich biete Ihnen aber auch an, Ihre Patientenakte einzusehen und gegen eine Bestätigung zu übernehmen. Hierzu bitte ich Sie um eine Nachricht bzw. Terminvereinbarung bis zum ....

Mit freundlichen Grüßen

Ihr ....

▶ **Abb. 4.4** Musterschreiben Praxisnachfolge (🔘 55).

▼
- **Patienten und Behandlungsmethoden**
  - Wie alt sind die Patienten im Durchschnitt? Entspricht die Zielgruppe Ihren Vorstellungen?
  - Wie viel „Stammkundschaft" gibt es?
  - Mit welchen Methoden hat der bisherige Praxisinhaber gearbeitet? Sind das auch Ihre zukünftigen Methoden?
  - Wie sind die Patienten überwiegend versichert?
- **Finanzen**
  - Was bekommen Sie für den Kaufpreis? Viele Patienten, den guten Ruf?
  - Wie viel Geld müsste man in eine eventuelle Renovierung stecken?
  - Können Sie vielleicht in die Buchhaltung einsehen? Hat der Verkäufer vielleicht noch offene Rechnungen zu begleichen?
  - Beachten Sie die Modalitäten bezüglich der Abschreibung gebrauchter Wirtschaftsgüter (z. B. Computer, Bioresonanzgerät)!
- **Übergangszeit**
  - Werden Sie vom Vorgänger eingearbeitet?
  - Können Sie vielleicht hospitieren?
  - Wie lange würde der bisherige Praxisinhaber noch mitarbeiten?

Der **Kaufpreis** wird in der Regel aus 3 wesentlichen Posten gebildet:
1. Wert der Einrichtung nach Alter, Zustand (Büroeinrichtung, Praxisliegen werden höher bewertet als Therapiegeräte; besonders wenn diese sehr ausgefallen sind) = Substanzwert
2. Alter der Praxis und der damit verbundene gute Ruf sowie die Größe des Patientenstamms = ideeller Wert
3. Jahresgewinn oder die Quersumme der letzten 3 Jahre = ertragsorientierter Wert

Möglicherweise stellt der bisherige Jahresumsatz den geforderten Kaufpreis dar und beinhaltet auch das Inventar. Im ärztlichen Bereich galt das bisher als Faustregel. Inzwischen kann dies bei einem wertvollen Inventar und einer sehr guten Praxisstruktur einschließlich eines ähnlichen Behandlerprofils als **oberer Preisrahmen** angesehen werden. Weil bei der Bewertung von Arztpraxen der reine Bezug auf den Umsatz aufgegeben wurde, ist auch bei Heilpraktikerpraxen eine Wertermittlung unter Berücksichtigung der kalkulatorischen Kosten (Umsatz minus real anzunehmenden Ausgaben inkl. aller Gehälter) realistisch und ratsam.

4.12.1 Vor- und Nachteile einer Praxisübernahme

Wenn Sie eine gut laufende Praxis übernehmen, haben Sie keine umfangreichen Werbekosten. Sie sparen somit Zeit und Geld, um Patienten zu akquirieren.

Bei einer **gleitenden Praxisübernahme** ist mit dem geringsten Verlust zu rechnen. Als Existenzgründung kann die Praxisübernahme als sicherster Weg angesehen werden.

Ein **Nachteil** ist jedoch, dass Sie mit der vorhandenen Praxisstruktur anfangen. Damit riskieren Sie, dass sich die Stammpatienten schnell „verlaufen" können, wenn sich Ihre Persönlichkeitsstruktur, Honorarvorstellungen oder Ihr Behandlungsangebot grundlegend vom bisherigen Praxisinhaber unterscheiden. Dieser Nachteil wäre dann gut hinnehmbar, wenn der Kaufpreis in einem sehr günstigen Verhältnis zum bisherigen Umsatz steht. Ein weiterer Nachteil kann sich beim Inventar ergeben. Sie müssten prüfen, ob die vorhandenen Geräte bisher sicher und richtig gewartet wurden und auch hygienisch einwandfrei sind (z. B. keine Kontamination oder Verunreinigung des Geräteinneren bei Ozongeneratoren oder Colon-Hydro-Therapie-Geräten).

4.13 GEMA/GEZ

Viele Heilpraktiker lassen im Wartezimmer leise Hintergrundmusik laufen, denn ein angenehmer Geräuschpegel (z. B. durch Entspannungsmusik) schafft eine harmonische und entspannte Atmosphäre und hilft auch, dass Patientengespräche im Behandlungsraum nicht mitgehört werden können. Dies ist besonders angebracht, wenn der Wartebereich nur durch normale Türen von den Behandlungszimmern getrennt ist.

Jeder Raum in Ihrer Praxis (z. B. Wartezimmer, Behandlungsraum) gilt als öffentlicher Raum. Lassen Sie hier Musik laufen, ist im Sinne des Urheberrechts eine jährliche Gebühr an die **GEMA** (z. B.

GEMA-Gebühren/Jahr für eine 100 m²-große Praxis: ca. 76 €) zu entrichten.

⚠ **Beachte:** Der Tarif für die Wiedergabe von Hintergrundmusik ist abhängig von der Raumgröße:
- bei Wiedergabe von vervielfältigten CDs, MP3, Original-CDs
- bei Hörfunk-Wiedergabe
- bei Musik in Telefonwarteschleifen und Anrufbeantwortern
- bei Musik auf der Homepage zu Präsentationszwecken

Informieren Sie Ihre zuständige GEMA-Bezirksdirektion, welche Art der Musiknutzung Sie beabsichtigen (z. B. Hintergrundmusik)! Die GEMA berechnet aufgrund Ihrer Angaben dann den entsprechenden Tarif. In vielen Fällen gibt es auch reduzierte Tarife. Der Rabatt gilt z. B. für Mitglieder von Nutzervereinigungen, Berufsvertretungen und anderen Verbänden, mit denen die GEMA sog. Gesamtverträge abgeschlossen hat. Einzelheiten dazu erfahren Sie bei der für Sie zuständigen GEMA-Bezirksdirektion. Die Adressen finden Sie im Internet unter www.gema.de/plz-suche .

Die GEZ ist für den Einzug der Rundfunkgebühren für die öffentlich-rechtlichen Rundfunkanstalten verantwortlich, denn alle Radio-Empfangsgeräte sind anmelde- und gebührenpflichtig. Freiberufler, Gewerbetreibende und Selbstständige müssen für alle gewerblich genutzten Rundfunkgeräte in ihren Arbeitsräumen Gebühren zahlen. Dies gilt auch dann, wenn sich die Arbeitsräume innerhalb der Privatwohnung befinden.

Sind die Lautsprecher in verschiedenen Praxisräumen installiert, haben sie eine selbstständige Bedeutung und es fallen pro Lautsprecher Gebühren an. Auch in einem großen Raum, der mehrere Lautsprecher benötigt, um vollständig beschallt zu werden, sind die einzelnen Lautsprecher gebührenpflichtig. Dienen die Lautsprecher aber der Verbesserung oder Verstärkung des Empfangs und sind einander zugeordnet, bilden also eine Hörstelle (Stereoanlage), fällt nur eine Gebühr an.

Auch Rundfunkgeräte in Kraftfahrzeugen sind für alle Freiberufler, Gewerbetreibende und Selbstständige gebührenpflichtig. Heilpraktiker müssen für das Radiogerät in ihrem PKW, sofern der Wagen steuerlich (auch nur mit geringem Anteil) dem Praxisvermögen zugerechnet ist, Gebühren an die GEZ zahlen. Auch wenn Sie bereits für die eigene Wohnung GEZ-Gebühren zahlen, müssen betrieblich genutzte Geräte einzeln angemeldet werden.

✱ **Merke:** Für Ihren internetfähigen PC, der jedoch ausschließlich für die Dokumentation von Patientendaten und zur Recherche genutzt wird, fallen keine zusätzlichen Gebühren an, sofern Sie schon Gebühren für ein betrieblich genutztes Rundfunkgerät bezahlen.

➲ **Internet**
- www.gema.de
- www.gez.de

📖 **Literatur**

[1] **Andrös U.** Die Gründung einer Naturheilpraxis. Betriebswirtschaftliche Aspekte dargestellt an einem Fallbeispiel (Diplomarbeit). München: GRIN; 2008

[2] **Bannenberg T.** Leitfaden für freie Beratende, Lehrende und therapeutische Berufe in Deutschland. Hamburg: a&o medianetwork; 2005

[3] **Geweke U.** Unwissenheit schützt nicht vor Strafe – Kassenführung und Betriebsführung. In: DHZ 2008; 3(2): 46–48

[4] **Kallenbach S.** Existenzgründung banal – Schritt für Schritt zur eigenen Heilpraktiker-Praxis über alle 6 Felder der Existenzgründung. Aachen: Shaker Media; 2008

[5] **Kämper S (Hrsg).** BDH-Praxishandbuch. Updates 1–6. Warendorf: BDH-Eigenverlag; 2000

[6] **Kämper S.** Brandschutz in der Naturheilpraxis – ein brennendes Thema. In: DHZ 2008; 3: 54–55

[7] **Kämper S.** Des einen Freund, des anderen Leid: Das Finanzamt – Steuervorteile für Heilpraktiker. In: DHZ 2007; 3: 60–61

[8] **Kämper S.** Assistenten in der HP-Praxis. In: DHZ 2007; 4: 86–87

[9] **Krieger S.** Rechtskunde für Heilpraktiker. Wissen für Prüfung und tägliche Praxis. Stuttgart: Sonntag; 2008

[10] **Lilie H, Radke J.** Lexikon: Medizin und Recht. Stuttgart: Thieme; 2004

[11] **Sichtermann M.** Heilkunde, Therapie und Selbständigkeit. Das Handbuch für die Praxis. München: Frauenoffensive; 2007.

[12] http://www.gesetze-im-internet.de/bundesrecht/partgg/gesamt.pdf

[13] http://www.juraforum.de/lexikon/Verkehrssicherungspflicht (23.02.2010)

[14] http://www.rechtslexikon-online.de/Bestandsschutz.html

[15] http://www.rechtslexikon-online.de/Verkehrssicherungspflicht.html (23.02.2010)

5 Allgemeine Praxisführung

Ein gut organisierter Praxisalltag ist das A und O auf dem Weg zur erfolgreichen Praxisführung. Nur wenn Sie den organisatorischen Überblick behalten sowie rechtliche und medizinische Anforderungen richtig erfüllen, sind Ihre Patienten zufrieden. Mithilfe von standardisierten Arbeitsabläufen durch Checklisten sowie Arbeits- und Betriebsanweisungen können Sie für mehr Arbeitssicherheit in der Praxis sorgen und Ihren Patienten ein Behandlungsangebot State of the Art bieten. In diesem Kapitel finden Sie ausführliche Informationen, wie Sie solch ein Qualitätsmanagement (QM) realisieren können. Sie finden nicht nur dafür empfehlenswerte Checklisten und Meldeformulare, sondern bekommen auch Tipps, was Sie besonders beachten müssen, wenn Sie Mitarbeiter haben.

5.1 Einleitung

Zu einer erfolgreichen Praxisführung gehört ein gut organisierter Praxisalltag. Auch wenn in einer Praxis nur ein Heilpraktiker, vielleicht eine Reinigungskraft und selten mehr als eine medizinische Fachangestellte arbeiten, müssen viele unterschiedliche Arbeitsbereiche definiert und organisiert werden. Erfassen, verteilen, dokumentieren und organisieren Sie alle Arbeiten entsprechend den geltenden gesetzlichen Bestimmungen und Regeln, ist ein wichtiger Schritt zu Ihrem Praxiserfolg schon getan. Nur so können Sie Ihr Behandlungsangebot nach den Regeln der Heilkunst (State of the Art) erbringen.

Fühlt sich der Patient bei Ihnen wohl und wird kompetent behandelt, kommt er sicherlich wieder gerne in Ihre Praxis oder empfiehlt Sie weiter. Diese Patientenzufriedenheit hängt jedoch von verschiedenen Faktoren ab. In diesem Kapitel finden Sie Tipps zur optimalen Patientenkommunikation und Terminplanung sowie einige Gründe, warum die Atmosphäre in Ihrer Praxis auch von der Gestaltung bestimmt wird.

Eine medizinische Maßnahme kann an Qualität verlieren und im ungünstigsten Fall zu einem Behandlungsfehler werden, wenn im Bereich der allgemeinen Praxisorganisation bereits Fehler gemacht wurden. Deshalb sind Bestandsverzeichnisse, Checklisten und Meldeformulare sehr hilfreich. Damit Sie nicht lange suchen müssen, habe ich für Sie die wichtigsten Formulare, z. B. zur Meldung bei bestimmten Infektionskrankheiten (IfSG), zusammengestellt, die Sie als Vorlage nutzen können.

In diesem Kapitel geht es aber auch um die Arbeitssicherheit in der Praxis, die zum Wohle aller Mitarbeiter und Patienten sowie zu Ihrem eigenen Schutz sein sollte. Bitte machen Sie sich bewusst, dass bei einem eventuellen Notfall eine gut organisierte Praxisführung und beispielsweise ein Alarmplan als Brandschutzmaßnahme lebensrettend sein können.

Es sind regelmäßige sicherheitstechnische und arbeitsmedizinische Unterweisungen durch bestimmte Regelwerke (z. B. TRBA 250) vorgeschrieben, gerade wenn Sie Mitarbeiter eingestellt haben.

Vor allem beim Umgang mit Kanülen müssen medizinische Fachangestellte, auch wenn sie als Fachkraft ausgebildet sind, nach den heute verbindlichen Vorschriften regelmäßig geschult werden (Mitarbeiterschulungen). Auch wenn Sie beabsichtigen, alleine eine Heilpraktikerpraxis zu betreiben, ist es sehr ratsam, die selbst erbrachten Routinearbeiten nach dokumentierten praxisinternen Ablaufplänen (Checklisten) auszuführen. Solch ein Qualitätsmanagement (QM) verlangt standardisierte Arbeitsabläufe durch ein logisches System, das im Bedarfsfall auch von Fremden (Urlaubs- oder Krankheitsvertretung) nachvollzogen werden kann.

5.2 Der Patient als Kunde

Der Patient kommt sicherlich wieder gerne in Ihre Praxis und empfiehlt Sie weiter, wenn er sich bei Ihnen wohl fühlt.

Die Patientenzufriedenheit und der Wohlfühlcharakter in Ihrer Praxis hängen beispielsweise von freundlicher Atmosphäre, zuverlässiger Erreichbarkeit, guter Terminplanung und gepflegter Berufskleidung ab.

5.2.1 Anmeldung und Wartebereich

Betritt der Patient die Praxis, entsteht der erste visuelle und persönliche Eindruck. Hat der Patient sich telefonisch informiert und auch schon einen Termin ausgemacht, ist bereits das erste Eis gebrochen. Nun bietet sich bei einem freundlichen Empfang die einmalige Gelegenheit, dem Patienten schon an dieser Stelle das Gefühl zu vermitteln: „Hier bin ich gut aufgehoben, hier wird mir geholfen." Deshalb sollte der Anmeldebereich freundlich gestaltet und gut aufgeräumt sein, sodass beim Patienten der Eindruck entsteht, dass er in dieser Praxis willkommen ist.

Um den eventuell wartenden Patienten im Wartebereich die Zeit angenehm zu machen, können Sie einige Zeitschriften oder Patienteninformationsbroschüren auslegen. Hierbei ist es ratsam, dass es sich um aktuelle und gepflegte Literatur handelt.

5.2.2 Patientenkommunikation

Ein gutes Zeitmanagement kann die Bindung des Patienten an Ihre Praxis fördern. Dazu gehört eine leichte und kontinuierliche telefonische Erreichbarkeit. Es ist nicht ratsam, nur den Anrufbeantworter (AB) anzuschalten. Oft haben Patienten eine Hemmschwelle, Ihr Anliegen auf einen Anrufbeantworter zu sprechen. Sie legen dann schnell wieder auf, ohne eine Nachricht zu hinterlassen. Die Patienten rufen dann vielleicht bei einem anderen Heilpraktiker an, der sofort erreichbar ist.

Die Alternative wäre eine Information auf dem Anrufbeantworter, zu welchen Zeiten Sie immer telefonisch zu sprechen sind. Noch besser ist es, wenn innerhalb Ihrer Sprechzeiten eine Mitarbeiterin die Telefonate entgegennimmt. Das unterstützt die Patientenbindung.

Das Telefon als Schnittstelle zwischen Patient und Kunde ist ein sehr sensibles Kommunikationsinstrument, denn hier kann eine erste Vertrauensbasis geschaffen oder der potenzielle Patient vergrault werden. Deshalb sollten Sie immer darauf achten, dass das Telefonat effizient ist, aber dem Patienten das Gefühl gibt, er wird in Ihrer Praxis gut betreut.

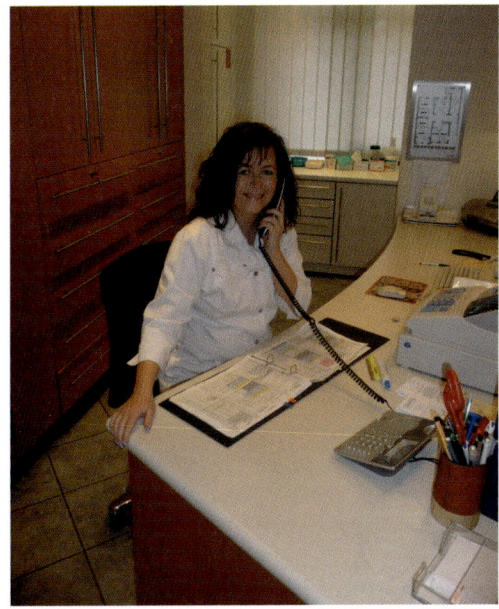

▶ **Abb. 5.1** Das Telefon als erste Schnittstelle zwischen Patient und Heilpraktiker.

Tipps für optimales Telefonmanagement
- Führen Sie den Patienten und versuchen Sie, seine Wünsche schnell zu erfassen.
- Lassen Sie den Patienten ausreden und seien Sie verständnisvoll!
- Möchte der Patient einen Termin vereinbaren, sollten Sie die entsprechende Dringlichkeit berücksichtigen.
- Notieren Sie die ausgetauschten Informationen in der entsprechenden Patientendatei, damit Sie beim persönlichen Kontakt auf dieses Wissen zurückgreifen können. Dies spart nicht nur Zeit, sondern beeindruckt den Patienten positiv.

5.2.3 Terminvergabe

Bei einer guten Terminplanung müssen Ihre Patienten nicht lange warten. Im Vorfeld sollten Sie entsprechend der geplanten oder zu erwartenden Behandlungsart genügend Zeit für den Patienten einkalkulieren.

Viele Kollegen planen für eine Erstkonsultation 1 Stunde im Terminkalender ein. Würde sich aber schon im ersten Telefongespräch ergeben, dass sich die Beschwerden schnell abklären und mit einer gezielten Therapie angehen lassen, wären 30 Minuten womöglich völlig ausreichend. **Vorteil**: Der Patient kann kurzfristiger einbestellt werden und hätte sicherlich auch Verständnis, wenn er aufgrund des kurzfristigen Termins eine kurze Wartezeit in Kauf nehmen muss. Sicher werden Sie auch Patienten haben, die kurzfristig einen Termin absagen oder einfach nicht kommen und später weitere Termine mit Ihnen vereinbaren. Kommt das mitunter immer bei den gleichen Patienten vor, weise ich diese freundlich darauf hin. Erfahrungsgemäß klappt danach die terminliche Zuverlässigkeit besser.

Ist ein **kurzfristiger Termin** notwendig und momentan nicht möglich, können Sie dem Patienten anbieten, ihn schnellstmöglich zurückzurufen, sobald ein Termin möglich ist. Ist der Patient damit einverstanden, dass Sie ihn diesbezüglich anrufen, kann man bei kurzfristiger Absage eines anderen Patienten so die Termin-Lücken füllen.

Fällt Ihrerseits mal ein Termin aus, wäre es für den Patienten angenehm, wenn Sie ihm telefonisch oder schriftlich Bescheid geben, sofern der Patient das wünscht.

Bei **Neuanmeldungen** bitte ich grundsätzlich um eine Telefonnummer mit dem Hinweis, dass wir uns melden würden, falls organisatorisch bedingt eine Terminänderung notwendig wird. So könnten Sie argumentieren: „Geben Sie uns bitte eine Telefonnummer, unter der wir Sie zurückrufen dürfen. Bitte sagen Sie den Termin ab, wenn Ihnen etwas dazwischenkommt. Wir würden Sie unsererseits benachrichtigen, wenn wir den Termin verschieben müssten, was nur in sehr seltenen Fällen vorkommt." Bei dieser Gelegenheit hätte der Patient die Möglichkeit zu erklären, dass er keinesfalls angerufen werden möchte.

Der Recall: Patientenservice mit Tücken

Moderne Abrechnungsprogramme machen es möglich, die Patientendatei mit Merkmalen zu versehen, die es Ihnen erlauben, ggf. Serienbriefe gezielt an eine Gruppe von Patienten zu versenden. Sie können so beispielsweise Patienten mit erhöhten Blutfettwerten oder Diabetes mellitus auf Wunsch daran erinnern, dass eine Blutuntersuchung fällig ist. Man spricht hier von einem Recall. Auch den Patienten an einen anstehenden Praxisbesuch zu erinnern, ist ein solches Serviceangebot.

Doch ein Recall ist mit einigen Tücken verbunden. Ein Patient könnte es bei den vielen ungewollten zugesandten Werbesendungen/Hauswurfsendungen negativ auffassen, auch von seinem Heilpraktiker auf diese Art kontaktiert zu werden. Die Vorstellung, dass so ein Schreiben mithilfe einer Datenbank generiert worden ist, in der sich viele vertrauliche Patienteninformationen befinden, hinterlässt bei vielen Patienten womöglich einen bitteren Beigeschmack. Überlegen Sie sich daher, ob Sie einen Recall als Praxisservice anbieten möchten.

> ❗ **Beachte: Sie dürfen nach UWG §7 Abs. 2 Nr. 2 einen Recall nur auf ausdrücklichen Wunsch eines Patienten und niemals ohne dessen Einverständniserklärung durchführen! Wer in diesem Sinne eine Ordnungswidrigkeit begeht, kann nach §20 mit einem Bußgeld belangt werden.**

5.2.4 Erscheinungsbild des Heilpraktikers: Berufskleidung

Das Erscheinungsbild des Heilpraktikers ist in seiner Bedeutung nicht zu unterschätzen, denn Auftritt und Körpersprache werden durch ein gepflegtes Erscheinen positiv geprägt. Eine **weiße Berufskleidung** kann beim Patienten ein Bewusstsein über Leistung und Funktion eines Heilpraktikers hinterlassen. Ein weiß gekleideter Heilpraktiker unterstützt das Gefühl der Kompetenz. Dies wird durch einen kräftigen Händedruck und einen freundlichen Blick mit Augenkontakt noch unterstrichen.

Einige Kollegen sind der Meinung, dass weiße Berufskleidung zu sehr an Arztpraxen erinnern und „Zivilkleidung" eine gemütliche Atmosphäre vermittelt. Das mag durchaus richtig sein, nur sollten Sie dabei bedenken, dass mit einer typischen Berufskleidung die damit assoziierte Qualifikation oftmals eher anerkannt wird. Somit teilen Sie nonverbal mit, dass Sie Therapeut sind.

5.2.5 Zusammenarbeit und Kommunikation im Team

Haben Sie Personal in Ihrer Praxis angestellt oder arbeiten in einer Praxisgemeinschaft, ist eine durchdachte Aufgabenverteilung notwendig.

Nur durch eine effiziente **Aufgabenverteilung** und eine optimale **Kommunikation** kann eine gute Zusammenarbeit im Team gewährleistet werden. Dazu muss jedoch jeder Mitarbeiter seine Aufgabenbereiche gut kennen und die Verantwortung für deren Erledigung tragen. Hierfür eignet sich eine **Checkliste,** in der alle Aufgaben genau beschrieben sind: Was ist wann und wie von wem zu tun? Diese Übersicht müssen Sie in Ihrem **Praxishandbuch** ablegen. Ist die tägliche Arbeit verteilt und gut organisiert, haben Sie und alle Mitarbeiter den Kopf frei und können sich den Wünschen der Patienten voll widmen.

Für bestimmte Tätigkeiten sind sogar jährliche **Mitarbeiterschulungen** (▶ **Kap. 5.6, S.** 154) vorgeschrieben, in denen die organisatorischen Abläufe festgelegt und besprochen werden (z. B. Umgang mit Druckminderern, Hygieneprozesse).

5.3 Arbeits- oder Betriebsanweisungen

Organisationshilfen wie Arbeits- oder Betriebsanweisungen für die allgemeine Praxisorganisation erleichtern Ihnen, Ihren Angestellten und Ihrer eventuellen Urlaubsvertretung den Praxisalltag. Denn nur standardisierte Arbeitsabläufe können von Fremden, z. B. einer Urlaubsvertretung, nachvollzogen werden. Gerade Checklisten sind somit bei der allgemeinen Praxisorganisation und beim Behandlungsablauf sehr hilfreich.

Ich empfehle Ihnen, für die individuellen Praxisbelange eigene Checklisten bzw. Arbeitsanweisungen zu erstellen. Wie so etwas aussehen kann, zeigen Ihnen die folgenden Muster-Checklisten:

- Checkliste Sprechstundenbeginn
- Checkliste Sprechstundenende
- Checkliste Blutdruckmessung

Checkliste Sprechstundenbeginn (◉ 24)

Anmeldung/Empfang
- Licht einschalten, ggf. Alarmanlage ausschalten, Heizung hochdrehen
- kurz durchlüften
- Computer und Kopierer einschalten
- Anrufbeantworter ausschalten oder auf Tagesbetrieb umschalten
- Praxismusik starten
- Arzneimittelmuster sortieren (indikationsbezogen in die entsprechenden Fächer)
- Karteikarten für bestellte Patienten bereitlegen

Wartezimmer
- Licht einschalten und ggf. Heizung hochdrehen
- kurz durchlüften
- Illustrierte ordnen und ggf. neu auslegen
- Spielecke aufräumen
- überprüfen, ob genügend Patienteninformationen/-broschüren vorhanden sind

Sprechzimmer
- Licht einschalten und ggf. Heizung hochdrehen
- kurz durchlüften
- Inspektion, ob der Raum sauber ist
- Arbeitsplätze kontrollieren, ob ausreichende Menge vorhanden:
    1. Tupfer (sterile Alkoholtupfer und unsterile Zellstofftupfer)
    2. Klebestreifen auf Rolle breit und schmal (Leukopor)
    3. Vakuumflaschen
    4. 2 ml, 5 ml, 10 ml Spritze und 50 ml für Ozontherapie
    5. Pflaster (Injektionspflaster)
    6. Schalen zur Entsorgung (leer und sauber)
    7. Staubinden
    8. Armauflagen am Arbeitsplatz
    9. Cutasept-Spray
    10. Einmalhandschuhe an jedem Behandlungsplatz
    11. frische, saubere Bezüge auf Liegen, Liegenpapier auf der Rolle

Patienten-WC
- Licht einschalten und ggf. Heizung hochdrehen
- kurz durchlüften
- Inspektion, ob genügend Toilettenpapier und Einmalhandtücher vorhanden sind
- Inspektion, ob Toiletten sauber sind

Checkliste Sprechstundenende (© 25)

Anmeldung/Empfang
- Computer herunterfahren
- Kopiergerät ausschalten
- Fenster schließen
- Mülleimer leeren
- Anrufbeantworter einschalten (ggf. besprechen)
- Alarmanlage einschalten
- Licht ausschalten

Wartezimmer
- Mülleimer leeren
- Fenster schließen
- Licht ausschalten

Sprechzimmer
- alle Geräte ausgeschaltet? Z. B. Ozongeräte, Bicom (Netzstecker einstecken, um Akku über Nacht zu laden), Magnetfeldgerät, Reflotron, Rotlicht, Sauerstoff-Konzentratoren (einschließlich Ionengenerator!), Irismikroskop
- Mülleimer leeren (Handschuhe tragen!)
- Bicom-Elektroden säubern (Flächen und Hand-Elektroden)
- Schalen säubern (Handschuhe tragen!)
- Fenster schließen
- Licht ausschalten

Patienten-WC
- Fenster schließen
- Licht ausschalten

Praxisräume
- abschließender Praxisrundgang

Checkliste Blutdruckmessung (RR-Messung) © 01

Ziel:
Gewährleistung einer validen, personenunabhängigen Blutdruckmessung in korrekter reproduzierbarer Form nach den anerkannten Grundsätzen

Ablauf:
Die Blutdruckmessung erfolgt vorzugsweise nach der indirekten unblutigen Methode (nach Riva Rocci: RR) durch Auskultation der Korotkow-Geräusche.

▼

- Erstmessung bei der Erstanamnese und bei neu aufgetretener Hypertonie an beiden Armen
- Kontrollmessung wird im Sitzen durchgeführt
- vor Messung ca. 5 Min. Ruhezeit abwarten
- Messung möglichst ruhig durchführen, Situation sollte entspannt sein
- Manschettengröße abhängig vom Oberarmumfang (Bei größerem Umfang größere Manschette verwenden, da sonst zu hohe Werte gemessen werden!), schmale Manschetten bei Kindern
- Manschettenanbringung am Oberarm proximal vom Ellbogengelenk
- Auskultation im Bereich der Ellenbeuge über der Arterie in der Ellenbeuge
- bei der Auskultation unnötige Bewegung vermeiden, es können Geräusche entstehen, die als falsches Strömungssignal fehlinterpretiert werden können
- Aufblasen der Manschette ca. 30 mmHg über den systolischen Wert (erkennbar am Verschwinden des Radialispulses)
- langsames Ablassen des Druckes (ca. 3 mmHg/Sek.)
- sind schon sofort Pulsgeräusche hörbar, ist eine erneute Messung nach kurzer Ruhezeit mit Aufpumpen auf höhere Druckwerte erforderlich (eventuell am anderen Arm)
- systolischer Blutdruck = erste hörbare Geräusche
- diastolischer Blutdruck = letzte hörbare Geräusche
- Dokumentation der gemessenen Werte in der Patientenakte (absoluter Wert in mmHg, Ort der Messung [re. Seite / li. Seite], Position [sitzend, liegend, ggf. stehend])

Kontraindikation
- Lymphödem, z. B. nach Mamma-OP mit Lymphknotenentfernung (es kann auf der entsprechenden Seite zu einem Lymphödem kommen)
- Shuntanlage, z. B. Dyalisepatienten (die Shuntanlage könnte beschädigt werden)
- Armlähmung, hypertensive Krise (Manschettendruck könnte zu einer Verschlimmerung führen)

5.3.1 Patientenkartei

Die Patientenkartei ist das wichtigste Dokument, anhand dessen ggf. eine Behandlung beurteilt werden kann. Alle Eintragungen gelten als verbindlich und richtig. Es ist von größter Bedeutung, dass die Einträge den Kenntnisstand des Behandlers und des Patienten in einer nachvollziehbaren Zeitlinie abbilden. Die Patientenkartei ist Grundlage für die Liquidation (▶ **Kap. 9.2.1, S. 275**), einen Behandlungsverlauf- und den Befundbericht. Darüber hinaus muss die Patientenkartei stets aktuell geführt sein. Alle Informationen (auch vom Patienten eingebrachte Befunde anderer Therapeuten, Allergiepass, Marcumar-Ausweis in Kopie) sowie verabreichte Präparate sollten dokumentiert werden.

> **Für die Patientenkartei ist erforderlich:**
> 1. Datenerfassung nach standardisiertem Schema
> 2. Festlegung, welche Eintragungen vorgenommen werden, wer was einträgt und kontrolliert (z. B. Personalien, bereits bestehende Verordnungen, Anamnese, Aufklärung, bestehende Risiken, RR-Wert, Iriszeichen, Behandlungen, Injektionen durch den Heilpraktiker)
> 3. Festlegung der möglichen Vordrucke sowie deren Nutzung (z. B. Laborbefundbogen, Irisgrafik, Anamnesebogen)

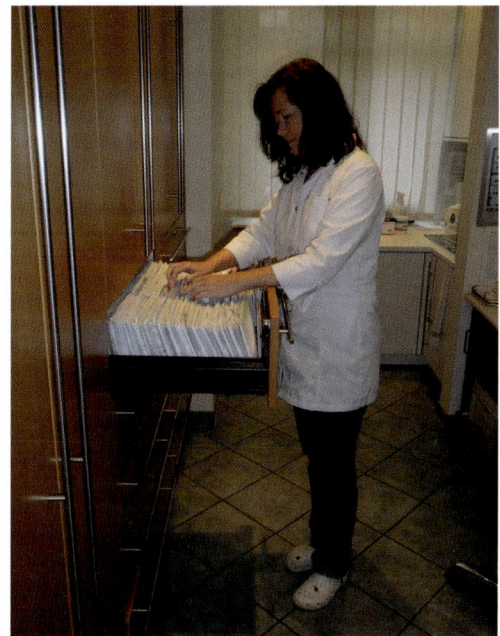

▶ **Abb. 5.2** Spezielle Karteischränke erleichtern die Verwaltung der Patientenakten.

Tipps für die Patientenkartei

Besonders wichtig für die fehlerfreie und sichere Praxisführung ist die Datenerhebung und Registrierung für praxisspezifische Belange.

Wenn in der Praxis beispielsweise Magnetfeldtherapie oder Tefra-Hochfrequenztherapie angeboten werden, ist es erforderlich, bei allen Patienten nach einem Herzschrittmacher zu fragen und auf allen Karteikarten diese Frage und auch die Verneinung zu dokumentieren.

Für ein gutes QM genügt es nicht, nur dann einen Vermerk über Herzschrittmacher einzutragen, wenn dieser Patient einen trägt. Es sollte bei allen Patienten dann ein „Nein" belegen, dass diese Abfrage bei der Anamnese erfolgt ist.

Ebenso ist bei allen Patienten die Allergie-Anamnese zu erheben und zu dokumentieren, auch wenn dem Patienten keine Allergien bekannt und bewusst sind. Es empfiehlt sich, beim Patienten gezielt nachzufragen (z. B. nach Heuschnupfen oder Sonnenallergie)!

Sehr wichtig ist die lückenlose Aufzeichnung der bestehenden Medikation! Aber auch der individuelle Eintrag eines Aufklärungsgesprächs vor einer geplanten Behandlung ist unerlässlich (▶ **Kap. 6.3, S. 161**). Die Aufklärung muss die Information über mögliche (auch seltene) Komplikationen und eventuelle Schmerzen durch die Behandlung enthalten.

Besonders wichtig ist ein schlüssiges Behandlungskonzept, das auch für andere Personen nachvollziehbar sein sollte. Hierzu gehört die entsprechende Indikation als Grundlage für die geplante Therapie.

❗ Beachte: Eine Kontraindikation für jede invasive Behandlung ist das Nichtvorhandensein einer Indikation!

Klären Sie jedoch Ihre Patienten auch über wirtschaftliche Folgen (Übernahme oder Ablehnung durch einen Kostenträger) auf.

Patientenaufnahme

Krankenkasse: _____

Name: _____ Vorname: _____

Geb.-Datum: _____

Strasse/Hausnr.: _____

PLZ/Ort: _____

Telefon: _____ (Darf zur Terminbestätigung verwendet werden!)

Nehmen Sie zur Zeit irgendwelche Medikamente ein? ☐ ja ☐ nein
Wenn ja, welche:

Haben Sie irgendwelche Allergien oder Unverträglichkeiten? ☐ ja ☐ nein
Wenn ja, welche: (z. B. Heuschnupfen, Neurodermitis, bestimmte Nahrungsmittel, Kosmetika, Modeschmuck)

Sind oder waren Sie in einer psychologischen/neurologischen Behandlung? ☐ ja ☐ nein

Sind Sie Bluter(in)? ☐ ja ☐ nein

Bisherige Operationen: Jahr: Operation:

                         Jahr: Operation:

                         Jahr: Operation:

Herzschrittmacher? ☐ ja ☐ nein

Blutgruppe: (soweit bekannt)

▶ **Abb. 5.3** Musterbogen für die Patientenaufnahme (◯ 41).

5.4
Praxis als ambulante Behandlungseinrichtung

Sowohl das Gesetz über den öffentlichen Gesundheitsdienst (Ländergesetz) als auch die RKI-Richtlinie (▶ Kap. 3.5.2, S. 71) unterscheiden zwischen stationären (z.B. Krankenhäuser) und ambulanten Behandlungseinrichtungen (z.B. Heilpraktikerpraxen).

Als Praxisinhaber einer ambulanten Behandlungseinrichtung haben Sie immer wieder mit Formularen, Checklisten, Bestandsverzeichnissen und Medizinproduktebüchern zu tun.

Im Folgenden werden notwendige Formulare und Verzeichnisse und deren Bedeutung vorgestellt.

> **P Praxistipp**
> Ein Heilpraktiker sollte sich für seine Praxis ein eigenes „Praxishandbuch" anlegen (▶ Kap. 2.3.2, S. 10). In diesem Ordner können Sie alle wichtigen Formulare ablegen, damit sie bei Bedarf schnell wieder aufgefunden werden. Manche Formblätter müssen Sie im Bedarfsfall schnell ausfüllen und an die zuständige Behörde weiterleiten. Andere müssen in der Praxis bereitgehalten und z.B. dem Amtsarzt bei einer Praxisbegehung oder ggf. der Urlaubsvertretung vorgelegt werden.

5.4.1 Medizinprodukte: Bestandsverzeichnis und Medizinproduktebuch

Im Medizinprodukte-Gesetz (MPG) und der Medizinprodukte-Betreiberverordnung (MPBetreibV) sind weitreichende Vorschriften bezüglich der Anschaffung, der Wartung und dem Betrieb aller technischen Hilfsmittel einer Heilpraktikerpraxis festgelegt (▶ Kap. 3.4.4, S. 27, ▶ Kap. 3.4.6, S. 30). Demnach müssen Sie für aktive Medizinprodukte (MP), damit sind energetisch betriebene gemeint, ein Bestandsverzeichnis (▶ Kap. 3.4.6, S. 35) und für die gemäß der Anlagen in der Medizinprodukte-Betreiberverordnung aufgeführten MP ein Medizinproduktebuch (▶ Kap. 3.4.6, S. 34) führen. Der zuständigen Behörde (z.B. Gesundheitsamt/Amtsarzt) ist auf Verlangen jederzeit Einsicht zu gewähren.

> **! Beachte:** Durch die MPBetreibV wird die ältere Medizingeräteverordnung (MedGV) abgelöst. Wer jedoch bereits ein Gerätebuch nach MedGV angelegt hat, kann dieses im Rahmen der Bestandsschutzregelung weiterführen.

Bestandsverzeichnis nach §8 MPBetreibV

In einem Bestandsverzeichnis (▶ Abb. 5.5) müssen alle aktiven, nicht implantierbaren Medizinprodukte (z.B. Magnetfeldtherapie-Geräte, Bioresonanztherapiegeräte, EAV-Geräte, Laserakupunkturgeräte) eingetragen werden. Für das Bestandsverzeichnis sind alle Datenträger (z.B. Papier und digital) zulässig.

In das Bestandsverzeichnis sind für jedes Medizinprodukt nach Abs. 1 folgende Angaben einzutragen:
- Bezeichnung, Art und Typ, Loscode oder Seriennummer, Anschaffungsjahr
- Name oder Firma und Anschrift des für das jeweilige Medizinprodukt Verantwortlichen nach §5 des Medizinprodukte-Gesetzes
- die der CE-Kennzeichnung hinzugefügte Kennnummer der benannten Zertifizierungsstelle, soweit diese nach den Vorschriften des Medizinprodukte-Gesetzes angegeben ist
- soweit vorhanden betriebliche Identifikationsnummer
- Standort und betriebliche Zuordnung
- die vom Hersteller angegebene Frist für die sicherheitstechnische Kontrolle nach §6 Abs. 1 Satz 1 oder die vom Betreiber nach §6 Abs. 1 Satz 2 festgelegte Frist für die sicherheitstechnische Kontrolle.

Bei den Angaben nach Nummer 1 sollte zusätzlich die Bezeichnung nach der vom Deutschen Institut für medizinische Dokumentation und Information (DIMDI) veröffentlichten Nomenklatur für Medizinprodukte eingesetzt werden (§7 Abs. 2 Satz 3 gilt entsprechend).

Hilfreich ist es, dem Bestandsverzeichnis eine Bestandsübersicht vorzuschalten, die alle in Ihrer Praxis befindlichen Geräte auflistet (▶ Abb. 5.4, S. 130)

Bestandsübersicht

Betreiberadresse/Stempel:

Lfd-Nr.	UMDNS-Nr. (DIMDI)	Serien-Nr. Gerät	Standort/ betriebliche Zuordnung (Behandlungsraum)	Bezeichnung Produkte-/Geräteart	Gerätetyp/ Modell	Hersteller/ Lieferant	STK/MTK

Hinweis für das Ausfüllen der Bestandsübersicht:
Beim Gerätetyp auch Art der Funktion des Gerätes angeben (sofern nicht selbsterklärend, z. B. V-500Praxis = Gerätetyp, Ultraschalltherapiegerät = Geräteart), v-sonic = Hersteller. In der Spalte STK (Sicherheitstechnische Kontrolle) oder MTK (Mechanische Kontrolle) wird, sofern vorgeschrieben, in die Spalte „STK" oder „MTK" eingetragen, ebenso das Zeitintervall (z. B. jährlich). Für jedes aktive Medizinprodukt ist zusätzlich ein Bestandsverzeichnis (Datenblatt eines aktiven Medizinproduktes) anzulegen.

▶ **Abb. 5.4** Bestandsübersicht aller aktiven Medizinprodukte (O 37).

Bestandsverzeichnis / Datenblatt für ein aktives, nicht implantierbares Medizinprodukt
(§ 8 MPBetreibV)

Orga-Daten

Bezeichnung (§ 8 (2) 1.): _____

Bestandsverzeichnis-Nr. _____

Gerätetyp/Modell (§ 8 (2) 1.): _____

Sonst. betriebl. Identifikations-Nr.
(z.B. Lfd.-Nr. der Bestandsübersicht) _____

Anschaffungsdatum (§ 8 (2) 1.): _____

Seriennummer oder Loscode (§ 8 (2) 1.): _____

UMDNS-Nr. (DIMDI-Nomenklatur): _____

CE-Kennzeichnung mit Kennnummer
der benannten Stelle (§ 8 (2) 3.): _____

Hersteller/Lieferant, Verantwortlicher für das MP (§ 8 (2) 2.)

_____ Telefon

_____ Telefax

_____ E-Mail

_____ Internet

Betriebliche Zuordnung/Standort (§ 8 (2) 5.)

Einstufung Gefahrenklasse
(siehe Herstellerinformation/Gebrauchsanleitung)

Messtechnische Kontrollen

☐ nein   ☐ ja, in folgenden Intervallen: _____

Sicherheitstechnische Kontrollen

☐ nein   ☐ ja, in folgenden Intervallen: _____

Medizinproduktebuch

☐ nicht erforderlich   ☐ erforderlich*

Instandhaltungs-/Wartungsvertrag

☐ ja   ☐ nein

Intervall

Vom Hersteller autorisierte Firma
(falls nicht mit Hersteller/Lieferant identisch)

Heilpraktikerstempel

---

* Bei Produktebuch erforderlich (vom Hersteller anfordern), darin muss Einweisung dokumentiert werden.
Nur wer durch Einweisung autorisiert wurde, kann Folgeeinweisungen durchführen.

▶ **Abb. 5.5** Bestandsverzeichnis § 8 MPBetreibV (🅾 29).

5 – Allgemeine Praxisführung

Medizinproduktebuch (§ 7 MPBetreibV)	**Orga-Daten**
Produkt (Gerät, Zubehör): _____ _____ Art und Typ: _____ Anschaffungspreis Euro: _____ Anschaffungsdatum: _____ Seriennummer (Loscode): _____ UMDNS-Nr. (DIMDI) (§ 7 Absatz 2) _____ CE-Nr. (§ 8 Absatz 2 Satz 3) _____	Bestandsverzeichnis-Nr. _____ Inventar-Nr. _____ Sonst. betriebl. Identifikations-Nr. _____
Hersteller/Lieferant _____ Telefon _____ Telefax _____ E-Mail _____ Internet	_____ _____ _____ _____
Sicherheitstechnische Kontrolle (§ 6 Absatz 1) ☐ Nein ☐ Ja, in folgenden Intervallen	_____
Messtechnische Kontrolle (§ 6 Absatz 1) ☐ Nein ☐ Ja, in folgenden Intervallen	_____

Einstufung Gefahrenklasse
 Regel   1–4:   Nicht invasive Geräte
         5–8:   Invasive Geräte
       9–12:   Aktive Geräte
     13–18:   Spezielle Regeln
 	
 Klasse I, Klasse IIa, Klasse IIb, Klasse III
	Regel
	 _____
	
	 Klasse
	 ☐ Ja

_____ _____ Unterschrift Hersteller bzw. Unterschrift Betreiber bzw. befugte Person (§ 5) vom Betreiber befugte Person (§ 5) Hinweis: Der zuständigen Behörde ist Einsicht in die Medizinproduktebücher zu gewähren (§ 7).	Betreiber/Standort/ Heilpraktikerstempel

| Funktions-
kontrolle | Instand-
haltung | Sicherheits-
technische
Kontrolle | Mess-
technische
Kontrolle | Einweisung | Vor-
kommnisse |

Ein Medizinproduktebuch ist für Medizinprodukte gemäß MPBetreibV Anlage 1 und 2 zwingend vorgeschrieben. Der Hersteller stellt es in der Praxis auf und muss die obligatorische Einweisung eintragen. Alle Reparaturen, Störungen und Folgeeinweisungen müssen zusätzlich zu den Angaben, wie sie im Bestandsverzeichnis vorgeschrieben sind, dokumentiert werden. Der Betreiber (Praxisinhaber) ist dafür verantwortlich, dass ein vorgeschriebenes MP-Buch vorhanden ist (muss es ggf. selbst anlegen). Es muss auch nach Stilllegung des Gerätes noch 5 Jahre verwahrt werden.
Die blauen Karteireiter zeigen weitere Datenblätter. Auf diesen werden Funktionskontrolle, Instandhaltung, STK und MTK sowie die Einweisung und Störungen/Vorkommnisse dokumentiert.

▶ **Abb. 5.6** Musterformular Medizinproduktebuch.

Medizinproduktebuch nach §7 MPBetreibV

Zusätzlich zum Bestandsverzeichnis ist für jedes Gerät, das in der Anlage 1 und 2 der MPBetreibV aufgeführt ist (z. B. Ozongenerator für die hyperbare Ozontherapie), ein Medizinproduktebuch vorgeschrieben. Auf ▶ S. 132 finden Sie ein Ansichtsbeispiel. Sie sollten es zu jedem Gerät geliefert bekommen. Wenn nicht, müssen Sie selbst eines anlegen.

In das Medizinproduktebuch sind folgende Angaben zum jeweiligen Medizinprodukt einzutragen:
1. Bezeichnung und sonstige Angaben zur Identifikation des Medizinprodukts
2. Beleg über Funktionsprüfung und Einweisung nach §5 Abs. 1
3. Name des nach §5 Abs. 1 Nr. 2 Beauftragten, Zeitpunkt der Einweisung sowie Namen der eingewiesenen Personen
4. Fristen und Datum der Durchführung sowie das Ergebnis von vorgeschriebenen sicherheits- und messtechnischen Kontrollen und Datum von Instandhaltungen sowie der Name der verantwortlichen Person oder der Firma, die diese Maßnahme durchgeführt hat
5. soweit mit Personen oder Institutionen Verträge zur Durchführung von sicherheits- oder messtechnischen Kontrollen oder Instandhaltungsmaßnahmen bestehen deren Namen bzw. Firma sowie Anschrift
6. Datum, Art und Folgen von Funktionsstörungen und wiederholten gleichartigen Bedienungsfehlern
7. Meldungen von Vorkommnissen an Behörden und Hersteller

❗ Beachte: Für die Geräte, für die ein Medizinproduktebuch vorgeschrieben ist, wird dies vom Hersteller mit dem Gerät ausgeliefert. Der Heilpraktiker wird dann bei der Inbetriebnahme eingearbeitet (Einweisung), was ebenfalls im Medizinproduktebuch eingetragen wird. Möchte der Heilpraktiker, dass auch Mitarbeiter dieses Gerät bedienen, so kann er diese ebenfalls einweisen. Dies muss auch im Medizinproduktebuch eingetragen werden.

Kein Medizinproduktebuch, sondern Datenblatt

Für elektronische Fieberthermometer als Kompaktthermometer und herkömmliche Blutdruckmessgeräte mit Quecksilber- oder Aneroidmanometer zur nicht invasiven Messung ist kein Medizinproduktebuch erforderlich. Hierfür genügt ein Datenblatt, in dem messtechnische Kontrollen eingetragen werden. Natürlich kann auch ein Datenblatt mit den Angaben gemäß §7 (▶ Kap. 5.4.1, S. 131) angelegt und die Messprotokolle dazu mit abgelegt werden.

5.4.2 Umgang mit Sauerstoff

In sehr vielen Praxen wird im Rahmen einer Sauerstoff-Therapie-Variante auch medizinischer Sauerstoff eingesetzt.

Deshalb befindet sich in vielen Praxen eine Sauerstoffflasche, sei es zur Sauerstoff-Mehrschritt-Therapie, zum Anschluss an einen Ozongenerator oder als Notfallmedikament in der Praxis bzw. im Notfallkoffer. Sauerstoff für medizinische Zwecke (nach DAB 10) wird mit einem „Beipackzettel" ausgeliefert, der die pharmakologischen Wirkungen und Nebenwirkungen beschreibt. Diese Hinweise sollten Sie im Praxishandbuch ablegen.

Diese Produktinformation enthält jedoch keine Hinweise für den Anwender oder Praxismitarbeiter bezüglich des sicheren Umgangs mit dem hochexplosiven Oxidationsmittel. Deshalb hier die wichtigsten Grundregeln:
1. Sauerstoffflaschen gegen Umfallen sichern!
   Geeignete Wandhalterungen oder Fahrgestelle einsetzen. Der Mindestabstand zu einem Heizkörper muss 0,5 m betragen. Ein Transport darf nur mit durch Schutzkappe geschütztem Flaschenventil erfolgen.
2. Geräte öl- und fettfrei halten!
   Fette und Öle jeder Art (auch Reinigungsalkohole, Handcreme oder Heftpflaster) ergeben mit Sauerstoff ein hochexplosives Gemisch, das sich selbst entzünden kann. Deshalb vor dem Flaschenwechsel immer Hände waschen!
3. Anschlüsse nur per Hand anziehen!
   Sowohl Dichtungen als auch Schraubverbindungen sind für den Handanzug ausgelegt. Mit Werkzeug angeschraubte Verbindungen erhöhen den Verschleiß.

4. **Vor dem Flaschenwechsel Ventil schließen!**
   Vor der Demontage das Flaschenventil schließen und warten, bis der Flowmeter auf „0" gesunken ist!
5. **Druckminderer nach Gebrauch schließen!**
   Beim Öffnen des Flaschenventils sollte der Druckminderer bzw. das Flowmeter geschlossen sein. Sonst ist es möglich, dass durch den plötzlichen, hohen Druckanstieg das Sicherheitsventil des Druckminderers abbläst.
6. **Flaschenventil stets langsam öffnen!**
   Um Druckstöße zu vermeiden, muss das Flaschenventil langsam geöffnet werden. Es ist bereits nach einer Umdrehung voll geöffnet. Nach Gebrauch sollte das Flaschenventil wieder geschlossen werden. Der Druckminderer ist kein Absperrventil.
7. **Sauerstoffflasche vor starker Erwärmung schützen!**
   Das Sauerstoff-Gerät ist vor Erwärmung über 50°C zu schützen. Bei Erwärmung dehnt sich das Gas in der Sauerstoffflasche aus, dies führt zum Druckanstieg.
8. **Immer einen Restdruck in der Flasche lassen!**
   Durch einen geringen Restdruck (z. B. 5 bar) wird das Eindringen von Feuchtigkeit und Umgebungsluft in die Flasche verhindert. Damit werden die Reinheit und die Haltbarkeit des medizinischen Sauerstoffs erhalten.
9. **Verfalldatum beachten!**
   Nach dem Arzneimittelgesetz müssen alle Arzneimittel mit einem Verfalldatum versehen sein. Die Haltbarkeit von Sauerstoff für medizinische Zwecke beträgt in der Regel 2 Jahre. Der Aufkleber und die Gebrauchsinformation sind zu beachten.
10. **TÜV-Fristen beachten!**
    Die TÜV-Kontrolle der Flaschen wird normalerweise automatisch vom Füllbetrieb überwacht und ggf. in Auftrag gegeben. Sauerstoffflaschen müssen alle 10 Jahre vom TÜV kontrolliert werden.
11. **Kontrolle der Druckminderer nach Herstellerangaben!**
    Fa. Weinmann (in Hamburg) schreibt für ihre Druckminderer Überprüfungsfristen von 2 bzw. 5 Jahren vor.
12. **Sauerstoffflaschen nicht in geschlossenen Räumen entleeren!**
    Mit Sauerstoff angereicherte Luft erhöht die Brandgefahr. Besonders in Kleidung lagert sich Sauerstoff längere Zeit ab und erhöht die Entflammbarkeit.
13. **Rauchen und offenes Feuer sind in der Nähe von Sauerstoffflaschen strengstens verboten!**

Umgang mit Sauerstoff-Druckminderern

Sauerstoff hat eine extrem brandfördernde Wirkung. Kleinste Partikel wie Staub, Desinfektionsmittel- oder Fettspuren reichen aus, um bei einem zu schnellen oder ruckartigen Öffnen des Flaschenventils ein Feuer zu entfachen. Der Druckminderer ist erforderlich, um den Flaschendruck (200 bar) auf das für das Therapiegerät erforderliche Maß (üblicherweise unter 2,5 bar) bzw. für den Anschluss an eine Sauerstoff-Maske mit einem Flow von 5 l/Minute zu reduzieren.

Druckminderer für Ozongeneratoren arbeiten mit einem festen Reduzierdruck, sodass kein Regelventil vorhanden sein muss. Für manche Medizinprodukte oder für die Sauerstoff-Mehrschritt-Therapie ist jedoch ein Regelventil mit Einstellschraube vorhanden. Da beim Öffnen des Flaschenventils der Druckminderer mit einem enormen Druckstoß belastet wird, kann es verheerende Folgen haben, wenn der Sauerstoff durch das geöffnete Regelventil strömt und auf die empfindliche Gummi-, Kunststoff- oder Metallmembrane trifft, die dadurch auch in Brand geraten kann. Es kann sogar das Metallgehäuse schmelzen und Metallschmelze nach außen geschleudert werden.

Deshalb gilt als wichtigste Regel: **Das Regelventil muss geschlossen sein, wenn das Ventil des Druckgasbehälters (Sauerstoffflasche) geöffnet wird!** Vor dem Öffnen des Flaschenventils muss die Einstellschraube des Druckminderers zurückgeschraubt werden (bis zur Entlastung der Feder). Erst dann darf das Flaschenventil vorsichtig und langsam (niemals ruckartig) geöffnet werden. Bei einem regelbaren Druckminderer sollten Sie das Regelventil nach jeder Sauerstoffanwendung schließen!

Es gibt erst seit etwa 1995 eine DIN-Norm, nach der einstellbare Sauerstoff-Druckminderer die Ausbrennprüfung mit Druckstößen sowohl bei geschlossenem als auch bei offenem Regelventil bestehen müssen. Doch auch mit dieser Norm ist nicht sicher geregelt, wie brandsicher ein Druckminderer im praktischen Betrieb ist, wenn die genannten Grundregeln nicht eingehalten werden. Die Bedienungsanleitung ist in jedem Fall zu beachten! Halten Sie das vom Hersteller vorgeschriebene Wartungsintervall ein und dokumentieren Sie im Rahmen der Qualitätssicherung die Wartungsarbeiten und die Unterweisung der Mitarbeiter! Die Berufsgenossenschaft fordert eine jährliche Unterweisung von Mitarbeitern im sicheren Umgang mit Sauerstoff-Druckminderern.

Allgemeine Info

Die Berufsgenossenschaft für Gesundheitsdienst und Wohlfahrtspflege (BGW) hält folgende Informationsschriften auf Abruf bereit:
- „Sicheres Arbeiten mit Sauerstoff im Gesundheitswesen" IPR 4
- Unfallverhütungsvorschrift „Sauerstoff" BGV B 7
- Regel „Umgang mit Sauerstoff" BGI 617

5.4.3 Überprüfung der Arzneimittelbestände

Um sicherzustellen, dass in der Praxis nur Präparate für den Gebrauch bereitgehalten werden, deren Verfalldatum noch gültig ist, muss einmal monatlich der gesamte Arzneimittelbestand überprüft werden. Diese Verantwortlichkeit kann natürlich an entsprechendes Personal delegiert werden.

Führen Sie eine Checkliste, die dokumentiert, wer wann die Arzneimittel kontrolliert hat (▶ Tab. 5.1). Verfallene Präparate dürften bei monatlicher Kontrolle somit nie aufgefunden werden. Es ist ratsam, die Präparate, die im laufenden Monat verfallen, auszusortieren und an einem dafür definierten Platz zwischenzulagern. Was noch bis Monatsende verwendet werden kann, ist somit leicht überschaubar. Der Rest kann entsorgt und muss nicht nochmals aussortiert werden.

Wenn Sie Arzneimittel oder Laborreagenzien verwenden, die kühl gelagert werden müssen, ist die Überwachung der Kühlschrankfunktionen Pflicht. Die Kontrolle erfolgt mittels Min/Max-Thermometer, was mit einer Checkliste (▶ Tab. 5.2, ◎ 36) zu dokumentieren ist.

Testpräparate für Bioresonanztest oder EAV-Testung?

Das Arzneimittelgesetz verbietet die Anwendung von Arzneimitteln mit abgelaufenem Verfalldatum. Grundsätzlich dürfen Sie diese Arzneimittel jedoch zu Testverfahren (z.B. Bioresonanztest, EAV-Testung) bzw. zur kinesiologischen Austestung verwenden.

Damit sichergestellt ist, dass Sie solche Präparate nicht einem Patienten verabreichen, sollten diese vom normalen Arzneimittelbestand räumlich klar getrennt und speziell markiert aufbe-

▶ Tab. 5.1 Arzneimittelbestände (Überprüfung, ◎ 28 und 28.1): Jeweils als getrenntes Formular für Ampullenpräparaten- bzw. Arzneimittelmuster.

Prüftag	Unterschrift

▶ **Tab. 5.2** Checkliste Kontrolle Kühlschrank (⊙ 36).

Gerätetyp: Kühlschrank				
Geräte-Nummer	Hersteller/ Lieferant		Kaufdatum/ Garantie bis	Zubehör
tägliche Prüfungen	Temperatur mittels Mini/Max-Thermometer prüfen: zulässiger Temperaturbereich auf allen Ebenen: 2–8° C			
Datum/ Kürzel	Datum	Kürzel	Datum	Kürzel
	01.		16.	
	02.		17.	
	03.		18.	
	04.		19.	
	05.		20.	
	06.		21.	
	07.		22.	
	08.		23.	
	09.		24.	
	10.		25.	
	11.		26.	
	12.		27.	
	13.		28.	
	14.		29.	
	15.		30.	
			31.	
Störungen und zu ergreifende Maßnahmen	Bei Mini-/Max-Temp. Abweichung kühlkettenpflichtige AM vernichten und neu bestellen; Chef informieren, Ursache ermitteln (Stromausfall, Tür nicht richtig geschlossen?). Bei Defekt das Gerät sperren; kühlkettenpflichtige AM evtl. in Gefäß in privatem Kühlschrank notlagern und Reparatur veranlassen (Kundendienst)			
Aufbereitungsmaßnahmen	monatliches Auswischen mit anschließender Desinfektion			
Erstellt	am:	von:		Revision:
Geprüft/ freigegeben	am:	von:		Dokument:

wahrt werden. In meiner Praxis notiere ich auf der Umverpackung bzw. der Außenseite der Ampulle deutlich: „unsteril – nur für Testzwecke".

Somit handelt es sich um Testsubstanzen und nicht mehr um Arzneimittel. Es kann durch diese Vorgehensweise nicht unterstellt werden, dass die Testampullen am Patienten als Arzneimittel zur Anwendung kommen könnten. Dies wird auch dadurch deutlich, dass die Testsubstanzen bei den Testsätzen gelagert werden und nicht im Ampullenschrank.

5.4.4 Herstellernachweise

Bevor Sie das von einer Firma aufbereitete Patientenblut den Patienten wieder injizieren, wäre es ratsam, die Herstellungserlaubnis zu überprüfen. Lassen Sie sich von den Firmen eine Kopie zusenden und legen Sie diese in Ihrem individuellen Praxishandbuch (▶ **Kap. 2.3.2, S. 10**) ab.

Auch die Herkunft von Blutegeln muss dem Heilpraktiker bekannt sein und auf Verlangen dem Patienten nachgewiesen werden.

5.4.5 Meldepflicht

Für den Heilpraktiker besteht eine Meldepflicht bei:
- unerwünschten Arzneimittelwirkungen (UAW)
- bestimmten Infektionskrankheiten (Infektionsschutzgesetz: IfSG)
- Störungen an Medizinprodukten

Unerwünschte Arzneimittelwirkungen

Gemäß Arzneimittelgesetz (AMG) sind Sie als Heilpraktiker verpflichtet, unerwünschte Arzneimittelwirkungen zu melden (§62 AMG). Dies bezieht sich keinesfalls nur auf homöopathische oder pflanzliche Präparate. Wenn Ihnen eine neue Nebenwirkung auffällt, die z.B. durch ein Blutdruckmedikament entstanden sein könnte und nicht im Beipackzettel aufgeführt ist, so müssen Sie den Meldebogen des Bundesinstituts für Arzneimittel und Medizinprodukte BfArM (▶ **Abb. 5.7**) ausfüllen und entweder direkt nach Bonn (BfArM) oder an die Arzneimittelkommission Ihres Berufsverbands senden.

Je vollständiger der Berichtbogen ausgefüllt ist, um so sicherer kann die Auswertung eines Arzneimittelrisikos durch das BfArM erfolgen. Unvollständige Daten sollten jedoch kein Hinderungsgrund für eine Meldung sein.

Vordrucke des Berichtbogens sowie Hinweise zum Ausfüllen sind auf der Internetseite vom BfArM sowie auf der CD-ROM (⊙ 46), die diesem Buch beiliegt, erhältlich (▶ **S. 138**).

Elektronische UAW-Meldung an BfArM und PEI

Die Meldung zu Verdachtsfällen unerwünschter Arzneimittelwirkungen (UAW) an das BfArM und das Paul-Ehrlich-Institut (PEI) ist auch über das Internet möglich.

Seit April 2009 haben das PEI und das BfArM ein Online-Erfassungssystem für Verdachtsfälle unerwünschter Arzneimittelwirkungen freigeschaltet. Angehörige der Gesundheitsberufe, die bisher über solche Verdachtsfälle per Brief oder Fax an die Zulassungsbehörden in Deutschland berichtet haben, können zukünftig auch direkt über das Internet an das BfArM und an das PEI melden.

Wenn Sie das neue Online-System nutzen möchten, benötigen Sie dafür kein zusätzliches Programm. Der Weg führt direkt über die Internetseiten der Institute zu den Eingabemasken. Sie können für Ihre eigene Dokumentation nach erfolgreichem Versand die Meldung lokal speichern. Die Übertragung der Fallmeldung erfolgt über eine gesicherte Verbindung, die ausschließlich das PEI und das BfArM als Empfänger zulässt. Damit sind auch die datenschutzrechtlichen Anforderungen erfüllt.

Internet

- PEI: www.pei.de/meldeformulare-human
- BfArM: www.bfarm.de
- BfArM: Dr. Norbert Paeschke, E-Mail: Paeschke@bfarm.de

Meldung von Infektionskrankheiten

Nach §8 des Infektionsschutzgesetzes (IfSG) (▶ **Kap. 3.4.12, S. 53**) müssen Sie als Heilpraktiker eine Infektionskrankheit, die in §6 Abs. 1 IfSG aufgelistet ist, melden. Ist bereits eine Meldung (z.B. durch einen Arzt) erfolgt, ist eine weitere Meldung durch Sie nicht notwendig. Vor diesem Hintergrund ist es erforderlich, dass der Meldende dem betroffenen Patienten immer eine Kopie der Meldung mit Bestätigungsvermerk aushändigt. Somit kann der Patient bei Kontakt mit einem weiteren Therapeuten immer nachweisen, dass eine Meldung bereits erfolgt ist.

Nach IfSG muss der Heilpraktiker nur die Daten melden, die ihm bekannt sind. Somit könnte die Meldung auch formlos erfolgen. Verwenden Sie das Meldeformular des Robert Koch-Instituts (▶ **Abb. 5.8, S. 140**), sollten Sie im Stempelfeld „Ärztin/Arzt" diese Worte ausstreichen und Ihren HP-Stempel platzieren. Somit ist erkenntlich, dass die Meldung nicht von einem Arzt kommt.

> **Beachte:** Die Meldung muss innerhalb von 24 Stunden nach Kenntnis an das für den Aufenthaltsort des Betroffenen zuständige Gesundheitsamt erfolgen.

BERICHT ÜBER UNERWÜNSCHTE ARZNEIMITTELWIRKUNGEN (auch Verdachtsfälle)

Bundesinstitut für Arzneimittel und Medizinprodukte, Kurt-Georg-Kiesinger-Allee 3, 53175 Bonn, Tel.: 0228/207-30, FAX: 0228/207-5207

BfArM

Firmen Code Nr.	Pat. Init.	Geburtsdatum	Geschlecht	Größe	Gewicht	Schwangerschafts-woche:
	N-name ☐ V-name ☐	☐☐☐	m ☐ w ☐	☐☐☐	☐☐☐	

Beobachtete unerwünschte Wirkungen aufgetreten am Dauer

Arzneimittel / Darreichungsform	Tages-dosis	Appli-kation	gegeben von / bis	wegen (Indikation)
1. Chrg.-Nr:				
2. Chrg.-Nr:				
3. Chrg.-Nr:				
4. Chrg.-Nr:				

Vermuteter Zusammenhang mit	dieses früher gegeben	vertragen	ggf. Reexposition
Arzneimittel Nr. 1 2 3 4	ja ☐ nein ☐	ja ☐ nein ☐	neg. ☐ pos. ☐

Grunderkrankung: Begleiterkrankungen:

Anamn. Besonderheiten: Nikotin ☐ Alkohol ☐ Kontrazeptiva ☐ Schrittmacher ☐
Implantate ☐ Strahlentherapie ☐ physikal. Therapie ☐ Diät ☐ Allergien* ☐
Stoffwechseldefekte ☐ Arzneimittelabusus* ☐ Sonstige: ☐
weitere Erläuterungen

Veränderung von Laborparametern in Zusammenhang mit der unerwünschten Arzneimittelwirkung: (ggf. Befund beifügen)

Verlauf der Therapie der unerwünschten Arzneimittelwirkung: lebensbedrohend ja ☐ nein ☐

Ausgang der unerwünschten Arzneimittelwirkung:
wiederhergestellt ☐ bleibender Schaden ☐ noch nicht wiederhergestellt ☐ unbekannt ☐
Exitus ☐ Sektion ja ☐ nein ☐ (ggf. Befund beifügen)
Todesursache:

a) beh. Arzt b) Hersteller c) Arznei. Komm.

Beurteilung des Kausalzusammenhanges: gesichert ☐ wahrscheinlich ☐ möglich ☐ unwahrscheinlich ☐ unbeurteilt ☐ nicht zu beurteilen ☐

Weitere Bemerkungen:
(ggf. Anlage verwenden)

Wer wurde informiert: BfArM ☐ Hersteller ☐ Arznm.-Komm.-Ärzte ☐ Sonstige:

Name des Arztes: Fachrichtung: PLZ: Klinik: ja ☐ nein ☐ (ggf. Stempel)	Hersteller:	Datum: Unterschrift:

BfArM 643 / I (10.99)

▶ **Abb. 5.7a** Meldeformular: Meldebogen für Bericht über unerwünschte Arzneimittelwirkungen (UAW) 46.

**Bundesinstitut für Arzneimittel
und Medizinprodukte**
Kurt Georg-Kiesinger-Allee 3
53175 Bonn
FAX: 0228/207-5207

**Hinweise zum Ausfüllen des Berichtbogens
über unerwünschte Arzneimittelwirkungen
nach § 62 des Arzneimittelgesetzes**

Das Bundesinstitut für Arzneimittel und Medizinprodukte bittet Sie, Meldungen über unerwünschte Arzneimittelwirkungen auf dem vorliegenden Berichtsbogen BfArM 643 zu erstatten, damit eine rasche Auswertung und EDV-mäßige Bearbeitung gewährleistet ist.

Je vollständiger der Berichtsbogen ausgefüllt wird, um so sicherer wird die Auswertung und Abschätzung eines Arzneimittelrisikos sein können. Unvollständige Daten sollten jedoch kein Hinderungsgrund für eine Meldung sein. Um auch bisher unbekannte Arzneimittelrisiken erfassen zu können, ist es notwendig, auch in Verdachtsfällen und beim Auftreten unerwünschter Wirkungen, die bisher nicht mit den verabreichten Arzneimitteln in Verbindung gebracht wurden, einen Berichtsbogen auszufüllen.

Dem Berichtsbogen können alle Ihnen zu dieser unerwünschten Arzneimittelwirkung, insbesondere über die Symptomatik und den Verlauf zur Verfügung stehende Unterlagen (z.B. Untersuchungsbefunde, Labordaten, Sektionsprotokolle) in Kopie beigelegt werden.

Füllen Sie die Angaben zur Person des Patienten bitte so vollständig wie möglich aus, da hierdurch doppelt gemeldete unerwünschte Wirkungen erkannt werden können. Geben Sie die Initialen des Patienten bitte in der Reihenfolge Name - Vorname an.

Die Daten zu den verabreichten Arzneimitteln sollten so genau wie möglich, d.h. unter Berücksichtigung der vollständigen Bezeichnung (z.B. retard, forte), der Darreichungsform, der Stärke, der Dosierung und der Art der Anwendung (z.B. p.o., i.v., i.m.) angegeben werden. Das Arzneimittel, das vermutlich die unerwünschte Wirkung ausgelöst hat, sollte entsprechend gekennzeichnet werden.
Alle auf dem Berichtsbogen angegebenen patienten- und arztbezogenen Daten werden den Bestimmungen des Bundesdatenschutzgesetzes entsprechend vertraulich behandelt.
Weitere Vordrucke des Berichtsbogens sind beim Bundesinstitut für Arzneimittel und Medizinprodukte, Kurt-Georg-Kiesinger-Allee 3, 53175 Bonn erhältlich.

▶ **Abb. 5.7b** Meldeformular: Hinweise zum Ausfüllen des Meldebogens für Berichte über unerwünschte Arzneimittelwirkungen (UAW) 46.

Die Meldepflicht wird immer mal wieder durch eine neue Rechtsverordnung erweitert. Deshalb sollten Sie sich aufgrund Ihrer Sorgfaltspflicht regelmäßig über die Gesetzesanpassungen von Meldepflicht und Behandlungsverbot nach dem IfSG informieren. Nähere Informationen erhalten Sie beim Robert Koch-Institut.

Eine Liste der meldepflichtigen Krankheiten und Krankheitserreger finden Sie in ▶ **Kap. 3.4.12, S. 54**)

Patient: Geschlecht: ☐ weibl. ☐ männl.

geb. am:

Telefon[1]:

[1] Telefonnummer bitte eintragen

Meldeformular BY - Vertraulich -

Meldepflichtige Krankheit gemäß §§ 6, 8, 9 IfSG

☐ **Verdacht**

☐ **Klinische Diagnose**

☐ **Tod:**

Todesdatum: ....

Nur bei impfpräventablen Krankheiten:

Gegen diese Krankheit:

☐ **geimpft zuletzt:** ☐ **nicht geimpft**

Datum: ....

Wievielte Impfdosis? ....

Art der Impfung (z.B. MMR, DTaP): ....

☐ **Aviäre Influenza**

Prinzipiell meldepflichtig ist die aviäre Influenza jeglichen Subtyps. Gegenwärtig besteht eine Falldefinition nur für A/H5N1

- ☐ Fieber > 38,0°C, oder Schüttelfrost
- ☐ Akuter Beginn
- ☐ Husten
- ☐ Atemnot

Aufenthalt innerhalb 7 Tagen vor Erkrankungsbeginn

- ☐ Aufenthalt in einem Gebiet mit laborbestätigter hochpathogener aviärer Influenza (HPAI) A/H5N1 beim Tier (in Deutschland: 10km-Beobachtungsgebiet; s. www.fli.bund.de; im Ausland: s. www.oie.int)

Kontaktanamnese

- ☐ Direkter Kontakt mit erkranktem/verstorbenem Vogel/Geflügel oder anderem Tier mit möglicher HPAI oder dessen Ausscheidungen (gemäß Falldefinition FLI (www.fli.bund.de)
- ☐ Aufenthalt auf einem Grundstück, auf dem innerhalb der vorausgegangenen 6 Wochen infiziertes oder infektionsverdächtiges Geflügel gehalten wurde
- ☐ Verzehr von rohem oder nicht vollständig erhitzten Geflügelprodukten aus einem HPAI-Gebiet
- ☐ Direkter Kontakt mit menschlichem wahrscheinlichen Fall
- ☐ Direkter Kontakt mit menschlichem bestätigten Fall
- ☐ Arbeit in einem Labor, in dem Proben auf Influenza A/H5 getestet wurden

☐ **Botulismus**

☐ **Cholera**

☐ **Creutzfeldt-Jakob-Krankheit (CJK) / vCJK**
(außer familiär-hereditären Formen)

☐ **Diphtherie**

☐ **Hämorrhagisches Fieber, virusbedingt**

☐ **Hepatitis, akute virale; Typ** [2]: ....

- ☐ Ikterus
- ☐ Oberbauchbeschwerden
- ☐ Lebertransaminasen, erhöhte
- ☐ Fieber

☐ **HUS (hämolytisch-urämisches Syndrom, enteropathisch)**

- ☐ Durchfall
- ☐ Bauchschmerzen
- ☐ Erbrechen
- ☐ Nierenfunktionsstörung
- ☐ Thrombozytopenie
- ☐ Anämie, hämolytische

☐ **Masern**

- ☐ Respiratorische Symptomatik
- ☐ Katarrh (wässriger Schnupfen)
- ☐ Konjunktivitis
- ☐ Koplikscke Flecken
- ☐ Fieber
- ☐ Exanthem

☐ **Meningokokken-Meningitis/-Sepsis**

- ☐ Fieber
- ☐ Haut-/Schleimhautveränderungen/-läsionen
- ☐ Hirndruckzeichen
- ☐ Meningeale Zeichen
- ☐ Kreislaufversagen, rasch einsetzend

☐ **Milzbrand**

☐ **Paratyphus**

☐ **Poliomyelitis**
Als Verdacht gilt jede akute schlaffe Lähmung, außer wenn traumatisch bedingt

☐ **Pest**

☐ **Tollwut**

☐ **Tollwutexposition, mögliche** (§ 6 Abs. 1 Nr. 4 IfSG)

☐ **Typhus abdominalis**

☐ **Tuberkulose**

- ☐ Erkrankung/Tod an einer behandlungsbedürftigen Tuberkulose, auch bei fehlendem bakteriologischem Nachweis
- ☐ Therapieabbruch/-verweigerung

☐ **Mikrobiell bedingte Lebensmittelvergiftung oder akute infektiöse Gastroenteritis**

- ☐ **a)** bei Personen, die eine Tätigkeit im Sinne des § 42 Abs.1 IfSG im Lebensmittelbereich ausüben
- ☐ **b)** bei 2 oder mehr Erkrankungen mit wahrscheinlichem oder vermutetem epidemiologischem Zusammenhang

Erreger [2]: ....

☐ **Gesundheitliche Schädigung nach Impfung**
(Zusätzliche Informationen werden über gesonderten Meldebogen erhoben, der beim Gesundheitsamt zu beziehen ist)

☐ **Bedrohliche andere Krankheit**

....

☐ **Häufung anderer Erkrankungen**
(2 oder mehr Fälle mit wahrscheinlichem oder vermutetem epidemiologischem Zusammenhang) mit Gefährdung für die Allgemeinheit

Art der Erkrankung / Erreger [2]:

....

[2] falls bekannt

Epidemiologische Situation

- ☐ Patient/in ist im medizinischen Bereich tätig
- ☐ Patient/in ist im Lebensmittelbereich tätig nur bei akuter Gastroenteritis, akuter viraler Hepatitis, Typhus, Paratyphus, Cholera (§ 42 Abs. 1 IfSG)
- ☐ Patient/in ist in Gemeinschaftseinrichtung **tätig** z.B. Schule, Kinderkrippe, Heim, sonst. Massenunterkünfte (§§ 34 und 36 Abs. 1 IfSG)
- ☐ Patient/in wird **betreut** in Gemeinschaftseinrichtung für Kinder oder Jugendliche z.B. Schule, Kinderkrippe (§ 33 IfSG)
- ☐ Patient/in ist in Krankenhaus / stationärer Pflegeeinrichtung seit: ....

Name/Ort der Einrichtung: ....

- ☐ Patient/in war im Ausland von: .... bis: .... Land/Länder: ....
- ☐ Teil einer Erkrankungshäufung (2 oder mehr Erkrankungen, bei denen ein epidemiologischer Zusammenhang vermutet wird): Erregername, Ausbruchsort, vermutete Exposition, etc.:

....

- ☐ Es wurde ein Labor / eine Untersuchungsstelle mit der Erregerdiagnostik beauftragt [3]

Name des Labors: .... Probenentnahme am: ....

▶ **unverzüglich zu melden an:**

Adresse des zuständigen Gesundheitsamtes:

Erkrankungsdatum [4]:

....

Diagnosedatum [4]:

....

Datum der Meldung:

....

Meldende Person (Ärztin/Arzt, Praxis, Krankenhaus):

[3] Die Laborausschlusskennziffer 32006 umfasst Erkrankungen oder den Verdacht auf Erkrankungen, bei denen eine gesetzliche Meldepflicht besteht (§§ 6 und 7 IfSG).
[4] wenn genaues Datum nicht bekannt ist, bitte den wahrscheinlichen Zeitraum angeben.

Für Nadeldrucker bitte den Vordruck 12.a.1/E (Verordnung häuslicher Krankenpflege) der KBV, für Laserdrucker nur Adressfeld verwenden

Version 2007-07-16

▶ **Abb. 5.8** Meldeformular: Meldepflichtige Krankheit gemäß §§ 6, 8, 9 IfSG 44.

Meldeformular
für Hersteller und Bevollmächtigte
Medizinprodukte-Beobachtungs- und Meldesystem
(MPSV/MEDDEV 2.12/1 rev 6)

neue Meldung, Stammdaten behalten

Version D2.08
2010-05-28

1 Administrative Informationen

Empfänger (Name der zuständigen Behörde)

Eingangsstempel

Adresse der zuständigen Behörde

Datum der Meldung

Referenznummer des Herstellers

Referenznummer des BfArM

Reporttyp
- ○ Erstmeldung
- ○ Folgemeldung
- ○ kombinierte Erst/Abschlußmeldung
- ○ Abschlußmeldung

Handelt es sich um eine besondere Gesundheitsbedrohung?
- ○ Ja
- ○ Nein

Klassifizierung des Vorkommnisses
- ○ Tod
- ○ Unerwartete schwerwiegende Verschlechterung des Gesundheitszustandes
- ○ Alle anderen meldepflichtigen Vorkommnisse

Welchen anderen zuständigen Behörden wurde das Vorkommnis ebenfalls gemeldet (europäisch und international)?

2 Angaben zum Meldenden

Status des Meldenden
- ○ Hersteller
- ○ Europäischer Bevollmächtigter
- ○ Anderer: (bitte spezifizieren)

▶ **Abb. 5.9** Auszug aus dem Meldeformular: Meldung von Störungen an Medizinprodukten. Das komplette Formular finden Sie auf beiliegender CD-ROM (◉ 45).

Störungen an Medizinprodukten

Das Medizinprodukte-Gesetz (▶ Kap. 3.4.4, ▶ S. 27) besagt, dass der Betreiber oder Anwender eines Medizinprodukts (MP) unverzüglich jede Funktionsstörung, jede Änderung der Merkmale oder der Leistungen sowie jede Unsachgemäßheit der Kennzeichnung oder Gebrauchsanweisung des MP melden muss, wenn dies zum Tode oder zu einer schwerwiegenden Verschlechterung des Gesundheitszustands eines Patienten, eines Beschäftigten oder eines Dritten geführt hat oder hätte führen können. Die Meldung (▶ Abb. 5.9, S. 141) hat an das BfArM oder die Arzneimittelkommission zu erfolgen.

5.5 Arbeitssicherheit in der Praxis

Die Arbeitssicherheit in der Praxis sollte zum Wohle aller Mitarbeiter und Patienten sowie zu Ihrem eigenen Schutz ganz oben auf der Prioritäten-Liste stehen. Dafür sind entsprechende arbeitsmedizinische und sicherheitstechnische Unterweisungen notwendig und zumindest für Ihre Mitarbeiter gesetzlich vorgeschrieben.

Checklisten können Ihnen helfen, die eigene Praxisführung kritisch zu überprüfen und ggf. zu verbessern. Bei einem eventuellen Notfall kann eine gut organisierte Praxisführung lebensrettend sein.

5.5.1 BGW: Betriebsärztliche und sicherheitstechnische Betreuung

Jede Praxis mit mindestens einem Mitarbeiter muss sicherheitstechnisch und arbeitsmedizinisch durch einen Betriebsarzt und eine Fachkraft für Arbeitssicherheit betreut werden (▶ Kap. 3.2.3, S. 19). Die BGW verlangt darüber einen Nachweis (Nachweisbogen). Wird dieser Nachweis nicht erbracht, kann die BGW ein Zwangsgeld verhängen.

Organisation der betriebsärztlichen und sicherheitstechnischen Betreuung

Jeder Heilpraktiker, der Mitarbeiter beschäftigt, muss sich beim Arbeits- und Gesundheitsschutz von einem Betriebsarzt und einer Fachkraft für Arbeitssicherheit beraten und unterstützen lassen. Dabei stehen verschiedene Betreuungsformen zur Auswahl. Der Suchassistent auf www.bgw-online.de hilft Ihnen, die passende zu finden.

Regelbetreuung für Betriebe mit bis zu 10 Beschäftigten

Diese Betreuungsform steht allen Betrieben mit maximal 10 Vollzeit- oder 20 Teilzeit-Beschäftigten offen (zur genauen Berechnung ▶ Suchassistent). Der Unternehmer entscheidet selbst, wie viel Betreuung und Beratung er benötigt – eine einfache und wirtschaftliche Option für kleine Unternehmen.

Grundbetreuung

Jeder Heilpraktiker muss eine schriftliche Gefährdungsbeurteilung erstellen, in der er die potenziellen Gesundheitsgefahren im Betrieb erfasst und Maßnahmen festlegt, um sie zu beseitigen, und diese dann auch umsetzt. Diese Gefährdungsbeurteilung soll bei allen gravierenden Veränderungen in der Praxis aktualisiert werden, spätestens aber nach 5 Jahren. Dazu ist die Unterstützung eines Betriebsarztes oder einer Fachkraft für Arbeitssicherheit notwendig. Der beauftragte Betriebsarzt muss mit einer Fachkraft kooperieren (beziehungsweise umgekehrt) und sie bei entsprechenden Fragestellungen einschalten. Sie müssen die Namen beider Arbeitsschutzexperten Ihren Beschäftigten bekannt geben.

Besondere Anlässe

Zusätzlich zur Grundbetreuung brauchen der Betriebsarzt oder die Fachkraft für Arbeitssicherheit nur noch bei besonderen Anlässen eingeschaltet zu werden. Dies sind zum Beispiel:
- Neu- und Umbauten
- wichtige betriebliche Veränderungen, beispielsweise Einführung von Schichtdiensten, neue Produkte oder Dienstleistungen
- Erstellung von Notfall- und Alarmplänen
- Gestaltung neuer Arbeitsplätze
- Untersuchung von Unfällen und Berufskrankheiten

Regelbetreuung für Betriebe mit mehr als 10 Beschäftigten

Bei der Regelbetreuung für Betriebe mit mehr als 10 Beschäftigten beraten und unterstützen der Betriebsarzt und die Fachkraft für Arbeitssicherheit das Unternehmen kontinuierlich im Arbeits- und

Gesundheitsschutz. Für die Betreuung sind jährliche, feste Zeitkontingente von einer Viertelstunde pro Mitarbeiter vorgesehen.

> **Beispiele für Einsatzzeiten bei Betrieben mit mehr als 10 Beschäftigten**
> In einer Praxis mit 12 Beschäftigten müssen der Betriebsarzt und die Fachkraft für Arbeitssicherheit jeweils mindestens 3 Stunden im Jahr im Einsatz sein. Für Betriebe mit weniger als 20 Beschäftigten gelten dabei Sonderregelungen. Hier können Einsatzzeiten für maximal 3 Jahre zusammengefasst werden.

Betreuungsverträge

Mit dem jeweils beauftragten Arbeitsschutzexperten schließen Sie einen Betreuungsvertrag ab. Dazu können Sie bei der BGW Musterverträge herunterladen.

▶ **Internet**

BGW: www.bgw-online.de

5.5.2 Verbandbuch

Besonders wichtig für die Praxis ist das Verbandbuch (▶ **Abb. 5.10**). Dort sollte jede Verletzung nach mehreren Gesichtspunkten aufgeführt werden:
- Wer hat sich wo und wann verletzt?
- Unfallursache?
- Was wurde von wem unternommen?

Nur durch die Führung eines Verbandbuches und Einschaltung eines Durchgangsarztes kann im Schadensfall ein Versicherungsschutz (z.B. bei Stichverletzungen durch Kanülen) gewährleistet werden.

5.5.3 Brandschutz

Jeder Praxisinhaber ist verpflichtet, Brandschutzmaßnahmen durchzuführen (§ 618 Abs. 1 BGB mit Verweis auf Arbeitsstättenverordnung §§ 13 und 55, Arbeitsschutzgesetz § 10 Abs. 1, Berufsgenossenschaftliche Vorschrift BGV A 1, § 43, Abs. 3, Berufsgenossenschaftliche Regel BGR 133, Berufsgenossenschaftliche Information BGI 560). Regelmäßige Brandschutzmaßnahmen für Gewerberäume werden durch die Brandschutzversicherung gefordert. Fehlende Maßnahmen können zum Verlust des Versicherungsschutzes führen.

Alarmplan/ Verhalten im Brandfall

Sie sollten einen Alarmplan „Verhaltensregeln im Brandfall" (▶ **Abb. 5.12**) und eine Checkliste „So löschen Sie Feuer schnell und sicher" (▶ **Abb. 5.11**) haben und von Zeit zu Zeit „Trockenübungen" durchführen und dabei besonders die Handhabung des Feuerlöschers (▶ **Kap. 4.3.10, S. 98**) beachten. Hängen Sie diese Checklisten für alle sichtbar aus und legen sie diese zusätzlich im Praxishandbuch ab!

Alle 2 Jahre müssen Sie Ihre Mitarbeiter im Hinblick auf Brandschutz schulen.

> ✱ **Merke:** Dokumentieren Sie, dass Sie diese Einweisung bzw. Übung durchgeführt haben.

▶ **Internet**

- BGW (Berufsgenossenschaft für Gesundheitsdienst und Wohlfahrtspflege): www.bgw-online.de
- DGUV (Deutsche Gesetzliche Unfallversicherung): www.dguv.de
- BGIA (Institut für Arbeitsschutz): www.dguv.de/bgia
- BGAG (Berufsgenossenschaftliches Institut Arbeit und Gesundheit): www.dguv.de/bgag
- Berufsgenossenschaftliche Akademie für Arbeitssicherheit und Gesundheitsschutz (Dresden): www.dguv.de/bg-akademie
- Berufsgenossenschaftliche Prüf- und Zertifizierungssystem (BG-PRÜFZERT): www.dguv.de/bg-pruefzert

Verbandbuch: Dokumentation einer Verletzung

Wer? _____   _____
Name des Betroffenen   Tätigkeit/Aufgabe in der Praxis

Wie? (Unfallhergang) **Wer?** (Zeuge, zugegen)
_____
_____
_____
_____
_____
_____
_____
_____

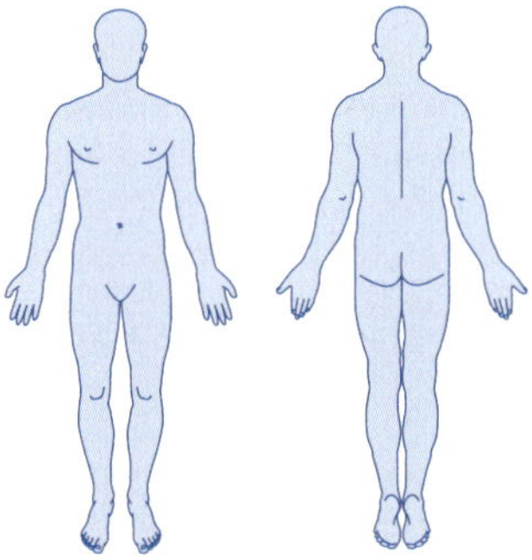

Weshalb? (Unfallursache, gibt es Mitverantwortliche)
_____
_____

Wo? (Behandlungsplatz, -raum, Hausbesuchsadresse, unterwegs)
_____
_____

Wann? (Datum, Uhrzeit) _____

Was wurde veranlasst? (Behandlungs-, Hilfsmaßnahmen)
_____
_____

Womit? (Desinfektionsmittel, Maßnahmen, Verband)
_____
_____

Von wem? (Helfer, Betriebs-, Durchgangsarzt - evtl. Adresse notieren)
_____
_____
_____

▶ **Abb. 5.10** Formular Verbandbuch (◉ 43): Muster zum Anlegen eines Verbandbuchs.

So löschen Sie Feuer schnell und sicher

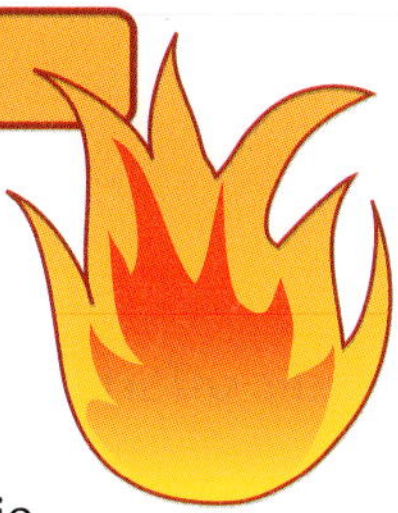

Ist ein Feuer ausgebrochen, gilt es zuallererst Ruhe zu bewahren, aber schnell und besonnen zu handeln, um ein weiteres Ausbreiten des Brandes zu verhindern.

Solange das Feuer noch klein und überschaubar ist, können Sie einen Löschversuch unternehmen. Dabei ist Folgendes zu beachten:

! Stets mit dem Wind und von vorn nach hinten löschen.

! Bei größeren Bränden gemeinsam mit mehreren Feuerlöschern gleichzeitig löschen.

! Nicht sinnlos in die Flammen sprühen, sondern von unten nach oben löschen.

! Brennt Öl oder Benzin, dann die Pulverwolke sanft über das brennende Objekt legen.

! Löscher nicht auf einmal entleeren, sondern durch kurze Pulverstöße löschen.
Merke:
Der Feuerlöscher gibt nur soviel Sekunden einen Löschstrahl her, wie er Kilogramm Inhalt hat.

! Eingesetzte Feuerlöscher, auch wenn nur ein Teil des Löschmittels verbraucht wurde, nicht mehr aufhängen, sondern durch betriebsbereite Löscher ersetzen.

▶ **Abb. 5.11** Checkliste „So löschen Sie Feuer schnell und sicher" (🔘 03).

Verhaltensregeln für den Brandfall

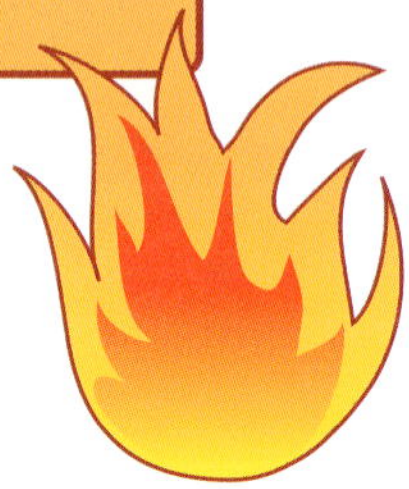

- **Ruhe und Besonnenheit bewahren**

- **Feuer sofort telefonisch melden** (Tel.: **112** oder **110**)

- **Menschen retten** (aus der Praxis herausführen: durch den Notausgang oder im Falle einer Erdgeschosswohnung durch die Fenster, sofern der Eingang nicht mehr zugänglich ist)

- **gefährdete Personen warnen**

- **Behinderten helfen**

- **gekennzeichnete Fluchtwege benutzen** (Hinweisschilder für Notausgang sind Pflicht!)

- **keine Aufzüge benutzen**

- **verqualmte Räume gebückt oder kriechend verlassen**, denn heiße Brandgase befinden sich im oberen Bereich der Räume; im Bodenbereich ist im Regelfall mehr Sauerstoff vorhanden

- **Vollständigkeit aller Personen feststellen**
- wenn möglich, **Strom abschalten** (falls Brand an der elektrischen Anlage)

- **Brand bekämpfen** (Standort und Funktion des Feuerlöschers muss jedem Mitarbeiter bekannt sein)
  Faustregel: Der Feuerlöscher gibt nur soviel Sekunden Löschmittel ab, wie er kg Inhalt hat (z. B. 6 kg – 6 Sekunden)

- **Türen und Fenster schließen** (besonders Brandschutztüren); nach Brandbekämpfung sicherstellen, dass keine neue Brandgefahr entsteht

- **Feuerwehr einweisen, Zuwege für Feuerwehr freihalten**

- **bei drohender Gefahr: Verlassen Sie den Gefahrenbereich!**

▶ **Abb. 5.12** Verhaltensregeln für den Brandfall (04).

5.5.4 Gefahrstoffe in der Heilpraktikerpraxis

Tätigkeiten mit Gefahrstoffen (z. B. Cutasept, Kohrsolin) stellen eine der möglichen Gefährdungen in Heilpraktikerpraxen dar. Deshalb regelt der Gesetzgeber in der Gefahrstoffverordnung (GefStoffV) den Umgang mit gefährlichen Stoffen und den Schutz davor. Das Ziel der Gefahrstoffverordnung ist, dass Mitarbeiter mit Gefahrstoffen und mit nicht als Gefahrstoff kennzeichnungspflichtigen Arzneimitteln und Medizinprodukten (z. B. Hände-/Hautdesinfektion, medizinische Gase) sicher umgehen können. Um Gesundheitsbeeinträchtigungen zu vermeiden, müssen Arbeitsschutzmaßnahmen nach der Gefahrstoffverordnung getroffen werden. Die Gefahrstoffverordnung ist für Sie als Heilpraktiker vor allem dann verpflichtend, wenn Sie Mitarbeiter beschäftigen. Grundsätzlich dient das Einhalten dieser Regeln Ihrer eigenen und der Sicherheit Ihrer Patienten.

❗ Beachte: Die Berufsgenossenschaft für Gesundheitsdienst und Wohlfahrtspflege (BGW) informiert auf ihrer Homepage sehr umfassend zu dem Thema und veröffentlicht eine informative Broschüre sowie Erfassungsbögen, die sie dort jederzeit anfordern können (www.bgw-online.de).

Gefahrstoffe kennen und vorbeugen

In Heilpraktikerpraxen kommen unterschiedliche Gefahrstoffe zum Einsatz. Nicht immer ist dem Heilpraktiker dabei bewusst, dass er mit Chemikalien (in der Heilpraxis sind es im Wesentlichen die Desinfektionsmittel) umgeht, von denen Gesundheits-, aber auch Brand- und Explosionsgefahren ausgehen. Der Gesetzgeber verlangt jedoch von einem Unternehmer bzw. Praxisinhaber, dass er die diesbezügliche Gefährdung ermittelt, einschätzt, die möglichen Risiken minimiert und die dafür vorgesehenen Maßnahmen überwacht.

Welche Schritte sind notwendig?

In einem ersten Schritt müssen Sie in Ihrer Praxis eine Gefährdungsbeurteilung durchführen. Dabei sind die von den Gefahrstoffen ausgehenden dermalen, inhalativen und physikalisch-chemischen Gefährdungen zu berücksichtigen. Informieren Sie sich dabei, ob es sich bei den Gefahrstoffen in Ihrer Praxis um gering gefährliche, gesundheitsschädliche, giftige oder sehr giftige Stoffe handelt (▶ Checkliste Gefährdungsbeurteilung, S. 148). Abhängig vom Gefahrenpotenzial der Gefahrstoffe ergeben sich unterschiedliche Anforderungen (Schutzstufen und Schutzmaßnahmen).

Von einem Gefahrstoff ist immer dann auszugehen, wenn er eine oder mehrere der folgenden Eigenschaften besitzt:
- brandfördernd
- explosionsgefährlich
- leicht entzündlich
- entzündlich
- hoch entzündlich
- giftig
- sehr giftig
- ätzend
- gesundheitsschädlich
- reizend
- sensibilisierend
- krebserzeugend
- fortpflanzungsgefährdend
- erbgutverändernd
- umweltgefährlich

Für die Ermittlungen der Gefahrstoffe stehen folgende Hilfsmittel zur Verfügung: die auf der Verpackung befindliche Kennzeichnung und das für alle Gefahrstoffe vom Hersteller mitgelieferte Sicherheitsdatenblatt.

Es gibt keine Vorgaben, wie Sie die Gefährdungsbeurteilung formal durchzuführen haben. Sie können also selber festlegen, wie Sie dieser Verpflichtung nachkommen, nur muss die Dokumentation für Dritte nachvollziehbar sein. Folgende Punkte müssen ersichtlich sein:
- die jeweiligen Gefährdungen am Arbeitsplatz
  - Tätigkeit (Arbeitsmittel, Verfahren)
  - Gefahrstoffe (chemische, physikalische, toxische Eigenschaften)
- die festgelegten Maßnahmen
- das Ergebnis der Überprüfung der Maßnahmen

Sie können hierfür schon formulierte Gefährdungsbeurteilungen (z. B. vom Hersteller oder von den Unfallversicherungsträgern) verwenden, wenn diese für die von Ihnen durchgeführten Tätigkeiten passend sind (§ 7 Abs. 7 GefStoffV).

Checkliste Gefährdungsbeurteilung
- Beschaffen Sie sich Informationen über die Gefahrstoffe sowie Arzneimittel und Medizinprodukte. Sicherheitsdatenblätter, Produktcode und Produktinformationen erhalten Sie z. B. bei den Herstellern.
- Prüfen Sie, an welchem Arbeitsplatz und bei welcher Tätigkeit Gefahrstoffe verwendet werden. Ermitteln Sie Menge, Dauer der Tätigkeit und Arbeitsmittel.
- Beurteilen Sie die Risiken für Ihre Mitarbeiter und beachten Sie dabei Intensität, Dauer und Häufigkeit der Exposition.
- Erstellen Sie für die Gefahrstoffe ein Gefahrstoffverzeichnis.
- Legen Sie die Datenschutzblätter sowie Gefahrstoffverzeichnis und Gefahrstoffkataster in Ihrem Praxishandbuch ab.

Gefahrstoffverzeichnis anlegen

§ 7 Abs. 8 GefStoffV (▶ Kap. 3.5.4, S. 84) verpflichtet den Arbeitgeber, ein Gefahrstoffkataster bzw. Gefahrstoffverzeichnis anzufertigen, in dem auf die **Sicherheitsdatenblätter** verwiesen wird. Sicher ist Ihnen schon einmal ein solches Sicherheitsdatenblatt aufgefallen, das Sie zusammen mit einem Desinfektionsmittel bekommen haben.

Ein **Gefahrstoffkataster** gibt einen Überblick über alle in Ihrer Praxis eingesetzten Gefahrstoffe. Das **Gefahrstoffverzeichnis** besteht aus dem Gefahrstoffkataster mit den einzelnen Datenblättern der Gefahrstoffe. Es muss die Bezeichnungen der gefährlichen Stoffe oder Zubereitungen, die Einstufung und Darstellung der gefährlichen Eigenschaften (Gefahrenbezeichnungen mit zugehörigen „R-Sätzen"), Mengenbereiche des Gefahrstoffs in der Praxis (Durchschnittsmenge/Jahr) und den Arbeitsbereich, in dem mit dem jeweiligen Gefahrstoff umgegangen wird, darstellen.

Die Sammlung der Sicherheitsdatenblätter bildet zusammen mit den bereits erwähnten Angaben Ihr individuelles Gefahrstoffverzeichnis. Dieses müssen Sie so ablegen, dass es allen Beschäftigten zur Verfügung steht (§ 14 Abs. 1 GefStoffV); d. h. am besten im Praxishandbuch.

Eine **Betriebsanweisung** ist ein Dokument, das auf Gefahren hinweisen soll. Sie müssen für biologische Arbeitsstoffe und Gefahrstoffe und deren Zubereitungen sowie für alle Tätigkeiten mit Gefahrstoffen ab Schutzstufe 2 schriftlich und in einem verständlichen Sprachstil erstellt werden. Folgende Anhaltspunkte sollten Sie berücksichtigen:
- Anwendungsbereich
- Gefahren für Mensch und Umwelt
- Schutzmaßnahmen und Verhaltensregeln (Verhalten bei Störungen, Verhalten bei Unfällen, Erste Hilfe, sachgerechte Entsorgung, Instandsetzung (bei technischen Geräten), Folgen der Nichtbeachtung

Eine Betriebsanweisung können Sie aus den für Gefahrstoffe vorgeschriebenen Sicherheitsdatenblättern ableiten. Einige Berufsgenossenschaften geben hierfür Arbeitshilfen und Merkblätter heraus.

Die Notwendigkeit einer Betriebsanweisung ergibt sich aus dem Arbeitsschutzgesetz (ArbSchG §§ 4, 9 Abs. 1 und 12 Abs. 1), der Betriebssicherheitsverordnung (BetrSichV § 9), Biostoffverordnung (BioStoffV § 12), Gefahrstoffverordnung (GefStoffV § 14) und den Unfallverhütungsvorschriften der Berufsgenossenschaft.

Einen Erfassungsbogen zum Gefahrstoffkataster (▶ S. 149, ◎ 32), einen Erfassungsbogen zur Gefährdungsbeurteilung für Gefahrstoffe (▶ S. 150, ◎ 31), ein Muster eines Gefahrstoffverzeichnisses sowie eine Betriebsanweisung gemäß Gefahrstoffverordnung am Beispiel Cutasept F (▶ S. 153, ◎ 33), wie ich es für meine Praxis erstellt habe, finden Sie auf den folgenden Seiten und auf der CD-ROM.

P Praxistipp

Fordern Sie, falls noch nicht vorhanden, vom Hersteller oder Lieferanten die Sicherheitsdatenblätter aller Desinfektionsmittel an! Diese geben die notwendigen spezifischen Informationen wieder, die Sie als Grundlage für eine Mitarbeiterschulung (▶ Kap. 5.6, S. 154) verwenden können.

Informationen der Sicherheitsdatenblätter

Die Sicherheitsdatenblätter werden vom Hersteller geliefert und enthalten praxisnahe Empfehlungen zur Handhabung von chemischen Produkten am Arbeitsplatz u. a. zu:
- Stoff-/ Zubereitungs- und Firmenbezeichnung
- Zusammensetzung/ Angaben zu Bestandteilen
- mögliche Gefahren
- Erste-Hilfe-Maßnahmen
- Maßnahmen zur Brandbekämpfung
- Maßnahmen bei unbeabsichtigter Freisetzung
- Handhabung und Lagerung
- persönliche Schutzausrüstung
- Entsorgung, Transport und Lagerung

Die Zusammenstellung Ihrer Gefahrstoffe kann eine gute Hilfe bei der Beurteilung der Gefährdungen in Ihrer Heilpraktikerpraxis sein. Darüber hinaus bildet sie eine Grundlage für die Unterweisungen Ihrer Mitarbeiter. Vergessen Sie also nicht, Ihre Mitarbeiter regelmäßig im Umgang mit Gefahrstoffen zu unterweisen. Diese Schulungen müssen Sie dokumentieren.

Internet

Auf der Internetseite http://www.eusdb.de können Sie Sicherheitsdatenblätter online abrufen.

▶ **Tab. 5.3** Erfassungsbogen zum Gefahrstoffkataster (⊙ 32).

Nr.	Produktname/ Stoffbezeichnung	Arbeits- bereich	Hersteller/ Lieferant	R-Sätze	lagernde Menge	Verwen- dungszweck	Daten- blatt	Schutz- stufe

Datum: _____ Unterschrift Arbeitgeber/ HP: _____

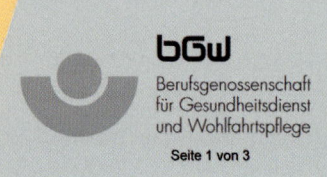

▶ **Abb. 5.13a** Erfassungsbogen zur Gefährdungsbeurteilung für Gefahrstoffe (◎ 31).

114 Erfassungsbogen
Baustein zur Gefährdungsbeurteilung für Gefahrstoffe (Stand 07/09)

2.2 Verfahren

Anzahl der Mitarbeiter, die Tätigkeiten mit dem Produkt in der Anwendungsform durchführen: _____

Berufsgruppe, z.B. MTA: _____

Häufigkeit (z.B. täglich, 2x pro Jahr): Durchschnittliche Dauer der Tätigkeit/Schicht und Mitarbeiter: _____

- ☐ große Flüssigkeitsoberfläche (z.B. > 2m^2)
- ☐ offenes Verfahren
- ☐ halbgeschlossenes Verfahren
- ☐ geschlossenes Verfahren

Temperatureinfluss (Anwendungstemperatur, heiße Oberfläche) _____

Arbeitsmittel, z.B. Dosierhilfe, Pipette _____

- ☐ Staubentwicklung
- ☐ Aerosolbildung
- ☐ Rauchentwicklung
- ☐ Beschreibung des Arbeitsverfahrens vorhanden

Angaben zu freigesetzten Stoffen, Reaktions- oder Zersetzungsprodukten sofern bekannt:
Ausmaß Aufnahme über die Atemwege (subjektive Einschätzung): _____

Ausmaß Hautkontakt, wenn keine Handschuhe getragen würden:
a. Art, z. B. Spritzer, großflächig _____
b. Dauer/Schicht und Mitarbeiter, z.B. < 15 Min. kurz, > 15 Min. lang _____

3. Arbeitsbereich

Im Freien ☐   Im Raum ☐

Grundfläche: _____ [m^2]   Höhe _____ [m^2]

- ☐ geschlossene Bauweise (z.B. Raum mit schließbarer Tür)
- ☐ halboffene Bauweise (z.B. 2 Hallen mit offenem Durchgang)

Gefahrstoffe & Toxikologie
Bonner Str. 337
50968 Köln

Gesetzliche Unfallversicherung
Körperschaft des
Öffentlichen Rechts

Telefon (0221) 377 2 - 500
Telefax (0221) 377 2 - 510
gefahrstoffe@bgw-online.de

bGw
Berufsgenossenschaft
für Gesundheitsdienst
und Wohlfahrtspflege

▶ Abb. 5.13b.

5 – Allgemeine Praxisführung

114 Erfassungsbogen
Baustein zur Gefährdungsbeurteilung für Gefahrstoffe (Stand 07/09)

4. Schutzmaßnahmen

4.1 Substitution

Möglichkeiten für eine Substitution wurden angedacht ☐

4.2 Technische Maßnahmen

technische Raumlüftung	☐ _____
freie Lüftung	☐ _____
lokale Absaugung	☐ _____
Weitere	_____

4.3 Organisatorische Maßnahmen

Betriebsanweisung vorhanden: ☐

Unterweisung (mind. 1x jährlich) mit Dokumentation vorhanden ☐

Weitere: _____

4.4 Persönliche Maßnahmen

Keine	☐	Fußschutz	☐
Augenschutz	☐	Schürze	☐
Gesichtschutz	☐	Körperschutz	☐
Handschuhe, Artikelbezeichnung	☐ _____	Hautschutz	☐
Atemschutz, Artikelbezeichnung	☐ _____		

5. Bemerkungen

_____
_____

Gefahrstoffe & Toxikologie
Bonner Str. 337
50968 Köln

Gesetzliche Unfallversicherung
Körperschaft des
Öffentlichen Rechts

Telefon (0221) 377 2 - 500
Telefax (0221) 377 2 - 510
gefahrstoffe@bgw-online.de

bGw
Berufsgenossenschaft
für Gesundheitsdienst
und Wohlfahrtspflege

Seite 3 von 3

▶ Abb. 5.13c

Betriebsanweisung gemäß Gefahrstoffverordnung

Unternehmen:	Siegfried Kämper, Heilpraktiker
Bereich:	Heilpraktiker
Arbeitsplatz:	Praxis
Tätigkeit:	Händedesinfektion

Gefahrstoffbezeichnung — Schutzstufe 1

Bezeichnung:	Cutasept F	Nr. **01**
Hersteller:	Bode Chemie GmbH	Melanchthonstraße 27, 22525 Hamburg
Produktcharak.:	Desinfektionsmittel	

Gefahren für Mensch und Umwelt

R 10 Entzündlich.
R 36 Reizt die Augen.
R 67 Dämpfe können Schläfrigkeit und Benommenheit verursachen.

WGK 1: Schwach wassergefährdend

Schutzmaßnahmen und Verhaltensregeln

Dampf nicht einatmen.
Bei Umfüllvorgang dichtschließende Schutzbrille tragen.
Behälter dicht verschlossen an einem gut belüfteten Ort lagern.
Vor Hitze und direkter Sonnenbestrahlung schützen. Entwicklung von Dämpfen vermeiden.
S 16 Von Zündquellen fernhalten – Nicht rauchen.
S 49 Nur im Originalbehälter aufbewahren.
S 46 Bei Verschlucken sofort ärztlichen Rat einholen und Verpackung oder Etikett vorzeigen.
S 26 Bei Berührung mit den Augen gründlich mit Wasser abspülen und Arzt konsultieren.
S 20/21 Bei der Arbeit nicht essen, trinken oder rauchen.

Verhalten im Gefahrfall

Bei Entzündung:	Geeignete Löschmittel: Löschpulver, CO2, Wassersprühstrahl, Schaum
Bei Verschütten:	Nicht in die Kanalisation, Oberflächenwasser, Grundwasser gelangen lassen
	Mechanisch aufnehmen und in geeigneten Behältern der Entsorgung zuführen
Notrufnummer:	**112**

Erste Hilfe

Einatmen:	Für Frischluftzufuhr sorgen, bei Beschwerden Arzt aufsuchen.
Augenkontakt:	Sofortiges Spülen unter fließendem Wasser bei geöffneten Lid über mehrere Minuten.
Verschlucken:	Reichlich Wasser nachtrinken und Frischluftzufuhr. Unverzüglich Arzt hinzuziehen.
Giftnotruf:	Bonn 0228 19240

Sachgerechte Entsorgung

Darf nicht in die Kanalisation gelangen
Die Verpackung ist mit Reinigungsmitteln zu säubern und entsprechend zu entsorgen.

Erstellt:	Geprüft:	Freigegeben:
Ing.-Büro F. Mund	Ing.-Büro F. Mund	Siegfried Kämper, Heilpraktiker
30.09.2009	30.09.2009	

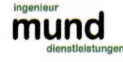

▶ **Abb. 5.14** Muster: Betriebsanweisung gemäß Gefahrstoffverordnung am Beispiel von Cutasept F (○ 33).

5.6 Mitarbeiterschulung

Mitarbeiterschulungen tragen nicht nur zu einer verbesserten Arbeitsorganisation, zu einem effizienten Zeit- und Qualitätsmanagement sowie zu einem bewussten Kostendenken und Praxismarketing bei, sondern sie sind auch gesetzlich vorgeschrieben.

Das Arbeitsschutzgesetz (ArbSchG) verlangt von Heilpraktikern, die Mitarbeiter beschäftigen, dass sie Gefährdungsbeurteilungen (▶ Kap. 5.5.4, S. 147) der Tätigkeiten vornehmen und die Mitarbeiter mindestens einmal jährlich entsprechend schulen. Wenn neue Verfahren eingeführt werden, sind alle Mitarbeiter zeitnah einzuweisen, sofern sie durch neue Arbeitsroutinen betroffen sind. Dabei ist das Ziel gemäß ArbSchG und TRBA 250, mögliche Gefahren (z. B. Verletzung/Infektion/ Aufnahme toxischer Desinfektionsmittel) zu minimieren.

✱ Merke: In einer Praxis mit Mitarbeitern (z. B. medizinisches Fachpersonal, auch Reinigungskräfte) muss fortlaufend und anlassbezogen geschult werden.

Darüber hinaus verlangen verschiedene Regelwerke (z. B. TRBA 250, ▶ Kap. 3.5.3, S. 73 Betriebssicherheitsverordnung, ▶ Kap. 3.4.11, S. 51), dass Mitarbeiter regelmäßig für bestimmte Tätigkeiten (z. B. Umgang mit Druckminderern bei Sauerstoffflaschen oder Umgang mit Kanülen zur Vermeidung von Nadelstichverletzungen) geschult werden (▶ Kap. 5.4.2, S. 134). Nur so können Sie sicherstellen, dass die neuen sicherheitsrelevanten Erkenntnisse in bestimmte Arbeitsprozesse auch übernommen werden und die Verantwortlichkeiten allen Beteiligten bekannt und bewusst sind.

5.6.1 Inhalte einer Mitarbeiterschulung

In einer Mitarbeiterschulung werden Ihre Mitarbeiter in praxisinternen Aufgaben und Abläufen unterrichtet. Notieren Sie sich für die individuellen wiederkehrenden Arbeiten alle Stichpunkte und sprechen Sie diese mit Ihren Mitarbeitern genau durch. Ordnen Sie dabei alle Arbeitsgänge nach: Allgemeines, Vorbereiten der Behandlung, Vorbereiten von Medizinprodukten, Nachbereiten der Behandlung. Folgende Themen können beispielsweise im Mittelpunkt stehen:
- Arbeitssicherheit (z. B. Umgang mit Medizinprodukten)
- Hygiene (z. B. aktueller Hygieneplan)
- Praxisorganisation (z. B. Umgang mit neuen Geräten und Abläufen)

In diesem Kapitel finden Sie hierzu einige Checklisten, die Sie für Ihre Mitarbeiterschulung verwenden können (▶ S. 155).

Aushangpflichtige Gesetze

Sie sind als Arbeitgeber verpflichtet, Ihren Mitarbeiterinnen und Mitarbeitern bestimmte Gesetze zur Einsicht zur Verfügung zu stellen (▶ Kap. 3.5.6, S. 90).

Die Aushangpflichten sind gesetzlich verankert. Sie finden diese z. B. im §16 des Arbeitszeitgesetzes oder §18 des Mutterschutzgesetzes. Verstoßen Sie gegen die Aushangpflicht, kann das als Ordnungswidrigkeit mit einer Geldbuße geahndet werden. Nur wenige Gesetze sind wirklich aushangpflichtig! Es kommt auf die personelle Situation in Ihrer Heilpraktikerpraxis an. Die Gesetzestexte müssen in der Praxis in Volltextversion so bereitliegen, dass der Mitarbeiter am Arbeitsplatz darauf zugreifen und diese Bestimmungen einsehen kann. Informieren Sie Ihre Mitarbeiter im Rahmen einer 1. Schulung darüber, wo diese Gesetze in der Praxis bereitliegen.

ℹ Allgemeine Info
- Beck'sche Textausgaben. Arbeitsschutzgesetze 2010: Alle wichtigen aushangpflichtigen Vorschriften. München: C. H. Beck; 2010
- Aushangpflichtige Gesetze 2010. Bereich Medizin: Für Arztpraxen, ambulante und stationäre Kranken- und Pflegeeinrichtungen, Labore, Apotheken. Regensburg: Walhalla; 2009

Checklisten für Mitarbeiterschulungen

Hier finden Sie Muster-Checklisten für alle wiederkehrenden Arbeitsabläufe, wie diese bei mir in der Praxis definiert und durchgeführt werden. Sprechen Sie Ihre Arbeitsabläufe mit allen Mitarbeitern durch und dokumentieren Sie diese Mitarbeiterschulung schriftlich. Legen Sie die Protokolle im Praxishandbuch ab.

Allgemeines (◎ 48)
1. **Patientenaufnahme**: Karteiaufnahme, Anamnesebogen mit Patientenadresse, Telefonnummer, Krankenkasse (Privatkasse, Zusatzversicherung für Heilpraktiker, beihilfeberechtigt, Postbeamter B). Aus der Krankenkasse ergibt sich ein Abrechnungsstatus, der es erlaubt, die Leistungen gemäß GebüH (▶ Kap. 10.1.1, S. 286) so abzurechnen, wie es der Leistungszusage (z. B. Privatkasse, Beihilfe) entspricht. Bei gesetzlich Versicherten wird in meiner Praxis beispielsweise generell der niedrigste GebüH-Satz berechnet. Hier ist keine GebüH-spezifische Rechnung zwingend erforderlich, aber eventuell wünscht der Patient einen Beleg für die Steuererklärung.
2. **Medikamentenanamnese**: Alle zurzeit eingenommenen Medikamente sollten erfasst werden (besonders wichtig: Blut verdünnende Medikamente [z. B. Marcumar]). Risikovermerk bei Marcumar-Patienten, da aufgrund der verringerten Gerinnungsfähigkeit des Blutes keine i.m.-Injektionen verabreicht werden dürfen!
   - **Blutdrucksenkende Medikamente**: Risikovermerk bei ACE-Hemmer, da unerwünschte Wechselwirkung mit Sauerstoff-Therapie-Varianten!
   - **Operationen**: Risikovermerk bei Brustoperationen (Mama-CA), wenn Lymphknoten entfernt wurden. Wegen möglicher Infektionsgefahr/Lymphödem auf der entsprechenden Körperseite keine Blutentnahmen und keine Blutdruckmessung durchführen!
   - **Risikovermerk bei Herzschrittmacher-Trägern**: Kontraindikation für Hochfrequenzbehandlung (Tefra) und Magnetfeld-Therapie
   - **Infektionsanamnese**: Es sollte auch nach bekannten Infektionskrankheiten gefragt werden, da Patienten verpflichtet sind, Ihnen diese mitzuteilen. (Sie müssen Ihr Personal auf den Infektionsstatus (z. B. HIV, Hep. B und C) aufmerksam machen, da hier besondere Vorsicht geboten ist!)
3. **Befunde kopieren**: Die vom Patienten mitgebrachten Befunde (Laborwerte, Allergieausweis, OP-Bericht, Arztbrief) gleich kopieren und Originale zurückgeben.

4. **Blutdruck am linken Arm in Herzhöhe messen**: Patient muss ca. 5 Minuten sitzen. Bei der Erstuntersuchung Blutdruck an beiden Armen messen und in der Kartei eintragen (z. B: 130/80 li, 140/95 re)
5. **Untersuchungsraum**: Patienten zusammen mit der kompletten Kartei in den Untersuchungsraum begleiten.
6. **Ordnung des Wartezimmers** (Zeitungen, Auslagen)

Vorbereitung einer Behandlung (◎ 50)
1. Liegenpapier frisch aufziehen, Nasenschlitz einreißen
2. Vor Ozontherapie und Injektionsbehandlungen: Blutdruckmessgerät, evtl. Pulsoximeter bereitstellen, vorgesehene Ampullenpräparate bereitstellen
3. Liegt der Patient bequem? Eventuell Kopfteil nach unten oder oben einstellen, für Wohlfühl-Wärme sorgen: eventuell Rotlicht an entkleideten Stellen oder an den Füßen
4. genügend Handdesinfektionsmittel und Händereinigungsmittel im Spender?
5. genügend Fragebogen bereitlegen, Blutdrucktabellen auf Vorrat, sonst kopieren
6. Vorrat der Papierrollen an den Liegen überprüfen und rechtzeitig Ersatzrolle bereitstellen!
7. Behandlungsräume: Grundordnung überprüfen!
8. Ampullen zurechtlegen (dabei auch das Verfalldatum noch einmal prüfen; Präparate mit dem kurzfristigsten Verfalldatum vorziehen).

Vorbereitung von Medizinprodukten (◎ 51)
1. **Arbeitsfläche**
   - Arbeitsfläche mit Flächendesinfektionsmittel einsprühen, nach vorgegebener Einwirkungszeit abwischen (z. B. Vorbereiten einer Ozonbehandlung)
   - Tablett (weiß, rechteckig), das bisher mit Flächendesinfektionsmittel eingesprüht wurde, muss jetzt nur noch mit gebrauchsfertigen Einweg-Desinfektionstüchern abgerieben und desinfiziert werden (▶ Hygiene-

plan, **Kap. 7.3, S. 207**), nach Einwirkungszeit (wenn von allein abgetrocknet) kann die Verwendung erfolgen (z. B. Aufziehen von Ampullenpräparaten und Ablage)
2. **Aufziehen von Ampullenpräparaten:** Wenn der Heilpraktiker in wenigen Augenblicken in den Behandlungsraum kommt und bereits feststeht, welche Ampullen verabreicht werden sollen, zieht die medizinische Fachangestellte die Ampullen auf (▶ **Kap. 6.9.2, S. 182**):
   - Ampullen vom Körper weg aufknacken (am Brechring bzw. an der Markierung), sodass eine Verletzung verhindert wird. Niemals mit den Fingern den aufgebrochenen Ampullenrand berühren!
   - Spritze mit Konus so in die Ampulle einführen (oder mit 1er Nadel aufziehen), dass der Spritzenkonus niemals die Ampulle außen berührt (sonst unsteril). Ampulle und Spritze müssen sofort verworfen werden.
   - Kanüle auf Spritzenkonus aufsetzen. Es darf kein Kontakt zu nicht sterilen Flächen zustande kommen, sonst Spritze samt Inhalt wegwerfen! Die leere Ampulle dazustellen, damit der Anwender kontrollieren kann, welches Arzneimittel oder Medizinprodukt aufgezogen wurde (z. B. Natriumcitrat oder NaCl-Lösung). **Ausnahme:** Ein Präparat wurde vor der Vorbereitung speziell bereitgestellt und von der Person an den Behandler übergeben, der das Präparat persönlich und nach verlässlicher Kontrolle aufgezogen hat.
   - Auf einem Tablett sterile Einwegtupfer (Achtung: gebrauchte Einwegtupfer haben auf einem Tablett für Injektionen nichts zu suchen!) und ggf. Injektionspflaster bereitlegen.
   - Das Aufziehen von Ampullenpräparaten erfolgt erst unmittelbar vor der geplanten Verabreichung oder max. 5 Minuten vor Beginn der Anwendung.

   Merke: Nierenschalen sind als Abwurfbehältnisse nicht für die Vorbereitung zugelassen, da auch benutzte Tupfer mit Blutkontakt darin abgeworfen werden können.

Gebrauchte Tupfer (auch wenn nur die Haut damit abgerieben wurde) dürfen nicht auf ein weißes Tablett abgelegt werden, denn dafür sind Nierenschalen vorgesehen (grün oder blau). Tabletts dienen nur der Ablage unbenutzter Medizinprodukte!

Nachbereitung der Behandlung (⊙ 49)
1. **Akupunkturbehandlungen:** In der Kartei wird stets vermerkt, wie viele Nadeln gesetzt wurden. Die Anzahl der gesetzten Akupunkturnadeln bei der Entsorgung überprüfen!
2. **Karteikarte überprüfen:** Nach jeder Behandlung für kompletten Karteieintrag sorgen
3. Nach Gebrauch eines Gerätes, **Kabel säubern** und so ablegen, dass niemand stolpern kann (z. B. Bioresonanz-Gerät, Magnetfeld-Gerät)
4. **Liegen kontrollieren**, ggf. Bezug wechseln

Notfallmanagement

So selten ein Notfall auch vorkommen mag – im Ernstfall wird ein höchstes Maß an Ruhe und Konzentration vom Heilpraktiker und seinen Mitarbeitern abverlangt. Damit dies überhaupt möglich ist, sollte regelmäßig so ein Zwischenfall simuliert und anhand einer Checkliste die notwendigen Schritte durchdacht werden. Alle Praxismitarbeiter sollten wissen, wo sich die notwendigen **Notfallutensilien** (z. B. Notfallkoffer, Pulsoxymeter, Infusionslösungen) befinden. Sie müssen leicht zugänglich und schnell erreichbar sein, damit im Notfall schnelle Hilfe geleistet werden kann. Eine regelmäßige Überprüfung auf Vollständigkeit und Funktionsfähigkeit ist obligatorisch.

Ich habe Ihnen ein paar Checklisten zusammengestellt, die Sie für Ihre Praxis ggf. entsprechend modifizieren müssen. In ▶ **Kap. 6.9.7, S. 202** finden Sie einen **Notfallplan zum anaphylaktischen Schock.**

❗ **Beachte:** Lassen Sie sich jede Unterweisung Ihres Personals unterschreiben! Jeder Heilpraktiker und alle weiteren Mitarbeiter einer Heilpraktikerpraxis sollten einen „Erste-Hilfe-Kurs" absolvieren, der Heilpraktiker zusätzlich eine Grundausbildung in Notfallmedizin sowie einmal jährlich einen Auffrischungskurs mit praktischen Übungen machen.

Checkliste Notfallmanagement (⊙ 17)

Standorte der Notfallausrüstung
- Notfallkoffer: unter der Anmeldetheke
- EKG/Pulsoxymeter: Raum 5, EKG-Wagen/ 1. Schublade
- Sauerstoffeinheit: Raum 5 und Raum 6
- Infusionslösungen: Labor, Fach über Personalgarderobe

Verhaltensregeln für Mitarbeiter
Bei jeder Verschlechterung eines Patienten:
- Ruhe bewahren!
- unverzüglich Heilpraktiker verständigen
- ggf. Sofortmaßnahmen einleiten (z. B. stabile Seitenlage)
- keine Äußerungen gegenüber Patient – nur beruhigend einwirken
- Sauerstoffeinheit/RR-Messgerät und Pulsoxymeter holen
- auf Kommando des Heilpraktikers „112" anrufen
- Melden mit „Heilpraktikerpraxis xy, Anschrift"
- Rettungswagen mit Notarztbegleitung anfordern und Verdachtsdiagnose angeben
- Erste Hilfe (ggf. ABC der Reanimation) bis zum Eintreffen des Notarztes fortführen

Unterweisung am: _____
durch: _____
Unterwiesen wurden: _____
_____
_____

Checkliste Notfallausrüstung (⊙ 16)

Gegenstände im Notfallkoffer
(nach Dr. Harald Kämper, Stand Juli 2010)

1. Sicherung der Atemwege und Beatmung
   - 1 x Absaugpumpe mit Absaugkatheter
   - 1 x Beatmungsbeutel (Ambu-Beutel), latexfrei
   - 2 x Beatmungsmasken für Erwachsene
   - 1 x Beatmungsmaske für Kinder
   - 1 x Sauerstoffflasche mit Druckminderer und Zuleitung zum Beatmungsbeutel sowie Atem-Maske **oder**
   - 1 x **Sauerstoff-Gerät** mit Leitung und Atem-Maske (in unserer Praxis in Raum 6 und Bicom-Raum),
   - 1 x Nasensonde
   - 1 x Wendeltubus 8 mm Innendurchmesser
   - 1 x Wendeltubus 7 mm Innendurchmesser
   - Guedeltubus (hält Zunge zurück)
   - Einwegspatel u. Beißkeil

2. Kreislaufstabilisierung (allgemein):
   - 2 x Staubinden
   - je 5 Spritzen (2 ml, 5ml und 10 ml)
   - 2 x Butterfly 1,1 mm
   - 2 x Braunülen (Venenverweilkanülen) Größe: 1,3 x 45mm
   - 2 x Braunülen (Venenverweilkanülen) Größe: 1,5 x 45mm
   - 2 x Braunülen (Venenverweilkanülen) Größe: 1,2 x 45mm
   - 3 x Kanülen Nr. 1 (0,9 x 40)
   - 10 x Alkoholtupfer, steril (Alcopads)
   - Fixierpflaster (1 Rolle Leukopor weiß, 1,2 cm breit)
   - 2 x Infusionssysteme mit Belüftung (latexfrei)
   - 1 x 500 ml isotonische Kochsalzlösung (ideal im Kunststoffbeutel)

   Für die orale Medikation:
   - Infi-Camphora-Tropfen (oder Hevert-Aktivon-Kreislauftropfen)
   - Für Kinder unter 12 Jahren: co-Hypot spag Peka Tropfen
   - Cralonin Tropfen, Korodin Herz-Kreislauf-Tropfen

2.1 Zur Behandlung eines allergischen Zwischenfalls
   - Fenistil-Tropfen, Fenistil-Gel (im Kühlschrank)
   - 1 x Kältepack (im Kühlschrank)
   - 5 x Ampullen Tavegil, 1 x OP
   - 1 x 500 ml Ringer-Lösung

2.2. Blutzucker
   - Glucoflex (visuelle Blutzuckereinschätzung 20-800) (Kühlschrank)
   - Sicherheitsblutlanzetten (Vario Safe-selbstauslösend)
   - Traubenzucker (oral)
   - Je 10 Amp. Traubenzucker-Lösung 10 % + 20 % à 10 ml (nur solange Patient bewusstseinsklar ist)

▼
3. Sonstiges Inventar:
   – 4 x Einmalhandschuhe
   – 1 x Blutdruckmessgerät
   – 1 x Stethoskop
   – 1 x Lampe
   – 1 x Kleiderschere
   – 1 x Alu-Wärmedecke
   – 1 x Untersuchungslampe
4. Sonstige Medikamente
   – 3 Amp. Buscopan mit Spritzen à 2 ml und 3 Kanülen Gr. 1 (0,9 x 40)
   – 3 Tabl. ASS 500 mg

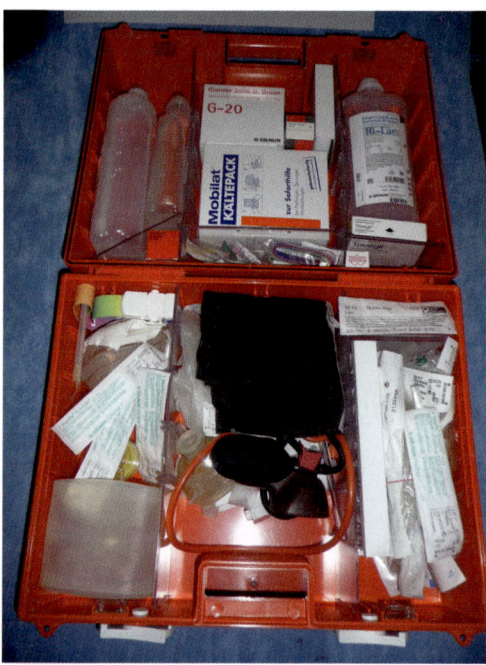

▶ **Abb. 5.15** Ein Notfallkoffer sollte möglichst auf einen Blick den gesamten Inhalt zeigen.

5.6.2 Dokumentation der Mitarbeiterschulung

Die gesetzlich vorgeschriebenen Schulungen müssen dokumentiert werden. Fixieren Sie als Praxisinhaber jede Unterweisung schriftlich und lassen Sie sich diese vom Mitarbeiter quittieren. Die regelmäßige (1× jährliche) Schulung ist nämlich nur dann sachgerecht, wenn neben dem Schulungsgegenstand auch die Unterschrift des geschulten Mitarbeiters dokumentiert ist. Es muss darüber hinaus ersichtlich sein, in welchem Umfang die Schulung stattgefunden hat.

5.6.3 Update Mitarbeiterschulung

Beobachtet man die Arbeitsprozesse an sich und seinen Mitarbeitern, so wird einem mitunter auch nach einer Mitarbeiterschulung der eine oder andere Verbesserungsgedanke bewusst. Zur zeitnahen Umsetzung von wertvollen Verbesserungen sind Updates bzw. jährliche Mitarbeiterschulungen obligat.

Literatur

[1] **Aushangpflichtige Gesetze 2010.** Bereich Medizin: Für Arztpraxen, ambulante und stationäre Kranken- und Pflegeeinrichtungen, Labore, Apotheken. Regensburg: Walhalla; 2009

[2] **Beck'sche Textausgaben.** Arbeitsschutzgesetze 2010: Alle wichtigen aushangpflichtigen Vorschriften. München: C. H. Beck; 2010

[3] **Beholz S, Schuchert S.** PraxisCheck Qualitätsmanagement. Merching: Forum Gesundheitsmedien; 2009

[4] http://www.bfarm.de

[5] **BGW.** Gefährdungsbeurteilung in der Humanmedizin. Hamburg: BGW; 2006

[6] http://www.bgw-online.de

[7] http://www.dguv.de/bgia

[8] http://www.gesetze-im-internet.de/aktuell.html

[9] **Kämper H.** Notfälle in der Heilpraktikerpraxis. Stuttgart: Haug; 2010

[10] **Kämper S.** Brandschutz in der Naturheilpraxis – ein brennendes Thema. In: DHZ 2008; 3(1): 54–55

[11] **Kämper S.** Schulungsprotokolle für Mitarbeiter zum Hygieneplan. In: DHZ 2009; 4: 47–50

[12] **Kämper S.** Sicherheit im Medikamentenschrank. In: DHZ 2009; 4: 56–57

[13] **Kämper S.** TRBA 250: Beschäftigte schulen und für besondere Arbeitsbereiche Vorsorge leisten. In: DHZ 2008; 3: 52–54

[14] **Lilie H, Radke J.** Lexikon: Medizin und Recht. Stuttgart: Thieme; 2004

[15] http://www.pei.de

[16] http://www.rki.de

6 Medizinische Praxisführung

Früher begaben sich Patienten in die Hände von Heilpraktikern und vertrauten, ohne zu hinterfragen, darauf, dass diese schon wissen werden, was sie tun. Das ist zum Glück lange her. Heutzutage möchten Patienten zu Recht genau wissen, welche Behandlung bei ihnen durchgeführt wird und warum, was für Risiken damit verbunden sind, was für Alternativen es gibt – und welche Kosten auf sie zukommen. Eine umfassende Aufklärung gehört daher neben Diagnose und Behandlung ebenso zu den Aufgaben eines Heilpraktikers. Und schließlich verlangt auch der Gesetzgeber, dass der Heilpraktiker seine Patienten umfassend aufklärt.

Der Gesetzgeber misst dem Patientenschutz zudem in den letzten Jahren einen immer größeren Stellenwert bei. Nicht zuletzt deswegen ist eine umfassende Dokumentation über den Behandlungsverlauf in der Patientenakte, aber auch die Festschreibung jedes einzelnen Schrittes innerhalb eines Behandlungsprozesses in einer Arbeitsanweisung so wichtig. Nur so kann der Heilpraktiker beispielsweise im Falle eines Behandlungsfehlervorwurfs, einer Zahlungsverweigerung der Kostenerstatter oder gegenüber dem Amtsarzt nachweisen, dass in seiner Praxis alles seine Richtigkeit hat.

6.1 Einleitung

Ein Patient, der Sie in Ihrer Praxis aufsucht, hat nur einen Gedanken: die Linderung bzw. Heilung seiner Beschwerden, also die bestmögliche Wiederherstellung seiner Gesundheit. Er denkt nicht daran, dass er eine Dienstleistung in Anspruch nimmt und somit ein Rechtsgeschäft eingeht (einen sog. Behandlungsvertrag), aus dem sich klar definierte Rechte und Pflichten ergeben, vor allem für den Heilpraktiker. Sie müssen sich dessen dagegen immer bewusst sein und wissen, was ein Behandlungsvertrag ist, wie er zustande kommt und was er für Sie und den Patienten bedeutet.

Sofern ein Patient kein Kollege oder ein anderweitiger Gesundheitsberufler ist, ist er medizinischer Laie und muss als solcher u. a. exakt und für ihn verständlich erläutert bekommen, woran er erkrankt ist, wie Sie ihn behandeln möchten und welche Risiken eine solche Therapie mit sich bringt. Der Gesetzgeber hat genau geregelt, was Ihre Aufklärungspflicht umfasst. Sie finden in diesem Kapitel auch Beispiele zu rechtlichen Konsequenzen, die Folge mangelnder Aufklärung sein können.

Der Off-Label-Use eines Medikaments kommt häufig vor in der Heilpraktikerpraxis. Auch über diese Praktik müssen Sie einen Patienten aufklären. Ebenfalls aufklären müssen Sie Patienten darüber, dass ein Heilpraktiker zwar eine Erkrankung bescheinigen kann – ein Arbeitgeber aber keineswegs dazu verpflichtet ist, eine solche nicht ärztliche Bescheinigung als Arbeitsunfähigkeitsbescheinigung anzuerkennen.

Die Schweige- und Verschwiegenheitspflicht ist Basis für jede vertrauensvolle Zusammenarbeit zwischen Patient und Heilpraktiker. Auch wenn Sie als Heilpraktiker keiner ärztlichen Schweigepflicht unterliegen, so müssen Sie doch alle Informationen Ihrer Patienten vertraulich behandeln. Nichts darf Ihre Praxis verlassen. Daran müssen sich auch alle Ihre Mitarbeiter halten – und nicht nur die medizinischen Fachangestellten.

Die Dokumentation ist für einen Heilpraktiker weit mehr als nur Grundlage für eine optimale Behandlung. Sie ist auch seine Absicherung, wenn es doch einmal zu einem Rechtsstreit mit einem Patienten kommt. Diagnosen, Behandlungsverläufe und Bildbelege sind aber auch wichtig für den Erstattungsanspruch Ihrer Patienten, wenn Leistungsträger die Zahlung verweigern. Wenn Sie sich an einige Grundregeln zur Führung einer Patientenkartei und zur Dokumentation von Befunden halten, können Sie eine Diagnose, die Diagnosefindung sowie die entsprechende Behandlung nachvollziehbar für jeden belegen.

Zur Diagnose braucht es oftmals Laborbefunde. Manche einfachen Tests können Sie selbst problemlos in Ihrer Praxis durchführen, manche müssen Sie an ein Labor delegieren. Wenn fremderbrachte Laborleistungen jedoch auf einer Heilpraktikerrechnung auftauchen, kann das Schwierigkeiten mit den Steuerbehörden nach sich ziehen. Und auch die Mitgliedschaft in einer sog. Laborgemeinschaft kann Ärger mit dem Finanzamt bedeuten.

Sollten Sie einmal in die unschöne Situation geraten, dass ein Patient Ihnen einen Behandlungsfehler vorwirft, dann ist nicht nur die exakte Dokumentation in der Patientenkartei wichtig, um einen Richter von einer korrekten Behandlung zu überzeugen. Sie müssen auch belegen, dass Sie eine Behandlung in Ihrer Praxis State of the Art und damit auf arztgleichem Niveau durchführen. Denn das wird auch von Ihnen als Heilpraktiker verlangt! Einen solchen Nachweis können Sie mit Checklisten bzw. Arbeitsanweisungen erbringen. Sie dokumentieren damit exakt, wie in Ihrer Praxis beispielsweise eine Injektions- bzw. Infusionstherapie vorbereitet und durchgeführt wird – angefangen von der Bereitstellung der benötigten Materialien bis hin zur Entsorgung der gebrauchten Kanüle. Das belegt Ihre qualifizierte und professionelle Arbeit ggf. vor Gericht, in jedem Fall aber, wenn der Amtsarzt kommt. Vielen Kolleginnen und Kollegen sind solche Standardisierungen zwar unangenehm, sie fühlen sich „genormt" und sperren sich dagegen. Sie erleichtern mit Checklisten aber sowohl sich als auch Ihren Mitarbeitern die Arbeit und sorgen für mehr Sicherheit für Ihre Patienten. Und darum sollte es doch gehen: um die bestmögliche Versorgung und die größtmögliche Sicherheit für unsere Patienten.

Beispiele für Checklisten, die Sie entsprechend Ihrer Tätigkeit anpassen können, finden Sie in diesem Kapitel sowie auf der CD-ROM, die diesem Buch beiliegt.

6.2
Der Behandlungsvertrag

Ohne einen Behandlungsvertrag können Heilpraktiker nicht tätig werden. Er ist rechtlich die Grundlage dafür, dass der Patient mit der Untersuchung und Behandlung einverstanden ist und dem Heilpraktiker dafür später auch ein Honorar bezahlen muss. Juristisch gesehen handelt es sich dabei um einen Dienstvertrag nach § 611 Bürgerliches Gesetzbuch (BGB). Damit ein Dienstvertrag zustande kommt, bedarf es einer sog. übereinstimmenden Willenserklärung. Dazu ist ein Angebot und die Annahme des Angebots notwendig.

6.2.1 Wie kommt ein Behandlungsvertrag zustande?

Am besten lässt sich das an einem Beispiel erklären: Ein potenzieller Patient ruft bei Ihnen in der Praxis an, schildert seine Schmerzen im linken Schulter-Nacken-Bereich und fragt, ob Sie ihn behandeln können. Zu Ihren Behandlungsschwerpunkten zählt die Chiropraktik und Sie erklären dem Anrufer, dass hier nach ausführlicher Diagnostik eventuell eine chiropraktische Behandlung erfolgversprechend sein könnte. Der Anrufer zeigt sich interessiert und vereinbart mit Ihnen einen Termin. Er erscheint zum verabredeten Zeitpunkt, lässt sich untersuchen und das von Ihnen diagnostizierte HWS-Syndrom anschließend behandeln.

Schon mit der Terminannahme, spätestens jedoch in dem Augenblick, in dem der Patient Ihre Praxis betritt, ist zwischen Ihnen und dem Patienten ein Behandlungsvertrag zustande gekommen. Sie haben ihm am Telefon das Angebot unterbreitet, ihn zu untersuchen und entsprechend der Diagnose zu behandeln. Der Patient hat das Angebot mit der Terminvereinbarung und dem Besuch in der Praxis angenommen. Damit haben beide Seiten eine übereinstimmende Willenserklärung abgegeben und die Bedingungen für einen Behandlungsvertrag erfüllt.

Ein Behandlungsvertrag kommt auch dann zustande, wenn Sie den Patienten nur beraten und nicht behandeln. Selbstverständlich können Sie einen Behandlungsvertrag auch schriftlich fixieren, beispielsweise zusammen mit einer Honorarvereinbarung (▶ Kap. 9.2.1, S. 275). Das ist allerdings unüblich.

6.2.2 Rechte und Pflichten

Sie gehen mit einem Behandlungsvertrag die Verpflichtung ein, sich zu bemühen, den Patienten fachgerecht zu heilen. Entscheidend ist das Wort bemühen, denn eine Heilung schulden Sie dem Patienten mit diesem Vertrag nicht! Der Patient verpflichtet sich seinerseits, Ihnen für die Bemühungen um seine Genesung das vereinbarte Honorar zu bezahlen.

6.3 Aufklärungspflicht

Jede Heilbehandlung ist rechtswidrig, wenn keine Einwilligung des Patienten in die Behandlung vorliegt! Damit diese Einwilligung rechtsgültig ist, muss vor der Zustimmung zur Therapie eine Aufklärung durch den Heilpraktiker stattgefunden haben. Die Aufklärungspflicht ergibt sich auch als **Nebenpflicht aus dem Behandlungsvertrag**. Wichtig ist, dass Sie den Patienten rechtzeitig vor der Behandlung und grundsätzlich in einem persönlichen Gespräch ausführlich über Art der Behandlungsmethode und den Umfang der Maßnahmen aufklären. In diesem Gespräch müssen Sie auch auf die damit verbundenen gesundheitlichen Risiken (z.B. Spritzenabszess bei i.m.-Injektionen) hinweisen. Am Ende des Gesprächs steht dann die Einwilligung des Patienten (§ 228 StGB).

Ein Aufklärungsgespräch können Sie durch einen Aufklärungsbogen unterstützen. In Krankenhäusern erhalten Patienten beispielsweise vor einer Operation oder einer Untersuchung (Koloskopie, Gastroskopie o.ä.) einen Aufklärungsbogen, in dem für Laien verständlich beschrieben wird, wie der Eingriff/die Untersuchung vonstatten geht, welche Risiken und Gefahren sich daraus für ihn ergeben und welche eventuellen Nachwirkungen oder Folgeschäden damit verbunden sein können. Es wird auch darauf hingewiesen, wie sich der Patient vor bzw. nach dem Eingriff/der Untersuchung verhalten sollte. Der Arzt spricht mit dem Patienten diese Punkte durch, der Patient bestätigt danach mit seiner Unterschrift, dass er alle Details verstanden hat und mit dem Eingriff bzw. der Untersuchung einverstanden ist.

Analoge Aufklärungsbögen gibt es mittlerweile auch für naturheilkundliche Verfahren wie die Ozon-Sauerstoff-Therapie, Akupunktur, Homöopathie etc. Ein Beispiel für einen naturheilkundlichen Aufklärungsbogen der Firma Diomed (www.diomed.de) finden Sie auf der CD-ROM (⊙ 38), die diesem Buch beiliegt.

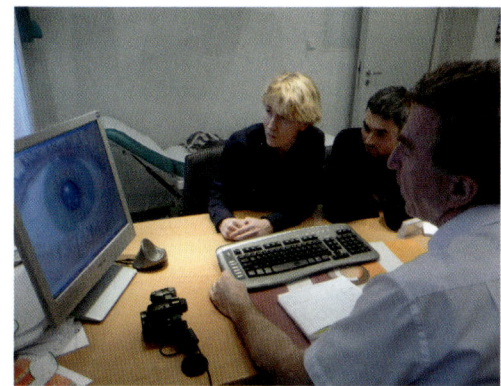

▶ **Abb. 6.1** Jeder Patient muss vor Behandlungsbeginn über Diagnose und Therapie hinreichend aufgeklärt werden.

❗ **Beachte: Aufklärungsbögen und Formulare ersetzen kein Aufklärungsgespräch!**

Die Aufklärung **kann entfallen**, wenn Art und Risiken der beabsichtigten Behandlung allgemein bekannt sind oder wenn der Patient bereits genügend aufgeklärt ist, z.B. durch vorausgegangene Behandlungen, Fachkunde (Berufskollege) sowie Literaturstudium.

— **Cave** —
Das Beweisrisiko trägt im Streitfall der aufklärungspflichtige Behandelnde!

6.3.1 Was die Aufklärung beinhalten muss

Das Aufklärungsgespräch muss den jeweiligen **Anlass** einer vorgesehenen Behandlung (Indikation), den **Umfang** der Behandlung (voraussichtliche Anzahl, Zeit pro Anwendung, Behandlungsvorgang) sowie **Art und Folgen möglicher Nebenwirkungen** beinhalten. Sie müssen den Patienten auch auf seine **Mitwirkungspflicht** hinweisen. Sie besteht beispielsweise darin, dass der Patient verordnete Medikamente regelmäßig einnimmt oder den Behandlungserfolg gefährdende Verhaltensweisen unterlässt, wie z.B. Rauchen bei pAVK, wenn es Ihnen als conditio sine qua non erscheint. Auch auf das **Risiko einer Nichtbehandlung** müssen Sie in einem Aufklärungsgespräch aufmerksam machen. Weiterhin müssen Sie dem Patienten die wirtschaftlichen Hintergründe wie anfallende Behandlungskosten, typisches Erstattungsverhalten von Kostenträgern etc. erklären (▶ **Kap. 9.2.1, S. 275 ff.**). Der Patient ist auch über Art und Wahrscheinlichkeit der verschiedenen Risiken im Verhältnis zu den Heilungschancen und über mögliche Behandlungsalternativen zu unterrichten!

Es wird von Ihnen erwartet, dass Sie auf die Notwendigkeit einer zusätzlichen ärztlichen Abklärung bzw. schulmedizinischen Therapie hinweisen. Es gibt Gerichtsurteile, die derartige Hinweise sogar dringend fordern. So hat beispielsweise ein Heilpraktiker eine bei ihm längere Zeit in Behandlung befindliche Patientin mit einem Tumor in der Brust nicht nachdrücklich genug auf diese Notwendigkeit hingewiesen. Sie verstarb. Diese Unterlassung führte zu einem Berufsverbot für den Heilpraktiker, der nicht belegen konnte, dass er die Patientin auf eine ärztliche Abklärung bzw. schulmedizinische Therapie hingewiesen hatte (▶ Urteil Az 3 K 1370/08, VG Karlsruhe).

Der aufklärende muss nicht notwendigerweise der behandelnde Heilpraktiker sein. Die Haftung für eine mangelhafte Aufklärung trägt jedoch **immer** der behandelnde Heilpraktiker!

❗ **Beachte: Eine wirksame Einwilligung setzt eine umfassende und rechtzeitige Aufklärung des Patienten voraus. Der Patient muss so aufgeklärt sein, dass er aufgrund seiner persönlichen Fähigkeiten (sprachliche, geistige, intellektuelle) in der Lage ist Art, Umfang und Tragweite der Maßnahme und der damit verbundenen gesundheitlichen Risiken ohne psychischen Druck ermessen zu können – und sich entsprechend zu entscheiden.**

Eine wirksame Einwilligung ist bei **Minderjährigen** nur dann gewährleistet, wenn die Erziehungsberechtigten darin eingebunden sind! Das kann bei „Scheidungskindern" zu Problemen führen, wenn ein gemeinsames Sorgerecht besteht und nur ein Elternteil die Behandlung wünscht. Es kam in meiner Praxis bisher allerdings nur einmal vor: Ein Vater, dessen Tochter bei der geschiedenen Frau lebte, kritisierte im Nachhinein, dass sein Kind ohne seine Einwilligung mit klassischer Homöopathie behandelt wurde.

Bei Patienten mit **unzureichenden Deutschkenntnissen** kann es unter Umständen nötig sein, ein Mitglied aus der Familie des Patienten oder eine andere Person, die gut deutsch versteht und spricht, zu bitten, das Aufklärungsgespräch in die Muttersprache des Patienten zu übersetzen bzw. Ihre Ausführungen in dieser Sprache näher zu erläutern. Dokumentieren Sie auch den Namen der Person, die für Sie das Aufklärungsgespräch übersetzt hat und den Bezug, in dem sie zu dem Patienten steht. Vergewissern Sie sich, dass der Patient Ihre Aufklärung inhaltlich verstanden hat und dokumentieren Sie auch das.

Aufklärungspflicht
Die Aufklärungspflicht beinhaltet:
- Diagnose, Grund für eine vorgesehene Behandlung und die Dringlichkeit (Indikation)
- Umfang der Behandlung (voraussichtliche Anzahl, Zeit pro Anwendung, Behandlungsvorgang)
- Art und Folgen möglicher Nebenwirkungen und Risiken
- Folgen von Nichtbehandlung
- wirtschaftliche Aspekte der Behandlung (Behandlungskosten, typisches Erstattungsverhalten von Kostenträgern)
- Name des Behandelnden
- Erfolgsaussichten der Behandlung
- anfallende Kosten
- Behandlungsalternativen

Die rechtlichen Folgen einer Verletzung der Aufklärungspflicht sind durch folgende Gesetze geregelt:
- Schadensersatzpflicht nach § 823 BGB
- Strafe wegen Körperverletzung nach §§ 223 bzw. 230 StGB

❗ **Beachte: Denken Sie immer daran, dass jeder invasive Behandlungseingriff, egal wie geringfügig, einen Eingriff in die Unversehrtheit eines Menschen darstellt!**

6.3.2 Folgen mangelhafter Aufklärung

Eine mangelhafte Aufklärung kann im ungünstigsten Fall dazu führen, dass der Patient rückwirkend seine Einwilligung widerruft. Treten Komplikationen auf, über die der Patient nicht aufgeklärt worden ist und deren Benennung seine Entscheidung beeinflusst hätte, liegt eine Körperverletzung vor! Invasive Maßnahmen werden z. B. juristisch als geduldete Körperverletzung angesehen, die nur dann nicht nach Strafgesetzbuch behandelt werden, wenn eine Einwilligung des Patienten vorliegt!

Fallbeispiel

Ein Patient hatte im Nachhinein die Einwilligung zu einer intramuskulären Vitamin-B$_{12}$-Injektion zurückgezogen, obwohl er sie ausdrücklich wünschte. Die Injektion hatte bei ihm in der Vergangenheit bereits gute Wirkung gezeigt. Bei der jetzigen Behandlung entwickelte sich jedoch ein Spritzenabszess mit erheblichen Komplikationen. Der Heilpraktiker hatte, wie auch bereits vor der früheren Injektionsbehandlung, versäumt, den Patienten auf die Möglichkeit eines Spritzenabszesses hinzuweisen.

Das Gericht gab dem klagenden Patienten recht! Als Begründung führte es an, dass er bei Kenntnis der möglichen Komplikationen trotz sachgemäßer Durchführung der Injektion die Einwilligung in die Behandlung nicht gegeben hätte.

Im Urteil (▶ Urteil Az. 4 U 106/99, OLG Bamberg) wird ausdrücklich darauf hingewiesen, dass ein Spritzenabszess bei einer intramuskulären Injektion eine mögliche Komplikation sein kann und bei sachgemäßer Ausführung keinen Behandlungsfehler darstellt (schicksalhafter Verlauf). Der Patient hätte jedoch darüber informiert werden müssen, warum der Behandler gerade diese Applikationsform wählte und ob andere, risikolose Behandlungsmöglichkeiten zur Verfügung gestanden hätten. Die Richter begründen das Urteil damit, dass für Heilpraktiker die gleichen Sorgfaltsanforderungen wie für Ärzte gelten. Hier sei ein Diagnosefehler anzulasten, weil die verabreichte Vitamin-B$_{12}$-Injektion nur bei Mangelzuständen sinnvoll und hilfreich sei. Ein betreffender Mangelzustand müsse durch eine Messung des Vitamin-B$_{12}$-Gehalts im Blut diagnostiziert werden. Das hatte der Heilpraktiker jedoch pflichtwidrig unterlassen. Es läge darüber hinaus ein Therapiefehler vor, weil sich der Beklagte angesichts der möglichen Alternativen (Verabreichung risikoloser oraler Vitamin-B$_{12}$-Präparate statt risikobehafteter Injektion) nicht für die risikolose Behandlungsvariante entscheiden konnte.

Konsequenz für den Berufsstand

Eine Vitamin-B$_{12}$-Injektion setzt einen anderen Reiz bzw. kann eine andere Wirkung haben als die orale Einnahme des Vitalstoffs. Die positiven Effekte sind keinesfalls nur zu beobachten, wenn im Blut ein Vitaminmangel nachzuweisen ist. Urteile wie das hier ergangene zwingen jedoch alle Kollegen in der Konsequenz, nur nach umfassender Aufklärung und unter strengster Indikationsstellung invasive Behandlungskonzepte durchzuführen. Die Privatkassen greifen diese Argumentation auf, was Folgen für die künftige Behandlung hat.

Hätte der Heilpraktiker den Patienten folgendermaßen aufgeklärt, wäre das Urteil so nicht zustande gekommen:

„Aufgrund meiner Erfahrung und Ihres derzeitigen Beschwerdebilds empfehle ich Ihnen, eine Injektionstherapie mit dem Vitamin-Präparat xy. Eine eindeutige Indikation für diese Injektionstherapie liegt in Ihrem Fall nicht vor. Es ist auch nicht anzunehmen, dass Sie einen nachweisbaren Vitaminmangel haben. Aber die stärkende Wirkung dieser Injektion, die Ihnen auch schon in der Vergangenheit bei ähnlichen Beschwerden sehr gut geholfen hat, wird wahrscheinlich rascher zu einer Besserung führen als eine Einnahme der Vitamine in Tablettenform. Allerdings muss ich Sie darüber aufklären, dass auch bei einer korrekten Durchführung einer Injektion in die Muskulatur ein Spritzenabszess nicht ganz ausgeschlossen werden kann. Möchten Sie nach dieser Aufklärung zunächst eine medikamentöse orale Behandlung oder wünschen Sie die Verabreichung als Injektion? Wenn Sie eine Injektionsbehandlung wünschen, bekommen Sie heute das Rezept. Bringen Sie dann zum nächsten Termin die Ampullen mit. Bitte lesen Sie auch die Packungsbeilage zu Ihrer Information."

Es hätte genügt, diese Aufklärung mit dem Hinweis auf die Möglichkeit eines Spritzenabszesses sowie möglicher Therapiealternativen in der Patientenkartei zu vermerken. Selbstverständlich hätte hinzugefügt werden müssen, dass der Patient sich für die Injektionstherapie entschieden hat.

6.3.3 Besondere Sorgfalt bei umstrittenen Verfahren

Besonders hohe Anforderungen an eine Aufklärung stellen Behandlungsverfahren, die umstritten oder noch nicht in eine allgemeine Praxisroutine eingegangen sind. Im Bundesgerichtshofurteil (▶ Urteil Az VI ZR 323/04, BGH Karlsruhe) wird von einem Behandler verlangt, dass der Patient über unbekannte, aber mögliche Risiken aufzuklären ist, wenn eine noch nicht allgemein eingeführte Methode angewandt werden soll, deren mögliche Risiken noch nicht vollständig bekannt sind. Die Richter führen weiter aus, dass zwar neue Verfahren für den medizinischen Fortschritt unerlässlich sind. Dem Patienten muss vor der Therapie aber verdeutlicht werden, dass es sich um eine neue Methode handelt und die Möglichkeit unbekannter Risiken besteht.

6.4
Off-Label-Use

Ein Arzneimittel „Off-Label-Use" anzuwenden bedeutet, es außerhalb seiner von der deutschen oder europäischen Zulassungsbehörde genehmigten Anwendungsgebiete (Indikationen) einzusetzen. In Deutschland dürfen Medikamente nur zur Behandlung von Erkrankungen eingesetzt werden, für die ein Hersteller die arzneimittelrechtliche Zulassung von den zuständigen Behörden erhalten hat. Man spricht daher beim „Off-Label-Use" auch von einem zulassungsüberschreitenden Einsatz. Alle Indikationen, für die ein Arzneimittel zugelassen ist, finden sich in der Gebrauchsinformation. Wie Wirksamkeit, Qualität und Unbedenklichkeit eines Arzneimittels für den Einsatz am Menschen im Rahmen des Zulassungsverfahrens nachzuweisen sind, regeln das deutsche Arzneimittelgesetz (AMG) sowie verschiedene europäische Regelungen. Normalerweise sind es klinische Studien, die belegen, dass ein Arzneimittel wirkt und unbedenklich eingesetzt werden kann. Anhand der Daten aus dieser Studie werden zusammen mit der Zulassung auch die Indikationen, Applikationsform und Dosierung des Arzneimittels festgelegt.

Normalerweise gibt es für ein Arzneimittel jenseits seines Indikationsgebiets keinen Wirksamkeitsnachweis. Es liegen daher also auch keine Daten über eventuelle Risiken vor, die auftreten können, wenn das Arzneimittel außerhalb seiner Indikationen eingesetzt wird.

> **❗ Beachte: Bei einem Off-Label-Use wird ein Patient eventuell einer Gefahr ausgesetzt, denn Wirksamkeit und Nebenwirkungen sind nicht eindeutig belegt oder ausgeschlossen.**

6.4.1 Worauf Sie beim Off-Label-Use achten müssen

In der naturheilkundlichen Behandlung ist der Einsatz eines Arzneimittels außerhalb seiner zugelassenen Indikationen durchaus üblich. In dem Moment, in dem ein Heilpraktiker ein Arzneimittel allerdings Off-Label-Use anwendet, haftet für eventuelle Schäden dann nicht mehr der Arzneimittelhersteller, sondern er.

Bevor Sie also mit einer Behandlung Off-Label-Use beginnen, gilt es zunächst, die medizinische Notwendigkeit abzuwägen und eingehend zu prüfen, ob Sie einen Patienten einem vermeidbaren Risiko aussetzen. Sie müssen Ihren Patienten unbedingt darüber aufklären, dass es sich um eine Gabe außerhalb der eigentlichen Indikation handelt und ihm verständlich erläutern, warum Sie es trotzdem als sinnvoll erachten.

6.5
Attestieren von Krankheit und Arbeitsunfähigkeit

Heilpraktiker dürfen **keine Arbeitsunfähigkeitsbescheinigungen (AU)** gemäß Sozialgesetzbuch ausstellen. Behandeln Sie jedoch einen Patienten, der Ihrer Meinung nach nicht in der Lage ist, seiner beruflichen Tätigkeit nachzugehen oder bestimmte Tätigkeiten auszuüben, so können Sie das schriftlich festhalten und diese Bestätigung Ihrem Patienten aushändigen. Der Patient muss aber darüber informiert werden, dass sein Arbeitgeber diese Bescheinigung nicht als Arbeitsunfähigkeitsbescheinigung anerkennen muss! Auch Arbeitgeber, die Arbeitsunfähigkeitsbescheinigungen von Heilpraktikern als Krankmeldung akzeptieren, sollten darauf explizit hingewiesen werden.

Zu den Bescheinigungen, die Sie Ihren Patienten ausstellen können, zählen:
- Arbeits-/Dienstunfähigkeitsbescheinigung
- Bescheinigung über die Befreiung vom Unterricht
- Bescheinigung über die Anwesenheit in der Sprechstunde

Arbeitnehmer können ihrem Arbeitsplatz im Krankheitsfall grundsätzlich bis zu 3 Tage ohne ärztliche Bescheinigung fernbleiben. Liegt bei-

Bescheinigung

Herr/Frau ....

war am .... um .... Uhr in meiner Sprechstunde.

Er/Sie ist ab dem........................... bis voraussichtlich ....

☐ arbeitsunfähig   ☐ vom Schulbesuch zu befreien.

_____   _____
Datum   Stempel, Unterschrift

▶ **Abb. 6.2** Bescheinigung für Schule und Arbeitgeber im Krankheitsfall.

spielsweise ein leichter grippaler Infekt oder ein Migräneanfall vor, so dass der Patient voraussichtlich vor Ablauf der 3-Tages-Frist wieder arbeitsfähig ist, ist es aber dennoch sinnvoll, dem Patienten eine Bescheinigung über seine Arbeitsunfähigkeit auszustellen (▶ **Abb. 6.2**). Sie bestätigt dem Arbeitgeber, dass das Fernbleiben des Arbeitnehmers vom Arbeitsplatz aus medizinischer Sicht angebracht war und befreit ihn vom Verdacht des „Krankfeierns".

Obwohl einige Arbeitgeber eine Bescheinigung durch den Heilpraktiker als Krankmeldung akzeptieren, birgt das Probleme. Eine **Gehaltsfortzahlung** wird bei längerer Krankheitsdauer eines Angestellten von den Krankenversicherern nur übernommen, wenn eine ärztliche AU vorliegt. Auch die **Kranken-Tagegeld-Versicherungen** leisten erst ab einen bestimmten Zeitpunkt (z.B. nach 1 oder auch erst nach 6 Wochen – je nach Vertragsgestaltung), wobei dieser erst mit einer ärztlichen Krankschreibung beginnt.

Besonderer Service
Die von Heilpraktikern gegründete Continentale-Versicherung bietet für Heilpraktiker, die selber erkrankt sind, den besonderen Service, dass sie in bestimmten Fällen auch das Attest eines Heilpraktikerkollegen anerkennt. Dies bezieht sich jedoch nur auf den Tarif VH der Heilpraktiker-Gruppen-Tagegeld-Versicherung der Continentale.

❗ **Beachte: Ist der Patient Mitglied einer gesetzlichen Krankenversicherung, sichert ihn nur eine ärztliche AU völlig ab! Darauf sollten Heilpraktiker ihre Patienten unbedingt hinweisen.**

6.5.1 Ärztliche Bescheinigung für Bundesbeamte

Die Bundesbeihilfestelle hat bis Februar 2009 für Beamte grundsätzlich eine von Heilpraktikern ausgestellte Dienstunfähigkeitsbescheinigung anerkannt und die Gebühren dafür erstattet. Es blieb dem jeweiligen Dienstherrn freigestellt, zusätzlich eine ärztliche Bescheinigung zu fordern. Mit Änderung des Bundesbeamtengesetzes (BBG) vom 05.02.2009 gemäß §96 Abs. 1 Satz 2 BBG (BGBl I S. 160, Art 1 Dienstrechtsneuordnungsgesetz) wurde das neu geregelt. Jetzt gilt nicht nur, dass die vorübergehende Dienstunfähigkeit infolge von Krankheit auf Verlangen nachzuweisen ist. Vielmehr muss der Nachweis seitdem durch Vorlage einer ärztlichen Bescheinigung erfolgen. Von Heilpraktikern ausgestellte Bescheinigungen werden explizit nicht mehr akzeptiert. Darüber hinaus werden sie auch von der Beihilfe nicht mehr erstattet (BBhV § 12 Satz 3, ▶ Kap. 10.4.1, S. 317).

Diese Änderung ist allerdings zunächst nur für Bundesbeamte (z. B. Grenzschutz) und nicht für Beamte der Bundesländer (z. B. Lehrer) verbindlich. Es ist jedoch davon auszugehen, dass auf Länderebene entsprechend verfahren wird.

> ❗ Beachte: Bezüglich der sog. 3-Tage-Regel kann auch der Dienstherr eines Beamten anordnen, dass bereits für den 1. Tag der Dienstunfähigkeit eine ärztliche Bescheinigung vorzulegen ist.

Der Grundsatz, nach dem bei einer Dienstunfähigkeit bis zu 3 Tage keine Bescheinigung erforderlich ist, wird „durchbrochen", wenn diese im Zusammenhang mit einem Wochenende (z. B. ab Freitag oder am Montag) oder im Anschluss an einen Urlaub bzw. während eines Urlaubes auftritt.

6.5.2 Bescheinigung eines Praxisbesuchs zur Vorlage

Patienten wünschen häufig eine Bescheinigung als Beleg für den Praxisbesuch. Sie sollten den Besuch besonders dann bescheinigen, wenn Sie Kinder oder Jugendliche behandeln und ein Termin nur während der Schulzeit möglich ist. Weisen Sie die Eltern oder Schüler möglichst immer darauf hin, dass der Schulleiter ein ärztliches Attest verlangen kann und der Patient nachfragen soll, ob eine Bescheinigung durch den Heilpraktiker anerkannt wird.

> **Cave**
> Viele Pharmaunternehmen bieten Schreibblöcke an, die oft mit „Ärztliche Bescheinigung" überschrieben sind. Heilpraktiker dürfen derart betitelte Vorlagen nicht verwenden! Eine von Heilpraktikern ausgestellte Arbeitsunfähigkeitsbescheinigung muss eindeutig als solche zu erkennen sein.

6.6 Schweige- und Verschwiegenheitspflicht für Heilpraktiker

Im Gegensatz zu Ärzten unterliegen Heilpraktiker nicht der Schweigepflicht nach dem Strafgesetzbuch. Trotzdem sind sie zum Stillschweigen gegenüber Dritten hinsichtlich aller persönlichen und medizinischen Details verpflichtet, die sich ihnen während des Behandlungsprozesses offenbaren. Der Patient muss sich jederzeit auf dieses besondere Vertrauensverhältnis verlassen können. Verstößt der Heilpraktiker dagegen, kann ihn der Geschädigte rechtlich belangen.

6.6.1 Die ärztliche Schweigepflicht

Die ärztliche Schweigepflicht ist in §203 Abs. 1 des Strafgesetzbuchs (StGB) geregelt. Dieser Paragraf bestimmt, dass derjenige Arzt, der unbefugt ein zum persönlichen Lebensbereich gehörendes Geheimnis seines Patienten preisgibt, mit Freiheitsstrafe bis zu einem Jahr oder Geldstrafe bestraft wird. Dies gilt auch für „berufsmäßig tätige Gehilfen" des Arztes, z. B. medizinische Fachangestellte, Sekretärinnen, nicht jedoch für das Reinigungspersonal der Praxis.

Selbst vor Gericht kann ein Arzt nicht zu Aussagen über seinen Patienten gezwungen werden. Insgesamt gibt es nur wenige Ausnahmen, die einem Arzt die Offenbarung von Patientengeheimnissen ermöglichen: Wenn die Einwilligung des Patienten vorliegt, der Arzt die Angehörigen eines bewusstlosen Unfallverletzten informiert oder er den Namen eines Infektionserkrankten aufgrund der gesetzlichen Meldepflicht weitergibt.

Neben den Ärzten sind auch andere Heilberufe von § 203 StGB betroffen. Heilpraktiker gehören jedoch nicht dazu.

6.6.2 Die Schweigepflicht für Heilpraktiker

Im Gegensatz zum Arzt unterliegt der Heilpraktiker einer Schweigepflicht nach dem Bürgerlichen Gesetzbuch (BGB). Er muss also vor Gericht in einem **Strafprozess** Auskunft über Geheimnisse seiner Patienten geben, macht sich dabei aber nicht strafbar. In einem **Zivilprozess** muss er dagegen nicht aussagen und kann sich auf seine Schweigepflicht berufen (§ 383 ZPO), solange der Patient ihn nicht ausdrücklich davon entbindet.

Der Umstand, dass der Heilpraktiker **kein Zeugnisverweigerungsrecht** besitzt wie ein Arzt, ist wenigen Patienten bekannt. Sie sollten daher bei Gesprächen Ihre Patienten ggf. unterbrechen und darauf hinweisen, dass beispielsweise selbstbelastende Geständnisse Heilpraktiker im ungünstigsten Fall zu einer Strafanzeige verpflichten können. Insbesondere geplante und noch nicht ausgeführte Straftaten muss ein Heilpraktiker anzeigen, wenn ein Patient ihm davon erzählt.

6.6.3 Schutz der Patientendaten

Ein Patient kann selbstverständlich trotzdem davon ausgehen, dass der Heilpraktiker seine Aussagen vertraulich behandelt. Kommt es zu einer Verschwiegenheitsverletzung durch einen Heilpraktiker oder einen seiner Mitarbeiter, kann der Patient sogar Schadenersatz einfordern. Das ist beispielsweise der Fall, wenn Diagnosen oder Befunde ohne Einverständniserklärung an Dritte (z. B. Abrechnungsunternehmen) übermittelt werden. Es kann einem Patienten auch ein Schaden entstehen, wenn ein Mitarbeiter der Praxis Dritten gegenüber äußert, welche Diagnose vorliegt bzw. welcher Laborbefund erhoben wurde. Denken Sie daran, dass z. B. Dritten gegenüber geäußerte Diagnosen wie eine alkoholbedingte Leberschädigung oder ein positiver HIV-Test sehr leicht zu einer Rufschädigung führen und einen Schadensersatzanspruch des Patienten begründen können.

Lassen Sie sich von allen Mitarbeitern, einschließlich Reinigungs- bzw. PC-Fachkraft o. Ä., eine **Verschwiegenheitsverpflichtungserklärung** unterzeichnen (▶ Abb. 6.3 und ⓞ 56)! Sie können somit im Streitfall nachweisen, dass Sie alle, die mit vertraulichen Patientendaten in Kontakt kommen, über die Verschwiegenheitspflicht aufgeklärt haben. Ein eventuell geschädigter Patient kann zwar versuchen, Sie als Vertragspartner in die Verantwortung zu nehmen. Sie jedoch können auf den Mitarbeiter zugreifen, der dagegen verstoßen hat. Sie haben so auch eine bessere rechtliche Handhabe, wenn Sie einem Mitarbeiter wegen seiner Verschwiegenheitspflichtverletzung kündigen möchten.

Wie sensibel man mit der Herausgabe von Patientendaten umgehen sollte, zeigt folgendes Beispiel:

Eine Patientin kam regelmäßig wegen Durchblutungsstörungen zur Großen Ozon-Eigenblutbehandlung. Der Behandlungserfolg motivierte auch ihren Arbeitgeber, sodass auch er sich 10 Anwendungen unterzog, rein prophylaktisch zur Leistungssteigerung. Nach Abschluss der Behandlungsserie rief er in der Praxis an und bat darum, auch die Rechnung für seine Angestellte zugeschickt zu bekommen. Die medizinische Fachangestellte rief daraufhin bei der Patientin an und wollte sie um ihr Einverständnis bitten, denn ohne Befugnisnachweis dürfen keine Patientendaten (in diesem Fall die Rechnung) herausgegeben werden! Den Anruf nahm allerdings der Ehepartner der Patientin entgegen. Er war erstaunt darüber, dass die Mitarbeiterin einer Heilpraktikerpraxis anrief und seine Frau sprechen wollte. Fragen des Ehemanns blieben bei diesem Telefonat zwar unbeantwortet und die medizinische Fachangestellte beendete das Gespräch mit der Bitte, die Frau möge doch in der Praxis zurückrufen. Sie verhielt sich daher richtig, denn sie erteilte keine weiteren Auskünfte über die Patientin. Doch der Anruf offenbarte dem Ehemann, dass seine Frau zum Heilpraktiker ging, was sie eigentlich verhindern wollte.

❗ **Beachte:** Auch wenn Sie eine Reinigungs- oder PC-Fachkraft eine Verschwiegenheitsverpflichtungserklärung unterschreiben lassen, müssen Sie als Praxisinhaber dennoch

Verschwiegenheitsverpflichtungserklärung

Ich, ... ,

geboren am ....

bin heute von Herrn/Frau Heilpraktiker/in .... ausdrücklich darüber belehrt worden, dass ich aufgrund meiner Tätigkeit als medizinische Fachangestellte, Heilpraktiker/in, HP-Assistent/in, Reinigungsfachkraft, PC-Fachkraft zu absoluter Verschwiegenheit über alle mir in der Praxis bekannt werdenden Umstände und Vorgänge verpflichtet bin, einschließlich persönlicher Verhältnisse aller Patienten. Dies bezieht sich auch auf die Kenntnis, welche Patienten in der Praxis behandelt werden oder behandelt wurden. Auch Angehörigen der Patienten gegenüber darf ich ohne Einverständnis der Patienten keinerlei Auskünfte erteilen. Die Verschwiegenheitspflicht gilt auch gegenüber Kollegen und meinen Familienangehörigen. Es ist mir bekannt, dass die Verschwiegenheitspflicht auch nach Beendigung meiner Tätigkeit in dieser Praxis uneingeschränkt und zeitlich unbefristet weiterbesteht.

Ich darf Praxisfremden keinen Zugang zur Praxis gewähren, den mir anvertrauten Praxisschlüssel muss ich sorgfältig aufbewahren und auf Verlangen dem Praxisinhaber oder dessen Stellvertreter zurückgeben.

Ich wurde darauf hingewiesen, dass ein Missachten dieser Verpflichtung arbeitsrechtlich zur fristlosen Kündigung und zu Schadenersatzforderungen führen kann.

Ich, ... , verpflichte mich hiermit, mich entsprechend dieser Belehrung zu verhalten und erkläre, dass ich die Belehrung verstanden habe. Eine Zweitausfertigung dieser Erklärung habe ich erhalten.

_____   _____
Mitarbeiter/in   Praxisinhaber/in

_____
Ort, Datum

▶ **Abb. 6.3** Musterschreiben Verschwiegenheitsverpflichtungserklärung (56).

dafür Sorge tragen, dass Patientenakten in einem abschließbaren Karteikartenschrank (es gibt auch feuerfeste) weggeschlossen bzw. bei Verwendung eines PCs der Zugriff auf Patientendaten durch ein Passwort gesichert ist.

Während medizinische Fachangestellte beispielsweise zu Abrechnungszwecken Einsicht in die Patientenakte haben müssen, besteht für Reinigungs- oder PC-Fachkräfte dazu kein berufsbedingter Grund. Sie müssen also immer darauf achten, dass sensible Daten unter Verschluss gehalten werden und ein Nichtbefugter unter keinen Umständen zugreifen kann. Patientenakten nach Praxisschluss versehentlich noch offen im Behandlungszimmer liegen oder den PC nicht ordnungsgemäß heruntergefahren zu haben, sodass beispielsweise die unbeaufsichtigte Reinigungsfachkraft Einsicht nehmen könnte, ist mehr als fahrlässig!

Terminerinnerung nie ohne Einverständnis

Patienten an einen bevorstehenden Termin zu erinnern bzw. ihn zu bestätigen, ist ohne Zweifel ein Serviceangebot. Sie sollten Patienten, die zur Erstkonsultation kommen, bereits bei der Terminvergabe darauf aufmerksam machen, dass Sie den Termin bestätigen bzw. daran auch erinnern und hierzu Adresse bzw. Telefonnummer notieren. Möchte der Patient das nicht, weil es ihm wie im oben beschriebenen Fallbeispiel unangenehm ist, dass der Partner etwas von seinem Besuch bei einem Heilpraktiker erfahren könnte, wird er Sie darauf hinweisen. Kommt ihm dieser Service jedoch gelegen und stimmt er zu, haben Sie eine mündliche Einverständniserklärung und können sich darauf berufen. Es ist ratsam, auf diesen Service auch in der Patienteninformationsbroschüre bzw. auf der Praxishomepage hinzuweisen.

Rechnungsversand: Einverständnis notwendig

Patienten, die nicht gerne bar bezahlen, sondern um die Zusendung einer Rechnung bitten, geben mit der Bitte ihr Einverständnis, sodass der Heilpraktiker entsprechende Post (bezogen auf Liquidationen) an die angegebene Adresse senden kann. Eine schriftliche Einverständniserklärung des Patienten ist allerdings unerlässlich, wenn der Heilpraktiker seine Rechnung nicht selbst stellen möchte, sondern ein Abrechnungsunternehmen damit beauftragt!

6.7 Dokumentation in der Naturheilpraxis

Die Patientenakte ist die wichtigste Datensammlung in einer Heilpraktikerpraxis. Auch Außenstehende müssen daraus ersehen können, welche Informationen dem Heilpraktiker vorlagen, auf deren Grundlage er seine Diagnose gestellt hat. Welches Behandlungskonzept er daraus abgeleitet hat und wie er es schließlich umgesetzt hat, muss sich ebenfalls schlüssig aus den Unterlagen herleiten lassen. Daher kann die Patientenakte eine entscheidende Rolle als „Entlastungszeuge" spielen, sollte es zum Vorwurf eines Behandlungsfehlers kommen!

Die Patientenakte kann auch gegenüber dem Kostenträger als Beweismittel dienen, beispielsweise wenn dieser Behandlungskosten nicht übernimmt und der Patient dagegen Widerspruch einlegt. Alle Aufzeichnungen müssen daher so umfangreich sein, dass eine Überprüfung der ordnungsgemäßen Leistungserbringung möglich ist! Dazu müssen alle erbrachten Leistungen mit Datum dokumentiert werden.

Die Patientenakte ist die fortlaufende Dokumentation der individuellen Patientenbetreuung.

Routinehandreichungen und Routinekontrollen wie die Hautdesinfektion vor einer Injektion, das Einhalten der Einwirkzeit des Desinfektionsmittels o. Ä. müssen Sie nicht in der Patientenakte dokumentieren. Solche Standards sowie die Aufzeichnung der allgemeinen Arbeitsschritte des Heilpraktikers bzw. seiner Mitarbeiter (Hygieneplan bzw. Checklisten) müssen Sie in Arbeitsanweisungen ablegen (▶ Kap. 2.3.2, S. 8).

> **Beachte:** Eine umfassende und ausreichende Dokumentation in der Heilpraktikerpraxis besteht aus
> - dem Eintrag in der Patientenkartei,
> - der Dokumentation Ihrer Behandlungsabläufe in Arbeitsanweisungen wie Checklisten und Ablaufplänen (standardisiertes Vorgehen bei Injektionen, Infusionen, Ozontherapie etc.) und
> - dem Hygieneplan Ihrer Praxis!

Was Sie dokumentieren müssen
- Name des Patienten
- Datum des Besuchs (Uhrzeit, wenn relevant)
- genaue Anamnese
- bereits bestehende Medikation
- Beschwerden
- Ursache und Ausmaß der Erkrankung, Befund
- Verdachtsdiagnose(n)
- durch Fremdbefunde gesicherte Diagnose(n)
- welche Ärzte (Fachrichtung) vor oder parallel untersucht/behandelt haben
- welche ärztlichen Maßnahmen geplant sind (z. B. Gastroskopie in einer Woche)
- die wichtigsten eigenen diagnostischen und therapeutischen Maßnahmen (z. B. Diagnoseuntersuchungen, Funktionsbefunde, Medikation)
- Ergebnisse der Behandlung
- Zwischenfälle
- Abweichungen von einer Standardbehandlung, Besonderheiten im Behandlungsverlauf
- Laborbefunde
- Verordnungen mit Präparatenamen
- Art, Dosis und Datum der Applikation
- Wiedereinbestellungen, v. a. wenn eine Nachuntersuchung angeraten wurde, z. B. „Urinkontrolle in einer Woche (z. Zt. Menses Tag 5)"

▼

▼
- Warnhinweise an den Patienten (Es sollte z. B. vermerkt sein, wenn ein Patient einen Rat in Bezug auf die ärztliche Verordnung erhalten hat und er dann wissentlich davon abweicht.)
- Hinweise für Anweisungen an den Patienten, z. B. Selbstmessungen und deren Protokollierung (Blutdruck, Peak-Flow, Gewichtsverlauf, Urin-pH-Wert-Messungen)
- Aufklärung bzw. der Verzicht auf eine Aufklärung durch den Patienten

6.7.1 Dokumentationspflicht nach § 4 BOH

Die Dokumentationspflicht ist nach der Berufsordnung für Heilpraktiker (BOH) eine Nebenleistung gegenüber dem Patienten, die sich aus dem Behandlungsvertrag ableitet. Mit der Verpflichtung zur Behandlung übernimmt der Heilpraktiker auch die vertragliche Nebenpflicht der Dokumentation. Die **Aufbewahrungsfrist** für Dokumentationsunterlagen beträgt 10 Jahre, im Falle von Röntgenbildern sogar 30 Jahre.

Die Patientenakte ist vor unbefugtem Zugriff und vor nachträglicher Veränderung zu schützen.

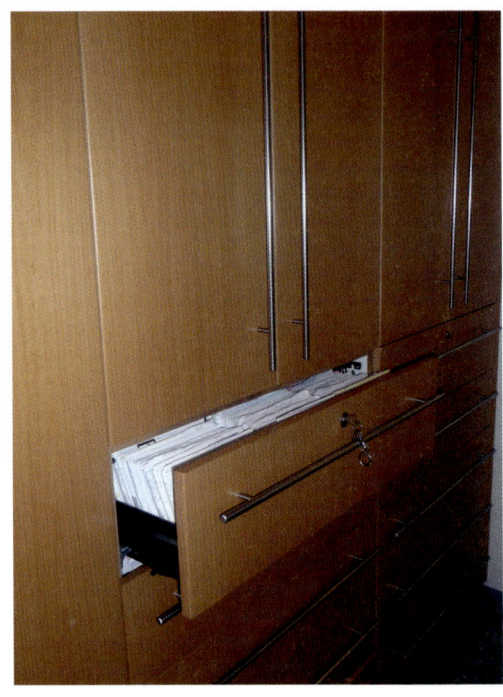

▶ **Abb. 6.4** Papierkarteikarten müssen in einem abschließbaren Schrank aufbewahrt werden, damit Unbefugte nicht darauf zugreifen können.

6.7.2 Die Papierkarteikarte

Wie die Dokumentation erfolgt, ob auf Papier, Karteikarte oder elektronisch, ist nicht vorgeschrieben. Der Vorteil einer Papierkarteikarte (z. B. DIN A 5-Format als Karteitasche) besteht darin, dass Sie an jedem Behandlungsplatz (auch bei einem Hausbesuch) einfach Notizen machen und Rezept- bzw. Befundkopien schnell ablegen können (▶ Abb. 6.4). Einträge mit unterschiedlichen Stiften (Farbunterschiede) demonstrieren dabei nachvollziehbar den zeitlichen Ablauf. Sie sollten vermeiden, Anmerkungen nachträglich einzufügen. Das erweckt den Eindruck, Sie haben etwas nachgebessert oder zu Ihrem Vorteil hinzugefügt.

Wenn Sie in der Patientenakte Abkürzungen verwenden, müssen Sie diese zuvor definieren und verständlich aufschlüsseln. Sie sollten eine entsprechende Erklärung in Ihrem Praxishandbuch hinterlegen. Am besten heften Sie darin auch ein Musterexemplar einer Karteikarte mit der Darstellung der Routineeintragungen an den entsprechenden Positionen ab (Beispiel für gängige Abkürzungen ▶ Tab. 6.1 und 🔘 40). Auch die Ablage der Fremdbefunde sollte nachvollziehbar geordnet sein.

P Praxistipp
Bereiten Sie die korrekte Liquidation optimal vor, indem Sie jeder Leistung gleich die entsprechende GebüH-Ziffer zuordnen (bei Injektionen auch die Injektionsart und das Präparat). Die Dokumentation kann dabei natürlich in Stichworten, Abkürzungen und auch grafischen Elementen wie Skizzen und Fotos erfolgen.

▶ **Tab. 6.1** Beispiele für gängige Abkürzungen in der Naturheilpraxis (⊙ 40).

Anamnese/ Labor	Anamnese/ Labor
o. B.	ohne Befund
n. v.	nicht vorhanden
⇒	Folge davon war
↑	erhöht
↑ ↑	stark erhöht
↓	erniedrigt
↓ ↓	stark erniedrigt
s. f.	schmerzfrei
Bew-E	Bewegungseinschränkung
s. g.	seitengleich
Untersuchung (U)	
n. m.	nicht möglich
OU	orientierende Untersuchung
+/ -	positiv/ negativ
NS	neurologischer Status
lt. Pat.	laut Patientenangabe
Chiropraktik (Chiro)	
rp	rechts posterior
lp	links posterior
↑/ ↓	mit Impuls in Richtung (z. B. 5. BWK rP ↓)
-?*,?*	scheinbar um ?* cm kürzer
blocking re + 1,0	1 cm re ausgeglichen
ant.	anterior
lat.	lateral
KKE	keine Kontraindikation eruierbar
re/ li	rechts/ links
Ozontherapie (OT)	
O_3BW	Große Ozon-Eigenblutbehandlung nach Wolff
EB	Kleine Eigenbluttherapie nach Windstosser
BB	Beutelbegasung
1×??* γ	Große Ozon-Eigenblutbehandlung nach Kief mit ?* µg Ozon/ml

▶ **Tab. 6.1** Fortsetzung.

Ozontherapie (OT) *(Forts.)*	
2× ??* y	2 Durchgänge
citr.	Natriumcitrat zur Antikoagulation
Aufkl.	Aufklärungsgespräch
Allergiemögl.	Auf mögliche allergische Reaktionen hingewiesen, bis hin zur systemischen Allergie (Anaphylaxie), die Notfallmaßnahmen erforderlich machen kann.
Homöopathie (HOM)	
<	schlechter durch
agg.	aggravates (= verschlimmert)
amel.	ameliorates (= verbessert)
>	besser durch
→	strahlt aus nach
Traditionelle Chinesische Medizin (TCM))	
AP	Akupunktur
He	Herz
Di	Dickdarm
Dü	Dünndarm
MP	Milz-Pankreas
Ni	Niere
Bl	Blase
Gb	Gallenblase
3E	3-Erwärmer
Le	Leber
PC	Perikard
Ma	Magen
Lu	Lunge
LG	Lenkergefäß
KG	Konzeptionsgefäß
ton	tonisieren
sed	sedieren
n	neutral

* ?: Variable für einen Wert

Einsicht in Behandlungsunterlagen

Der Patient hat das Recht, die ihn betreffenden Behandlungsunterlagen einzusehen und auf eigene Kosten Kopien oder Ausdrucke davon anfertigen zu lassen. Er kann auch eine Person seines Vertrauens oder einen Rechtsanwalt mit der Einsichtnahme beauftragen. Sie sollten in diesem Fall allerdings auf eine vom Patienten unterschriebene Vollmacht bestehen und sich absichern, indem Sie sich von dem Patienten telefonisch bestätigen lassen, dass die Vollmacht korrekt ist und er die Auskunft in dieser Weise wünscht. Erst danach sollten Sie vertrauliche Unterlagen Dritten aushändigen.

Verstirbt ein Patient, so geht das Recht auf Einsichtnahme auf die nächsten Angehörigen über (Erben). Sie müssen jedoch ihr Interesse an den Behandlungsunterlagen begründen. Der Heilpraktiker sollte einen solchen Anspruch und dessen Umfang durch einen Rechtsanwalt prüfen lassen.

Der Anspruch auf Einsichtnahme erstreckt sich auf alle objektiven Feststellungen, die den Gesundheitszustand des Patienten betreffen. Dazu zählen Ergebnisse von Laboruntersuchungen, EKG, Röntgenbilder etc. Auch Aufzeichnungen über Umstände und Verlauf einer Behandlung dürfen eingesehen werden. Sie müssen keine Einsicht in Aufzeichnungen gewähren, die Ihre subjektiven Einschätzungen und Eindrücke betreffen!

Weitere Einschränkungen des Einsichtsrechts können im Bereich der psychotherapeutischen Behandlung bestehen. Dies gilt auch, wenn Rechte anderer in die Behandlung einbezogener Personen wie Angehörige oder Freunde betroffen sind.

6.7.3 Fremdbefunde in Kopie

Heilpraktiker beziehen viele Informationen aus Laborwerten, Röntgen-, CT- oder MRT-Befunden und Arztbriefen. Sie müssen Fremddiagnosen ggf. auf Richtigkeit überprüfen, sich aber in jedem Fall vergewissern, ob sie aus einer zuverlässigen Quelle stammen. Sie tragen dafür Verantwortung, sobald sich Ihre Diagnose auf Fremdbefunde stützt. Daher sollten Sie zur Sicherheit jeden Fremdbefund in Kopie der Patientenakte beifügen.

6.7.4 Befund- und Behandlungsbericht

Sollte ein zu erstattender Betrag auf einer Rechnung dem Sachbearbeiter eines Kostenträgers (PKV oder Beihilfe) unangemessen hoch erscheinen, wird er einen von der Versicherung bezahlten Gutachter mit der Rechnungsprüfung beauftragen. Eine solche Überprüfung wird der Sachbearbeiter auch dann veranlassen, wenn Leistungen nicht plausibel oder aufgrund der Rechnungsstellung nicht nachvollziehbar sind. Der Gutachter fordert dann von dem Heilpraktiker einen Befund- und Behandlungsbericht an, um zu klären, ob die Behandlung medizinisch notwendig und der Behandlungsaufwand angemessen war.

Medizinische Behandlungsnotwendigkeit

Eine Behandlung gilt dann als medizinisch notwendig, wenn die Umstände bei Behandlungsbeginn sie notwendig erscheinen lassen. Eine klinische Untersuchung und ggf. weiterführende Untersuchungen wie die Labordiagnostik verifizieren die Beschwerden und bestimmen das weitere Vorgehen (z. B. Behandlung, Überweisung, weitere Diagnostik etc.).

Maßgebliches Kriterium bei der Begutachtung und Beurteilung der medizinischen Notwendigkeit einer Behandlung ist eine Diagnose, die sich aus Anamnese und Untersuchung des Patienten herleiten lässt. Unerheblich ist dabei, ob es sich um eine naturheilkundliche Behandlung oder um eine Behandlung nach den Kriterien der Schulmedizin handelt. Eine Differenzierung, ob eine Heilbehandlung „medizinisch eindeutig notwendig" oder „zwingend notwendig" ist, ist unzulässig! Diese Spitzfindigkeit haben Versicherungsgutachter zu verantworten. Sie haben bei einer Kostenablehnung versucht, den Leistungsumfang auf das zwingend Notwendige zu begrenzen. Hätte sich diese Art der Argumentation durchgesetzt, wäre es naheliegend gewesen, sämtliche Heilpraktikerleistungen als nicht „zwingend notwendig" einzustufen. Das hätte schließlich bedeuten können, dass nur bei drohender Gefahr die erforderliche Behandlung Versicherungsgegenstand wäre. Gerichte haben diese Differenzierung aber ebenso verneint, wie auch den Versuch, neben einer medizinischen Notwendigkeit noch eine medizinisch eindeutige Notwendigkeit einzuführen. Zwar gibt es Befindlichkeitsstörungen und Krankheiten, die sich eindeutig verifizieren lassen. Aber es kann nicht im Sinne der Patienten sein, nur in diesen Fällen Versicherungsschutz zu gewähren.

Angemessener Behandlungsaufwand

In welchem Rahmen sich ein „angemessener Behandlungsaufwand" bewegen darf, ist nicht verbindlich geregelt. Ein Heilpraktiker muss aber stets bemüht sein, das Behandlungsziel mit dem geringstmöglichen Aufwand zu erreichen. Patientenwünsche können dabei berücksichtigt werden, müssen sich aber im Rahmen der medizinischen Notwendigkeit bewegen. Wenn ein Patient beispielsweise eine Injektionstherapie einer oralen homöopathischen Komplexmittelbehandlung, bei der über einen längeren Zeitraum mehrmals täglich die verordneten Präparate oral einzunehmen sind, vorzieht, verlässt dieser Wunsch den Rahmen eines angemessenen Behandlungsaufwands. Die PKV erachtet solch einen Patientenwunsch nicht als Vertragsgegenstand.

> ❗ **Beachte: Je schwerwiegender die Diagnose(n) und je multimorbider der Patient ist, umso eher werden Kostenträger bereit sein, längere und/oder kostenintensivere Behandlungskonzepte zu erstatten.**

Überprüfung durch einen Gutachter

Es kommt wie gesagt immer wieder vor, dass Kostenträger eine Heilpraktikerrechnung anzweifeln und durch einen Gutachter prüfen lassen. Häufig sind es nachfolgende Punkte (einzeln oder in Kombination), die zu einer Überprüfung durch einen Gutachter führen:

- **hohe Rechnungssumme** bei „schwammigen Diagnosen" (z. B. Diagnose: hormonelle Schwäche; Rechnungsbetrag: 1 600 € bei 25 Konsultationen)
- **großes Behandlungsintervall** (4–6 Wochen) bei Gebührenziffern, die invasive Behandlungen wie Injektionen oder Infusionen beinhalten. Das legt den Verdacht einer Kurbehandlung nahe und lässt nicht immer eine medizinische Notwendigkeit erkennen, die Versicherungsgegenstand ist.
- **identische Behandlungsstrategie** bei gleicher Diagnose über Monate und Jahre, wenn diese nicht durch eine schwerwiegende Diagnose (z. B. Tumoren) gedeckt ist. Das Behandlungsregime könnte als wirkungslos angesehen und/oder die gestellte Diagnose angezweifelt werden.
- **Gesamtbetrag** einer Konsultation bei langwierigen Behandlungsverläufen deutlich über 40 €.

Es gibt selbstverständlich viele chronisch kranke Patienten wie Schmerzpatienten, die eine intensive Behandlung benötigen. Bei klaren und korrekt formulierten Rechnungen erstattet der Kostenträger diesen Patienten auch problemlos die Heilpraktikerbehandlung in der erforderlichen Zeit.

Einige Versicherungen argumentieren allerdings anders als in ihren Werbeversprechen gegen eine heilpraktikertypische Therapie. Sie zwingen Patienten damit, den Rechtsweg zu beschreiten und so durchzusetzen, dass ihre Heilpraktikerrechnungen erstattet werden.

Aufbau eines Befund- und Behandlungsberichts

Wird vom Kostenträger ein Befund- und Behandlungsbericht angefordert, weist das allein schon darauf hin, dass eine reibungslose Erstattung nicht zu erwarten ist. Dieser Bericht ist somit die letzte Chance für Sie, fehlende Diagnosen zu ergänzen, Unklarheiten auszuräumen und ein schlüssiges Behandlungskonzept zu dokumentieren. Der Befund- und Behandlungsbericht wird das wesentliche Dokument sein, das zusammen mit den Rechnungen in einem Prozess über Erstattung bzw. Ablehnung entscheidet. Bleiben weitere Fragen ungeklärt, könnte als nächste Maßnahme die Patientenakte angefordert werden. Folgende Punkte müssen daher im Befund- bzw. Behandlungsbericht enthalten und hinreichend erläutert sein. Achten Sie darauf, die beschriebene Reihenfolge einzuhalten:

- **Patientendaten:** Name und Vorname; Geburtsdatum; Datum des Behandlungsbeginns
- **Anamnese:** Beschreibung des Zustands bei Behandlungsbeginn, der Vorgeschichte, evtl. Vorbehandlungen

- **Diagnose:** ausschließlich relevante Diagnosen, die Sie auch behandelt haben
- **Befunde: Eigenbefunde** (z. B. Auskultationsbefunde, Ergebnisse Ihrer klinischen Untersuchung) und **Fremdbefunde** (z. B. Blutdruck, Laborwerte, Röntgenbefund)
- **Behandlung:** Beschreibung, welche Behandlung Sie aufgrund welcher Diagnose bzw. welcher Beschwerden durchgeführt haben
  Nur auf Anforderung: Zuordnung der verordneten Präparate zu den Diagnosen, wobei eine Zuordnung nur selten verlangt wird
- **Epikrise:** Kurzbeschreibung der Therapiestrategie und was sie bisher bewirkt hat; wenn möglich, eine Prognose bezüglich des weiteren Behandlungsplans abgeben

Schweigepflicht gegenüber der PKV

Bevor eine private Krankenversicherung einen Versicherungsantrag annimmt, befragt sie den Antragsteller nach seinem Gesundheitszustand und weist ihn auf die allgemeinen Versicherungsbedingungen hin. Die Versicherung behält sich darin das Recht vor, eine Behandlung zu überprüfen und lässt sich dazu vom Antragsteller eine Einverständniserklärung zur Entbindung von der Schweigepflicht unterschreiben. Diese Einverständniserklärung können Sie anfordern. Meist fügt die Versicherung sie aber der Anforderung des Befund- bzw. Behandlungsberichts bei.

> **P Praxistipp**
> Ein Patient hat das Recht, Einfluss darauf zu nehmen, was Sie einem Kostenträger im Befund- und Behandlungsbericht schreiben. Niemand kann Ihnen daher verbieten, Ihrem Patienten eine Abschrift davon auszuhändigen. Er hat so die Möglichkeit, für ihn unangenehme Details aus dem Bericht streichen zu lassen – auch wenn das zu einem lückenhaften Bericht mit evtl. Leistungskürzungen bzw. -verlust führt. Es ist daher empfehlenswert, Ihrem Patienten die Abschrift auszuhändigen, bevor Sie den Befund- und Behandlungsbericht an den Kostenträger senden. Damit vermeiden Sie es, Ihren Patienten zu verärgern und stärken das Vertrauensverhältnis.

6.7.5 Digitale Fotografie und Bilddokumentation

Digitale Fotografie eignet sich gut für die Dokumentation in der Heilpraktikerpraxis. Sie können mit einer Digitalkamera schnell, qualitativ ausreichend und kostengünstig sichtbare Befunde z. B. von Iriden, Hautveränderungen, Ulzerationen etc. festhalten und so den Behandlungsverlauf nachverfolgen. Sie können mit der Digitalkamera aber auch MRT-, CT- und Röntgenbilder ablichten. Digitale Bilddaten lassen sich umgehend in Ihren Computer einlesen und so jederzeit wieder abrufen. Auch in der Patientenführung und -betreuung können Ihnen digitale Aufnahmen helfen. Bei der Iriden-Diagnose beispielsweise können Sie die Befunde einem Patienten anhand des Bildes erläutern und ihm erklären, wie Sie daraus das weitere therapeutische Vorgehen ableiten.

> **Gründe für digitale Bilddokumentation**
> - „sichtbare" Grundlage für das Gespräch mit Patienten
> - sichere Dokumentation von Befunden wie Antlitzanalyse, Irisdiagnostik, Hautveränderungen und Behandlungsverläufe
> - Kopie von Röntgenbildern für Ihre Kartei
> - Dokumentation bei Hausbesuchen
> - Einsparung wortreicher Erklärungen in der Dokumentation
> - Beweis für den Fall einer strittigen Kostenübernahme

Richtig fotografieren

Einige Tipps gilt es bei der digitalen Dokumentation zu beherzigen:
- Damit Sie den Behandlungsverlauf (Größe) einer Wunde, einer Ulzeration, einer Hautveränderung o. Ä. beurteilen können, sollten Sie beim Fotografieren einen Maßstab haben. Legen Sie beispielsweise bei jeder Aufnahme einen sterilen Tupfer derselben Größe erkennbar neben das betroffene Hautareal. So lässt sich leicht nachvollziehen, ob die Hautveränderung bzw. Wunde oder Ulzeration kleiner oder größer geworden ist (▶ **Abb. 6.5**).
- Bei Röntgen-, MRT- und CT-Aufnahmen empfiehlt es sich, ohne Blitz zu fotografieren. Hängen Sie die Vorlage in einen Röntgenbild-

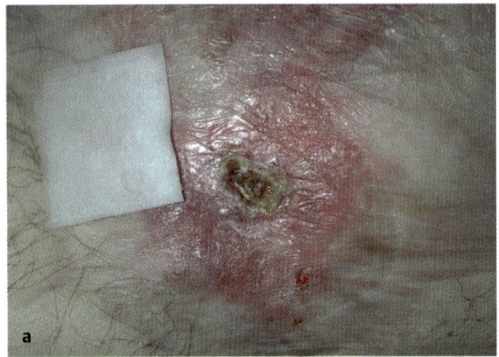
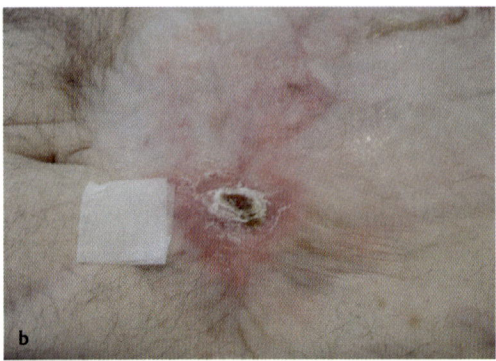

▶ **Abb. 6.5 a-b** Ein Tupfer eignet sich gut, um die Größenverhältnisse einer Wunde zu dokumentieren.

betrachter und erstellen Sie eine Gesamtaufnahme bzw. fotografieren Sie interessante Teilbereiche (z. B. Ausschnitt mit Bandscheibenvorfall). Benutzen Sie ein Stativ, damit die Aufnahme nicht verwackelt.
- Für qualitativ schlechte Aufnahmen kann es verschiedene Ursachen geben. In der Regel ist die Umgebungsbeleuchtung nicht ausreichend, wodurch die Aufnahme zu dunkel wird. Es kann aber auch sein, dass sich der Autofokus nicht scharf stellt oder einen Punkt fokussiert, der gar nicht gewollt ist, z. B. bei der Irisfotografie die Augenbraue statt der Iris. Kann das Autofokus-Messfeld nicht als kleine Fläche oder zentraler Punkt eingestellt werden, passiert das zwangsläufig.

> **P Praxistipp**
> Unscharfe Aufnahmen bei der Irisfotografie können Sie vermeiden, wenn Sie als Rechtshänder die Kamera auf die linke Hand auflegen (▶ Abb. 6.6) und mit den Fingerspitzen von Zeige- und Mittelfinger den unteren Lidrand des Auges, dessen Iris Sie fotografieren möchten, nach unten ziehen. Die rechte Hand hält die Kamera und betätigt den Auslöser. Wenn Sie Linkshänder sind, tauschen Sie entsprechend die Hände.
> Sie sollten den Auslöser der Digitalkamera so einstellen, dass das Bild mit einer kurzen Verzögerung aufgenommen wird. Sie beugen so dem Verwackeln vor, weil Sie das Auslösen zeitlich von der Belichtung trennen. Am besten verwenden Sie auch für die Irisfotografie ein Stativ.

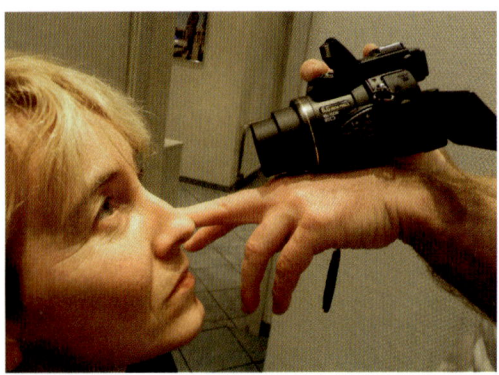

▶ **Abb. 6.6** Wenn Sie die Kamera entsprechend auf die Hand auflegen, vermeiden Sie unscharfe Aufnahmen.

Abspeichern und Verwalten von Bilddaten

In der Regel eignet sich zum Übertragen der Bilddaten von der Kamera auf den PC das Bildbearbeitungsprogramm, das mit Ihrer Kamera geliefert wird. Überlegen Sie sich ein sinnvolles System zur Bilddatenverwaltung. Erstellen Sie pro Jahr z. B. 3 Datei-Ordner: einen für Iris-, einen für Röntgen- und einen für Befundaufnahmen. Der Name der Bilddatei sollte sich zusammensetzen aus dem vollständigen Patientennamen, dem Datum der Bildaufnahme und dem, was auf dem Bild zu sehen ist, evtl. auch die Lokalisation. Bei einer Röntgenaufnahme müssen zusätzlich noch Art und Datum der Aufnahme hinzugefügt werden.
- Beispiel für die Irisfotografie: Mustermann_Karl_re_Iris_21-10-09
- Beispiel für eine Röntgenaufnahme: Mustermann_Karl_HWS_24-10-05_aufg_21-10-09
- Beispiel für eine Befundaufnahme: Mustermann_Karl_21-10-09_Ulcus_re_Bein

Vermerken Sie die Bilddateinamen in der Patientenkartei unter dem Datum, an dem sie erstellt worden sind. So finden Sie auch nach Jahren die Bilddokumente schnell wieder.

❗ **Beachte: In den Dateinamen keine Punkte, sondern Unterstriche zur Begriffstrennung verwenden. Ein Punkt definiert die Dateiendung und damit das Format (z. B. .jpg/ .tif/.pdf).**

Anforderungen an eine Digitalkamera

Wenn Sie eine Digitalkamera kaufen, nehmen Sie den Partner oder einen Freund mit, um direkt vor Ort zu testen, ob sich die Digitalkamera für Ihre Zwecke eignet. Machen Sie ruhig eine Irisfotografie und nehmen Sie eine Hautstelle beispielsweise mit einem Muttermal auf.

Folgende **Anforderungen** sollte Ihre Digitalkamera erfüllen:
- mindestens 5 Megapixel
- schwenkbarer oder großer und aus verschiedenen Positionen einsehbarer Monitor
- Makrobereich, der das Zuschalten des Blitzes erlaubt
- Das Objektiv sollte nicht zu stark für Weitwinkelaufnahmen ausgelegt sein. Ideal ist ein Makrobereich in Mittelstellung (meist erkennbar an einer farbigen Tulpe am Einstellungsregler).
- Ein Objektiv ist gut geeignet, wenn bei der Irisfotografie das Auge im Monitor bei einer Entfernung von ca. 15 cm im Makro-Modus möglichst groß erscheint. Der Autofokus sollte auf ein erkennbares, möglichst kleines Feld im Zentrum des Monitors einstellbar sein. (Autofokus-Messfeldvorwahl zentriert oder in der Bildmitte kleines Rechteck, das nur wenig größer sein darf als die Pupille und anzeigt, auf welchen Bereich die Schärfe eingestellt wird.)

Ausschlusskriterien für eine Kamera:
- Eine Spiegelreflexkamera ist ungeeignet, da sie den Benutzer dazu zwingt, bei der Aufnahme durch den Sucher zu blicken. Das führt durch die unbequeme Körperhaltung des Fotografen vor dem Patienten speziell bei der Irisaufnahme leicht dazu, dass das Bild verwackelt. Neuere Modelle verfügen über einen sog. „präview". Er zeigt das Motiv auf dem Monitor an. Dennoch ist eine Spiegelreflexkamera schwer und eher unhandlich.
- Bei einer Makrofunktion, die den Blitz zwangsabschaltet, ist ein Verwackeln durch zu lange Belichtungszeit vorprogrammiert.
- Der Blitz in Makrofunktion ist zu grell und führt zur Überbelichtung. Das lässt sich durch eine Probeaufnahme noch vor dem Kauf im Geschäft erkennen. Geeignete Kameras haben bei einer guten Umgebungsbeleuchtung einen weichen (sanften) Blitz, der vom Patienten kaum wahrgenommen wird. Das Bild ist gut beleuchtet und nicht überbelichtet.

↪ Internet

Ausführliche Informationen zu Digitalkameras finden Sie auf der Internetseite www.digitalkamera.de oder bei Stiftung Warentest: www.stiftungwarentest.de.

6.8 Laborleistungen und Laborgemeinschaft

Laborleistungen werden von Patienten in nahezu allen Heilpraktikerpraxen zumindest erwartet. Es ist deshalb ratsam, Laborleistungen anzubieten – auch wenn Sie diese nicht selbst erbringen wollen.

Wenn Sie sich dafür entscheiden, Laborleistungen selbst anzubieten, dann sollten Sie auf jeden Fall gut überlegen, ob Sie entweder nur einfache Urintests mithilfe von Urinteststreifen durchführen (wichtige Maßnahme innerhalb eines Diabetesscreenings oder zur Bestimmung von Harnwegsinfekten und einigen Nierenerkrankungen) oder eine umfangreiche, aufwendige und kostenintensive Blutanalyse anbieten. Wer die Investition und Mühe nicht scheut, kann mit **Trockenchemie** (Teststreifenverfahren unter Zuhilfenahme eines Reflexionsfotometers) etliche Blutparameter auf einfache Weise in der Praxis sofort bestimmen. Allerdings ist hierfür die Teilnahme an regelmäßigen Ringversuchen (▶ Kasten, S. 178) neben der internen Qualitätssicherung (Kontrollserien) notwendig.

> **Ringversuche**
> Bei Ringversuchen erhält man von einem anerkannten Prüflabor 4-mal im Jahr verblindet jeweils 2 Seren, an denen man alle in der Praxis angebotenen Parameter testet. Die Ergebnisse werden zur Kontrolle dem Prüflabor zugesandt. Stimmen diese Ergebnisse mit den im Prüflabor verifizierten innerhalb einer Toleranzgrenze überein, erhält man ein Zertifikat, das die Qualität der Laborarbeit bestätigt.

6.8.1 Vorteile des Angebots von Laboranalysen

Es gibt eine Reihe von Gründen, die dafür sprechen, Laboranalysen anzubieten:

- **Als vertrauensbildende Maßnahme:** Das Praxisbild wird durch die Laborleistung abgerundet und der Patient weiß, dass Sie sich mit der Interpretation von Laborparametern auskennen. Er wird Ihren Rat dementsprechend auch dann in Anspruch nehmen, wenn Sie die Befunde nicht selber erhoben haben. Sie selber gewinnen so mehr Routine und können mit Fremdbefunden besser und sicherer umgehen.
- **Die Diagnosesicherheit wird deutlich erhöht**: Viele Diagnosen (z. B. Fettstoffwechselstörungen, Diabetes, Gicht, Nephropathien) sind im Wesentlichen „Labordiagnosen", deren Verifizierung und Verlaufsbeurteilung nur über eine Labordiagnostik möglich ist. Wenn Sie nicht auf die Laborarbeit von Ärzten angewiesen sein wollen, kommen Sie um die Zusammenarbeit mit einem Labor oder die Durchführung eigener Laborleistungen nicht herum.
- **Als Instrument der Patientenbindung.** Patienten nehmen diese Leistung sehr gern in Anspruch – sogar in Apotheken, wobei dort Beratung und Leistungsangebot (Laborparameter) sehr begrenzt sind.
- Wenn es Ihnen gelingt, dem Patienten die Interpretation der Werte in verständlicher Sprache zu vermitteln, werden die Patienten dieses Angebot von Ihnen gerne in Anspruch nehmen. Denn sie ziehen häufig die von Ihnen unter dem Aspekt der „sanften Medizin" und/oder der Ernährungsberatung abgeleiteten Konsequenzen den Therapien Ihres Hausarztes vor.

6.8.2 Laboruntersuchungen wirtschaftlich gesehen

Die Kosten der Reagenzien für die Trockenchemie sind deutlich höher als bei der normalen Fotometrie, weshalb in der GOÄ für Trockenchemie auch deutlich höhere Honorare gezahlt werden als bei Analysen mit Automaten. Zusätzlich wird die Höchstbetragsregelung der GOÄ dabei ausgesetzt (▶ **Kap. 10.2.3, S. 288**).

Sehr aufwendige Untersuchungen einschließlich Hormonspiegel- oder Tumormarker-Bestimmung usw. können nur in Speziallabors wirtschaftlich rentabel durchgeführt werden. Andere wiederum erfordern den Umgang mit Isotopen und entziehen sich ohnehin einer ambulanten Praxis.

Einige Patienten wünschen die Messung von Laborparametern, ohne dass diese etwas mit dem konkreten Behandlungsfall zu tun haben. Auch solche Parameterbestimmungen werden in aller Regel erstattet, obschon ein Rechtsanspruch nur dann gegeben ist, wenn eine medizinische Notwendigkeit besteht oder sich z. B. aufgrund der Familienanamnese ein Risikoprofil ergibt. Es kann sogar die Angst des Patienten ausreichen.

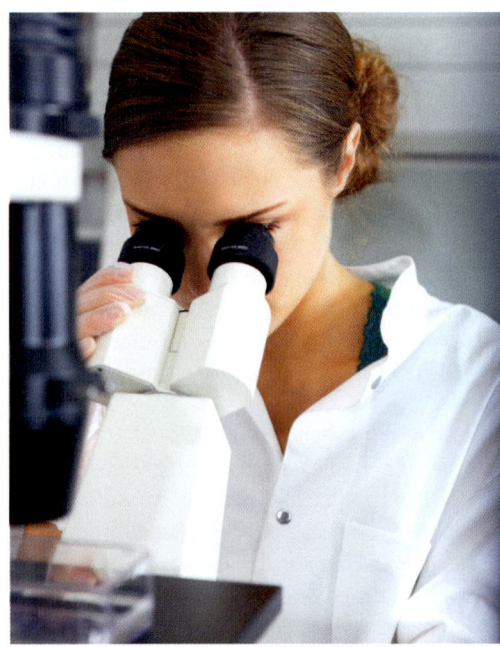

▶ **Abb. 6.7** Auch für Heilpraktiker kann ein Blick durchs Mikroskop lohnend sein.

6.8.3 Fremdlabor auf der Patientenrechnung

Hat ein Fremdlabor eine Analyse vorgenommen, sollte es die Leistung dem Patienten **direkt in Rechnung stellen**. Somit bleibt die Buchführung des Heilpraktikers unbelastet. Laborleistungen, die ein Fremdlabor erbracht hat und auf der Patientenrechnung von einem Heilpraktiker liquidiert sind, sind tickende Zeitbomben in der HP-Buchhaltung. Labor- und Patientenrechnung belegen, ob der Heilpraktiker einen Gewinn dadurch erzielt. Das kann besonders dann zu einer Gewerbesteuerpflicht führen, wenn in erheblichem Umfang Laborleistungen erbracht werden. Befinden sich die Laborleistungen auf einer Rechnung neben den Behandlungsleistungen aufgeführt, so kann der gesamte Rechnungsbetrag steuerlich belastet werden. Bei einer Steuerprüfung könnten so alle Rechnungen, die mit Gewinn berechnete Laborleistungen enthalten, für den gesamten Prüfzeitraum rückwirkend (z. B. für 4 Jahre) zu einer erheblichen Steuernachzahlung führen.

> ❗ **Beachte: Wenn durch eine Laborleistung Gewinn erzielt wird (Differenz zwischen Laborrechnung und Patientenrechnung), kann dies im Falle einer Steuerprüfung als Gewinn aus gewerblicher Tätigkeit angesehen werden.**

Sie haben ggf. einen unangemessen hohen Aufwand, um zu bewirken, dass die Gesamtrechnung nicht gewerbesteuerlich abfärbt und damit ab einer gewissen Umsatzhöhe auch noch Mehrwertsteuer anfällt. Dies können Sie zwar durch getrennte Rechnungen und eine sehr genaue Buchführung erreichen. Aber möchten Sie wirklich Ihre Patienten über Laborleistungen finanziell unnötig belasten?

Ihre Patienten müssen Ihre Leistungen in einzelnen Fällen in nicht geringem Umfang in Anspruch nehmen. Schon deshalb sollten Sie die Gesamtheit der Ausgaben im Blick haben.

6.8.4 Mitglied in einer Laborgemeinschaft

Die Problematik bei der Abrechnung von Laborleistungen versuchen Ärzte und Heilpraktiker manchmal durch Mitgliedschaft in sog. Laborgemeinschaften zu umgehen. Sie kaufen sich mit einem individuellen Betrag in das Labor ein, werden dadurch zu Miteigentümern und können die im Labor erbrachten Leistungen als eigen erbrachte deklarieren. Das ist möglich, weil sie als Miteigentümer die Untersuchung an den Laborarzt oder leitenden Heilpraktiker der Laborgemeinschaft delegieren können. Ob das Finanzamt dieses Vorgehen akzeptiert, zeigt sich immer erst bei einer Steuerprüfung. Wie juristisch einwandfrei ein Vertrag über die Mitgliedschaft in einer Laborgemeinschaft ist, sollte daher unbedingt von Fachleuten (Steuerberater oder Anwalt für Steuerrecht) geprüft werden. Ein Steuerprüfer könnte ein Scheingeschäft unterstellen, wenn der Heilpraktiker beispielsweise nicht angemessen am unternehmerischen Risiko beteiligt ist oder seine finanzielle Einlage so gering ausfällt, dass eine echte Beteiligung unglaubwürdig erscheint. Sieht der Vertrag auch noch vor, dass die an sich schon zu geringe Einlage zurückerstattet wird, wenn es zu einer Kündigung der Mitgliedschaft kommt, kann der Steuerprüfer das als weiteren Hinweis für ein Scheingeschäft erachten.

6.9 Arbeitsanweisungen/ Checklisten für Behandlungsabläufe

Jeder Heilpraktiker darf grundsätzlich alle Therapieformen anwenden. Es sei denn, das für eine Behandlung erforderliche Medikament oder Medizinprodukt ist ihm per Gesetz bzw. Verordnung vorenthalten (z. B. verschreibungspflichtige Medikamente) oder die Behandlung einer Erkrankung ist Heilpraktikern per Gesetz bzw. Verordnung untersagt (z. B. Krankheiten nach dem Infektionsschutzgesetz (▶ Kap. 3.4.12, S. 53). Sobald ein Heilpraktiker eine Therapieform anwendet, muss er sie in den Augen des Gesetzgebers sorgfältig und nach den allgemein geltenden Regeln der Heilkunst (**State of the Art**) ausführen können. Setzt ein Heilpraktiker beispielsweise invasive Maßnahmen ein, muss er hierüber dieselben Kenntnisse besitzen wie ein Arzt, d. h. ebenso detailliert über die Indikationen für die Methode, die richtige Ausführung, mögliche Risiken etc. informiert sein (allgemeine Rechtsauffassung, verifiziert durch ein BGH Urteil vom 29.01.1991/ VI ZR 206/90).

Der Gesetzgeber unterstellt dem Heilpraktiker somit, dass er nur Therapieformen anwendet, die er seinem Kenntnis- und Ausbildungsstand entsprechend beherrscht. Es gibt derzeit jedoch keine gesetzlichen Regelungen, die dem Heilpraktiker vorschreiben, wo, wie und in welchem Umfang er sich Kenntnisse aneignen muss, damit er für eine Behandlung qualifiziert ist – im Gegensatz zu Ärzten, bei denen Studium und Examina die Qualifikation belegen.

Ebenso wenig ist für Heilpraktiker geregelt, wie Kenntnisse in der richtigen Anwendung einer Therapieform nachzuweisen sind. Es ist weder ein Testat noch ein Zertifikat oder ein Prüfungsnachweis zwingend erforderlich, womit Qualifikationen hinreichend belegt werden können. Gerade im Falle eines Behandlungsfehlervorwurfs muss ein Heilpraktiker aber unter Umständen nachweisen, dass er korrekt behandelt hat, denn hier kann die Beweislast umgekehrt werden.

✳ **Merke: Heilpraktiker sind gesetzlich nicht zur Behandlung verpflichtet. Sie können es daher ablehnen, eine Therapieform anzuwenden, wenn Sie der Meinung sind, dass Ihre Fähigkeiten und/oder Möglichkeiten nicht dafür ausreichen. Ausgenommen ist hiervon selbstverständlich die Pflicht Erste Hilfe zu leisten.**

6.9.1 Ausbildungsnachweis und Arbeitsanweisung

Es gibt 2 Möglichkeiten um nachzuweisen, dass eine Behandlung State of the Art erfolgt ist. Zum einen gelingt das mit einem Ausbildungsnachweis. Er bestätigt, dass ein definiertes Wissen zu einem bestimmten Zeitpunkt vorhanden war. Idealerweise ist das Wissen durch eine Prüfung validiert.

Die 2. Möglichkeit ist die Arbeitsanweisung (Ausführungsbeleg). Ihr kommt eine besondere Bedeutung für die Arbeitsweise im konkreten Fall zu. Der Ausführungsbeleg lässt sich mithilfe einer Dokumentation der ausgeführten Therapieschritte/Maßnahmen in der Patientenakte erbringen. Die Patientenakte ist damit zweifelsohne das wichtigste Dokument in der Heilpraktikerpraxis, denn neben allen patientenspezifischen Informationen enthält sie auch Aspekte wie Anamnese, Befunde und Diagnose. Sie belegt damit, was den Heilpraktiker zu bestimmten Handlungen bzw. Behandlungen veranlasst hat (▶ **Kap. 6.7.2**, ▶ **S. 170**).

Allgemeine Praxisroutinen sind in der Patientenakte jedoch nicht aufgeführt. Sie sollten deshalb für alle invasiven Maßnahmen und Therapien, die mit einem gewissen Risiko einhergehen, Arbeitsanweisungen in Form von Checklisten in Ihrer Praxis vorliegen haben. Hier sollten Behandlungsschritte exakt erläutert sein.

Checklisten können bei einer Überprüfung durch den Amtsarzt zugrunde gelegt werden. Sie belegen im Falle eines Rechtsstreits auch, wie in Ihrer Praxis eine Behandlung ausgeführt wird und ob alle relevanten Arbeitsschritte eingehalten werden. Checklisten sind somit ebenfalls Ausführungsbelege. Innerhalb des Qualitätsmanagement-Systems (QM-System) in Ihrer Praxis sind alle relevanten Tätigkeiten (Behandlungsschritte, grundsätzliche Hygieneprozesse) nachvollziehbar beschrieben (▶ **Kap. 2.3.2**, **S. 8**). Hier ist auch zu ersehen, wie Therapieformen generell in der eigenen Heilpraktikerpraxis ausgeführt werden.

Die folgenden Checklisten entsprechen dem allgemeinen medizinischen Standard und können als Muster für Ihre eigenen Checklisten dienen. Sie sind in Zusammenarbeit mit der Heilpraktikerin Cora Worz und dem Heilpraktiker Karl Vetter entstanden. Diesen Kollegen gilt mein besonderer Dank!

6.9.2 Injektionsbehandlungen

Injektionsbehandlungen sind die invasiven Methoden, die Heilpraktiker in ihrem Praxisalltag am häufigsten anwenden. Egal ob es sich um eine intrakutane (i.c.), eine subkutane (s.c), eine intramuskuläre (i.m.) oder eine intravenöse Injektion (i.v.) handelt, Injektionen haben eine Reihe von Vorteilen gegenüber anderen Applikationsformen:
- Die Medikamentenwirkung tritt schneller ein.
- Wirkungseintritt und -dauer lassen sich durch die Art der Injektion beeinflussen.

- Ein Wirkstoff lässt sich präziser dosieren.
- Bei Patienten, die in der Medikamenteneinnahme unzuverlässig sind, ist die Wirkstoff-Applikation sichergestellt.
- Der Verdauungstrakt einschließlich Mundhöhle lässt sich umgehen.
- Zusätzliche Wirkmechanismen lassen sich nutzen (z. B. Injektionen in Reflexzonen, Tender-/Trigger-Points, Akupunkturpunkte).
- Der Wirkstoff kann unabhängig davon verabreicht werden, ob der Patient bei Bewusstsein bzw. in der Lage ist, zu schlucken.

Injektionsbehandlungen sind grundsätzlich aber auch eine potenzielle Gefahr für den Patienten. Daher sollten Sie sich der Nachteile einer Injektion bewusst sein:
- Jede Injektion ist zwangsläufig eine Verletzung der körperlichen Unversehrtheit des Patienten. Das ist nur zu rechtfertigen, wenn sich mit alternativen Methoden keine vergleichbare Wirkung erzielen lässt.
- Der Patient ist durch eine Injektion verschiedenen Risiken wie Infektion, Blutung, Nervenschädigung etc. ausgesetzt.
- Erhält ein Patient irrtümlich eine nicht für ihn bestimmte Injektion, lässt sich der Wirkstoff weder durch provoziertes Erbrechen noch durch Laxanziengabe beschleunigt aus dem Körper entfernen.
- Eine Injektionstherapie verursacht höhere Kosten.

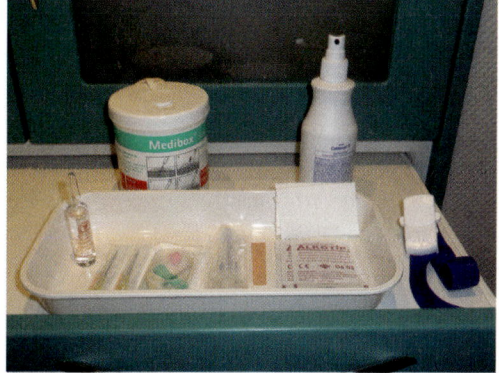

▶ **Abb. 6.8** Injektionsbehandlungen gehören zu den häufigsten invasiven Maßnahmen in der Heilpraktikerpraxis.

- Bei Injektionen fallen erhebliche Mengen an Einmalartikeln sowie teilweise infektiöse Abfälle an.
- Die Verwendung von Injektionskanülen ist für den Heilpraktiker und seine Mitarbeiter eine zusätzliche Gefahrenquelle für Verletzungen und Infektionen.

Mehrfachentnahmebehältnisse

Die Entnahme von Injektionslösungen aus Mehrfachentnahmebehältnissen ist eine besonders große Gefahrenquelle für Ihren Patienten, denn das Risiko einer nosokomialen Infektion ist hier sehr hoch. Ich rate deshalb ausschließlich zur Verwendung von Einmalentnahmebehältnissen. Wenn Sie trotzdem Mehrfachentnahmebehältnisse verwenden, sollten Sie nur unter strengen hygienischen Gesichtspunkten daraus entnehmen.

Die Hygienerichtlinie des RKI (Robert Koch-Institut) empfiehlt zur Entnahme von Injektionslösungen aus Mehrfachentnahmebehältnissen:
- Wischdesinfektion des Gummistopfens vor Punktion (Einwirkzeit beachten)
- Verwendung einer Kanüle für jede neue Entnahme bzw. die Verwendung von Mehrfachentnahmekanülen mit Luftfilter, Kontaminationsschutzhülle und Verschlusskappe
- Verwendung einer neuen Spritze für jede neue Entnahme

Wenn Sie ein Mehrfachentnahmebehältnis verwenden, müssen Sie Datum und Uhrzeit der ersten Entnahme (Anbruch) auf dem Behältnis deutlich erkennbar notieren. Sie müssen ebenfalls Datum und Uhrzeit deutlich erkennbar anbringen, nach deren Ablauf eine weitere Entnahme unzulässig ist.

Das angebrochene Mehrfachentnahmebehältnis muss kühl gelagert werden. Es ist somit ein Kühlschrank in der Praxis erforderlich, der mit einer Max./Min.-Temperaturkontrolle laufend auf die konstante erforderliche Kühltemperatur geprüft werden kann.

Beispiel der Beschriftung:
1. Entnahme: 01.01.2009, 10 Uhr → verwenden bis max. 02.01.2009, 10 Uhr

Wie lange Sie ein Mehrfachentnahmebehältnis verwenden dürfen und wie Sie es nach Anbruch lagern müssen, können Sie den Herstellerangaben entnehmen. Im Regelfall liegt die Haltbarkeit bei kühler Lagerung bei maximal 24 Stunden.

Bedenken Sie, dass Lösungen in Mehrfachentnahmebehältnissen mit Konservierungsstoffen haltbar gemacht werden. Diese Konservierungsstoffe sind ein häufiger Grund für allergische Reaktionen. Sie setzen den Patienten damit einem unnötigen Risiko aus.

Wenn Sie den Gummistopfen eines Mehrfachentnahmebehältnisses durchstechen, lösen sich bei jeder Entnahme Kautschukpartikel, die an der Kanüle haften bleiben bzw. in die Lösung gelangen. Sie setzen den Patienten dadurch einem weiteren, nicht notwendigen Risiko aus – insbesondere, wenn er Latex-Allergiker ist. Ich rate Ihnen auch aus diesen Gründen von Mehrfachentnahmebehältnissen dringend ab!

Patientenaufklärung vor der Injektion

Vor jeder Injektion müssen Sie einen Patienten in einem direkten Gespräch über folgende Punkte aufklären:

- Zweck der Injektion und ihre Durchführung
- eventuelle nicht invasive Therapiealternativen
- alle Risiken, die mit einer Injektion verbunden sind (z. B. Spritzenabszess, Verletzung von Nerven oder Blutgefäßen etc.)
- unerwünschte Arzneiwirkungen (Nebenwirkungen), verursacht durch die verabreichte Substanz (z. B. Unverträglichkeit, allergische Reaktion, Erstverschlimmerung)

> **Cave**
>
> **Erst nach diesem Gespräch kann der Patient rechtswirksam in eine Injektion einwilligen! Sie sollten in der Patientenakte dokumentieren, dass Sie den Patienten aufgeklärt haben und seine Einwilligung vermerken.**

Checklisten für Injektionsbehandlungen

Nachfolgend finden Sie Checklisten zu allen in der Naturheilpraxis üblichen Injektionstechniken und der Blutentnahme. Diese Muster-Checklisten können Sie nur dann Ihrem praxiseigenen („einrichtungsinternen") Qualitätsmanagement-System hinzufügen und als **Arbeits- oder Prüfanweisungen** verwenden, wenn sie zuvor dem individuellen Vorgehen in Ihrer Praxis angepasst worden sind (▶ **Kap. 2.3.2, S. 8**). Sie sind also verpflichtet, jede Checkliste dahin gehend genau zu prüfen, ob und inwieweit sie in Ihrer Praxis anwendbar ist. Ggf. müssen Sie die Checklisten an Ihren praxisinternen Behandlungsablauf anpassen.

Alle Checklisten finden Sie auch auf der CD-ROM.

Checkliste Vorbereiten einer Injektion (◎ 14)

5er-Regel vor jeder Injektion beachten
- richtiger Patient
- richtiges Medikament
- richtige Dosierung und Konzentration
- richtige Applikationsform
- richtiger Zeitpunkt

Verfalldatum von Medikament und Material kontrollieren!

Benötigte Materialien (abhängig von der Injektionsart)
- mit einem VAH-gelisteten Flächendesinfektionsmittel gereinigtes und desinfiziertes Tablett
- Ampulle(n) mit Medikament(en)
- entsprechende Anzahl Spritzen mit entsprechendem Fassungsvermögen
- entsprechende Anzahl Kanülen (bis zu 2 pro Spritze) mit entsprechender Größe, gebräuchliche **Kanülengrößen und farbliche Markierung sind:**
  - Nr. 1 (gelb) 0,9 × 40 mm
    (gelb) 0,9 × 70 mm
  - Nr. 2 (grün) 0,8 × 40 mm
  - Nr. 12 (schwarz) 0,7 × 30 mm
  - Nr. 14 (blau) 0,6 × 30 mm
  - Nr. 16 (blau) 0,6 × 25 mm
  - Nr. 17 (lila) 0,55 × 25 mm
  - Nr. 18 (braun) 0,45 × 25 mm
  - Nr. 20 (grau) 0,4 × 20 mm
- Butterfly 19 G (zur i.v.-Injektion)
- Staubinde (für i.v.-Injektion)
- Händedesinfektionsmittel zur hygienischen Händedesinfektion
- Einmalhandschuhe
- sterile Einweg-Alkoholtupfer (z. B. Alcopads) für die Hautdesinfektion am Patienten oder Hautdesinfektionsmittel und sterile Kompressen

▼

▼
- Wundschnellverband
- Pflasterstreifen (z. B. Leukopor zum Fixieren einer Butterfly)
- Kanülenabwurfbehälter
- evtl. Ampullensäge

Durchführung Vorbereiten einer Injektion
Beachte: Injektion erst unmittelbar vor dem Verabreichen vorbereiten!
- ausreichend große Arbeitsfläche mit VAH-gelisteten Flächendesinfektionsmittel desinfizieren
- gereinigtes und desinfiziertes Tablett bereitstellen
- Ampulle(n), Spritze(n) und Kanülen bereitstellen
- Kanülenabwurfbehälter bereitstellen
- hygienische Händedesinfektion durchführen
- Ampullen vom Körper weg halten und am Brechring bzw. der Markierung aufbrechen (falls Markierung bzw. Brechring fehlen, zuerst mit einer Ampullensäge den Ampullenhals ansägen)
- **Aufziehen ohne Kanüle:** Verpackung der Spritze öffnen, ohne Spritzenkonus zu berühren
  - Spritzenkonus in die Ampulle einführen. Darauf achten, dass der Konus nicht die Ampulle außen berührt und die Finger nicht den aufgebrochenen Ampullenrand berühren. Die Spritze wäre sonst unsteril und würde den Ampulleninhalt kontaminieren bzw. der Ampulleninhalt würde kontaminiert, weshalb er dann verworfen werden müsste
  - Aspiration der Injektionslösung
  - Verpackung der Kanüle öffnen und Kanüle sorgfältig auf den Spritzenkonus aufsetzen, ohne Konus oder Kanülenansatz zu berühren
- **Aufziehen mit Kanüle:** Verpackung von Kanüle und Spritze öffnen, ohne Spritzenkonus oder Kanülenansatz zu berühren
  - Kanüle auf Spritzenkonus aufsetzen, ohne Konus oder Kanülenansatz zu berühren, und die Nadel in die Ampulle einführen. Darauf achten, dass die Nadel nicht die Ampulle außen berührt und die Finger nicht den aufgebrochenen Ampullenrand bzw. die Kanüle berühren. Kanüle bzw. Ampulleninhalt sind sonst unsteril und müssen verworfen werden ▼

▼
- Aspiration der Injektionslösung
- Kanüle entfernen und abwerfen, neue sterile Kanüle auf den Spritzenkonus aufsetzen
- Spritze mit der leeren Ampulle auf das vorbereitete Tablett ablegen. Nur wenn die leere Ampulle bei der bereitgestellten Spritze liegt, kann der Anwender kontrollieren, welches Arzneimittel oder Medizinprodukt aufgezogen wurde. Das ist dann besonders wichtig, wenn vorbereitende und injizierende Person nicht ein und dieselbe sind.
- ebenfalls auf Tablett bereitlegen: Einmalhandschuhe, sterile Einweg-Alkoholtupfer (z. B. Alcopads) für die Hautdesinfektion am Patienten oder Hautdesinfektionsmittel und sterile Kompressen, Wundschnellverband (je nach Injektionsart), Pflasterstreifen

Checkliste intrakutane Injektion (i.c.-Injektion) ◉ 10

Injektionsort
Kutis

Injektionsstellen
prinzipiell überall am Körper, außer an Schleimhäuten

Indikationen
- Quaddeltherapie
- Allergietestung
- Neuraltherapie mit Procain 1 % und 2 %
  Cave: Wenn Sie eine Neuraltherapie mit Procain durchführen, ist folgender Zusatz wichtig: „In dieser Praxis wird Procain ausschließlich i. c. appliziert". Sie können auch in die Patientenkartei eintragen: „Procain i. c."

Kontraindikationen
- Injektion in ödematöses, entzündetes oder infiziertes Gewebe
- Injektion in Muttermale, Ekzeme oder anderweitig erkrankte oder geschädigte Hautstellen

Mögliche Komplikationen
- Hämatombildung an der Einstichstelle
- allergische Reaktion
- Infektion der Einstichstelle bzw. Einbringen von Keimen in den Organismus

▼

▼

Geeignete Kanülen
- Nr. 17 oder Nr. 20 (Länge 20–25 mm)

Durchführung der i.c.-Injektion
- hygienische Händedesinfektion durchführen
- Einmalhandschuhe anziehen
- Injektionsstelle auswählen und desinfizieren, Einwirkzeit des Desinfektionsmittels beachten
- Kanüle in einem Winkel von ca. 10° mit nach oben gerichtetem Anschliff in die Haut einstechen
- Kanüle 2–3 mm vorschieben
- Wirkstoff langsam injizieren (bei Injektion von ca. 0,1 ml muss sich eine deutliche Quaddel bilden)
- Kanüle aus der Haut herausziehen und wegen Verletzungs- und Infektionsgefahr **nicht in die Hülle zurückstecken** (BG-Vorschriften einhalten)!
- Injektionsstelle beobachten; bei Austritt von Sekret mit sterilem Tupfer leicht komprimieren
- Material entsorgen
- Dokumentation

Checkliste subkutane Injektion (s.c.-Injektion) 🄲 13

Injektionsort
Subkutis

Injektionsstellen
Prinzipiell jede Hautstelle mit ausreichend Unterhautfettgewebe, besonders
- Unterhautfettgewebe am Bauch: v. a. zwischen Crista iliaca und Bauchnabel
  Cave: Nicht in einem Radius von 2 cm um den Bauchnabel injizieren!
- Außenseite Oberschenkel
- Außenseite Oberarm

Indikation
Injektion eines Medikaments in das Unterhautfettgewebe

Kontraindikationen
- Schockzustände mit Zentralisation des Kreislaufs

▼

- Injektion in ödematöses, entzündetes oder infiziertes Gewebe
- Injektion in Muttermale, Narben, Ekzeme oder anderweitig erkrankte oder geschädigte Hautstellen

Mögliche Komplikationen
- Hämatombildung an der Einstichstelle
- allergische Reaktion
- Infektion der Einstichstelle bzw. Einbringen von Keimen in den Organismus
- Fettgewebsschwund/-zunahme

Geeignete Kanülen
- 12–16 mm Länge: für senkrechten Einstich (90°-Winkel)
- 19–26 mm Länge: für flacheren Einstich (Winkel von 30–45°)

Durchführung der s.c.-Injektion
- hygienische Händedesinfektion durchführen
- evtl. Einmalhandschuhe anziehen
- Injektionsstelle auswählen und desinfizieren, Einwirkzeit des Desinfektionsmittels beachten
- 2–3 cm dicke Hautfalte abheben, bei sehr dünnen Patienten Haut straff ziehen
- Kanüle entweder senkrecht oder in einem Winkel von 30-45° mit nach oben gerichtetem Anschliff in die Hautfalte einstechen
- Wirkstoff langsam injizieren
- Kanüle aus der Haut herausziehen, anschließend die Hautfalte loslassen
- leichte Kompression der Injektionsstelle mit sterilem Tupfer; keine kreisenden Bewegungen; nicht wischen
- Kanüle sachgemäß entsorgen und wegen Verletzungs- und Infektionsgefahr **nicht in die Hülle zurückstecken** (BG-Vorschriften einhalten)!
- Material entsorgen
- Dokumentation

▼

Checkliste intramuskuläre Injektion (i.m.-Injektion) © 11

Injektionsort
Muskelgewebe

Injektionsstellen
- M. gluteus medius
- M. vastus lateralis
- M. deltoideus

Lokalisation der Injektionsstellen

Injektionsstellen am Gesäßmuskel zur Injektion in den M. gluteus medius

Methode nach v. Hochstetter (ventrogluteale Injektion)
- Patient liegt auf der linken Seite, wenn ein Rechtshänder injiziert
- mit dem Zeigefinger der linken Hand den Darmbeinstachel (Spina iliaca anterior superior) ertasten
- Mittelfinger entlang der Spina iliaca maximal abspreizen
- Hand drehen, bis der Handballen auf dem Trochanter major zum Liegen kommt
- Zeigefinger bleibt fest an der Spina iliaca, der Mittelfinger wandert ca. 2 cm unter den Darmbeinkamm
- Spitze des Dreiecks zwischen Zeige- und Mittelfinger bildet den Injektionsort

Crista-Methode nach Sachtleben
- Patient liegt entspannt in Seiten- oder Rückenlage
- Bezugspunkte sind Trochanter major und Beckenkamm
- Injektionsort liegt auf einer gedachten senkrechten Verbindungslinie zwischen Eminentia cristae iliaca und Trochanter major

Injektionsstellen bei der Crista-Methode nach Sachtleben liegen
- bei Kindern bis 0,75 m: 1 Fingerbreit (ca. 2,5 cm) unterhalb des Beckenkamms
- bei Kindern bis 1,25 m: 2 Fingerbreit (ca. 5 cm) unterhalb des Beckenkamms
- bei Erwachsenen: 3 Fingerbreit (ca. 7,5 cm) unterhalb des Beckenkamms

Injektionsstellen am Oberschenkel zur Injektion in den M. vastus lateralis
- Kleinfingergrundgelenk einer Hand liegt auf dem Trochanter major, die andere Hand liegt oberhalb der Kniescheibe ▼
- beide Daumen abspreizen
- Injektionsort liegt oberhalb der gedachten Mittellinie zwischen den Daumen (mittleres Drittel) an der Oberschenkelaußenseite

Cave: Es dürfen max. 5 ml Lösung injiziert werden!

Injektionsstellen am Oberarm zur Injektion in den M. deltoideus
- Arm des Patienten sollte entspannt und darf nicht rotiert sein
- Injektion darf nur an der Außenseite des Oberarms erfolgen (Gefahr einer Arterienverletzung!)
- Injektion erfolgt an der höchsten Stelle der Muskelwölbung (beim Erwachsenen ca. 3 Fingerbreit unterhalb der Schulterhöhe [Akromion])

Cave: Es dürfen max. 2 ml Lösung injiziert werden!

Indikation
Injektion eines Medikaments in das Muskelgewebe

Kontraindikationen
- Schockzustände mit Zentralisation des Kreislaufs
- Injektion in ödematöses, entzündetes oder infiziertes Gewebe
- Injektion in Muttermale, Narben, Ekzeme oder anderweitig erkrankte oder geschädigte Hautstellen
- Antikoagulanzientherapie (Marcumarpatient)/ erhöhte Blutungsneigung (Hämophilie A)
- Verdacht auf Herzinfarkt oder Schlaganfall (i.m.-Injektion führt zu einer Erhöhung der CK und lässt somit keine eindeutige Aussage mehr zu, ob eine Ischämie vorliegt)
- Bevorstehende Lyse- oder Antikoagulanzientherapie (Blutungsgefahr an der Einstichstelle)
- Patienten mit Leberzirrhose (mögliche Gerinnungsstörung)

Mögliche Komplikationen
- Hämatombildung an der Einstichstelle
- allergische Reaktion
- lokale Infektion an der Einstichstelle bzw. Einbringen von Keimen in den Organismus
- Spritzenabszess an der Einstichstelle

▼

▼
- Verletzungen von Nerven, v. a. des N. ischiadicus. Während der Injektion auftretende Schmerzen weisen darauf hin. Sie strahlen typischerweise in das Bein unterhalb des entsprechenden Gesäßmuskels aus. Injektion sofort abbrechen!
- versehentliche i.v.-Injektion: Bei öligen Lösungen kann eine Lungenembolie auftreten! Daher unbedingt immer vor dem Einspritzen des Mittels aspirieren!
- Abbrechen der Injektionskanüle (äußerst selten)
- aseptische Muskelnekrose als Reaktion auf besonders aggressive Medikamente

Geeignete Kanülen
(abhängig von Körpergröße und Gewicht)
- Injektionen in den M. gluteus medius:
  - Erwachsene: Nr. 1 (Länge 40 mm; bei adipösen Patienten 70 mm)
  - Schulkinder: Nr. 2 (Länge 40 mm) oder Nr. 12 (Länge 30 mm)
  - Kleinkinder: Nr. 14 (Länge 30 mm)
- Injektionen in den M. vastus lateralis
  - Erwachsene: Nr. 2 (Länge 40 mm)
  - Schulkinder: Nr. 12 (Länge 30 mm)
  - Kleinkinder: Nr. 14 (Länge 30 mm)
  Bei untergewichtigen Kleinkindern ist an diesem Muskel von einer Injektion abzuraten.
- Injektionen in den M. deltoideus
  - Erwachsene: Nr. 12 (Länge 30 mm)
  - Schulkinder: Nr. 14 (Länge 30 mm)
  Bei untergewichtigen Schulkindern ist an diesem Muskel von einer Injektion abzuraten.
  - Kleinkinder: Injektion ist nicht empfehlenswert

Durchführung der i.m.-Injektion
- hygienische Händedesinfektion durchführen
- Einmalhandschuhe anziehen
- Lokalisation der Einstichstelle
- Markierung der Einstichstelle, z. B. sterilen Einwegtupfer ablegen
- Desinfektion der Einstichstelle, Einwirkzeit des Desinfektionsmittels beachten
- Haut mit Daumen und Zeigefinger spannen und in einem Winkel von 90° (senkrecht zur Hautoberfläche) mit nach oben gerichtetem Anschliff einstechen

▼

▼
- zügig einstechen und Kanüle zügig in den Muskel vorschieben
- **Aspiration:**
  Lässt sich kein Blut aspirieren: Wirkstoff langsam injizieren. Dabei Patienten beobachten.
  Lässt sich Blut aspirieren: Injektion abbrechen, Kanüle entfernen, Spritze noch einmal neu richten und Injektion an anderer Stelle wiederholen.
- bei Knochenkontakt die Nadel etwas zurückziehen und aspirieren, entsprechend weiter vorgehen (Blut lässt sich aspirieren/ lässt sich nicht aspirieren)
- Kanüle aus der Haut herausziehen und sachgemäß entsorgen. Kanüle wegen Verletzungs- und Infektionsgefahr **nicht in die Hülle zurückstecken** (BG-Vorschriften einhalten)!
- leichte Kompression der Injektionsstelle mit sterilem Tupfer
- Injektionsstelle desinfizieren, Wundschnellverband anbringen
- Patient beobachten, auf Reaktionen achten (Schmerz, Kreislaufsymptomatik etc.)
- Material entsorgen
- Dokumentation

Checkliste intravenöse Injektion/ Legen eines venösen Zugangs (i.v.-Injektion/ venöser Zugang) © 12

Cave: Fehler bei der intravenösen Injektion können schwerwiegende, auch tödliche Folgen haben!

Injektionsstellen/ Punktionsorte
- Venen an der Ellenbeuge: V. cephalica, V. basilica, V. mediana cubiti
- Unterarm: V. medina basilica, V. cephalica
- Venen am Handrücken: Rete venosum dorsale manus

Indikationen
Einbringen eines Medikaments direkt in den venösen Blutkreislauf/ Verabreichen einer Infusion

▼

Kontraindikationen

- Injektion/ Punktion in ödematöses, entzündetes oder infiziertes Gewebe
- Lymphödem oder nach Brust-OP mit Lymphknotenentfernung
- Injektion/ Punktion in Muttermale, Narben, Ekzeme oder anderweitig erkrankte oder geschädigte Hautstellen

Mögliche Komplikationen

- Durchstechen der Vene (i. d. Regel harmlos) mit Hämatombildung
- Nervenverletzungen oder Verletzung von tiefer gelegenen Strukturen wie Sehnen
- Hämatombildung an der Einstichstelle, wenn keine ausreichende Kompression erfolgt
- paravenöse Injektion; dadurch aseptische Gewebsnekrose als Reaktion auf besonders aggressive Medikamente möglich (z. B. konzentrierte Glukoselösung)
- Thrombophlebitis
- allergische Reaktion
- versehentliche Punktion einer Arterie (▶ Vorgehen bei versehentlicher i.a.-Injektion)
- Infektion der Einstichstelle bzw. Einbringen von Keimen in der Organismus

Geeignete Kanülen

Bevorzugt sollte sowohl für die Injektion, in jedem Fall aber für die Infusion, eine Venenpunktionskanüle (Butterfly) verwendet werden. Durch ihre optimale Länge (z. B. 19 G = 1,1 × 20 mm/gelb) lässt sie sich sehr gut führen und mithilfe der Befestigungs- und Führungslaschen gut fixieren.

Für die i.v.-Injektion lässt sich auch die Kanüle Nr. 1 (0,9 × 40 mm/gelb) verwenden.

Zur Infusion eignen sich auch Venenverweilkanülen (z. B. Braunüle oder Viggo), die mit Mandrin und Befestigungslaschen versehen sind.

Durchführung der i.v.-Injektion/ Legen eines venösen Zugangs

- hygienische Händedesinfektion durchführen
- Einmalhandschuhe anziehen
- geeignete Punktionsstelle auswählen (Vene muss gut fühlbar sein, es sollten keine Pulsationen zu spüren sein – das würde Arteriennähe anzeigen!)
- Staubinde am Oberarm anlegen und stauen (Radialispuls muss fühlbar bleiben, sonst wurde abgebunden statt gestaut)
- Hautdesinfektion, Einwirkzeit des Desinfektionsmittels beachten!
- Entfernen des Kanülenschutzes
- Einstichwinkel: 15–30° mit nach oben gerichtetem Anschliff. **Wichtig für die Punktion mit einer Kanüle zur Injektion**: Die Skalierung der Spritze muss ebenfalls nach oben zeigen, um die genaue Füllmenge ablesen zu können.
- **Wenn Sie eine Kanüle zur Punktion verwenden**: Aspirieren, Blut muss in der Spritze sichtbar werden!
  Wenn Sie eine Butterfly verwenden: vorsichtig die Verschlusskappe am Ende des Injektionsschlauchs öffnen. Liegt die Butterfly korrekt in der Vene, fließt Blut in den Injektionsschlauch zurück.

Cave: Helles Blut kann ein Hinweis für eine arterielle Punktion sein. **Wenn noch nicht injiziert worden ist:** Kanüle entfernen, Kompression der Einstichstelle für mehrere Minuten, bis die Blutung steht. **Ist in eine Arterie bereits injiziert worden, besteht die Gefahr eines Gefäßspamus (▶ Vorgehen bei versehentlicher i.a.-Injektion)**

- Bei Verwendung einer Butterfly die Spritze jetzt aufsetzen. Dient die Butterfly zur Infusionsbehandlung, Verschlusskappe schließen und Kanüle mit Pflasterstreifen fixieren. Erst danach Infusion anschließen.
- Staubinde öffnen
- Injektionslösung langsam injizieren/Infusion beginnen, Patient dabei beobachten und Reaktionen abfragen (mögliche Nebenwirkungen, Unverträglichkeitsreaktionen)
- nach Beendigung der Injektion/Infusion: sterilen Tupfer auf die Punktionsstelle legen und Kanüle/Butterfly herausziehen, Tupfer währenddessen nicht auf die Punktionsstelle drücken
- Kanüle/Butterfly sachgemäß entsorgen, wegen Verletzungs- und Infektionsgefahr **nicht in die Hülle zurückstecken** (BG-Vorschriften einhalten)!
- nach Entfernen der Kanüle/Butterfly den Tupfer für mind. 2 Min. fest auf die Punktionsstelle drücken. Punktierten Arm ggf. hoch halten
- Material entsorgen
- Dokumentation

Vorgehen bei schlecht tastbaren Venen
- Arm unmittelbar vor der Punktion für 10–15 Min. in ein warmes Armbad legen
- kurz vor der Stauung warme Kompresse auf den Arm legen
- Patient auffordern, mehrmals die Hand abwechselnd zu einer Faust zu ballen und wieder locker zu lassen
- Arm vorsichtig beklopfen
- Unterarm von distal nach proximal massieren

Vorgehen bei versehentlicher i.a.-Injektion
- Kanüle in der Arterie liegen lassen
- sofort mit 10–20 ml Kochsalzlösung spülen
- Notarzt verständigen

Checkliste venöse Blutentnahme (◎ 02)
Die venöse Blutentnahme unterscheidet sich in der Vorbereitung und Durchführung nicht wesentlich von einer i.v.-Injektion. Einziger Unterschied ist, dass hier Blut aus dem venösen Kreislauf aspiriert und nicht ein Medikament dort hinein injiziert wird.

Benötigte Materialien
- mit einem VAH-gelisteten Flächendesinfektionsmittel gereinigtes und desinfiziertes Tablett
- Spritze mit entsprechendem Fassungsvermögen (bei Eigenblutbehandlung)
- entsprechende Anzahl und Art Blutprobeentnahmeröhrchen (bei Blutentnahme)
- geeignete Kanüle oder Butterfly
- Adapter zur Blutentnahme
- Staubinde
- Händedesinfektionsmittel zur hygienischen Händedesinfektion
- Einmalhandschuhe
- sterile Einweg-Alkoholtupfer (z. B. Alcopads) für die Hautdesinfektion am Patienten oder Hautdesinfektionsmittel und sterile Kompressen
- Wundschnellverband
- Kanülenabwurfbehälter

Punktionsort/ Punktionsstellen
- Venen an der Ellenbeuge: V. cephalica, V. basilica, V. mediana cubiti
- Unterarm: V. medina basilica, V. cephalica
- Venen am Handrücken: Rete venosum dorsale manus

Indikationen
- Blutentnahme zur Labordiagnostik
- Blutentnahme zur Therapie (z. B. Eigenblutbehandlung)

Kontraindikationen
- Punktion in ödematöses, entzündetes oder infiziertes Gewebe
- Punktion in Muttermale, Narben, Ekzeme oder anderweitig erkrankte oder geschädigte Hautstellen
- Lymphödem oder nach Brust-OP mit Lymphknotenentfernung

Mögliche Komplikationen
- Durchstechen der Vene (i. d. Regel harmlos) mit Hämatombildung
- Nervenverletzungen oder Verletzung von tiefer gelegenen Strukturen wie Sehnen
- Hämatombildung, wenn keine ausreichende Kompression erfolgt
- Thrombophlebitis
- Luftembolie
- versehentliche Punktion einer Arterie
- Infektion der Einstichstelle bzw. Einbringen von Keimen in der Organismus

Geeignete Kanülen
Bevorzugt sollte eine Venenpunktionskanüle (Butterfly) verwendet werden. Durch ihre optimale Länge (z. B. 19 G = 1,1 × 20 mm/gelb) lässt sie sich sehr gut führen und mithilfe der Befestigungs- und Führungslaschen gut fixieren. Auch eine Kanüle Nr. 1 (0,9 × 40 mm/gelb) eignet sich gut.

Durchführung der venösen Blutentnahme
- gereinigtes und desinfiziertes Tablett mit benötigten Materialien bereitstellen (Verfalldatum prüfen)
- hygienische Händedesinfektion durchführen
- Einmalhandschuhe anziehen
- geeignete Punktionsstelle auswählen (Vene muss gut fühlbar sein, es sollten keine Pulsationen zu spüren sein – das würde Arteriennähe anzeigen!)

▼
- Staubinde am Oberarm anlegen und stauen (Radialispuls muss fühlbar bleiben, sonst wurde abgebunden statt gestaut)
- Hautdesinfektion, Einwirkzeit des Desinfektionsmittels beachten!
- Entfernen des Kanülenschutzes
- mit nach oben gerichtetem Anschliff in einem Winkel von 15–30° in die Haut einstechen
- **Wenn Sie eine Kanüle zur Punktion verwenden**: Aspirieren, Blut muss in der Spritze bzw. im Probeentnahmeröhrchen sichtbar werden!
- **Wenn Sie eine Butterfly verwenden**: vorsichtig die Verschlusskappe am Ende des Injektionsschlauchs öffnen. Liegt die Butterfly korrekt in der Vene, fließt Blut in den Injektionsschlauch zurück. Probeentnahmeröhrchen bzw. Spritze aufsetzen.
  Cave: Helles Blut kann ein Hinweis für eine arterielle Punktion sein! (▶ Kanüle entfernen, Kompression der Einstichstelle für mehrere Minuten, bis die Blutung steht)
- Staubinde öffnen
- Blutprobenentnahmeröhrchen bzw. Spritze durch Blutaspiration befüllen, langsam aspirieren (bei zu schneller Aspiration werden Serumelektrolytwerte verfälscht)
- Patient beobachten, auf Reaktionen achten (Schmerz, Kreislaufsymptomatik etc.)
- nach Beendigung der Entnahme Tupfer auf die Punktionsstelle legen und Kanüle/Butterfly herausziehen, Tupfer dabei nicht auf die Punktionsstelle drücken
- Kanüle/Butterfly sachgemäß entsorgen, wegen Verletzungs- und Infektionsgefahr **nicht in die Hülle zurückstecken** (BG-Vorschriften einhalten)!
- nach Entfernen der Kanüle/Butterfly den Tupfer für mind. 2 Min. fest auf die Punktionsstelle drücken, punktierten Arm dabei hochhalten
- Material entsorgen
- Dokumentation

Vorgehen bei schlecht tastbaren Venen
- Arm unmittelbar vor der Punktion für 10–15 Min. in ein warmes Armbad legen
- kurz vor der Stauung warme Kompresse auf den Arm legen

▼

▼
- Patient auffordern, mehrmals die Hand abwechselnd zu einer Faust zu ballen und wieder locker zu lassen
- Arm vorsichtig beklopfen
- Unterarm von distal nach proximal massieren

Cave: Längeres Stauen (> 3 Min.) vermeiden, da Blutwerte wie Serumeiweiß, Kalium, Kalzium und Hämatokrit sonst verfälscht werden können.

6.9.3 Infektionsprävention bei Infusionstherapien

Viele Heilpraktiker wenden Infusionstherapien wie die Chelat-Therapie, Vitamin-C-Infusionen etc. an. Auch Eigenblutbehandlungen in Form der Ozontherapie, HOT oder UVB sind sehr beliebt. Im Praxisalltag können jedoch Infusionslösungen, Behältnisse mit Eigenblut, Infusionssysteme und Katheteransatzstücke schnell mit Keimen kontaminiert und so für Patienten zur Infektionsgefahr werden.

Langzeitinfusionen sind naturgemäß eine besonders große **Gefahrenquelle**. Grundsätzlich sollten Infusionslösungen daher je nach Zusammensetzung innerhalb von 12–24 Stunden verabreicht werden. Wie Untersuchungen zeigen, lässt sich Keimwachstum bereits nach 6–12 Stunden in einem Infusionsbehältnis mit einer Lipidlösung nachweisen.

In der Heilpraktikerpraxis kommen Langzeitinfusionen nur selten vor, wie etwa bei der **Chelat-Therapie**. Hier werden Infusionen über eine Zeitspanne von bis zu 4 Stunden verabreicht.

Doch auch die Gefahren, die von Kurzzeitinfusionen ausgehen, sollte man nicht unterschätzen. Besonders dann nicht, wenn darin Wirkstoffe aufgelöst worden sind oder die Infusion als Trägerlösung für Arzneimittel dient. Damit Sie das Risiko für Ihren Patienten so gering wie möglich halten können, sollten Sie die Hygienerichtlinie des RKI befolgen (▶ Kap. 3.5.2, S. 71). Hier sind Empfehlungen für alle Infusionsformen festgeschrieben, insbesondere für sog. Mischinfusionen.

> **Cave**
>
> Auch bei genauer Beachtung hygienischer Vorgehensweisen müssen Sie sich immer bewusst sein, dass Mikroorganismen mit einer Infusion in den Organismus Ihres Patienten eingebracht werden können. Alle Arten von Infusionstherapien sind daher eine potenzielle Quelle für nosokomiale Infektionen!

Empfehlungen für die Vorbereitung der Infusionstherapie

In Krankenhäusern ist für die Infusionsvorbereitung ein spezieller Platz eingerichtet. Heilpraktiker bereiten Infusionen dagegen meist im Behandlungszimmer vor, also patientennah.
Daher gilt:
- Arbeiten Sie immer unter streng hygienischen Bedingungen.
- Achten Sie darauf, dass Sie ausreichend Platz zur Verfügung haben, um die Infusion bzw. Mischinfusion problemlos vorbereiten zu können.
- Die Temperatur in diesem Raum/ an diesem Platz muss unter 25°C liegen.
- Reinigen Sie die Arbeitsfläche mit einem VAH-gelisteten Flächendesinfektionsmittel, bevor Sie mit dem Vorbereiten der Infusion beginnen.
- Beachten Sie die Angaben der Arzneimittelhersteller, wenn Sie eine Infusion bzw. Mischinfusion vorbereiten.

Sollten Sie nicht derjenige sein, der die Vorbereitungen übernimmt, muss Ihr Personal entsprechend geschult sein in der Vorbereitung von Infusionen bzw. in der Herstellung von Mischinfusionen. Dazu zählt auch die Hände- und Flächendesinfektion sowie das aseptische Arbeiten. Dokumentieren Sie unbedingt, dass Sie Ihr Personal entsprechend unterwiesen haben (▶ **Kap. 7.3.3, S. 239**). Anhand einer Checkliste (▶ **Kap. 6.9.3, S. 191**) kann das Vorgehen, wie in Ihrer Praxis Infusionen vorbereitet werden, Punkt für Punkt nachvollzogen werden.

Risiken während der Infusionstherapie

Das Risiko einer Kontamination ist am größten, wenn Sie das Infusionssystem konnektieren bzw. diskonnektieren. Daher sollte sich die Gabe von Injektionen während einer laufenden Infusionsbehandlung bzw. die Blutentnahme aus der liegenden Butterfly/Venenverweilkanüle auf ein Minimum beschränken. Auf jeden Fall müssen Sie vor einer Konnektion/Diskonnektion des Infusionssystems eine hygienische Händedesinfektion durchführen. Die Gefahr einer mikrobiellen Kontamination des Katheteransatzstücks (Venenverweilkanüle oder Butterfly) können Sie reduzieren, indem Sie es desinfizieren, bevor Sie Infusionssystem und Katheteransatzstück voneinander trennen. Allerdings können Inkompatibilitäten zwischen Desinfektionsmittel und Kathetermaterial bestehen, was das Risiko von Materialschäden beinhaltet.

Vor einer i.v.-Injektion müssen Sie Blut aspirieren, um sicherzustellen, dass Sie auch wirklich in eine Vene injizieren. Injizieren Sie über eine bereits zur Infusion verwendete Butterfly oder Venenverweilkanüle, können Sie durch die Konnektion der Spritze am Katheteransatzstück Keime, die sich dort an Blutverschmutzungen festgesetzt haben, einschwemmen und so eine Infektion begünstigen. Um dieses Risiko zu minimieren und eine sichtbare Blutverschmutzung zu beseitigen, sollten der Luer-Ansatz und das Lumen des Katheters mit steriler 0,9% NaCL-Lösung gespült werden. Ein sauberer Tupfer kann Kontaminationen der Haut unter dem Luer-Ansatz durch austretendes Blut vermeiden helfen.

Patientenaufklärung vor der Infusionstherapie

Vor jeder Infusionsbehandlung müssen Sie einen Patienten in einem direkten Gespräch über folgende Punkte aufklären:
- Zweck der Infusion und ihre Durchführung
- eventuelle nicht invasive Therapiealternativen
- alle Risiken, die mit einer Infusion verbunden sind (z.B. paravenöse Infusion, versehentliche Punktion arterieller Blutgefäße etc.)
- unerwünschte Arzneiwirkungen (Nebenwirkungen), verursacht durch die verabreichte Substanz (z.B. Unverträglichkeit, allergische Reaktion, Erstverschlimmerung)

6.9 Arbeitsanweisungen/ Checklisten für Behandlungsabläufe

❗ **Beachte:** Erst nach diesem Gespräch kann der Patient rechtswirksam in eine Infusionsbehandlung einwilligen! Sie sollten in der Patientenakte dokumentieren, dass Sie den Patienten aufgeklärt haben und seine Einwilligung vermerken.

Vorbereitung von Infusionen

Die ordnungsgemäße Durchführung von Infusionen ist unerlässlich. Sie benötigen auch hier Arbeitsanweisungen im Sinne des Qualitätsmanagements. In diesem Kapitel finden Sie jeweils eine Muster-Checkliste für die Vorbereitung einer Infusion bzw. die Vorgehensweise bei der Zugabe von Ampullen in die Infusion. Die Checklisten finden Sie auch auf der CD-ROM.

Checkliste Vorbereiten einer Infusionstherapie (💿 09)

Hygiene ist bei der Vorbereitung einer Infusionstherapie das oberste Gebot! Was auf den Boden fällt, darf nicht mehr verwendet und muss sofort verworfen werden. Wenn versehentlich Kanülen, ein Konus (Infusionsbesteck, Spritzenkonus) einen Finger berührt haben oder anderweitig in Kontakt mit unsteriler Umgebung gekommen sind, sind sie sofort wegzuwerfen und gegen neues steriles Material auszutauschen!

Benötigte Materialien
- mit einem VAH-gelisteten Flächendesinfektionsmittel gereinigtes und desinfiziertes Tablett
- Flasche/ Beutel mit Infusionslösung
- Infusionsbesteck
- Händedesinfektionsmittel
- Hautdesinfektionsmittel zum Aufsprühen und sterile Kompressen oder sterile Einweg-Alkoholtupfer (Alcopads)

Durchführung Vorbereiten der Infusionstherapie
- Infusion erst unmittelbar vor Gebrauch zubereiten
- ausreichend große Arbeitsfläche mit einem VAH-gelisteten Flächendesinfektionsmittel desinfizieren
- kontrollieren, ob Infusionslösung frei ist von Trübung, Ausflockungen etc.

▼

▼
- Sowohl die Verpackung des Infusionsbestecks als auch das Behältnis der Infusionslösung müssen unbeschädigt sein. Verfalldatum prüfen!
- hygienische Händedesinfektion durchführen
- Verschlusskappe des Infusionsbehältnisses entfernen. Dorn-Einstichstelle mit einem Hautdesinfektionsmittel zum Aufsprühen desinfizieren oder mit sterilem Einweg-Alkoholtupfer abwischen. Einwirkzeit beachten!
- Infusionsbesteck der Verpackung entnehmen, Durchflussregler und die Lüftungsklappe der Tropfkammer schließen
- mit dem Dorn des Infusionsbestecks die Einstichstelle des Infusionsbehältnisses an vorgesehener Stelle durchstechen (Dorn-Einstichstelle).
- Tropfkammer etwa zu 2/3 mit Infusionslösung füllen, Lüftungsklappe öffnen
- Infusionsleitung vollständig mit der Infusionslösung befüllen, sodass keine Luft mehr im System enthalten ist. Dazu Durchflussregler vorsichtig öffnen und wieder verschließen, bevor Infusionslösung aus dem System austritt
- Durchflussregler erst wieder öffnen, wenn Infusion mit Butterfly oder Venenverweilkanüle verbunden ist
- Infusion unmittelbar verabreichen, nicht an anderer Stelle zwischenlagern
- Material entsorgen
- Dokumentation

Checkliste Zugabe von Ampullen in Infusionslösungen (💿 08)

Wenn Sie in eine Trägerlösung (z. B. isotonische Kochsalzlösung) eine oder mehrere Ampullen eines Präparats zugeben, stellen Sie eine Mischinfusion her.

Cave: Sobald Sie zwei und mehr Arzneimittel miteinander in einer Infusion vermischen, stellen Sie ein neues Medikament her. Die Hersteller der einzelnen Arzneimittel haften jetzt nicht mehr für evtl. auftretende Schäden durch Nebenwirkungen. Sie übernehmen mit der Herstellung einer Mischinfusion die volle Verantwortung für Wirkung und evtl. auftretende Nebenwirkungen des neuen Medikaments!

▼

▼

Gemäß der Novellierung des AMG aus dem Jahr 2009 ist diese Art der Herstellung nach § 67 AMG anzeigepflichtig und unterliegt der arzneimittelrechtlichen Überwachung durch die zuständigen Behörden (▶ **Kap. 3.4.9, S. 41**).

Benötigte Materialien
- entsprechende Ampulle(n) mit Medikament
- entsprechende Anzahl Spritzen
- entsprechende Anzahl Kanülen (bis zu 2 pro Spritze)
- Hautdesinfektionsmittel zum Aufsprühen und sterile Kompressen oder sterile Einweg-Alkoholtupfer (Alcopads)
- Händedesinfektionsmittel
- Infusionsbehältnis mit Trägerlösung
- Infusionsbesteck
- Kanülenabwurfbehälter
- evtl. Ampullensäge

Durchführung Zugabe von Ampullen in Infusionslösungen
- Medikament(e) erst unmittelbar vor der Zugabe in die Infusion vorbereiten
- ausreichend große Arbeitsfläche mit einem VAH-gelisteten Flächendesinfektionsmittel desinfizieren
- hygienische Händedesinfektion durchführen
- Anrichten der Injektionslösung nach Standard (▶ Checkliste Vorbereiten einer Injektion, ▶ **Kap. 6.9.2, S. 182**)
- am Infusionsbehältnis die für die Zugabe von Medikamenten vorgesehene Einstichstelle mit einem Hautdesinfektionsmittel besprühen oder mit sterilem Einweg-Alkoholtupfer abwischen. Einwirkzeit beachten!
- Medikament vorsichtig einbringen. **Niemals ein und dieselbe Kanüle für das Aufziehen des Medikaments und das Einbringen in die Infusionslösung verwenden. Unbedingt Kanüle wechseln!**
- Prüfen, ob Infusionslösung ausflockt
- Infusionsbehältnis beschriften (Medikament, Dosierung, Datum und Uhrzeit; ggf. Name des Patienten)
- Infusionsbehältnis wie beschrieben weiter zur Infusion vorbereiten (▶ Checkliste Vorbereiten einer Infusionstherapie, ▶ **Kap. 6.9.3, S. 191**)
- Material entsorgen
- Dokumentation

6.9.4 Ozon-Sauerstoff-Therapien

Die Große Ozon-Eigenblutbehandlung und die Hyperbare Ozon-Eigenblutbehandlung sind streng genommen ebenfalls Infusionstherapien, auch wenn man bei der Übertragung von Blut- oder Blutprodukten eigentlich von einer Transfusion spricht. Es wird dabei autologes Material (Eigenblut) entnommen, aufbereitet und zurückgeführt (reinfundiert). Medizinprodukte (Einwegartikel) für die HOT bzw. GEB (▶ **Abb. 6.9**) sind in der Regel nicht als eine Einheit gebrauchsfertig verpackt (Ausnahme Sangiset, Fa. Humares, Bruchsal - Ug). Sie müssen vor einer Behandlung zusammengesetzt werden (z. B. Vakuumflasche, Transfusionsbesteck, Butterfly, optional Transfer-Filter-Set oder Heidelberger Verlängerung). Hierbei gilt es, die Bestimmungen der RKI-Richtlinie zu beachten (▶ **Kap. 3.5.2, S. 71**). Sie werden regelmäßig aktualisiert.

Chronische Wunden, wie das Ulcus cruris, können an Extremitäten mit einem Ozon-Sauerstoff-Gemisch begast werden, um die Wundheilung positiv zu beeinflussen. Die Extremität wird dabei von einem Beutel umschlossen und das Ozon-Sauerstoff-Gemisch dort hineingeleitet.

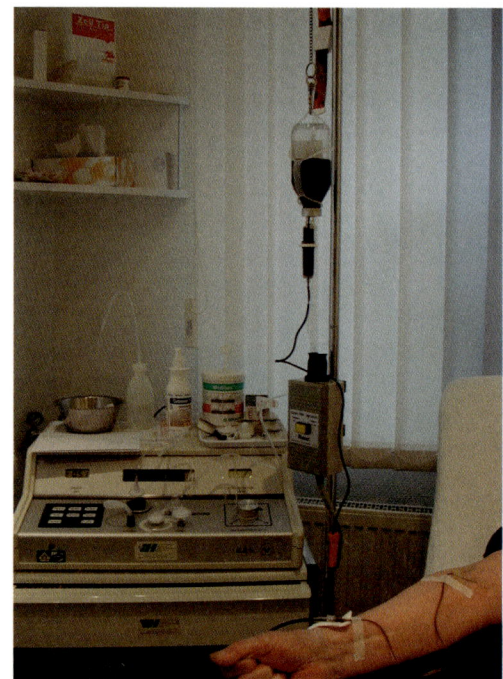

▶ **Abb. 6.9** Die Große Ozon-Eigenblutbehandlung nach Dr. Klef.

Für die beiden Ozon-Eigenblutbehandlungsverfahren und für die Ozon-Beutelbegasung finden Sie hier (und auf der CD-ROM) Muster-Checklisten.

Checkliste Große Ozon-Eigenblutbehandlung (GEB) – „Blutwäsche nach Prof. Dr. Wolff" (◎ 19)

Benötigte Materialien

- VAH-gelistetes Flächendesinfektionsmittel
- Händedesinfektionsmittel zur hygienischen Händedesinfektion
- Einmalhandschuhe
- Vakuumflasche (Vf) zugelassen zur Reinfusion
- Transfusionsbesteck mit Luer-Lock-Konus und Zuspritzmöglichkeit
- 1 × 50 ml Einwegspritze
- 1 × Transferfilterset (Übertragungsset)
- 1 × Amp. Natriumcitrat 10 ml für Ozontherapie zugelassen (Fa. Kastner)
- 1 × Butterfly 1,1 × 20 mm
- 1 × 2 ml Einwegspritze
- 2 × Kanülen 0,9 × 70 mm
- sterile Einweg-Alkoholtupfer (Alcopads)
- 2 × Pflasterstreifen
- Staubinde
- Kanülenabwurf

Durchführung

- ausreichend große Arbeitsfläche mit einem VAH-gelisteten Flächendesinfektionsmittel reinigen
- hygienische Händedesinfektion durchführen
- Vakuumflasche entsiegeln
- Einstichstelle der Vakuumflasche mit sterilem Einweg-Alkoholtupfer abwischen. Einwirkzeit beachten!
- Transfusionsbesteck auspacken, zuvor Verpackung auf Unversehrtheit prüfen und Haltbarkeitsdatum kontrollieren
- Durchflussregler am Transfusionsbesteck auf etwa halber Schlauchlänge schließen
- Dorn des Transfusionsbestecks in die Einstichstelle der Vakuumflasche (innerhalb des großen Kreises) einstechen und bis zum Anschlag hineindrücken. Vakuumflasche muss dabei auf fester Unterlage stehen
- Übertragungsset auspacken, Durchflussregler schließen und die Kanüle in das Kreuz (in das Steigröhrchen) der Vakuumflache einstechen

▼

- den Konus in die Lücke zwischen Übertragungsset und Transfusionsbesteck oder – wenn vorhanden – an der dafür vorgesehenen Stelle des Rollverschlusses einklemmen, um ein Zu-Boden-Fallen und dadurch eine Kontamination bzw. Verschmutzung zu verhindern
- Kanüle 0,9 × 70 mm auf das Transfusionsbesteck aufstecken und eine halbe Ampulle Natriumcitrat (5 ml) in das Transfusionsbesteck aspirieren. Dazu Rollklemme langsam öffnen und so lange geöffnet lassen, bis die entsprechende Menge Natriumcitrat aufgesogen ist. Rollklemme danach wieder schließen
- Kanüle entsorgen und für spätere Venenpunktion Butterfly 1,1 × 20 mm aufstecken. (Dieser Vorgang wird in „einem Zug" so ausgeführt, dass der Luer-Lock-Konus des Transfusionsbestecks niemals aus der Hand gelegt oder aufgehängt wird, wenn dieser nicht durch die Kappe oder die Butterfly oder eine Kanüle steril geschützt ist.)
- Transfusionsbesteck mit Butterfly mit Pflasterstreifen am Unterarm fixieren, einen Tupfer unter Verbindungsstelle legen
- wenn keine anderen Medikamente i. v. verabreicht werden, 1 ml Natriumcitrat in einer 2 ml Einwegspritze aufziehen. Der Rest Natriumcitrat verbleibt in der Ampulle
- Staubinde am Oberarm anlegen
- venösen Zugang mit der mit dem Transfusionsbesteck verbundenen Butterfly legen, Vorgehen entsprechend der Checkliste (▶ Checkliste intravenöse Injektion/ Legen eines venösen Zugangs, ▶ Kap. 6.9.2, S. 186)
- Rollklemme am Transfusionsbesteck (Durchflussregler) öffnen und entsprechend der Natriumcitratmenge 50 ml Blut aspirieren. Bei gutem Sitz der Butterfly in der Vene wird das Blut zügig durch das Vakuum der Glasflasche angesaugt, was zu prüfen ist.
- Staubinde lösen und Durchflussregler am Transfusionsbesteck schließen
- Transfusionsbesteck diskonnektieren, 2 ml Einwegspritze mit 1 ml Natriumcitrat an Butterfly konnektieren und ½–1 ml injizieren, falls keine anderen Medikamente i. v. verabreicht werden. Das Lumen wird von Blut freigespült und ein Verstopfen durch Koagulation verhindert.

▼

▼
Achtung: Die Diskonnektion hat so zu erfolgen, dass der Konus der Spritze nicht mit der Unterlage (Tupfer) in Berührung kommt bzw. der Konus des Transfusionsbesteckes nicht kontaminiert wird.
- neue Kanüle 0,9 × 70 mm auf das Transfusionsbesteck aufsetzen und das restliche Natriumcitrat (ca. 4 ml) durch das Transfusionsbesteck aufziehen. Dazu den Durchflussregler öffnen und so lange geöffnet lassen, bis die restliche Menge Natriumcitrat und das Blut komplett durch den Blutfilter der Tropfkammer gelaufen sind. Die Vakuumflasche sollte dabei sicher auf einem Tisch stehen.
- Durchflussregler am Transfusionsbesteck schließen, um das Restvakuum zu erhalten
- O_2-O_3-Gemisch vorschriftsmäßig in 50 ml Einwegspitze aufziehen
- O_2-O_3-Gemisch mithilfe des Restvakuums über das Übertragungsset mit dem Mikrofilter in die Vakuumflasche hineinziehen lassen (Ozonisieren, O_2-O_3-Gemisch „perlt" durch das Blut)
- nach dem Ozonisieren Durchflussregler des Übertragungssets geöffnet lassen
- ca. 30 Sek. das Blut vorsichtig mit dem Gasgemisch unter kreisenden Bewegungen vermengen
- Vakuumflasche am Infusionsständer aufhängen und Tropfkammer des Transfusionsbestecks mit Blut befüllen
- Transfusionsbesteck entlüften, dazu ca. 10 ml Blut in die leere Ampulle des Natriumcitrats laufen lassen
- Transfusionsbesteck mit Butterfly verbinden und ozonisiertes Blut reinfundieren. Dabei die maximale Reinfusionsgeschwindigkeit von Natriumcitrat beachten: 1 mg/min/Kg (10 ml Ampulle enthält 314 mg Natriumcitrat)!
- Durchflussregler nach der Reinfusion schließen
- Butterfly entfernen und Punktionsstelle ca. 5 Minuten gut abdrücken
- Butterfly sachgemäß entsorgen, wegen Verletzungs- und Infektionsgefahr **nicht in die Hülle zurückstecken** (BG-Vorschriften einhalten)!
- Material entsorgen
- Dokumentation

Checkliste Hyperbare Ozon-Eigenblutbehandlung – „Blutwäsche nach Dr. Kief" (Ozongerät: Ozonomat 2000) ⓞ 20

Benötigte Materialien
- VAH-gelistetes Flächendesinfektionsmittel
- Händedesinfektionsmittel zur hygienischen Händedesinfektion
- Einmalhandschuhe
- Vakuumflasche (Vf; gemäß Gerätebuch, z. B. Fa. Zotzmann und Stahl)
- 1 × Verbindungsleitung (Heidelberger Verlängerung)
- Transfusionsbesteck mit Luer-Lock-Konus ohne Zuspritzmöglichkeit
- 2 Amp. Natriumcitrat je 10 ml für Ozontherapie zugelassen (z. B. Fa. Kastner)
- 1 × 10 ml Einwegspritze
- 1 × Mikrofilter
- 2 × Kanüle 0,9 x 40 mm
- 1 × Kanüle 0,9 x 70 mm
- 1 × Butterfly 1,1 x 20 mm
- 1 × Stauschlauch
- 2 × Plasterstreifen ca. 6 cm Leukoplast
- sterile Einweg-Alkoholtupfer (Alcopads)
- Staubinde
- Kanülenabwurf

Durchführung
- entsprechend große Arbeitsfläche mit einem VAH-gelisteten Flächendesinfektionsmittel reinigen
- hygienische Händedesinfektion durchführen
- Sauerstoffflasche öffnen, Ozonomat 2000 einschalten
- neuen Mikrofilter auf die Ozon-Entnahme-Düse für GEB aufschrauben
  Merke: Bei Behandlungsbeginn mit einem Permanentschreiber die Patienteninitialen auf dem Filter notieren. Ein nicht markierter Mikrofilter belegt, dass dieser neu ist. Die Patienteninitialen dokumentieren einen benutzten Mikrofilter, der nicht mehr verwendet werden darf!
- Vakuumflasche entsiegeln
- Einstichstelle der Vakuumflasche mit sterilem Einweg-Alkoholtupfer abwischen
- Transfusionsbesteck auspacken, zuvor Verpackung auf Unversehrtheit prüfen und Haltbarkeitsdatum kontrollieren

▼

▼
- Rollklemme am Transfusionsbesteck auf halber Schlauchlänge schließen
- Dorn des Transfusionsbestecks innerhalb des großen Kreises der Vakuumflasche einstechen
- Heidelberger Verlängerung an der einen Seite mit dem Mikrofilter verbinden, den Luer-Lock-Konus der Verbindungsleitung mit einer Kanüle 0,9 × 40 mm verbinden und die Kanüle in das Kreuz (in das Steigröhrchen) der Vakuumflache einstechen
- Kanüle 0,9 × 70 mm auf das Transfusionsbesteck aufstecken, 1. Amp. mit 10 ml Natriumcitrat durch Transfusionsbesteck aufziehen. Dazu Rollklemme langsam öffnen und so lange geöffnet lassen, bis das Natriumcitrat aufgesogen ist. Rollklemme danach wieder schließen.
- Kanüle entsorgen und für spätere Venenpunktion Butterfly 1,1 × 20 mm aufstecken. (Dieser Vorgang wird in „einem Zug" so ausgeführt, dass der Luer-Lock-Konus des Transfusionsbesteckes niemals aus der Hand gelegt oder aufgehängt wird, wenn dieser nicht durch die Kappe oder die Butterfly oder eine Kanüle steril geschützt ist.)
- Taste „Spülen" am Ozonomat 2000 betätigen
- 2. Amp. mit 10 ml Natriumcitrat in 10 ml Spritze aufziehen und Kanüle 0,9 x 40 mm aufsetzen (für einen 2. Blutozonisierungsvorgang wird Natriumcitrat durch den kleinen Kreis der Vakuumflasche in das Blut gegeben)
- 2 schmale Streifen Leukoplast an Infusionsständer kleben, um die Butterfly fixieren zu können.
- venösen Zugang mit der mit dem Transfusionsbesteck verbundenen Butterfly legen, Vorgehen entsprechend der Checkliste (▶ Checkliste intravenöse Injektion/ Legen eines venösen Zugangs ▶ Kap. 6.9.2, S. 186)
- Aspiration von Blut und Ozonisierung des Blutes
- Reinfusion entsprechend der Bedienungsvorschrift des Geräteherstellers
- Durchflussregler nach Reinfusion schließen
- Butterfly entfernen und Punktionsstelle ca. 5 Min. gut abdrücken
- Butterfly sachgemäß entsorgen, wegen Verletzungs- und Infektionsgefahr nicht in die Hülle zurückstecken (BG-Vorschriften beachten)
▼

▼
- Material entsorgen
- Dokumentation

Beachte: Blut, also auch Eigenblut, ist über ein Transfusionssystem mit genormtem Standardfilter (DIN 58360, Porengröße 170–230 µm) zu verabreichen. Dieser Filter ist nach 6 Stunden zu wechseln. Für die Ozon-Eigenblutbehandlung ist das aber unbedeutend, da eine Behandlung nicht länger als ca. 20 Min. dauert.
Für Betreiber der Ozongeneratoren der Firma Zotzmann und Stahl heißt das jedoch, dass die im Gerätebuch eingetragenen Infusionsbestecke Codan Set Ref 76.5699 für die GEB nicht mehr verwendet werden sollten, da diese keinen Filter besitzen.

Cave: Infusionsbestecke enthalten keine Blutfilter und dürfen somit nicht zur Infusion von Blut verwendet werden. Hierfür sind Transfusionssysteme (= -bestecke) mit einem Blutfilter zu verwenden!

Checkliste Beutelbegasung mit Ozon (◎ 18)

Benötigte Materialien
- mit einem VAH-gelisteten Flächendesinfektionsmittel gereinigtes und desinfiziertes Tablett
- Einmalhandschuhe
- Material für Verbandswechsel entsprechend Checkliste (▶ Checkliste Verbandswechsel bei septischen Wunden, ▶ Kap. 6.9.5, S. 198)
- 2 × Staubinde oder Gummiband (breit) mit Verschluss zur Abdichtung von Beutel
- Dermozonbeutel mit entsprechender Größe (Fa. Clinico oder Humares)
- 2 × Heidelberger Verlängerung (Ozonzuleitung/ Absaugleitung)
- Einmalmucus
- optional Kornzange (zum Abklemmen einer Heidelberger Verlängerung)
- ausreichend Liegenpapier (besonders unter der zu begasenden Extremität)
- Wassersprüher mit destilliertem Wasser

Durchführung
- gereinigtes und desinfiziertes Tablett mit benötigten Materialien bereitstellen ▼

▼
- Einmalhandschuhe anziehen
- vorhandenen Verband gemäß Checkliste (Verbandwechsel) entfernen und entsorgen
- zu begasende Extremität und Dermozonbeutel mit destilliertem Wasser anfeuchten. Es darf dabei zu keinem Hautkontakt zwischen Wassersprüher und der Haut des Patienten kommen (Kontaminationsgefahr!).
- Beutel so über die zu begasende Extremität ziehen, dass die Einfüll-/Absaugzugänge nach oben zum Liegen kommen und kein Kontakt mit der Wunde (Ulcus) zustande kommt (Aqua dest. bzw. Wundwasser dürfen nicht in die Öffnungen gelangen!)
- Dermozonbeutel mit 2 Staubinden proximal verschließen, die Staubinden leicht anziehen (kein Stauen oder Abbinden an der Extremität!)
- Dermozonbeutel mit dem Schlauch des Ozonabsauganschlusses verbinden (Heidelberger Verlängerung oder Einwegschlauch, hier muss der Einmalmucus dazwischengeschaltet sein, um Sekret aufnehmen zu können und eine Verunreinigung der Absaugeinheit zu verhindern), Luft aus dem Beutel absaugen
- Dermozonbeutel mit Ozongenerator verbinden, dazu Heidelberger Verlängerung verwenden
- Dermozonbeutel mit Ozonkonzentration entsprechend dem Vermerk in der Karteikarte füllen
- O_2/O_3-Gemisch (ca. 20–70 µg/ml) ca. 15 Min. im Beutel belassen, anschließend absaugen
- Staubinden entfernen und Dermozonbeutel so lockern, dass er sich leicht entfernen lässt. Patient bitten, die begaste Extremität anzuheben. Dermozonbeutel vorsichtig abstreifen und dabei das offene Ende zusammendrücken. So lange absaugen, bis das gesamte Ozon aus dem Beutel entfernt ist.
- Einmalmucus mit Schlauch und Dermozonbeutel zusammen direkt in den Mülleimer abwerfen
- Wundverband entsprechend Checkliste (▶ Checkliste Verbandswechsel bei septischen Wunden, ▶ Kap. 6.9.5, S. 198)
- Mülleimerbeutel nach Abschluss der Behandlung erneuern
- Dokumentation

6.9.5 Wundverband und Verbandswechsel

Die Wundversorgung bzw. der Verbandswechsel zählen nicht unbedingt zur täglichen Routine in der Heilpraktikerpraxis. Trotzdem – oder gerade deswegen – sollten Sie hierzu eine Checkliste bzw. einen Ablaufplan bereitliegen haben, an der bzw. dem Sie und Ihre Mitarbeiter sich orientieren können.

Es ist beispielsweise denkbar, dass ein Patient, der gerade das Krankenhaus nach einer Gallenblasen-OP verlassen hat und jetzt zur Weiterbehandlung zu Ihnen kommt, Sie bittet, die Versorgung seiner Operationsnaht zu übernehmen. Für solche Fälle benötigen Sie bzw. Ihre Mitarbeiter die Sachkenntnis, wie ein aseptischer Verbandswechsel durchzuführen ist.

Wenn Sie bei einem Patienten mit einem infizierten Ulcus cruris eine Ozon-Behandlung bzw. Ozon-Beutelbegasung (s. oben) durchführen, muss das Geschwür am Bein anschließend auch wieder mit einem Wundverband versehen werden. Dazu ist es wichtig, dass Sie einen septischen Verbandswechsel richtig ausführen können.

Prinzipiell sollten Sie einen Verbandswechsel immer zu zweit durchführen, beispielsweise mit einer medizinischen Fachangestellten oder einem HP-Anwärter. Der Vorteil hierbei ist, dass die steril verpackten Instrumente bzw. Materialien erst unmittelbar vor Gebrauch entnommen und Ihnen durch die assistierende Person angereicht werden können. Die Gefahr, dass eine Kompresse oder ein Instrument kontaminiert werden, verringert sich dadurch. Ein weiterer Vorteil: Wenn Sie alleine einen Verbandswechsel durchführen und nach

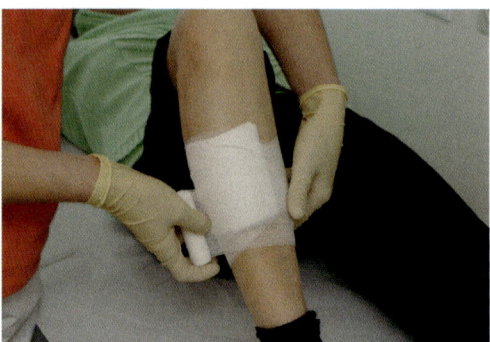

▶ **Abb. 6.10** Beim Verbandwechsel müssen viele hygienerelevante Aspekte beachtet werden.

der Wundreinigung beim Auflegen der sterilen Kompressen bemerken, dass Sie mehr Kompressen benötigen als ausgepackt bereitliegen, müssen Sie die sterilen Handschuhe ablegen, eine weitere Packung mit Kompressen öffnen und danach erneut sterile Handschuhe anlegen. Das ist nicht nur unpraktisch, sondern auch unwirtschaftlich, denn Sie benötigen zusätzlich ein weiteres Paar sterile Handschuhe. Wenn Sie zu zweit sind, können Sie sich das sparen.

Die meisten Verbände in der Praxis werden jedoch ohne Assistenz gewechselt. Die folgenden Checklisten sind daher entsprechend auf das Vorgehen beim Verbandswechsel für eine Person ausgelegt.

- Wundheilung durch Fernhalten von Keimen fördern
- Kontrolle des Wundheilungsverlaufs

Bei jedem Verbandswechsel ist auf Entzündungszeichen an der Wunde zu achten. Das sind:
- Rötung
- Schwellung
- Schmerz
- Überwärmung
- eitrige Wundauflagerung
- auffälliger Wundgeruch (z. B. süßlich bei Pseudomonas aeruginosa)

Vorbereitung Verbandswechsel

Darauf sollten Sie bei der Vorbereitung eines Verbandswechsels allgemein achten:
- Tabletts und Fahrtische, auf denen Sie die für einen Verbandswechsel benötigten Materialien transportieren bzw. ablegen, müssen eine ausreichend große sowie leicht zu reinigende und zu desinfizierende Arbeitsfläche aufweisen. Verbandwägen dürfen nur zum Transport und zur Lagerung von Verbandmaterial bzw. der zum Verbandswechsel notwendigen Materialien und zur Vorbereitung eines Verbandswechsels benutzt werden.
- Die Arbeitsfläche ist mindestens täglich zu desinfizieren und zu reinigen.
- Achten Sie auch darauf, dass Beutel bzw. Behälter vorhanden sind, die sich für die Entsorgung benutzter Materialien und Instrumente eignen (▶ Kap. 7.4, S. 243, Hygiene bei der Abfallentsorgung).

Verbandswechsel bei aseptischen Wunden inkl. Checkliste

Zu den aseptischen Wunden zählen beispielsweise aseptische Operationswunden, die durch eine Wundnaht verschlossen worden sind und abheilen, ohne Anzeichen von Wundheilungsstörungen aufzuweisen. Auch Wunden, die durch eine Verletzung entstanden sind, genäht wurden und keine Wundheilungsstörungen aufweisen, zählen zu den aseptischen Wunden.

Indikationen für einen Verbandswechsel bei aseptischen Wunden:

Checkliste Verbandswechsel bei aseptischen Wunden (◎ 26)

Benötigte Materialien
- VAH-gelistetes Flächendesinfektionsmittel
- Einmalhandschuhe (steril und unsteril)
- Händedesinfektionsmittel
- Müllbeutel für den Abwurf
- entsprechend der zu versorgenden Wunde in entsprechender Menge/ Stückzahl:
  – Wundschnellverband
  – sterile Kompressen
  – Verbandsmull
  – Mullbinden bzw. elastische Binden oder Pflaster zur Fixation
- sterile Einwegverbandsschere (1–2×)
- sterile Einwegpinzette
- 20 ml NaCl 0,9 % in einer Spritze aufgezogen
- Einmalnierenschale zum Abwurf gebrauchter Instrumente

Durchführung des Verbandswechsels bei aseptischen Wunden
- ausreichend große Arbeitsfläche mit VAH-gelisteten Flächendesinfektionsmittel desinfizieren. Einwirkzeit beachten!
- hygienische Händedesinfektion durchführen
- sterile Verpackung der Schere und Pinzette öffnen, Instrumente in der Verpackung steril bereitlegen
- Verpackung der sterilen Kompressen öffnen und einen Teil der Kompressen mit NaCl 0,9 % befeuchten
- je nach Wunde Wundschnellverband, Fixationsbinden- bzw. Pflaster, Verbandsmull bereitlegen, evtl. zuschneiden (sterile Schere und Handschuhe)

▼

▼
- unsterile Handschuhe anziehen
- Verband lösen und entfernen (Wundschnellverband von der Haut ablösen bzw. mit Verbandsschere Haltebinde aufschneiden)
  Cave: Sollten Kompressen unter der Haltebinde bzw. sollte der Wundschnellverband durch angetrocknetes Wundsekret oder Blut mit der Wunde verkleben, nicht reißen! Die Verschorfung der Wunde würde sich lösen und die Wunde bluten.
  Angetrocknete Kompressen bzw. Wundschnellverband vorsichtig mit NaCl 0,9 % befeuchten. Dazu in einer Hand Spritze mit NaCl 0,9 % halten und vorsichtig die Kochsalzlösung auf die Wunde geben. Mit der anderen Hand unsterile Kompressen unterhalb der Wunde an den Wundrand halten und so die herabfließende Flüssigkeit auffangen. Sind Kompressen bzw. Wundschnellverband genügend durchfeuchtet, langsam und vorsichtig ablösen, bei Widerstand weiter mit NaCl 0,9 % befeuchten
- Kompressen und Einmalhandschuhe in den bereitgestellten Abfalleimer werfen
- sterile Handschuhe anziehen
- Pinzette steril aus der bereits geöffneten Verpackung entnehmen
  Cave: Weder mit den sterilen Handschuhen noch mit der Pinzette unsterile Flächen berühren (Verpackung, Patientenhaut, Arbeitsfläche etc.)!
- mit der Pinzette die befeuchteten Kompressen aufnehmen und die **Wunde von innen nach außen säubern,** wenn sie Auflagerungen, Verkrustungen o. Ä. zeigt. Für jeden Wischvorgang eine neue Kompressen verwenden. Auf Zeichen von Wundheilungsstörungen und Wundinfektionen achten!
- trockene, sterile Kompressen zur Wundabdeckung auf die Wunde legen bzw. Wundschnellverband aufbringen
- ggf. weitere Kompressen zum Polstern bzw. zum Aufsaugen von Wundsekret auflegen
- mit Mullbinde oder elastischer Binde, Pflaster o. Ä. fixieren
- Material entsorgen
- Dokumentation

▼

▼
Der Abfalleimer ist während des gesamten Verbandswechsels in einer Dauer-offen-Stellung zu belassen, damit kontaminierte Verbandstoffe direkt und ohne Zwischenlagerung abgeworfen werden können. Nach dem Verbandswechsel den Abfallbeutel zuziehen und schnellstmöglich in der Abfallsammelstelle entsorgen sowie am Behandlungsplatz einen neuen Abfallbeutel in den Abfalleimer einlegen.

Verbandswechsel bei septischen Wunden inkl. Checkliste

Zu den septischen Wunden zählen beispielsweise eröffnete Eiterherde (Abszesse, Phlegmone, infiziertes Hämatom etc.), infizierte Wunden nach Verletzungen, chronische Wunden wie z. B. Ulcus cruris und solche Wunden, die durch eine Wundnaht verschlossen waren und bei denen Wundheilungsstörungen aufgetreten sind.

Indikationen für einen Verbandswechsel bei septischen Wunden:
- Wundheilung durch Verminderung der Keimzahl im Wundgebiet
- Verhinderung einer Keimausbreitung
- Kontrolle des Wundheilungsverlaufs
- Wiederanlage des Wundverbands nach Ozon-Beutelbegasung bei Ulcus cruris (▶ **Kap. 6.9.4, S. 195**)

Bei jedem Verbandswechsel ist auf Entzündungszeichen an der Wunde zu achten. Das sind:
- Rötung
- Schwellung
- Schmerz
- Überwärmung
- eitrige Wundauflagerung
- auffälliger Wundgeruch (z. B. süßlich bei Pseudomonas aeruginosa)

Checkliste Verbandswechsel bei septischen Wunden (© 27)

Material
- VAH-gelistetes Flächendesinfektionsmittel
- Einmalhandschuhe (steril und unsteril)
- Händedesinfektionsmittel

▼

- Müllbeutel für den Abwurf
- sterile Kompressen (in entsprechender Stückzahl)
- Verbandsmull (in entsprechender Stückzahl)
- Mullbinde bzw. elastische Binden oder Pflaster zur Fixation
- sterile Einwegverbandsschere (1–2×)
- sterile Einwegpinzette
- 20 ml NaCl 0,9 % in einer Spritze aufgezogen
- Einmalnierenschale zum Abwurf gebrauchter Instrumente
- evtl. Wundauflage (Hydrokolloidverband, Wundtamponade ▶ Kasten S. 200)
- evtl. Materialien zur Wundspülung:
  - 1 oder mehrere 20-ml-Spritze(n) mit aufgezogener Spüllösung (NaCl 0,9 %, Wundantiseptikum o. ä.)
  - sterile Einmalknopfkanüle
  - sterile Einmalhandschuhe
  - sterile Kompressen (in entsprechender Stückzahl)

Durchführung

1. ausreichend große Arbeitsfläche mit VAH-gelisteten Flächendesinfektionsmittel desinfizieren. Einwirkzeit beachten!
2. hygienische Händedesinfektion durchführen
3. sterile Verpackung der Schere(n) und Pinzette (ggf. Einmalknopfkanüle) öffnen und Instrumente in der Verpackung steril bereitlegen.
4. Verpackung der sterilen Kompressen öffnen und einen Teil der Kompressen mit NaCl 0,9 % befeuchten. Sollte eine Wundspülung vorgesehen sein, Kompressen nicht befeuchten. Spüllösung vorbereiten. Evtl. Verpackung des Hydrokolloidverbands und/oder der Tamponade öffnen
5. Fixationsbinden bzw. -pflaster, Verbandsmull bereitlegen, evtl. zuschneiden
6. unsterile Handschuhe anziehen
7. Verband lösen (mit Schere Haltebinde aufschneiden bzw. Pflasterstreifen lösen) und entfernen
   Cave: Sollten Kompressen durch angetrocknetes Wundsekret oder Blut mit der Wunde verkleben, nicht reißen! Die Verschorfung der Wunde würde sich lösen und die Wunde bluten. Angetrocknete Kompressen vorsichtig mit NaCl 0,9 % befeuchten. Dazu in einer Hand Spritze mit NaCl 0,9 % halten und vorsichtig die Kochsalzlösung auf die Wunde geben. Mit der anderen Hand unsterile Kompressen unterhalb der Wunde an den Wundrand halten und so die herabfließende Flüssigkeit auffangen. Sind Kompressen genügend durchfeuchtet, langsam und vorsichtig ablösen, bei Widerstand weiter mit NaCl 0,9 % befeuchten.
8. Kompressen und Einmalhandschuhe in den bereitgestellten Abfalleimer werfen
9. sterile Handschuhe anziehen
10. Pinzette steril aus der bereits geöffneten Verpackung entnehmen
    Cave: Weder mit den sterilen Handschuhen noch mit der Pinzette unsterile Flächen berühren (Verpackung, Patientenhaut, Arbeitsfläche etc.)
11. mit der Pinzette die befeuchteten Kompressen aufnehmen und die **Wunde von außen nach innen säubern**. Für jeden Wischvorgang eine neue Kompresse verwenden. Auf Zeichen von Wundheilungsstörungen und Wundinfektionen achten!
12. trockene sterile Kompresse zur Wundabdeckung auf die Wunde legen
13. ggf. weitere Kompressen zum Polstern bzw. zum Aufsaugen von Wundsekret auflegen
14. Verband mit Mullbinde, elastischer Binde, Pflaster o. ä. fixieren
15. Material entsorgen
16. Dokumentation

Sollten Sie eine Wundspülung vornehmen und einen Hydrokolloidverband anlegen, ändert sich das Vorgehen nach Punkt 9 folgendermaßen:

1. Spritze mit der Wundspüllösung in eine Hand nehmen. **Cave:** Handschuh wird dadurch unsteril!
2. in die andere Hand sterile Kompressen nehmen und unterhalb der Wunde an die Wundränder halten. Die Kompressen fangen die Spülflüssigkeit auf.
3. Wunde mit der Spüllösung vorsichtig ausspülen, falls Wundtaschen vorhanden sind, zusätzlich eine Einmal-Knopfkanüle verwenden
4. mit steriler Pinzette trockene Kompressen aufnehmen und Wunde bzw. Wundtaschen trocken tupfen

▼
5. evtl. Tamponade mit Pinzette steril aus Verpackung nehmen und in die Wunde bzw. in die Wundtaschen einbringen. Keinen Druck ausüben: Nekrosegefahr!
6. Handschuhe ausziehen
7. hygienische Händedesinfektion durchführen
8. sterile Einmalhandschuhe anziehen
9. Hydrokolloidverband mit steriler Schere auf Wundgröße zuschneiden
10. Klebefolie entfernen, Hydrokolloidverband auf Wunde aufsetzen und für einige Minuten leicht andrücken, evtl. auftretende Luftblasen ausstreichen. Wundränder und Umgebung der Wunde müssen trocken sein, damit Hydrokolloidverband haftet
11. Hydrokolloidverband evtl. mit Binde fixieren
12. Material entsorgen
13. Dokumentation

Hydrokolloidverband und Wundtamponade

Ein Hydrokolloidverband ist eine Wundauflage zur feuchten Wundbehandlung. Das feuchte Wundmilieu entsteht dadurch, dass die Hydrokolloide zusammen mit dem Wundsekret ein Gel bilden. Ähnlich verhält es sich auch mit Tamponaden, die in Wunden eingelegt werden und sich dann bei Kontakt mit Wundsekret in ein Gel umwandeln.
Entfernt man den Verband, ähnelt die gelartige Flüssigkeit oftmals Eiter. Dies ist aber nicht als Zeichen für eine Wundinfektion zu werten. Hydrokolloidverband und Wundtamponade fördern die Wundreinigung und reduzieren die Keimzahl. Typische Anwendungsbereiche für Hydrokolloidverbände und Tamponaden sind Ulcus decubitus sowie Ulcus cruris.

6.9.6 Verfalldatum nach Anbruch von Mehrfachentnahmebehältnissen

Auf jeder Umverpackung eines Arzneimittels weist der Hersteller ein Datum aus, nach dessen Ablauf das darin befindliche Präparat nicht mehr verwendet werden darf. Meist findet sich dieses Datum auch noch einmal auf dem Behältnis selbst vermerkt, in dem sich der Arzneistoff befindet. Bei Salben in Tuben ist es beispielsweise noch einmal auf dem Tubenfalz eingestanzt, bei Augentropfen, Nasenspray, Inhalationslösungen o. Ä. auf das Etikett der Flasche aufgedruckt.

> **Cave**
> **Dieses Verfalldatum gilt aber nur solange Tube oder Flasche noch nicht geöffnet worden sind (Anbruch). Nach dem Anbruch gilt ein anderes Verfalldatum!**

Industriell hergestellte Präparate sind in der Regel unter keimarmen Bedingungen abgefüllt und mit Konservierungsstoffen für eine längere Haltbarkeit versehen. In der Apotheke zubereitete Arzneimittel dagegen enthalten meist keine Konservierungsstoffe und zersetzen sich in der Regel nach dem Öffnen schnell. Das Verfalldatum nach Anbruch hängt daher stark von den Inhaltsstoffen und der Beigabe von Konservierungsmitteln ab und variiert entsprechend.

Meist findet sich in der Gebrauchsinformation des Arzneimittelherstellers ein Zeitraum angegeben, innerhalb dessen ein Arzneimittel nach Anbruch verwendet werden darf. **Diese Frist nach dem Aufbruch** gilt es **in jedem Fall einzuhalten**. Der Hersteller gibt in der Regel auch an, unter welchen Bedingungen das Arzneimittel zu lagern ist (beispielsweise trocken und vor Licht geschützt, in einer Umgebungstemperatur von 15–20 ° Grad). Diese Angaben sind ebenfalls unbedingt zu befolgen.

Folgende Liste dient als Orientierung, wie lange ein angebrochenes Arzneimittel in der Regel nach Anbruch haltbar ist, es sei denn, der Hersteller gibt in der Gebrauchsinformation zum Arzneimittel einen anderen Zeitraum an:

- wässrige Augentropfen mit Konservierungsstoffen: 6 Wochen nach Anbruch; Augentropfen ohne Konservierungsstoffe: 24 Stunden nach Anbruch
- konservierte Cremes, Hydrogele und Salben in Kruken: 3 Monate nach Anbruch; in Tuben: 1 Jahr nach Anbruch
- wasserhaltige Salben und Hydrogele ohne Konservierungsstoffe in Tuben: 3 Monate nach Anbruch

- wasserfreie Salben ohne Konservierungsstoffe in Kruken: 3 Monate; in Tuben: 6 Monate nach Anbruch
- Inhalationslösungen mit Konservierungsstoffen: 1 Monat nach Anbruch; ohne Konservierungsstoffe: 24 Stunden
- Nasensprays und -tropfen mit Konservierungsstoffen: 3 Monate nach Anbruch; ohne Konservierungsstoffe: 24 Stunden
- Ohrentropfen mit Konservierungsstoffen: 6 Monate nach Anbruch
- Tabletten und Kapseln: 3 Jahre nach Anbruch bei trockener Lagerung

> **Cave**
>
> Verwerfen Sie angebrochene Mehrfachentnahmebehältnisse sofort, wenn Sie den geringsten Verdacht haben, dass das darin enthaltene Präparat kontaminiert oder verunreinigt sein könnte!

Hinweise dafür sind:
- Trübungen von Lösungen oder in der Lösung enthaltene Schwebstoffe, sofern in der Gebrauchsinformation nicht ausdrücklich darauf hingewiesen wird, dass dies auftreten kann
- Farb- bzw. Geruchsveränderungen
- Veränderungen in der Konsistenz
- Aneinanderhaften von Kapseln, Tabletten etc.

❗ **Beachte:** Damit Sie bzw. Ihre Mitarbeiter nachvollziehen können, seit wann ein Mehrfachentnahmebehältnis geöffnet ist, und wie lange daraus ohne Gefahr für den Patienten entnommen werden kann, sollten Sie Anbruch und den Ablauf der Aufbruchsfrist auf dem Behältnis vermerken. Beschriften Sie gut lesbar, am besten mit einem wasserfesten Stift.

Beispiel der Beschriftung:
1. Entnahme: 01.01.2010, 10 Uhr → verwenden bis max. 02.01.2010, 10 Uhr

6.9.7 Notfallplan: Anaphylaktischer Schock

Allergische Reaktionen kommen in der Naturheilpraxis zum Glück selten vor. Doch wenn, können sie u. U. innerhalb weniger Minuten zu einer sehr ernsthaften und mitunter sogar lebensbedrohlichen Notfallsituation führen. Ein standardisiertes Vorgehen, wie sich Heilpraktiker und Mitarbeiter bei einer anaphylaktischen Reaktion zu verhalten haben, sollte daher in jeder Heilpraktikerpraxis in Form einer Arbeitsanweisung vorliegen und regelmäßig geschult werden.

Sowohl der Heilpraktiker als auch seine Mitarbeiter müssen wissen, wie in welchem Stadium der anaphylaktischen Reaktion adäquat zu reagieren ist. Sie finden in diesem Notfallplan (▶ Tab. 6.2, S. 202) die einzelnen Schritte in jedem Stadium übersichtlich erläutert. Der Notfallplan befindet sich auch auf der CD-ROM (⊙ 23).

6.9.8 Standardarbeitsanweisung nach den Vorgaben der ISO Norm ISO 9000:2001 am Beispiel der EAV (Elektroakupunktur nach Voll)

Während die bisherigen Arbeitsanweisungen in Form von Checklisten als Arbeitshilfe betrachtet werden können, soll auch exemplarisch ein Arbeitsablauf in Form eines iso-konformen Musterdiagramms dargestellt werden. Ich habe hierfür die EAV gewählt, denn es handelt sich dabei um ein Verfahren, das sich dank seiner Ausführlichkeit gut eignet.

Die Heilpraktikergesellschaft für EAV e. V. hat mir freundlicherweise diesen nach ISO-Norm aufbereiteten Plan zur Verfügung gestellt. Die fachlichen Inhalte hat HP Jutta Werthebach geliefert. Ich möchte mich ganz herzlich sowohl bei der Gesellschaft als auch bei ihr dafür bedanken!

Ich möchte an dieser Stelle darauf hinweisen, dass die Begriffe „Zahnelektrode" und „Messung im Mundbereich" sich auf die Feststellung von Störungen im Körper entlang der Meridiane und Energieleitbahnen beziehen und nicht auf Erkrankungen im Mund-, Zahn- oder Kieferbereich.

Wie in der Computersprache bilden in der dargestellten Arbeitsanweisung normierte Flächen (Rechtecke und für Entscheidungsverzweigungen

▶ **Tab. 6.2** Notfallplan: Anaphylaktischer Schock (◉ 23) nach Dr. Harald Kämper [14].

Stadium	Symptome	Sofortmaßnahmen Heilpraktiker	ärztliche Behandlung
0	lokale allergische Reaktion an der Injektionsstelle: • Schwellung • Rötung • Juckreiz	**Stoppen der Behandlung!** • lokale Kühlung (z. B. mit einem Gelbeutel) • antiallergische Salbe (z. B. Fenistil Gel a.d. Kühlschrank) • Lagerung mit erhöhtem Oberkörper • mind. 45 Min. überwachen!	orales Antihistaminikum (z. B. Fenistil, 20-40 Tr.)
1	generalisierte Haut- und Schleimhautreaktion: • Kratzen im Hals, Larynx-Schwellung • Schwellung im Gesicht, Flush, Urtikaria, Jucken der Handflächen	**Notarzt rufen!** • sicheren venösen Zugang legen (Braunüle) • Antihistaminikum i.v. (z. B. Tavegil 5 ml) • 0,9 % NaCl-Infusion an Braunüle anschließen (geringe Tropfgeschwindigkeit) • RR-Manschette zur Kreislauf-Überwachung, Pulskontrolle • Oberkörperhochlagerung • Kühlpackung für den Hals (äußerlich) • O_2-Gabe	• Tavegil 5 ml i.v. • je nach Schwere evtl. Kortison i.v. (z. B. 250 mg Urbason solubile) • evtl. Adrenalin-Spray • evtl. Kortison-Spray
2	allergische Organsymptome: • Bauch- u. Unterleibskrämpfe • asthmaähnl. Atemnot • Puls ↑, RR ↓ • gastrointestinale Blutungen	• O_2-Gabe • beschleunigte Infusion • je nach Atmung: – Flachlagerung mit Knierolle – evtl. Schocklage/Autoinfusion	• Kortison i.v. • evtl. Adrenalin s. c. (Suprarenin 1:1000, 1 ml auf mehrere Stellen verteilen) • evtl. Theophyllin 200 mg i.v.
3	• anaphylaktischer Schock • Bewusstlosigkeit • Atemwegsobstruktion • Schock-Index > 1	• 0,9 % NaCl-Infusion 1,5–2,5 l • Schocklage/Autotransfusion • evtl. zusätzlich Braunülen • evtl. Druckinfusion	• Adrenalin i.v. (1:10 000, fraktioniert) mit Monitorüberwachung • Kortison 1000 mg i.v. • HAES 6 % 1–2 l unter Druck • mehrere Zugänge
4	Atem- und Kreislaufstillstand	kardiopulmonale Reanimation	• Intubation • evtl. Defibrillation

Rauten) mit Pfeilen den Behandlungsablauf ab. Weil so ein komplexes Verfahren nicht auf einer Seite darzustellen ist, markiert derselbe Buchstabe, an welcher Stelle der Arbeitsprozess verlassen und ab welcher Stelle er dann weitergeführt werden kann, z. B. A → A. Das mag auf den ersten Blick verwirrend erscheinen. Vorteil der isokonformen Diagrammdarstellung ist aber, dass es sich hier um eine internationale Norm handelt, die jeder nachvollziehen kann, der die ISO-Norm kennt.

Sie finden das Musterdiagramm ISO Norm ISO 9000:200: Elektroakupunktur-Diagnose nach Dr. Voll (EAV) auf der CD-ROM (◉ 57), die diesem Buch beiliegt.

Literatur

[1] **Bierbach E.** Naturheilpraxis heute. 4.überarb. Aufl. München: Elsevier; 2009

[2] **Hildebrand N.** Injektionen leicht gemacht. 4. erweit. Aufl. München: Urban & Fischer; 2001

[3] **Humbert H.** Injektionen und Blutentnahmen. Stuttgart: Kohlhammer; 2002

[4] **Kämper S (Hrsg).** BDH Praxishandbuch. Updates 1–6. Warendorf: BDH-Eigenverlag; 2000

[5] **Kämper S.** Die digitale Fotografie und Bilddokumentation in der Naturheilpraxis. In: DHZ 2006; 1–2: 57–58

[6] **Kämper S.** Der Befund- und Behandlungsbericht als Garant für eine problemlose Erstattung. In: DHZ 2006; 4: 52–53

[7] **Kämper S.** Laborleistungen- und Laborgemeinschaft – droht Gewerbesteuerpflicht? In: DHZ 2006; 5: 54

[8] **Kämper S.** Schweigen ist nicht immer Gold – Schweige- und Verschwiegenheitspflicht für Heilpraktiker. In: DHZ 2007; 1: 59–60

[9] **Kämper S.** Wer schreibt, der bleibt – Dokumentation in der Naturheilpraxis. In: DHZ 2007; 2: 56–58

[10] **Kämper S.** Aufgeklärt sonst ist's verkehrt! Aufklärungspflicht in der Heilpraktikerpraxis. In: DHZ 2007; 2: 58–60

[11] **Kämper S.** Infektionsprävention bei Infusionen und der Großen Eigenblutbehandlung? In: DHZ 2007; 5: 58–61

[12] **Kirschnick O.** Pflegetechniken. 3. Aufl. Stuttgart: Thieme; 2006

[13] **Plötz H.** Kleine Arzneimittellehre für Fachberufe im Gesundheitswesen. 5. Aufl. Heidelberg: Springer; 2007

[14] **Kämper H.** Notfälle in der Heilpraktikerpraxis. Stuttgart: Haug; 2010

7 Praxishygiene

Patienten und auch Mitarbeiter infizieren sich in Einrichtungen des Gesundheitswesens leider nicht selten. Umso wichtiger ist daher die Infektionsprophylaxe. Man könnte annehmen, dass das Infektionsrisiko in Heilpraktikerpraxen nicht hoch ist, weil der Prozentsatz an infizierten Patienten geringer ist als im Krankenhaus oder einer Arztpraxis. Trotzdem sind die Risiken auch in der Heilpraktikerpraxis gegeben. Der Gesetzgeber hat infektionspräventive Maßnahmen auch für Heilpraktiker definiert. Hygienemaßnahmen kommt insgesamt ein hoher Stellenwert zu und die Überprüfung durch die zuständigen Amtsärzte hat in den letzten Jahren zugenommen – auch in Heilpraktikerpraxen. In diesem Kapitel erfahren Sie deshalb alles, was Sie zur Infektionsprävention und zu Hygienemaßnahmen wissen müssen. Eine Checkliste soll Sie fit für die Amtsarztbegehung machen.

7.1 Einleitung

Eine sachgerechte Hygiene zur Vermeidung bzw. Reduzierung von Infektionsrisiken in der Heilpraktikerpraxis ist für die Sicherheit von Patienten, Mitarbeitern und Behandlern unerlässlich. Zu den wichtigsten Bausteinen der Infektionsprävention in Praxen zählen die nachgenannten:

- Händehygiene
- Hautdesinfektion bei Patienten vor invasiven Eingriffen
- Instrumentenaufbereitung
- sachgerechte Flächendesinfektion und -reinigung
- Wäschehygiene
- Einhaltung von Schutzmaßnahmen
- Beachtung baulicher Vorgaben
- Abfallentsorgung

Die wesentlichen Vorgaben zur Hygiene und Infektionsprävention sind in der BG-Regel Biologische Arbeitsstoffe im Gesundheitswesen und in der Wohlfahrtspflege (BGR 250/TRBA 250, ▶ **Kap. 3.5.3**, **S. 73**) festgeschrieben. Darüber hinaus ist die RKI-Richtlinie (Empfehlungen der Kommission für Krankenhaushygiene und Infektionsprävention, ▶ **Kap. 3.5.2**, **S. 71**) verbindlich zu beachten. Hier müssen Sie vor allen Dingen die folgenden Kapitel der Richtlinie berücksichtigen:

- C 1.1 Händehygiene
- C 1.1.4 Funktionelle Voraussetzung und Ausstattung für die Händehygiene
- C 1.4 Prävention und Kontrolle von Infektionen bei Injektionen und Punktionen
- C 2.1 Anforderungen an die Hygiene bei der Reinigung und Desinfektion von Flächen
- C 2.2 Anforderungen an die Hygiene bei der Aufbereitung von Medizinprodukten
- C 3.4 Anforderungen der Hygiene an die Abfallentsorgung

Aber auch eine ganze Reihe anderer Gesetze und fachlicher Vorgaben spezifizieren und regeln die Anforderungen an das Hygienemanagement (▶ Kasten unten). Hierbei spielen auch die Reglementierungen von Arzneimitteln und Medizinprodukten, deren Lagerung und Aufbereitung eine zentrale Rolle. Auch ISO-Normen kommen hier ins Spiel, z. B. zur Handhabung des Steriguts oder zum Schutz des Trinkwassers (▶ Kasten **S. 205**).

> **Rechtliche und fachliche Grundlagen für das Hygienemanagement in Praxen**
> - Infektionsschutzgesetz (IfSG)
> - Biostoffverordnung (BioStoffV)
> - Medizinprodukte-Gesetz (MPG)
> - Medizinprodukte-Betreiberverordnung (MPBetrV)
> - Hygieneverordnungen (HVO) der Länder
> - Ländergesetze über den öffentlichen Gesundheitsdienst
> - Gesundheitsdienst- und Verbraucherschutzgesetz (GDVG)
> - Berufsgenossenschaftliche Vorschriften, z. B. BGR/TRBA 250
> ▼

- Richtlinie für Krankenhaushygiene und Infektionsprävention des Robert Koch-Instituts (RKI-Richtlinie)
- Normen, z. B. im Hinblick auf Sterilgutverordnung
- Aktuelle Desinfektionsmittelliste (VAH-Liste) des Verbunds für angewandte Hygiene e. V. (ehemals DGHM-Liste der Deutschen Gesellschaft für Hygiene und Mikrobiologie)

DIN-Normen
- DIN EN 13060 Dampf-Kleinsterilisatoren
- DIN EN 285 Sterilisation – Dampf-Sterilisatoren – Groß-Sterilisatoren
- DIN 58947 Sterilisation – Heißluft-Sterilisatoren
- DIN EN ISO 11607 Verpackungen für in der Endverpackung zu sterilisierende Medizinprodukte
- DIN 58953, Teil 7 Sterilgutversorgung
- DIN EN ISO 15883 Reinigungs-/Desinfektionsgeräte
- DIN EN 1717 Schutz des Trinkwassers vor Verunreinigungen und allg. Anforderungen zur Verhütung von Trinkwasserverunreinigungen durch Rückfließen, Auswahl von Sicherungseinrichtungen

Die gesetzlichen Regelungen sind von allen Praxisinhabern bzw. deren Mitarbeitern zwingend einzuhalten. Sollten bei Inspektionen durch den Amtsarzt Mängel festgestellt werden, kann dies zu erheblichen Konsequenzen für die Praxis führen: § 73 IfSG sieht Bußgeldvorschriften vor, Art. 3 GDVG bestraft Verstöße als Ordnungswidrigkeit und § 7 der 1. Durchführungsverordnung zum HPG sieht den Widerruf der Erlaubnis vor. Schließlich kann gar die Schließung einer Praxis angeordnet werden.

7.2 Praxisbegehung

Die zuständigen Behörden sind in den vergangenen Jahren dazu übergegangen, die Überwachung von medizinischen Einrichtungen zu intensivieren. Dabei werden **Inspektionen mit und ohne Ankündigung** durchgeführt. Hierfür liefert § 36 IfSG Abs. 2 die Grundlage, da er die infektionshygienische Überwachung von Heilpraktikerpraxen durch die Gesundheitsämter vorsieht. Nach § 16 IfSG sind Sie als Praxisinhaber verpflichtet, den begehenden Gesundheitsämtern Ihre Praxisräume zugänglich zu machen, die erforderlichen Auskünfte zu erteilen und Unterlagen zur Verfügung zu stellen.

Für Praxisbegehungen werden Gebühren erhoben (ca. 200 bis 500 Euro).

Das Ziel der Begehungen ist nicht primär eine Kontrolle im Sinne von Fehlersuche und Vorwurf an den Praxisinhaber. Vielmehr sollen Ihnen die Begehungen bei der ordnungsgemäßen Führung Ihrer Praxis helfen, und die Amtsärzte sollen beratend tätig sein. Die sich aus deren Rückmeldungen ergebenden Verbesserungen Ihrer Praxis sollten Sie als Zugewinn im Sinne des Qualitätsmanagements verstehen, der letztlich für mehr Sicherheit für Ihre Patienten, Ihre Mitarbeiter und Sie selber sorgt.

Praxen, die **invasiv arbeiten**, werden von den Gesundheitsämtern regelmäßig überprüft.

Als invasive Eingriffe sind alle Maßnahmen definiert, bei denen die Haut durchdrungen wird. Zu den invasiven Tätigkeiten in der Heilpraktikerpraxis gehören neben Injektionen und Infusionen eine ganze Reihe naturheilkundlicher Verfahren wie die Colon-Hydro-Therapie. Auch hier wird in den Körper eingedrungen, wenngleich dies eine natürliche Körperöffnung betrifft. Auch wenn naturheilkundliche Verfahren häufig undifferenziert als sanft und harmlos gelten, können sie doch auch ein nicht zu unterschätzendes Infektionsrisiko in sich bergen.

Potenzielle Infektionsgefährdung für Behandler und Patient bei invasiven Tätigkeiten, wie
- Blutentnahmen, Injektionen, Infusionen, Neuraltherapie, Eigenblutbehandlung, Hämatogene Oxydationstherapie, Ozontherapie, Oxyvenierung nach Dr. Regelsberger
- Akupunktur: Einmalnadeln, aufbereitete Spezialnadeln
- Ausleitungsverfahren: Aderlass, Blutegeltherapie, unblutiges und blutiges Schröpfen, Gua Sha
- sonstige Verfahren: Colon-Hydro-Therapie, Entfernung von Warzen oder Altersflecken, Faltenunterspritzung, Entfernung von Teleangiektasien

7.2.1 Vorbereitung auf die Amtsarztbegehung

Die Amtsärzte sind bei einer Praxisbegehung auf Informationen von Ihnen angewiesen, damit sie Ihre Praxisabläufe verstehen können. Dabei werden sie insbesondere folgende **Dokumente** einsehen wollen:
- Unterlagen zu Logistik und Betriebsabläufen, inkl. Verfahrens-, Arbeits- und Betriebsanweisungen (▶ **Kap. 2, S. 8**)
- Tätigkeitsspektrum von Praxisinhaber und ggf. Personal

Ferner werden sie Angaben zu Ihrer **Organisation** erfragen, z. B.:
- Wäscheversorgung
- Hausreinigung
- Entsorgung
- verwendete Desinfektionsmittel
- Flächendesinfektion
- Desinfektionsverfahren für die Instrumentenaufbereitung
- Sterilisationsverfahren mit Prüfunterlagen
- Hygienemanagement (Informationsquellen, Fortbildung, Besprechung)

Darüber hinaus sollten Sie insbesondere folgende Unterlagen bereithalten:

- Bestandsverzeichnis aller energetisch betriebenen Geräte (▶ **Kap. 5.4.1, S. 129** und **131**) ⓞ **29**
- für bestimmte Geräte (z. B. Elektrotherapie- und Lasergeräte) ein Gerätebuch, in dem die Inbetriebnahme und die praktische Unterweisung dokumentiert ist und das am Gerät bereitliegt
- Hygieneplan (nicht mit Reinigungsplan verwechseln), ▶ **Kap. 7.3, S. 207** (ⓞ **47**)
- Checklisten, wie hygienerelevante Prozesse (z. B. Aufbereiten von Medizinprodukten) ⓞ **51** organisiert sind, Risikobewertung und Checkliste „Sterilisation" falls ein Sterilisator betrieben wird (▶ **Kap. 7.3.1, S. 220**; ⓞ **42**)
- Verfallsdatumskontrolle der Arzneimittelbestände (▶ **Kap. 5.4.3, S. 135**; ⓞ **28**)
- Entsorgung von Praxisabfällen (Organisation, bes. „sharps") ▶ **Kap. 7.4, S. 243**
- Checkliste Temperaturkontrolle (Max./Min.-Temperatur bei vorhandenem Kühlschrank; ⓞ **36**)
- Verbandbuch (ⓞ **43**) und Checkliste Verhalten bei Nadelstichverletzungen (ⓞ **15**)

Bauliche und funktionelle Anforderungen

Auch die baulich-funktionellen Gegebenheiten Ihrer Praxis schaut sich der Amtsarzt gemeinsam mit Ihnen an. Er achtet beispielsweise darauf, ob die räumliche und funktionelle Trennung „unreiner" und „reiner" Arbeitsbereiche gewährleistet ist. Aber auch die hygienegerechte Raumausstattung, die Ausstattung der Untersuchungs- und Behandlungsräume mit **Händewaschplätzen** gemäß verbindlicher Vorgaben beurteilt er: So muss in den eigentlichen Behandlungs- und Untersuchungsräumen ein gut erreichbarer **Waschplatz mit kaltem und warmem Wasser** existieren; die Waschtisch-Armaturen müssen **ohne Handberührung** bedienbar sein und an den Waschplätzen müssen sich wandständige **Direktspender** für hautschonende Händereinigungsmittel, Händedesinfektionsmittel und Hautpflegemittel befinden, die Einmalgebinde aufnehmen. Diese müssen auf einem leicht zu reinigenden und desinfektionsmittelbeständigen Fliesenspiegel oder etwas Ähnlichem angebracht und ebenfalls ohne Handberührung bedienbar sein.

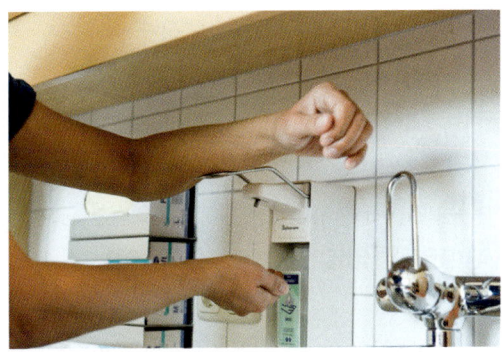

▶ **Abb. 7.1** Sie müssen Direktspender verwenden, die Einmalgebinde aufnehmen.

In Sprech-, Behandlungszimmer und Wartebereich müssen gute Lichtverhältnisse, flüssigkeitsdichte Bodenbeläge, eine ausreichende Belüftung sowie genügend Bewegungsraum für Patienten und Personal vorhanden sein.

Ein besonderes Augenmerk haben die Amtsärzte auf Behandlungsräume und Räume wie das Labor, in welchen mit potenziell infektiösem Material gearbeitet wird. Ein Sprechzimmer, in dem nur die Patientengespräche stattfinden, wird mit einfacheren Maßstäben bewertet.

Checkliste für invasiv tätige Heilpraktiker

Das Referat für Gesundheit und Umwelt Bayern hat eine Checkliste für invasiv tätige Heilpraktiker herausgegeben, die Ihnen die Vorbereitung auf die Amtsarztbegehung erleichtern soll (▶ S. 208). Diese befindet sich auch auf der beiliegenden CD-ROM (◎ 21).

7.3 Der Hygieneplan

Das Infektionsschutzgesetz (§ 36) und die TRBA 250 (Abschnitt **4.1.2.3**) sehen vor, dass Sie Ihre praxisinternen Verfahrensweisen zur Infektionsprävention und -hygiene in Hygieneplänen festlegen. Diese müssen **praxisbezogen und individuell auf Ihre Praxis zugeschnitten sein.** Es genügt nicht, einen vorgefertigten Hygieneplan abzulichten und in der Praxis aufzuhängen.

Der Zweck eines Hygieneplans besteht in der **Analyse der Infektionsgefahren**, der Bewertung der Risiken und der Risikominimierung. Er dient dem Schutz von Patienten, Personal und Dritten vor übertragbaren Krankheiten und Schadstoffen. Sie müssen abschätzen, welche Risiken so gering sind, dass sie hingenommen werden können und wo Sie risikominimierende Maßnahmen ergreifen müssen. Der Risikominimierung dienen z. B. Reinigungs- und Desinfektionsmaßnahmen, aber auch die Festlegung von Überwachungsverfahren wie die Erstellung von Arbeitsanweisungen und die gesamte schriftliche Dokumentation.

Der Hygieneplan ist eine schriftlich fixierte, verbindliche Arbeitsanweisung und beschreibt den Istzustand der Praxis. In ihm sind sämtliche infektionspräventiven und hygienischen Maßnahmen für die Praxis vom Praxisinhaber festzuschreiben. Als Praxisinhaber müssen Sie die Inhalte des Hygieneplans nicht nur festlegen, sondern auch fortlaufend überwachen. Grundsätzlich gilt, dass Sie regelmäßig alle laufenden Entwicklungen und Veränderungen Ihrer Arbeitsweise in den Plan einarbeiten und ihn an die geänderten Arbeitsabläufe in Ihrer Praxis anpassen. Sie müssen darin auch alle Arbeitsschritte bei invasiven Therapieverfahren (nach BGR/TRBA 250 Schutzstufe 2, ▶ Kap. 3.5.3, S. 78) so definieren und beschreiben, wie sie in Ihrer Praxis zur Anwendung kommen. D. h. Sie müssen Standards durchgeführter invasiver Therapieverfahren wie Infusionen, Akupunktur, Eigenbluttherapie, Aderlass- und Blutegeltherapie, HOT, Ozontherapie, Oxyvenierung nach Regelsberger, Baunscheidtieren, blutiges Schröpfen, Injektionsverfahren (z. B. Homöosiniatrie), Neuraltherapie, Quaddelung und Colon-Hydro-Therapie formulieren (▶ Kap. 6.9, S. 179).

Die Desinfektions- und Reinigungsabläufe müssen ebenfalls im Hygieneplan (▶ Kasten, **S. 210**, ▶ Kap. 7.3.2, S. 221) aufgeführt sein, was auch als Anhang zum Hygieneplan denkbar ist. Ihm muss der Erstellungszeitpunkt und ggf. der Revisionsstand zu entnehmen sein.

Der Hygieneplan muss das Hygienemanagement in Ihrer Praxis nachvollziehbar abbilden und gut sichtbar in Ihrer Praxis aufgehängt sein und zwar in der jeweils gültigen Version.

Landeshauptstadt München
Referat für Gesundheit und Umwelt
Hygiene und Umweltmedizin
Infektionshygiene/Medizinalwesen
RGU-HU-IHM
Bayerstraße 28a, 80335 München

Checkliste
zur Überprüfung von invasiv tätigen Heilpraktikerpraxen

A. Allgemeine Angaben

Einrichtung	
Anschrift	

1. Organisationsform

Einzelpraxis	☐	Kooperation mit sonstigen Heilberufen	☐
Praxisgemeinschaft	☐	Hinweis auf unzulässige Kooperation mit Arzt	☐

2. Personal

Selbständig tätige(r) HP	Name		Vorname	
	Name		Vorname	
Angestellt tätige(r) HP	Name		Vorname	
	Name		Vorname	
Freie Mitarbeiter	Name		Vorname	
	Name		Vorname	

Gemeldet nach Art. 12 Abs. 2 GDVG	☐ ja	☐ nein
Heilpraktikererlaubnis vorliegend	☐ ja	☐ nein

3. Überprüfung

Überprüfungsdatum	
Überprüfungsdauer	
Teilnehmer Einrichtung	
Teilnehmer RGU-HU-IHM	
Sonstige	

Erstmalige Überprüfung	☐ ja	☐ nein
Nachkontrolle / Wiederholungsüberprüfung	☐ ja	☐ nein

4. Leistungsspektrum

4.1	Anzahl Patienten/Woche		
4.2	Blutentnahmen	☐ ja	☐ nein
4.2.1	Injektionen	☐ ja	☐ nein

Erstellt / überarbeitet durch:	Datum:	Freigegeben durch:	Datum:	Version:	Seite
Dr. Gleich, Dr. Drubba	18.06.2010	Dr. Gleich	18.06.2010	2	1

▶ **Abb. 7.2a** Auszug aus einer Checkliste für invasiv tätige zur Überprüfung von Heilpraktikerpraxen (🅾 21). Das komplette Formular finden Sie auf der CD-ROM.

4.2.2	Infusionen	☐ ja	☐ nein
4.2.3	Neuraltherapie	☐ ja	☐ nein
4.2.4	Klassische Eigenblutbehandlung	☐ ja	☐ nein
4.2.5	HOT – Hämatogene Oxidationstherapie	☐ ja	☐ nein
	UVE	☐ ja	☐ nein
	UVB	☐ ja	☐ nein
	Sonstige Blutozonierungsverfahren	☐ ja	☐ nein
4.2.6	Thymustherapie, Zelltherapie	☐ ja	☐ nein
4.2.7	Faltenunterspritzung	☐ ja	☐ nein
4.3	Ausleitverfahren	☐ ja	☐ nein
4.3.1	Aderlass	☐ ja	☐ nein
4.3.2	Blutegeltherapie	☐ ja	☐ nein
4.3.3	Schröpfen	☐ ja	☐ nein
4.3.4	Blutiges Schröpfen	☐ ja	☐ nein
4.3.5	Baunscheidtieren	☐ ja	☐ nein
4.4	Akupunktur (verschiedene Verfahren)	☐ ja	☐ nein
	Einmalnadeln	☐ ja	☐ nein
	Aufbereitbare Nadeln	☐ ja	☐ nein
4.5	Weitere Methoden	☐ ja	☐ nein
4.5.1	Piercing	☐ ja	☐ nein
4.5.2	Entfernung von Tätowierungen, Altersflecken und Warzen, z. B. mit Laser	☐ ja	☐ nein
4.5.3	Entfernung von Teleangiektasien durch Koagulation / Laserepilation	☐ ja	☐ nein
4.5.4	Kolonhydrotherapie	☐ ja	☐ nein
4.5.5	Balneotherapie (Kneipp, Floating, andere)	☐ ja	☐ nein
		☐ ja	☐ nein

B. Infektionshygienische Überprüfung

1.	**Baulich-funktionelle Gegebenheiten**		
1.1	Behandlungszimmer in Privatwohnung	☐ ja	☐ nein
	Angemietete Räume in	☐ ja	☐ nein
	Praxisräume	☐ ja	☐ nein
1.2	Sprechzimmer	☐ ja	☐ nein
	Anzahl		
	Behandlungsräume	☐ ja	☐ nein
	Anzahl		
1.3	Hygienegerechte Ausstattung	☐ ja	☐ nein
	Ausreichend reine Arbeitsflächen in den Behandlungsräumen	☐ ja	☐ nein
1.3.1	Flächendesinfizierbare Oberflächen	☐ ja	☐ nein
	Defizite:		

Erstellt / überarbeitet durch:	Datum:	Freigegeben durch:	Datum:	Version:	Seite
Dr. Gleich, Dr. Drubba	18.06.2010	Dr. Gleich	18.06.2010	2	2

▶ **Abb. 7.2b**

> ⚠ **Beachte:** Änderungen Ihrer Tätigkeit, wie das Einführen einer neuen Therapieform, machen ein Update Ihres Hygieneplans notwendig. Für ein gutes Qualitätsmanagement ist es daher erforderlich, den Hygieneplan unverwechselbar zu kennzeichnen, z. B. Version 3/2010.

Formell muss ein Hygieneplan Folgendes berücksichtigen:
- möglichst tabellarischer Aufbau mit Spalten
- die Struktur muss durch fortlaufende Nummerierung der Seiten klar erkennbar sein
- Nennung des Autors
- Erstellungsdatum, klare Versions-Kennung
- Unterschrift des Praxisinhabers und aller Mitarbeiter (nach Schulung und Einarbeitung)

> **Quick-Check Hygieneplan allgemein**
> - Liegt ein schriftlicher Hygieneplan vor?
> - Sind Zuständigkeiten und Verantwortlichkeiten festgelegt?
> - Sind Aussagen zu Reinigung, Desinfektion, Sterilisation, Dokumentation und ggf. Kontrollen enthalten?
> - Gibt es Regelungen zu allen hygienerelevanten Themen (Wiederaufbereitung von Medizinprodukten/Sterilisation, Lagerung, Umgang mit Medikamenten, Abfallentsorgung, Wäscheaufbereitung, Standards der Trinkwasserversorgung und -untersuchung)?
> - Ist das Verhalten bei Stichverletzungen beschrieben?

7.3.1 Was muss der Hygieneplan alles berücksichtigen?

Bei der Erstellung eines Hygieneplans müssen Sie eine ganze Menge an unterschiedlichen Aspekten bedenken. Die wichtigsten habe ich Ihnen im Folgenden zusammengestellt.

Hygienisches Verhalten Personal/Mitarbeiterschutz

Zur allgemeinen Personalhygiene und zum Personalschutz zählt die Länge der Fingernägel und Haare und das Tragen von Schmuck und Schuhen. Hierfür muss der Hygieneplan hygiene- und sicherheitstechnischen Vorgaben festlegen.

Die BGR 250/TRBA 250 verpflichten Sie als Praxisinhaber und Arbeitgeber, für Ihre Mitarbeiter Schutzmaßnahmen zu ergreifen bzw. bestimmte **Schutzausrüstungen** (z. B. Handschuhe, Mundschutz, Schutzkittel, Augenschutz etc.) vorzuhalten. Die erforderlichen Schutzmaßnahmen richten sich nach der Zuordnung der biologischen Arbeit zu Risikogruppen (▶ **Kap. 3.5.3**, S. 74).

Aber auch Ihre Mitarbeiter werden durch die Vorschriften verpflichtet, die ihnen zur Verfügung gestellten Schutzausrüstungen zu nutzen. Als Praxisinhaber müssen Sie Sorge dafür tragen, dass die Schutzausrüstung regelmäßig desinfiziert, gereinigt und neu angeschafft wird. Die Schutzausrüstung darf weder von Ihnen noch von den Mitarbeitern zuhause gewaschen bzw. gereinigt werden. Die TRBA 250 sehen eine Trennung von Praxiswäsche/Arbeitskleidung und Privatwäsche vor. Ich rate Ihnen, sich ein **Desinfektions-Waschmittel** (z. B. „Eltra", von der Fa. Henry Schein Medical ehemals Heiland, Hamburg) zu besorgen sowie eine kleine Checkliste „Praxiswäsche" anzufertigen. Daraus muss hervorgehen, dass Sie die Praxiswäsche und die private Haushaltswäsche in Ihrer Maschine getrennt waschen (Temperatur sollte mind. 60 Grad sein). Auf der Checkliste sollte außerdem vermerkt sein, dass Sie regelmäßig einen Kochwaschgang waschen, sodass damit eine kontinuierliche Entkeimung der Waschmaschine dokumentiert wird.

> **Quick-Check Hygiene Personal/Mitarbeiterschutz**
> - allgemeine Personalhygiene (Nägel, Haare, Schmuck)
> - Tragen von Arbeits-/Berufskleidung
> - Waschen der Berufskleidung (wo, wie heiß etc.)
> - Steht dem Personal Schutzkleidung zur Verfügung (Mundschutz, Handschuhe, ggf. Schürzen, Schutzbrille)?
> - Sind Kanülenabwurfbehälter vorhanden?
> - Verwendung von Einmalgebinden
> - Wird das Personal regelmäßig über die Arbeitsabläufe, die hygienischen Maßnahmen und den Gesundheitsschutz unterwiesen?
> - Sind diese Unterweisungen dokumentiert (Datum, Teilnehmer, Thema, Durchführender)?
> ▼

- Hat das Personal einen Impfschutz gegen Hepatitis B?
- Schulungsprotokoll: Verhalten bei Nadelstichverletzungen (▶ Kap. 7.3.3, S. 242) ⓞ 15

Händehygiene

Hände gehören zu den häufigsten Keimüberträgern. Daher ist die sachgerecht ausgeführte hygienische Händedesinfektion die wichtigste und effektivste Maßnahme, um Infektionen zu vermeiden! Sowohl in den TRBA 250 als auch in der RKI-Richtlinie „Händehygiene" finden sich dazu detaillierte Vorgaben. Eine entsprechende Gegenüberstellung zeigt ▶ Tab. 7.1. Grundvoraussetzung ist, dass die vorgeschriebenen Möglichkeiten für die Händehygiene vorhanden sind (▶ Kap. 7.3.1, S. 210).

Bei Arbeiten mit Infektionsgefahr sollte als Händehygiene-Maßnahme grundsätzlich eine **hautschonende Händedesinfektion** durchgeführt werden. Sie müssen hierfür ein VAH-gelistetes Händedesinfektionsmittel bereitstellen.

Häufiges Händewaschen ist hingegen zu vermeiden, sofern die Hände nicht verschmutzt sind. Es trocknet die Haut unnötig aus und bietet nicht ausreichend Schutz. Die Händewaschung ist wegen der geringen Wirksamkeit keine Alternative für die hygienische Händedesinfektion. Vor diesem Hintergrund ist es wichtig, in jedem Behandlungszimmer **Händedesinfektionsmittelspender** bereitzustellen. Sie müssen das Vorgehen bei der Händewaschung und -desinfektion in Ihrem Hygieneplan festlegen.

ℹ️ Allgemeine Info

Die BGW hat einen Hautschutz- und Hygieneplan für Heilpraktiker herausgegeben, den Sie kostenlos anfordern können. Darüber hinaus können Sie die ebenfalls kostenlose Broschüre „Hauptsache Hautschutz" mit weitergehenden Informationen bei der BGW erhalten.

Hygiene am Patienten

Ebenfalls ein wichtiger Aspekt der Hygiene in jeder Praxis ist die ordnungsgemäße **Hautdesinfektion am Patienten**. Diese ist bei allen Eingriffen notwendig, bei denen die Haut verletzt wird, z.B. bei Blutentnahmen, Akupunktur oder Injektionen. Nur wenn Sie die Hautdesinfektion regelungskonform ausführen, können Sie und Ihre Mitarbeiter verlässlich Infektionen vermeiden. Deshalb müssen das Vorgehen bei der und Ihre Vorgaben für die Hautdesinfektion auch Bestandteil Ihres Hygieneplans sein.

Bei der Hautdesinfektion mache ich insgesamt 2 Desinfektionsschritte, wohl wissend, dass einer reichen würde. Mir ist aber besonders bei i.v.- und i.m.-Injektionen sehr an einer sorgfältigen Hautdesinfektion gelegen:
- Sprühdesinfektion unter Beachtung der Einwirkzeit
- Abreiben mit einem Alcopad (sterile Einweg-Alkoholtupfer)

▶ **Tab. 7.1** Empfehlungen zur Händehygiene. (nach Heudorf U, Herholz H, Kaiser R. Hygiene in der Arztpraxis. Teil 1: Grundlagen und Händehygiene. Hessisches Ärzteblatt 9/2007).

	BGR 250/TRBA 250	RKI-Richtlinie Händehygiene
bauliche Ausstattung	4.1.1.1 Dem Versicherten sind leicht erreichbare *Handwaschplätze* mit fließendem warmem und kaltem Wasser, Direktspender für Händedesinfektionsmittel, hautschonende Waschmittel, geeignete Hautschutz- und -pflegemittel und Einmalhandtücher zur Verfügung zu stellen.	**Waschplatz:** Wasserhähne an Waschbecken mit fließendem warmen und kalten Wasser, die von Beschäftigten mit direktem Patientenkontakt benutzt werden, müssen ohne Handkontakt zu bedienen sein. Waschbecken sind mit fließendem warmem und kaltem Wasser (vorzugsweise Einhebelmischbatterie) auszustatten. Die vom Personal benutzten Waschbecken sind mit je einem Spender für Händedesinfektionsmittel und Waschlotion sowie mit Hautpflegemittel in Spendern oder Tuben auszustatten. **Spender:** Spender sollten bequem per Ellenbogen, auf keinen Fall aber nur durch direktes Anfassen zu betätigen sein. Die bequeme Erreichbarkeit ist wesentlich.

▶ **Tab. 7.1** Fortsetzung.

	BGR 250/TRBA 250	RKI-Richtlinie Händehygiene
Händehygiene/ Händedesinfektion (TRBA 250) Bzw. Hygienische Händedesinfektion (RKI)	4.1.2.6 Bei Tätigkeiten, die eine hygienische Händedesinfektion erfordern, dürfen an Händen und Unterarmen keine Schmuckstücke, Uhren und Eheringe getragen werden. Derartige Gegenstände können die Wirksamkeit der Händedesinfektion vermindern. 4.1.2.7 Nach Patientenkontakt und nach Kontakt mit infektiösem oder potenziell infektiösem Material ist vor Verlassen des Arbeitsbereichs eine hygienische Händedesinfektion vorzunehmen.	• Als Voraussetzung für die Händehygiene dürfen in Arbeitsbereichen mit erhöhter Infektionsgefahr an Händen und Unterarmen keine Schmuckstücke, einschließlich Uhren und Eheringe getragen werden. • Bei tatsächlicher wie auch fraglicher mikrobieller Kontamination der Hände muss eine hygienische Händedesinfektion durchgeführt werden. • Bei mutmaßlicher oder wahrscheinlicher Viruskontamination muss ein gegen die entsprechenden Viren wirksames Präparat, sofern dafür valide Prüfergebnisse vorliegen, verwendet werden. • Die hygienische Händedesinfektion ist so durchzuführen, dass die Kontaminationsflora noch auf den Händen weitgehend abgetötet wird. • Händedesinfektionsmittel: Vorzugsweise Mittel auf Wirkstoffbasis von Alkoholen; entspr. Standardzulassungen gemäß § 36 des AMG; vorzugsweise VAH-gelistete Mittel; bei behördlich angeordneten Entseuchungen RKI gelistete Mittel. **Eine hygienische Händedesinfektion ist erforderlich (Auszug):** • vor invasiven Maßnahmen, auch wenn dabei Handschuhe (steril oder nicht sterilisiert) getragen werden. • vor Kontakt mit Patienten, die im besonderen Maße infektionsgefährdet sind (z. B. Leukämiepatienten ... bestrahlte oder sonstige schwer erkrankte Patienten) • vor Tätigkeiten mit Kontaminationsgefahr (z. B. Bereitstellung von Infusionen, Herstellung von Mischinfusionen, Aufziehen von Medikamenten) • vor und nach jeglichem Kontakt mit Wunden • vor und nach Kontakt mit definitiv infektiösem Material (Blut, Sekret oder Exkremente) • nach Kontakt mit potenziell kontaminierten Gegenständen, Flüssigkeiten oder Flächen (Urinsammelgeräte, Absauggeräte) • nach Kontakt mit Patienten, von denen Infektionen ausgehen können oder die mit Erregern von besonderer krankenhaushygienischer Bedeutung besiedelt sind (z. B. MRSA) • nach Ablegen der Schutzhandschuhe bei stattgehabtem oder wahrscheinlichem Erregerkontakt
Schutzausrüstung/ Schutzhandschuhe ...	4.1.3.1 Der Unternehmer hat die erforderliche Schutzausrüstung zur Verfügung zu stellen. 4.1.3.2 Die Versicherten haben die zur Verfügung gestellten persönlichen Schutzausrüstungen zu benutzen.	Bei vorhersehbarem und wahrscheinlichem Erregerkontakt sowie möglicher massiver Verunreinigung mit Körperausscheidungen, Se- und Exkreten sind Schutzhandschuhe anzulegen, z. B. Pflege inkontinenter Patienten Waschen MRSA-infizierter Patienten Umgang mit Beatmungsschläuchen Entleerung von Wasserfallen Endotracheales Absaugen Tracheostomapflege Entsorgung von Sekreten, Exkreten und Erbrochenem Blutentnahmen Entfernen von Drainagen, Verbänden u. a. mit Sekreten, Exkreten oder Faeces kontaminierten Materialien (z. B. Stoma) Nach Beendigung der Tätigkeit sind die Schutzhandschuhe im Allgemeinen abzulegen, und es ist eine hygienische Händedesinfektion durchzuführen, da Handschuhe keinen absolut sicheren Schutz vor einer Händekontamination gewährleisten.

Die Sprühdesinfektion und das Warten bis zur Abtrocknung sowie das anschließende Abreiben gewährleisten, dass die notwendige Einwirkzeit auch eingehalten wurde. Auf das Abreiben und die damit verbundene Entfernung von Hautfett und Partikeln (Flusen von Unterwäsche) möchte ich nicht verzichten. Das Abreiben mit einem nicht sterilen Tupfer würde den Desinfektionserfolg zerstören.

> **Quick-Check: Hautdesinfektion**
> - Sind die eingesetzten Hautdesinfektionsmittel VAH-gelistet?
> - Werden nur Originalgebinde verwendet? (Kein Umfüllen! Hautdesinfektionsmittel sind gemäß AMG als Arzneimittel eingestuft.)
> - Gibt es schriftliche Regelungen zur Durchführung der Hautdesinfektion?
> - Ablauf der Hautdesinfektion vor Injektionen, Blutentnahmen und Legen eines venösen Zugangs:
>   – hygienische Händedesinfektion
>   – Einmalhandschuhe tragen (zumindest bei Blutentnahmen, i.m-, i.v.-Injektionen und Infusionen, Verbandwechsel)
>   – (alkoholisches) Hautantiseptikum satt aufsprühen, nach der Einwirkzeit mit sterilisiertem Tupfer in einer Richtung abreiben
>   – Einwirkzeit mind. 15 Sek.
>   – Einstichstelle soll vor Punktion trocken sein
> - Ist alles für einen Verbandwechsel vorbereitet? Stehen Abfallbehältnisse bereit?
> - Werden Anbruchdaten auf Salbentuben notiert?

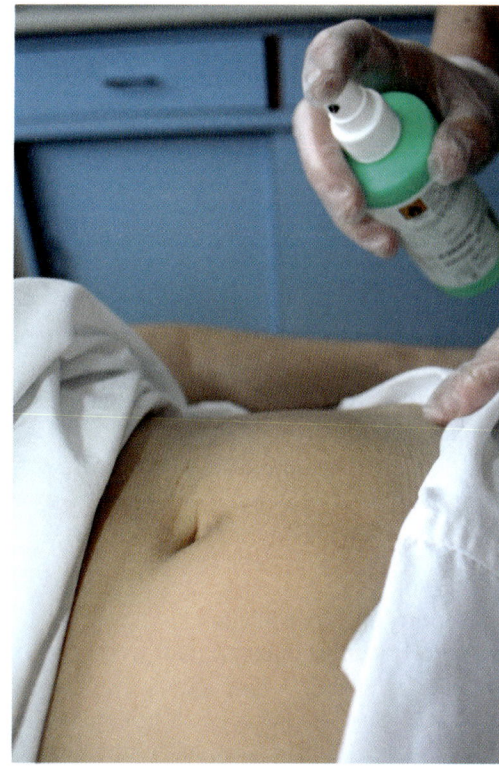

▶ **Abb. 7.3** Die Hautdesinfektion muss regelkonform ausgeführt werden, um den größtmöglichen Schutz vor Infektionen zu gewährleisten.

Die Desinfektion dient dahingegen zur Reduktion der Anzahl von vermehrungsfähigen Mikroorganismen und pathogener Keime. Der Hygieneplan muss sowohl den Umgang mit Desinfektions- als auch mit Reinigungsmitteln und -utensilien festhalten.

Reinigen und Desinfizieren von Flächen

Das Robert Koch-Institut hat eine Empfehlung zur Reinigung und Desinfektion von Flächen herausgegeben, da auch diese ein potenzielles Kontaminationsrisiko bedeuten. Eine sichtbare Sauberkeit muss nicht immer bedeuten, dass ein Infektionsrisiko ausgeschlossen ist. Die Verwendung von Desinfektionsmittel in einer angemessenen Konzentration ist deshalb unerlässlich.

Beim Reinigen werden Verunreinigungen wie Staub, chemische Substanzen mit Wasser und Zusätzen entfernt. Die Reduktion von Mikroorganismen ist dabei nicht beabsichtigt.

Patientennahe Flächen

Das Risiko der Infektion ist am höchsten bei patientennahen Flächen (z.B. Behandlungsliegen, Stuhl, Patiententoiletten, medizinische Geräte,) und Flächen, auf denen aseptische Arbeiten (z. B. Zubereitung von Infusionen, Verbandwechsel) durchgeführt werden.

Oberflächen im patientennahen Bereich müssen deshalb glatt, abwaschbar, leicht zu reinigen und zu desinfizieren sein. Nach jeder Behandlung eines Patienten sind Desinfektionsmaßnahmen an kontaminierten Oberflächen durchzuführen.

Ganz besonders wichtig ist die Durchführung einer sachgerechten Flächendesinfektion bei Arbeitsflächen und Tabletts, die zum Aufziehen und Vorbereiten von Injektionen und Infusionen dienen.

Aber auch Bereiche, in denen Medizinprodukte aufbereitet werden, z. B. für die Desinfektion oder Sterilisation, müssen desinfiziert werden.

Die Flächendesinfektion sollten Sie möglichst immer als Scheuer-Wisch-Desinfektion durchführen. Auf eine Sprühdesinfektion sollten Sie wegen der Aerosolbelastung für die Mitarbeiter und wegen ihrer unzuverlässigen Wirkung verzichten, bzw. nur dort verwenden, wo eine Wischdesinfektion nicht durchführbar ist.

> **Cave**
> Hepatitis-B-Viren bleiben auf Flächen 1 Woche lang infektiös!

Fußböden und Oberflächen von Einrichtungsgegenständen

Fußböden, Wände, Abfallbehälter, Sanitäreinrichtungen und Flächeninventar bedürfen nach Ansicht des Referats für Gesundheit und Umwelt der Stadt München (RGU) keiner täglichen Wischdesinfektion. Die Reinigung mit einem haushaltsüblichen Reiniger erachtet das Referat als ausreichend.

Die im Hygieneplan genannten Flächen sind anlassbezogen zu desinfizieren, bei Kontamination mit potenziell infektiösen Sekreten/Material.

> ❗ Beachte: In Praxen, die Colon-Hydro-Therapie anbieten, muss täglich eine Flächendesinfektion der Fußböden stattfinden.

Aufbereitung und Umgang mit Medizinprodukten

Grundsätzlich stellen mit Krankheitserregern kontaminierte Medizinprodukte eine weitere Infektionsquelle sowohl für Patienten als auch für den Aufbereiter dar. Verwenden Sie daher Geräte oder Hilfsmittel (Medizinprodukte) am Patienten, so müssen Sie diese vor einer erneuten Anwendung aufbereiten.

Die Medizinprodukte-Betreiberverordnung (§ 4 MPBetreibV, ▶ **Kap. 3.4.6, S. 30**) verlangt für die Reinigung, Desinfektion und Sterilisation geeignete validierte Verfahren. Dies gilt auch für Medizinprodukte, die vor der erstmaligen Nutzung desinfiziert und sterilisiert werden.

Weitere Anforderungen an die Hygiene bei der Aufbereitung von Medizinprodukten definieren darüber hinaus auch die TRBA 250 (dort in ▶ **Kap. 3.5.3, S. 81**) und die RKI-Hygiene-Richtlinie. Hier sind die entsprechenden Bestimmungen der Ziffer 2.2 „Anforderungen an die Hygiene bei der Aufbereitung von Medizinprodukten" des Abschnitts C der RKI-Richtlinie einzuhalten.

Sie müssen grundsätzlich auch die Hinweise der Hersteller beachten, die diese für die Aufbereitung ihrer Medizinprodukte erstellen. Hat ein Hersteller einmal keine oder unzureichende Angaben, was durchaus vorkommen kann, dann sind Sie als „Aufbereiter" in der Pflicht. Sie müssen dann geeignete Aufbereitungsschritte erstellen und dokumentieren.

Schritte der Aufbereitung

Das RKI definiert in seinen Richtlinien zu den Anforderungen an die Hygiene bei der Aufbereitung von Medizinprodukten, dass die Aufbereitung in der Regel folgende Einzelschritte umfasst:

- das sachgerechte Vorbereiten (Vorbehandeln, Sammeln, Vorreinigen und ggf. Zerlegen der angewendeten Medizinprodukte und deren zügigen, sicher umschlossenen und Beschädigungen vermeidenden Transport zum Ort der Aufbereitung)
- die Reinigung/Desinfektion, Spülung und Trocknung
- die Prüfung auf Sauberkeit und Unversehrtheit (z. B. Korrosion, Materialbeschaffenheit), ggf. Wiederholung der Reinigung/Desinfektion/Spülung/Trocknung) und die Identifikation, z. B. zum Zwecke der Entscheidung über eine erneute Aufbereitung bei deren zahlenmäßiger Begrenzung
- die Pflege und Instandsetzung
- die Funktionsprüfung und, je nach Erfordernis
- die Kennzeichnung sowie
- das Verpacken und die Sterilisation

Die Aufbereitung endet mit der dokumentierten Freigabe des Medizinprodukts zur Anwendung. Der gesamte Vorgang verlangt ein Qualitätsmanagement-System (QM), das die einzelnen Schritte bis zur Freigabe aufzeichnet. Die Dokumentation über die Einzelschritte der Aufbereitung von Medizinprodukten müssen Sie nicht nur in einem Hygieneplan festhalten, sondern in Anlehnung an § 9 Abs. 2 MPBetreibV auch so aufbewahren, dass die Angaben dem Anwender jederzeit während der Arbeitszeit zugänglich sind.

Auflistung der Medizinprodukte

Sie sollten für sämtliche hygienerelevanten Prozesse in Bezug auf Medizinprodukte eine Checkliste oder eine Arbeitsanweisung erstellen. Dabei ist es völlig egal, ob Sie diese als Fließtext oder in Form der DIN ISO 9000:2001 anlegen. Entscheidend ist, dass ein Außenstehender nachvollziehen kann, welche Medizinprodukte Sie in welchem Umfang aufbereitet haben.

Dazu ist auch eine Auflistung der in der Praxis zur Anwendung kommenden Medizinprodukte (MP) wichtig (Medizinproduktebuch bzw. Bestandsverzeichnis). Unerlässlich ist die Liste für Medizinprodukte, die aufbereitet werden müssen und **mehrfach** zur Anwendung kommen, denn für sie ist auch eine **Risikobewertung** erforderlich, die den Umfang der Aufbereitung festlegt. Die Aufbereitung muss sicherstellen, dass bei erneuter Anwendung keine Infektionen oder allergische, toxische oder pyrogene Reaktionen auftreten oder das Medizinprodukt in seiner Funktion beeinträchtigt wurde.

Aufbereitung immer auf dem neuesten Stand der Technik

Die RKI-Richtlinie sieht auch vor, dass die Aufbereitung nach den anerkannten Regeln der Technik erfolgen und den Stand von Wissenschaft und Technik berücksichtigen soll.

Sie müssen sich demnach grundsätzlich über die technischen Entwicklungen von Medizinprodukten informieren und diese Erkenntnisse auch umsetzen. Denken Sie nur an die neuen, sehr resistenten Krankheitserreger (Prionen), die dafür sorgen könnten, dass bisher als ausreichend erachtete Verfahren (z. B. Heißluftsterilisator) in Zukunft endgültig nicht mehr als sicher eingestuft werden. Am besten informieren Sie sich im Internet regelmäßig unter www.rki.de oder www.named.din.de unter dem Stichwort „Aufbereitung von Medizinprodukten". Dort werden die Informationen schneller als in Print-Produkten veröffentlicht.

Verantwortung und Risikobewertung

Die Hygiene-Richtlinie stellt fest, dass mit der Aufbereitung eine hohe Verantwortung verbunden ist. Aus Gründen der innerbetrieblichen Organisation und des erforderlichen Qualitätsmanagements müssen Sie vor der Aufbereitung von Medizinprodukten die Zuständigkeiten für alle Schritte der Aufbereitung regeln und dokumentieren.

Eine der wichtigsten Maßnahmen für die sachgerechte Durchführung der Aufbereitung ist die Risikobewertung und Einstufung der aufzubereitenden Medizinprodukte (▶ Kasten).

> *„1.2.1 Risikobewertung und Einstufung von Medizinprodukten vor der Aufbereitung*
> *Für jedes Medizinprodukt (ggf. für die Produktgruppe) ist durch den für die Aufbereitung Verantwortlichen schriftlich festzulegen, ob, wie oft und mit welchen Verfahren es aufbereitet werden soll. (…)*
> *Bei Zweifeln an der Einstufung ist das Medizinprodukt der höheren (kritischeren) Risikostufe zuzuordnen."*
> (…)

Risiken können entstehen z. B. durch:
- Rückstände aus der vorangegangenen Anwendung (z. B. Blut, Blutbestandteile, Sekrete und andere Körperbestandteile, andere Arzneimittel)
- Rückstände aus der vorangegangenen Aufbereitung (z. B. Reinigungs-, Desinfektions-, Sterilisations- und anderen Mitteln, einschließlich deren Reaktionsprodukte)
- Änderungen physikalischer, chemischer oder funktioneller Eigenschaften des Medizinprodukts oder
- Veränderungen der Materialbeschaffenheit

Bei der Risikobewertung der aufzubereitenden Medizinprodukte müssen Sie die kritischen Verfahrensschritte und die potenziellen Gefährdungen im Sinne des Qualitätsmanagements definieren. Daraus ergibt sich dann, welche Maßnahmen zur Risikominimierung Sie treffen müssen, und ob Sie auf eine Aufbereitung besser ganz verzichten.

Einstufung von Medizinprodukten

Die einzelnen Medizinprodukte sind in Abhängigkeit von der Art ihrer Anwendung am Patienten und dem sich daraus ableitenden Infektionsrisiko in unkritische, semikritische und kritische Medizinprodukte eingestuft:

- **unkritische Medizinprodukte:** Medizinprodukte, die lediglich mit intakter Haut in Berührung kommen.
- **semikritische Medizinprodukte:** Medizinprodukte, die mit Schleimhaut oder krankhaft veränderter Haut in Berührung kommen.
- **kritische Medizinprodukte:** Medizinprodukte zur Anwendung von Blut, Blutprodukten und anderen sterilen Arzneimitteln und Medizinprodukte, die die Haut oder Schleimhaut durchdringen und dabei in Kontakt mit Blut, inneren Geweben oder Organen kommen, einschließlich Wunden.

Der Heilpraktiker muss entscheiden, ob er eine einwandfreie Aufbereitung gewährleisten kann oder besser auf eine Aufbereitung verzichtet. Für semikritische und kritische Medizinprodukte bedeutet das, wenn möglich Einwegprodukte zu verwenden!

▶ **Tab. 7.2** Einteilung der Medizinprodukte (modifiziert nach einer Übersicht des RGU München).

Produkt	Risikogruppe	Aufbereitung	Zeitpunkt
Stethoskop	unkritisch	D	nach Gebrauch
Blutdruckmanschette	unkritisch	D	nach Gebrauch
Stauschlauch	unkritisch	D	nach Gebrauch
Reflexhammer	unkritisch	D	nach Gebrauch
Nervenrädchen	unkritisch	D	nach Gebrauch
Elektroden für Bioresonanzgerät	unkritisch	D	nach Gebrauch
Irisdiagnosegerät	unkritisch	D	nach Gebrauch
Untersuchungsliege	unkritisch	(R) / D	nach Gebrauch
Lagerungshilfen	unkritisch	D	nach Gebrauch
Armhalter zur Blutentnahme	unkritisch	(R) / D	nach Gebrauch
Akupunkturpunkt-Suchgerät	unkritisch	D	nach Gebrauch
Lasersonde	unkritisch	D	nach Gebrauch
Mundspatel	Einmalprodukt	keine Aufbereitung	entfällt
Gerät und Manschette für Puls-Oszillografie	unkritisch	D	nach Gebrauch
Pinzette	semikritisch	B / R / D / S	nach Gebrauch
Gerät für Colon-Hydro-Therapie	semikritisch	B / R / D*	nach Gebrauch
Ozontherapiegerät	unkritisch	A / (R) / D*	nach Gebrauch
Saugbälle für unblutiges Schröpfen	semikritisch	D optional Autoklav	nach Gebrauch
Sauggläser für unblutiges Schröpfen	semikritisch	R / D optional Sterilisation	nach Gebrauch

▶ **Tab. 7.2** Fortsetzung.

Produkt	Risikogruppe	Aufbereitung	Zeitpunkt
Sauggläser/ Saugbälle für blutiges Schröpfen	Einmalprodukt	keine Aufbereitung	entfällt
Verbandsschere	kritisch	B/ R / D / S	nach Gebrauch
Einwegverbandsschere	Einmalprodukt	keine Aufbereitung	entfällt
Baunscheidt-Gerät (je nach Bauart des Gerätes)	kritisch	B/ R / D / S	nach Gebrauch
Baunscheidt-Nadelköpfe	Einmalprodukt	keine Aufbereitung	entfällt
Akupunkturnadeln	Einmalprodukt	keine Aufbereitung	entfällt
Spritzen	Einmalprodukt	keine Aufbereitung	entfällt
Kanülen	Einmalprodukt	keine Aufbereitung	entfällt
Infusionssysteme	Einmalprodukt	keine Aufbereitung	entfällt
Spülsystem für Colon-Hydro-Therapie	Einmalprodukt	keine Aufbereitung	entfällt
Blutaufbereitungssystem für HOT o. Ozongerät	Einmalprodukt	keine Aufbereitung	entfällt

Erläuterungen Aufbereitungsanforderungen:
A: Verschmutzung optisch leicht zu erkennen
B: Verschmutzung optisch nicht leicht zu erkennen
(R): Reinigung bei Bedarf

R: Reinigung
D: Feucht-Wischdesinfektion
S: Sterilisation im Autoklaven Typ B
* nach Angaben der Gerätehersteller

Desinfektion und Reinigung von Medizinprodukten

Nach der Anwendung von Instrumenten und anderen Medizinprodukten finden sich gelegentlich erhebliche Verschmutzungen an den Geräten (Beispiel: Salbenrückstände bei einer Schröpfkopfmassage, Ultraschallgel bei einem Ultraschalltherapiegerät, Schweiß bei den Handelektroden eines Bioresonanzgeräts). Sie sollten diese deshalb unmittelbar nach der Anwendung in einem ersten Schritt grob reinigen. Dann erfolgt die weitere Aufbereitung im unreinen Teil des Aufbereitungsraums. Dies muss anhand einer detaillierten Arbeitsanweisung erfolgen. Während der Aufbereitung sollten gut sichtbar sein:
- Desinfektions- und Reinigungsplan
- Checkliste zur Aufbereitung von Medizinprodukten
- Checkliste für die manuelle Aufbereitung von Instrumenten
- Dosiertabelle für die verwendeten Desinfektionsmittel

Durchführung der Aufbereitung

Sie müssen grobe Verschmutzungen von Medizinprodukten unmittelbar nach der Anwendung entfernen. Das Antrocknen von Blut und Gewebe ist durch Festlegung geeigneter Verfahren und Abläufe (z. B. Abwischen äußerer Verschmutzungen und Spülung von Arbeitskanälen unmittelbar nach Anwendung), insbesondere zur Vermeidung einer Beeinträchtigung der Reinigungsleistung (Antrocknung von Infektionserregern in Schutzkolloiden) so weit wie möglich auszuschließen.

Bei der Reinigung/Desinfektion, Spülung und Trocknung wird zwischen manuellen und maschinellen Verfahren unterschieden. Den maschinellen Verfahren ist insbesondere wegen der besseren Standardisierbarkeit und des Arbeitsschutzes der Vorzug zu geben.

Bei der manuellen Reinigung/Desinfektion mit einer möglichen Verletzungs- und Infektionsgefahr müssen Sie eine nicht fixierende Desinfektion mit belegter Wirksamkeit unter Beachtung von weiteren Maßnahmen des Arbeitsschutzes (z. B.

Schutzkleidung, Schutzbrille, geeignete Handschuhe; Raumluftqualität) durchführen.

⚠ **Beachte: Amtsärzte können bei der Praxiskontrolle am Aufbereitungsplatz eine Schutzbrille und lange Gummihandschuhe verlangen!**

Die Reinigungs-, Desinfektions-, Spül- und Trocknungsverfahren müssen folgende Anforderungen im Einzelnen erfüllen:

Reinigung

Reinigen Sie die Flächen manuell vor. Dabei müssen alle Flächen, d. h. innen wie außen, von den zur Anwendung kommenden Reinigungsmitteln erfasst werden. Für manche Medizinprodukte erfordert das eine Zerlegung in Einzelteile.

Desinfektion

Wenn Sie Desinfektionsmittel, die in der VAH-Liste aufgeführt sind, entsprechend der Anwendungsvorschrift einsetzen, so können Sie von einer sicheren bakteriziden, fungiziden und viruziden Wirkung ausgehen.

Sie müssen aber dafür sorgen, dass keine Fixierung von Rückständen (z. B. das Festkleben von Eiweiß, Blutreste) vorkommt, was den gesamten Aufbereitungserfolg gefährden könnte. Das können auch spätere Einwirkungen von aldehydischen Desinfektionsmitteln oder Alkohol verursachen.

Folgt eine Sterilisation, empfiehlt das RKI deshalb, auf eine vorausgehende Anwendung von Alkoholen oder Aldehyden zu verzichten. Die thermische Desinfektion ist vorzuziehen.

Bei allen Prozessen ist die **Konzentration der Desinfektionsmittel** und die **Einwirkzeit** zu berücksichtigen!

Bei der Nutzung von Desinfektionsmittel sollten Sie folgende Punkte beachten:
- Verwenden Sie für die Herstellung einer Lösung zur routinemäßigen Flächendesinfektion eine Konzentration in der Höhe, die der Hersteller als 60-Minuten-Wert angibt, d. h. die gereinigten Flächen können nach dem Antrocknen wieder benutzt werden.
- Alkoholhaltige Flächendesinfektionsmittel können Sie nur für Flächen mit einer Größe von max. 1–1,5 m² verwenden, es besteht darüber hinausgehend Explosionsgefahr!

- Für Instrumentendesinfektionsmittel gilt, dass eine Konzentration entsprechend der organischen Belastung, d. h. dem Verschmutzungsgrad durch Gewebe, Blut etc., und eine entsprechende Einwirkzeit zu wählen sind.

> **Quick-Check: Herstellen einer Desinfektionslösung**
> - grundsätzlich Handschuhe (lang) und Schutzbrille tragen
> - **Dosierhilfe verwenden**
> - Dosiertabelle verwenden
> - nur kaltes Wasser verwenden
> - erst Wasser in die Wanne geben, dann das Desinfektionsmittelkonzentrat, nicht umgekehrt; Zeitpunkt des Ansatzes dokumentieren; Einwirkzeit einhalten
> - Wanne immer mit dicht abschließendem Deckel versehen
> - Standzeiten der Desinfektionsmittellösungen nach Herstellerangaben
> - bei sichtbarer Verunreinigung früher wechseln, sonst täglich frisch ansetzen
> - Instrumente müssen komplett mit Desinfektionsmittellösung benetzt sein
> - Desinfektionsmittellösung bestimmungsgemäß einsetzen (Flächendesinfektionsmittel für Flächen, Instrumentendesinfektionsmittel für Instrumente etc.)

Spülung und Trocknung

Nach der Desinfektion erfolgt die Spülung der Instrumente. Damit keine Reaktionsprodukte oder Rückstände von Reinigungs-/Desinfektionsmitteln zu Gesundheitsstörungen (z. B. allergische Reaktion) führen, ist eine intensive Spülung erforderlich. Dabei spielen Wasserqualität, -temperatur und -volumen eine wichtige Rolle. Eine Kristallbildung kann nur durch **gereinigtes Wasser** (mind. Trinkwasserqualität) vermieden werden. Für die abschließende Spülung müssen Sie entmineralisiertes Wasser verwenden und bei der anschließend erforderlichen Trocknung eine Rekontamination desinfizierter Medizinprodukte ausschließen.

Sie müssen überprüfen, ob die Reinigung effektiv war. Leider gibt es noch keine objektiven und validierten Methoden, wie dies zufriedenstellend geprüft werden kann. Auf keinen Fall darf aber bei Sichtprüfung auf den Medizinprodukten eine Verunreinigung zu erkennen sein.

Verpackung

Verpackungen müssen für das jeweilige Aufbereitungsverfahren geeignet sein.

Inzwischen gibt es auch für Heißluftsterilisatoren einen Folienschlauch (Endlosschlauch).

Die abschließende optionale Sterilisation erfolgt unter Beachtung der Herstellerangaben des Geräts und der dafür gültigen Norm.

Im Hygieneplan sollte vermerkt werden, wie Sie Ihre Medizinprodukte freigeben. Zum Beispiel: Entnahme aus dem Sterilisator, Vergabe des Sterilisier- und Verfalldatums und Einsortierung an einen definierten Ort (Aufbewahrung). Somit ist auch für den Amtsarzt sofort erkennbar, wie Sie diesen hygienerelevanten Prozess gelöst haben, und es fällt ihm leicht, Ihr (einrichtungsinternes) Qualitätsmanagement-System nachzuvollziehen.

> **8 Fazit**
>
> In der Naturheilpraxis gibt es in Summe nur wenige semikritische oder kritische Medizinprodukte, die überhaupt einer Aufbereitung bedürfen. Inzwischen sind auch steril verpackte Schröpfgläser, Gummibälle und auch Pinzetten (z. B. zum Entfernen von Akupunkturdauernadeln) als Einwegprodukte im Handel erhältlich. Problematisch sind noch die Verbandsscheren, die als kritische Medizinprodukte einzuordnen sind. Beim Aufschneiden eines Verbandes (z. B. bei Ulcus cruris) müssen Sie immer mit einer Kontamination mit sehr resistenten Keimen rechnen. Endlich gibt es aber auch hier Alternativen in Form von Einweg-Verbandsscheren im medizinischen Fachhandel. ▶ Weitere Informationen S. 221.
> Wenn Sie also die Vorgaben der RKI-Richtlinie einhalten wollen, so können Sie dies meines Erachtens – auch unter betriebswirtschaftlicher Betrachtung – am einfachsten, wenn Sie Einwegprodukten den Vorzug geben.

Sterilisation von Medizinprodukten

Bei der Sterilisation von Instrumenten müssen Sie auf den ordnungsgemäßen Gebrauch des Sterilisators achten. Nach der Sterilisation erfolgt die schriftliche Freigabe zur Anwendung. Für diese Freigabe müssen Sie eine Arbeitsanweisung erstellen und die berechtigten Personen benennen. Die Dokumentation muss darüber hinaus die Charge angeben.

Semikritische Medizinprodukte

Semikritische Medizinprodukte müssen nach Gebrauch gereinigt, desinfiziert und optional sterilisiert werden. Da in der Heilpraktikerpraxis letztlich nur semikritische Medizinprodukte aufbereitet werden, ist die optionale Sterilisation mit einem Heißluftsterilisator zurzeit noch ausreichend. Die Heißluftsterilisation wird jedoch bei den validierten Sterilisationsverfahren nicht mehr gelistet und gilt somit als „Auslaufmodell". Zwar ist zeitlich noch nicht abzusehen, ob und wann ein Heißluftsterilisator nicht mehr einsetzbar ist, aber ich würde bei einer Neuanschaffung nur noch zu einem Autoklaven raten.

Sie müssen jeden Sterilisiervorgang überwachen (Temperatur und Einschaltzeit) und diese Überwachung in einem Sterilisationskontrollblatt (▶ Tab. 7.3) dokumentieren.

> **Checkliste Sterilisation**
>
> Durch die korrekt ausgefüllte Liste wird nachgewiesen, dass das entnommene Sterilisiergut innerhalb der vorgeschriebenen letzten 24 Stunden (unverpackte Sterilisation) sterilisiert wurde und dass der Sterilisator seine Betriebstemperatur erreicht hatte. Auch die Freigabe ist somit dokumentiert.

Bedienung des Sterilisators/Sterilisation

Sterilisator einschalten, Funktion überprüfen (weiße und grüne Kontrollleuchten) und auf korrekte Schließung des Deckels achten! Temperatur auf 180 Grad Celsius für 90 Minuten einstellen! Zwischendurch kontrollieren, ob das Thermometer auch 180 Grad anzeigt!

Unverpackte Sterilisationsgüter gelten für 24 Stunden als steril, wenn diese im Sterilisator verbleiben und erst direkt vor Gebrauch mit einer sterilen Kornzange entnommen werden. Sie müssen in einer Arbeitsanweisung festlegen, dass Medizinprodukte nur in den Sterilisator gegeben werden dürfen, wenn dieser sofort in Betrieb genommen wird. Nur so können Sie sichergehen, dass jeder Mitarbeiter weiß, dass Gegenstände im Sterilisator steril sind. Anhand einer Dokumentation muss erkenntlich sein, wann das Gut darin sterilisiert wurde.

Bei der verpackten Sterilisation, werden die Medizinprodukte im Folienschlauch sterilisiert, gekennzeichnet, wegsortiert und freigegeben. Die Freigabe endet aber erst mit der Dokumentation (Unterschrift auf dem Sterilisationskontrollblatt).

Kritische Medizinprodukte
Wenn Sie kritische Medizinprodukte wie Schröpfgläser nach blutigem Schröpfen aufbereiten, müssen Sie das Medizinprodukt zuvor mit einem enzymatischen Reiniger behandeln, damit auch garantiert keine noch so minimalen Gewebe- oder Blutreste an dem Medizinprodukt haften bleiben und dann bei der Sterilisation mit ihm verbacken. Ein Instrumentendesinfektionsmittel reicht nicht aus. Zusätzlich muss es anschließend in der Reinigungs- und Desinfektionslösung gebürstet werden. Dafür sind nur Bürsten zugelassen, die sich desinfizieren lassen. Sie müssen regelmäßig erneuert werden.

Gemäß RKI werden eine maschinelle Reinigung sowie ein eigener Aufbereitungsraum und das Anwenden eines sicheren Sterilisationssystems (Autoklav) gefordert.

Aus diesem Grund rate ich von der Aufbereitung von kritischen Medizinprodukten insgesamt ab und verwende für das blutige (und auch unblutige) Schröpfen Einweg-Schröpfgläser (z. B. Fa. Servoprax, Bezug über Fachversand „ER-Leben" oder Fa. methatec).

Umgang mit aktiven Medizinprodukten
Für aktive Medizinprodukte müssen Sie ein Medizinprodukte-Bestandsverzeichnis in tabellarischer Form inklusive der Standards zu Aufbereitung, Pflege und Wartung. Gerätetyp, Geräte-Nr., Bau-/Anschaffungsjahr und räumlicher Zuordnung führen (▶ Kap. 3.4.4, S. 27 und ▶ Kap. 5.4.1, S. 131).

Instrumentenaufbereitung
Auch die Instrumentenaufbereitung müssen Sie für Ihre Praxis festlegen. Im Folgenden finden Sie eine kurze Checkliste, die Ihnen behilflich sein soll, die wesentlichen Punkte zu berücksichtigen.

▶ **Tab. 7.3** Sterilisationskontrollblatt (42).

Datum und Uhrzeit	Erreichte Temperatur	Uhrzeit (Temperatur erreicht um:)	Programmdauer (min)	Behandlungsindikator umgeschlagen (ja/ nein)	Fehler	Freigegeben (Unterschrift)

Erstellt: am: von: Revision:
Geprüft/Freigegeben:
am:
von:
Dokument:

7.3 Der Hygieneplan

Quick-Check: Instrumentenaufbereitung
- Instrumentenaufbereitung
  - möglichst maschinelle (thermische oder chemothermische) Desinfektion (Reinigungs-Desinfektions-Automat)
  - Reinigungs-Desinfektions-Automaten regelmäßig warten lassen
  - Funktion der Reinigungs-Desinfektions-Automaten regelmäßig überprüfen, z. B. mit
  - Biodindikatoren
  - Thermologgern
- Manuelle Instrumentenaufbereitung
  - nur „zweitbeste" Lösung (nach maschineller Aufbereitung)
  - zuerst Reinigung, dann Desinfektion (Personalschutz dabei beachten: mindestens Handschuhe; bei Aerosol-Risiko ggf. auch P2-Maske und Schutzbrille)
  - Desinfektionsmittelwanne mit Siebeinsatz und Deckel verwenden
  - Einlegen: sofort nach Gebrauch, wenn Medizinprodukt zerlegt wird, auf vollständige Benetzung aller Oberflächen (auch Lumina!) achten
  - Einwirkzeit einhalten, danach mit Wasser abspülen (evtl. demineralisiertes Wasser)
  - Lösung täglich (oder häufiger) erneuern; ggf. längere Standzeit lt. Vorgaben der Hersteller möglich, dann Dokumentation auf der Wanne erforderlich, wann nächster Wechsel notwendig

Umgang mit Medikamenten
Im Hygieneplan sollten Sie auch den Umgang mit Medikamenten festschreiben. Unter anderen sollten folgende Punkte berücksichtigt werden:
- Lagerung von Enteralia (Musterbestand) und Parenteralia (Ampullenpräparate)
- kühlpflichtige Medikamente (auch Urin-, Blutzuckerteststreifen, Laborreagenzien)
- Standards für Salben (Datumskontrolle des Tubenanbruchs)

7.3.2 Aufbau eines Muster-Hygieneplans

Als Muster füge ich den Hygieneplan meiner Praxis an, bei dessen Erstellung neben den allgemeinen Regelwerken die Empfehlungen des Referats für Gesundheit und Umwelt der Stadt München (RGU) herangezogen und berücksichtigt wurden. Der Hygieneplan meiner Praxis folgt folgendem Schema:
- hygienisches Verhalten Personal/Mitarbeiterschutz (▶ Tab. 7.4, ◎ 47_1)
- Händehygiene und Hautschutz Mitarbeiter (▶ Tab. 7.5, ◎ 47_2)
- Hygiene am Patienten bzw. Hygienemaßnahmen vor, während und nach Behandlungen (▶ Tab. 7.6, ◎ 47_3)
- Reinigen, Desinfizieren und Aufbereiten von medizinischen Geräten/Produkten (▶ Tab. 7.7, ◎ 47_4)
- Aufbereiten von medizinischen Geräten/Sterilisation (▶ Tab. 7.8, ◎ 47_5)
- Aufbereiten und Reinigen von Flächen und Praxisinventar (▶ Tab. 7.9, ◎ 47_6)

Dies ist nur ein Beispiel für eine mögliche Struktur. Die Anordnung ist Ihnen grundsätzlich freigestellt. Den Hygieneplan finden Sie auch auf der beiliegenden CD-ROM (◎ 47).

Internet
Weitere Musterhygienepläne:
- Rahmenpläne des Länderarbeitskreises Hygiene (www.uminfo.de)
- Musterhygieneplan des Gesundheitsamts Frankfurt (www.stadtfrankfurt.de)

Weitere Informationen
Bezugsadresse für Einmalscheren:
propraxis
Schochenwinkel 5
79353 Bahlingen
Telefon: 07663 - 1004
Telefax: 07663 - 2098
www.propraxis.de

7 – Praxishygiene

▶ **Tab. 7.4** Musterhygieneplan Teil 1 (○ 47_1).

Hygieneplan – Heilpraktikerpraxis Teil 1/Tabelle 1
Arbeitsanweisung: Hygienisches Verhalten Personal/Mitarbeiterschutz

Was	Wann	Wie	Womit	Wer	ergänzende Arbeitsanweisung
Fingerschmuck	–	–	–	Heilpraktiker Mitarbeiter	Jede Art von Fingerschmuck ist vor dem Arbeitsbeginn abzulegen, eine hygienische Händedesinfektion ist mit Fingerschmuck nicht sachgerecht durchführbar.
Fingernägel	–	–	–	Heilpraktiker Mitarbeiter	Fingernägel sind kurz geschnitten und sauber zu halten, sodass sich keine Verschmutzungen darunter ansammeln können. Bei langen Fingernägeln ist zudem eine sachgerechte Durchführung einer hygienischen Händedesinfektion nicht möglich. **Künstliche Fingernägel sind nicht gestattet!**
Haare	–	–	–	Heilpraktiker Mitarbeiter	Lange Haare sind geschlossen zu tragen.
Arbeitskleidung wechseln, waschen und reinigen	nach einem Arbeitstag nach Kontamination nach Verschmutzung	in einer Waschmaschine mit Desinfektions-/Waschmittel gereinigt und desinfiziert.	in dieser Praxis: Waschmittel bei 60 °C	Heilpraktiker Mitarbeiter	Die Praxis darf nicht in Arbeitskleidung verlassen werden. Die Arbeitskleidung ist geschlossen zu tragen. Die Privatkleidung ist getrennt von der Arbeitskleidung aufzubewahren.
Arbeitsschuhe reinigen und desinfizieren	nach Kontamination nach Verschmutzung	abwischen und desinfizieren	Desinfektionsmittel	Heilpraktiker Mitarbeiter	Die Praxis darf nicht in Arbeitsschuhen verlassen werden. In der Praxis dürfen keine privaten Schuhe getragen werden. Geeignete Arbeitsschuhe müssen • im vorderen Bereich geschlossen sein (keine Sandalen), • einen rutschhemmenden Fersenhalt besitzen, • leicht abwasch- und desinfizierbar sein.

▶ **Tab. 7.4** Fortsetzung.

Hygieneplan – Heilpraktikerpraxis Teil 1/Tabelle 1
Arbeitsanweisung: Hygienisches Verhalten Personal/Mitarbeiterschutz

Was	Wann	Wie	Womit	Wer	ergänzende Arbeitsanweisung
Schutzkleidung wechseln und entsorgen	nach Gebrauch	in Praxismüll entsorgen	–	Heilpraktiker Mitarbeiter	Schutzkleidung ist bei allen infektionskritischen Tätigkeiten zu tragen. Zur Schutzkleidung/ Schutzausrüstung gehören Einweghandschuhe, Schutzbrillen und flüssigkeitsdichte Schürzen sowie ein Mund-/ Nasenschutz, wenn bei Patienten der Verdacht auf Infektionen besteht (Personalschutz). Schutzkleidung bei infektionskritischen Tätigkeiten muss Einwegmaterial sein, sie darf nicht aufbereitet werden. Schutzausrüstung, wie Schutzbrillen zur Vermeidung von Augenverätzungen (Desinfektionsmittelansatz), kann wieder verwendbar sein.
Einmalhandschuhe tragen	Handschuhe sind zu tragen bei ● Infektionsgefahr: – bei allen Arbeiten, bei denen Kontakt mit Blut, Blutbestandteilen, Körperflüssigkeiten oder Ausscheidungen zu erwarten ist, – bei der Durchführung invasiver diagnostischer oder therapeutischer Maßnahmen, bei Berührung der Schleimhaut oder von nässenden oder blutenden Hautveränderungen ● Schmutzarbeiten		in dieser Praxis: latexfreie Einmalhandschuhe	Heilpraktiker Mitarbeiter	

▶ **Tab. 7.4** Fortsetzung.

Hygieneplan – Heilpraktikerpraxis Teil 1/Tabelle 1
Arbeitsanweisung: Hygienisches Verhalten Personal/Mitarbeiterschutz

Was	Wann	Wie	Womit	Wer	ergänzende Arbeitsanweisung
Einmalhandschuhe entsorgen	nach Gebrauch	in Praxismüll entsorgen		Heilpraktiker Mitarbeiter	
Schutzhandschuhe tragen, wechseln und entsorgen	bei Reinigungs- bzw. Schmutzarbeiten			Heilpraktiker Mitarbeiter Reinigungspersonal	Beim Umgang mit Reinigungs- und Desinfektionslösungen sind geeignete Schutzhandschuhe zu tragen. Schutzhandschuhe müssen über das Handgelenk hinaus auch zum Teil den Unterarm bedecken.
Vorgehen bei Nadelstichverletzungen	nach Nadelstichverletzungen			Heilpraktiker Mitarbeiter	Die erforderlichen Maßnahmen nach Nadelstichverletzungen sind den Handlungsanweisungen nach Kanülenstichverletzungen zu entnehmen (▶ Schulungsprotokoll „Verhalten bei Nadelstichverletzungen") Der zuständige Arzt/D-Arzt ist Dr. _____ Straße/Nr. _____ Tel.Nr. _____

Praxisstempel:

Erstellt von: Freigegeben von: Revision von:

Datum: Datum: Datum:

7.3 Der Hygieneplan

▶ **Tab. 7.5** Musterhygieneplan – Teil 2 (👁 47_2).

Hygieneplan – Heilpraktikerpraxis Teil 2/Tabelle 2.
Arbeitsanweisung: Händehygiene und Hautschutz Mitarbeiter

Was	Wann	Wie	Womit	Wer	ergänzende Arbeitsanweisung
Händewaschung	vor Arbeits- und Pausenbeginn nach Arbeits- und Pausenende nach Toilettenbenutzung vor Wundbehandlungen nach Ablegen von Handschuhen nach Verschmutzung	Hände unter laufendem Wasser befeuchten, Seifenkonzentrat aus Wandspender entnehmen, Hände waschen und anschließend gründlich abspülen und mit Einmaltuch abtrocknen. Alle Areale der Hand einbeziehen, insbesondere die Fingerzwischenräume und die Fingerkuppen.	Waschlotion In dieser Praxis:	Heilpraktiker Mitarbeiter	Das Händewaschen stellt keine Alternative zur Händedesinfektion dar. Die hygienische Händedesinfektion ist der Händewaschung vorzuziehen.
hygienische Händedesinfektion	vor Arbeits- und Pausenbeginn nach Arbeitsende vor und nach Patientenkontakt vor und nach allen invasiven Maßnahmen (Injektion, Infusion, Akupunktur etc.) nach Kontakt mit kontaminiertem Material/ kontaminierten Gegenständen vor und nach Toilettenbenutzung vor und nach Wundbehandlungen nach Ablegen von Handschuhen	in die Hohlhand mind. 3 ml Desinfektionsmittel geben und 30 Sek. in die trockene Haut einreiben. Alle Areale der Hand einbeziehen, insbesondere die Fingerzwischenräume und die Fingerkuppen. **Hände für die Dauer der Einwirkzeit (30 Sek.) feucht halten!**	alkoholische Hände-Desinfektionsmittel, VAH-gelistet In dieser Praxis:	Heilpraktiker Mitarbeiter Reinigungspersonal	Die Hände müssen vor der hygienischen Händedesinfektion trocken sein. Es dürfen sich keine Seifenrückstände auf der Haut befinden, das Desinfektionsmittel verliert dadurch seine Wirkung (Seifenfehler).
Haut- bzw. Händedesinfektion	wenn die Hände oder andere Hautstellen (Unterarm etc.) sichtbar oder merklich mit Blut oder anderweitig keimhaltigem Material (Eiter, Sputum, Stuhl, Exsudat u.a.) kontaminiert werden	beschmutzte Stellen mit einem in Desinfektionsmittel getränkten Einmaltuch reinigen. Sind die Hände betroffen: anschließend hygienische Händedesinfektion durchführen und die Hände reinigen. Es schließt sich eine weitere hygienische Händedesinfektion an.	alkoholische Hände-Desinfektionsmittel, VAH-gelistet In dieser Praxis:	Heilpraktiker Mitarbeiter Reinigungspersonal	

▶ **Tab. 7.5** Fortsetzung.

Hygieneplan – Heilpraktikerpraxis Teil 2/Tabelle 2.
Arbeitsanweisung: Händehygiene und Hautschutz Mitarbeiter

Was	Wann	Wie	Womit	Wer	ergänzende Arbeitsanweisung
Haut- und Händepflege	vor Arbeitsbeginn am Arbeitsende mehrmals täglich zwischendurch	Hautpflegemittel aus dem Wandspender entnehmen und in die Haut einmassieren. Die Hände müssen zuvor gewaschen und entsprechend der hygienischen Händedesinfektion desinfiziert und trocken sein.	In dieser Praxis:	Heilpraktiker Mitarbeiter Reinigungspersonal	Tuben oder Direktspender sind empfehlenswert. Behältnisse ohne Dosierungsvorrichtung dürfen nicht verwendet werden, wenn unterschiedliche Personen daraus Hautpflegemittel entnehmen. Zu vermeiden ist die Hautpflege direkt vor dem Anziehen der Handschuhe, da dies die Schutzfunktionen der Handschuhe gefährdet.

Praxisstempel:

Erstellt von: Freigegeben von: Revision von:

Datum: Datum: Datum:

▶ **Tab. 7.6** Musterhygieneplan – Teil 3 (○ 47_3).

Hygieneplan – Heilpraktikerpraxis Teil 3/Tabelle 3.
Arbeitsanweisung: Hygiene am Patienten bzw. Hygienemaßnahmen vor, während und nach Behandlungen

Was	Wann	Wie	Womit	Wer	ergänzende Arbeitsanweisung
Hautdesinfektion	vor allen Punktionen und Behandlungen, bei denen die Haut verletzt wird, wie Blutentnahme, Injektionen aller Art, Legen eines venösen Zugangs, Setzen einer Akupunkturnadel	Hautdesinfektionsmittel auf das entsprechende Hautareal aufsprühen und mind. 15 Sek. einwirken lassen (bei i.m.-Injektionen 30 Sek.), Haut muss trocken sein. hygienische Händedesinfektion durchführen, Einmalhandschuhe anziehen und Hautareal mit sterilem Einweg-Alkoholtupfer abwischen.	Hautdesinfektion in dieser Praxis: sterile Alkoholtupfer (Alkotip 45 × 87 mm)	Heilpraktiker Mitarbeiter mit Ausbildung und Einarbeitung	Nach der Hautdesinfektion keine Palpation mehr im Punktionsbereich durchführen.
Infusionsbehandlung				Heilpraktiker Mitarbeiter	Vorgehen und hygienisches Arbeiten entsprechend den Arbeitsanweisungen in der Checkliste „Vorbereiten einer Infusionstherapie" ggf. ergänzt durch die Checkliste „Zugabe von Ampullen in Infusionslösungen", ggf. ergänzt durch die Checkliste „Legen eines venösen Zugangs"
Injektionsbehandlung				Heilpraktiker Mitarbeiter	Vorgehen und hygienisches Arbeiten entsprechend den Arbeitsanweisungen in der Checkliste „Vorbereiten einer Injektion" und der entsprechenden Checkliste für die i.c.-/s.c.-/i.m.-/i.v.-Injektion
Blutentnahme				Heilpraktiker Mitarbeiter	Vorgehen und hygienisches Arbeiten entsprechend den Arbeitsanweisungen in der Checkliste „Venöse Blutentnahme"
Ozon-Sauerstoff-Therapieverfahren				Heilpraktiker Mitarbeiter	Vorgehen entsprechend den Arbeitsanweisungen in der Checkliste „Große Ozon-Eigenblutbehandlung (GEB) – Blutwäsche nach Dr. Wolff" bzw. Checkliste „Hyperbare Ozon-Eigenblutbehandlung – Blutwäsche nach Dr. Kief"

▶ **Tab. 7.6** Fortsetzung.

Hygieneplan – Heilpraktikerpraxis Teil 3/Tabelle 3.
Arbeitsanweisung: Hygiene am Patienten bzw. Hygienemaßnahmen vor, während und nach Behandlungen

Was	Wann	Wie	Womit	Wer	ergänzende Arbeitsanweisung
Versorgung einer Punktionsstelle	nach der Punktion	Punktionsstelle abschließend mit Wundschnellverband (hautfreundliches Pflaster) versorgen (bei Venenpunktion nach dem Abdrücken mit 2 unsterilen Tupfern und einem sterilen Alkoholtupfer)	Wundschnellverband 2 unsterile Tupfer + sterile Alkoholtupfer	Heilpraktiker Mitarbeiter mit Ausbildung und Einarbeitung	
Verbandswechsel		Desinfektion von Tablett/ Arbeitsfläche	in dieser Praxis:	Heilpraktiker Mitarbeiter	Vorgehen und hygienisches Arbeiten entsprechend den Arbeitsanweisungen in der Checkliste „Verbandswechsel bei septischen Wunden" bzw. „Verbandswechsel bei aseptischen Wunden"
Ozon-Beutel-Begasung		Desinfektion von Tablett/ Arbeitsfläche		Heilpraktiker Mitarbeiter	Vorgehen und hygienisches Arbeiten entsprechend den Arbeitsanweisungen in der Checkliste „Beutelbegasung mit Ozon"
Akupunktur	vor der Nadelung	Hygienische Hände- und Hautdesinfektion Nadelung ohne erneuten Hautkontakt an der desinfizierten Stelle.	in dieser Praxis: sterile Einweg-Akupunkturnadel, sterile Alkoholtupfer	Heilpraktiker	Festlegen und Dokumentieren der Anzahl der verwendeten Akupunkturnadeln
	Abschluss der Akupunktur	Nadeln entfernen		Mitarbeiter	Nadelanzahl überprüfen (entspricht die Zahl der entfernten Nadeln der Zahl der gesetzten Nadeln?). Entsorgung der Nadeln ohne Zwischenlagerung im Kanülenabwurfbehälter

▶ **Tab. 7.6** Fortsetzung.

Hygieneplan – Heilpraktikerpraxis Teil 3/Tabelle 3.
Arbeitsanweisung: Hygiene am Patienten bzw. Hygienemaßnahmen vor, während und nach Behandlungen

Was	Wann	Wie	Womit	Wer	ergänzende Arbeitsanweisung
Schröpfen		sterile Schröpfgläser auspacken (Sterilisierdatum überprüfen) Gummiball aufsetzen Luft aus Gummiball drücken Schröpfglas aufsetzen Schröpfglas entfernen (erst Gummiball etwas drücken zum Abbau des Unterdrucks)	in dieser Praxis: sterile Einwegschröpfgläser	Heilpraktiker Mitarbeiter	Schröpfglas nur außen anfassen, nicht an dem Rand berühren, der auf die Patientenhaut gesetzt wird. Zeit dokumentieren, wann Schröpfglas aufgesetzt wurde (Einstellen des Kurzzeitweckers).
Salbenanwendung	Einreibung	Entnahme nach hygienischer Händedesinfektion mittels Spatel/Tupfer. Einen 1–2 cm Salbenstrang ohne Kontakt mit der Tubenöffnung aufbringen. Mittels Tupfer wird die Salbe auf die Haut verteilt.	in dieser Praxis:	Heilpraktiker Mitarbeiter	Auf die Salbentube wird nach dem erstmaligen Öffnen mit Permanentschreiber das Anbruchdatum geschrieben. Verfallsdatum nach Anbruch: 6 Monate (falls keine abweichende Herstellerangabe vorhanden ist).

Praxisstempel:

Erstellt von: Freigegeben von: Revision von:

Datum: Datum: Datum:

▶ **Tab. 7.7** Musterhygieneplan – Teil 4 (◉ 47_4).

Hygieneplan – Heilpraktikerpraxis Teil 4/Tabelle 4.
Arbeitsanweisung: Reinigen, Desinfizieren und Aufbereiten von medizinischen Geräten/ Produkten

Was	Wann	Wie	Womit	Wer	ergänzende Arbeitsanweisung
Umgang mit Desinfektionsmitteln				Heilpraktiker Mitarbeiter Reinigungspersonal	Grundsätzlich Handschuhe tragen. Nicht mit Schleimhäuten in Berührung und nicht in die Augen bringen. Hinweise des Gefahrstoffverzeichnisses beachten und entsprechend Schutzhandschuhe und Schutzbrille tragen!
Desinfektionsmittelansatz	nach Herstellerangaben/ täglich/ bei Verunreinigung	____ml Wasser/ ____ml Desinfektionsmittel Einwirkungszeit: ____	VAH-gelistetes Instrumentendesinfektionsmittel: ____ VAH-gelistetes Flächendesinfektionsmittel: ____	Heilpraktiker Mitarbeiter	Dosierhilfe zur Zubereitung verwenden. Nur mit kaltem Wasser ansetzen. Beim Ansetzen erst Wasser in die Wanne geben, dann das Desinfektionsmittelkonzentrat, nicht umgekehrt! Wanne mit dicht abschließendem Deckel versehen. Standzeiten der Desinfektionsmittellösungen nach Herstellerangaben. Generell gilt: Lösung täglich frisch ansetzen, bei sichtbarer Verunreinigung unverzüglich. Infektionsmittellösung bestimmungsgemäß einsetzen: Flächendesinfektionsmittel nur für Flächen, Instrumentendesinfektionsmittel für Instrumente.
Stethoskope und Blutdruckmanschette	nach jeder Benutzung nach Kontamination (z. B. Schweiß, Speichel)	Wischdesinfektion (desinfizierend abwischen)	in dieser Praxis:	Mitarbeiter Heilpraktiker	Instrumente müssen komplett mit Desinfektionsmittellösung benetzt sein.
Medizinische Geräte, Monitore etc.	nach jeder Benutzung nach Kontamination (z. B. Blut)	Wischdesinfektion (desinfizierend abwischen)	in dieser Praxis:	Mitarbeiter	Es darf keine Flüssigkeit in das Geräteinnere eindringen! Vorsicht bei stromführenden Teilen! Nur mit gezogenem Netzstecker!
Kabel	nach jeder Benutzung alle Teile, die mit dem Patienten in Kontakt gekommen sind nach Kontamination (z. B. Blut)	Wischdesinfektion (desinfizierend abwischen)	in dieser Praxis:	Mitarbeiter	

▶ **Tab. 7.7** Fortsetzung

Hygieneplan – Heilpraktikerpraxis Teil 4/Tabelle 4.
Arbeitsanweisung: Reinigen, Desinfizieren und Aufbereiten von medizinischen Geräten/ Produkten

Was	Wann	Wie	Womit	Wer	ergänzende Arbeitsanweisung
Elektroden Saugnäpfe EKG-Elektroden	nach jeder Benutzung	grob reinigen (Elektrodensalbe) anschl. desinfizieren, dann sterilisieren	in dieser Praxis: VAH-gelistetes Instrumentendesinfektionsmittel:	Mitarbeiter	Mit Einwegtüchern nach Gebrauch grob reinigen. Im Labor aufbereiten: Reinigen mit Desinfektionstuch, Einlegen in Wanne mit Desinfektionsmittel für 1 Stunde. Anschließend abspülen mit Wasser. In Folienschlauch verpacken (Enden mit Indikatorklebeband verschließen), sterilisieren.
Absauggeräte (Schläuche und Sekretauffangbehälter sind ausschließlich als Einwegprodukt einzusetzen)	nach jeder Benutzung nach Kontamination (nach Gebrauch so entsorgen, dass eine Kontamination der Umgebung ausgeschlossen ist. Dabei Einmalhandschuhe tragen. Regeln der hygienischen Händedesinfektion beachten)	Wischdesinfektion der Geräteoberfläche (desinfizierend abwischen)	in dieser Praxis: Die Schläuche und der Sekretauffangbehälter (Clinico-Einmalmucus) sind Einwegprodukte.	Mitarbeiter	Bei einer Absaugung (Beutelbegasung mit Ozon) ist darauf zu achten, dass kein Sekret (Wasser mit Wundsekret vermischt) austreten kann. Der Keimstoppfilter (Mikrofilter) trennt die Schlauchseite, die zum Absauger führt, von der Mukus-/ Sumpfseite mit Schlauch zum Begasungsbeutel! ▶ Checkliste „Beutelbegasung mit Ozon"
Sauerstoffgerät (SMT)	nach jeder Benutzung/bei Patientenwechsel nach Kontamination	Armatur, Schlauch und Geräteoberfläche desinfizierend abwischen	in dieser Praxis:	Mitarbeiter	Die Herstellerangaben sind verpflichtend umzusetzen.
Inhalationsgeräte	nach jeder Benutzung/ bei Patientenwechsel nach Kontamination	Armatur, Schlauch und Geräteoberfläche desinfizierend abwischen	in dieser Praxis:	Mitarbeiter	Einmalsysteme verwenden und nach Gebrauch entsorgen.
Atemmaske	nach jeder Benutzung nach Kontamination (z. B. Speichel)	desinfizierend abwischen und reinigen	in dieser Praxis:	Mitarbeiter	1 Maske für einen Patienten; Name und Datum auf Maske mit desinfektionsmittelfestem Schreiber fixieren. Patientenname prüfen; so lagern, dass ein Kontakt mit anderen Masken oder Medizinprodukten nicht möglich ist. Patientenmasken werden separat einzeln in Beuteln verwahrt (nicht zusammen mit ungebrauchten) und nach einer Therapieserie entsorgt.

▶ **Tab. 7.7** Fortsetzung

Hygieneplan – Heilpraktikerpraxis Teil 4/Tabelle 4.
Arbeitsanweisung: Reinigen, Desinfizieren und Aufbereiten von medizinischen Geräten/ Produkten

Was	Wann	Wie	Womit	Wer	ergänzende Arbeitsanweisung
Praxisgeräte (z. B. Magnetfeldtherapiegerät)	nach jeder Benutzung nach Kontamination (z. B. Blut)	Patientenkontaktstellen sowie Magnetspule desinfizierend abwischen	in dieser Praxis:	Mitarbeiter	
Infusionsständer	nach Kontamination (z. B. Blut)	desinfizieren, reinigen, desinfizierend abwischen	in dieser Praxis	Mitarbeiter	
Verbandwagen	bei Bedarf nach Kontamination (z. B. Blut)	desinfizieren, reinigen, desinfizierend abwischen	in dieser Praxis:	Mitarbeiter	
Pflegetabletts, Nierenschale etc.	nach jeder Benutzung und vor der Verwendung (z. B. ▶ Checkliste Vorbereiten einer Injektion)	desinfizieren, reinigen, desinfizierend abwischen	in dieser Praxis:	Mitarbeiter	
Ambu-Beutel	nach der Benutzung	innen und außen desinfizierend reinigen. Nach Abschluss der Versorgung entsorgen, wenn Ersatz geliefert wurde.	in dieser Praxis:	Mitarbeiter	Der Ambu-Beutel wird nur in einem Notfall gebraucht. Er kann nur durch Autoklavierung wieder hygienisch einwandfrei aufbereitet werden. Deshalb wird er nach Gebrauch nur desinfiziert und, wenn ein Neuer beschafft wurde, entsorgt. Bis dahin wird der desinfizierte und gereinigte Ambu-Beutel verwahrt und gekennzeichnet!
Praxisliegen	bei Bedarf nach Kontamination (z. B. Blut)	reinigen, desinfizierend abwischen	in dieser Praxis:	Mitarbeiter	Papierauflage nach jedem Patienten erneuern. Vor erneuter Benutzung sicherstellen, dass jeder direkte Körperkontakt nur auf dem Liegenpapier möglich ist.

Praxisstempel:

Erstellt von: Freigegeben von: Revision von:

Datum: Datum: Datum:

▶ **Tab. 7.8** Musterhygieneplan – Teil 5 (◉ 47_5).

Hygieneplan- Heilpraktikerpraxis Teil 5/Tabelle 5
Arbeitsanweisung: Aufbereiten von medizinischen Geräten/Sterilisation

Was	Wann	Wie	Womit	Wer	ergänzende Arbeitsanweisung
Sterilisation	nach vorheriger Desinfektion	Heißluftsterilisation	Sterilisator: Modell: Seriennr.:	Mitarbeiter Heilpraktiker	Das Aufbereiten von sterilen Medizinprodukten (hier am Beispiel EKG-Saugelektroden) beginnt mit der Desinfektion. Nach Gebrauch erst desinfizieren (mit Einwegtuch, das mit Desinfektionsmittel getränkt ist, ausreiben, dabei Handschuhe tragen), um grobe Verunreinigung (z. B. Elektrodencremereste) zu entfernen. Anschließend Saugelektrode in Wanne mit Desinfektionslösung (Ansatz s. oben) legen, Einwirkzeit 1 Stunde. Hinweise im Gefahrstoffverzeichnis beachten (beim Ansetzen und Einbringen von Medizinprodukten in die Desinfektionslösung Schutzhandschuhe und Schutzbrille tragen). Danach erfolgt die Reinigung, Spülung mit Leitungswasser (Trinkwasser). Alle 6 Saugelektroden werden in einen Folienschlauch verpackt; dessen Enden werden mit Indikatorklebestreifen verschlossen.
	Verpacken von Sterilgütern	im Folienschlauch mit Indikatorklebeband verschlossen. Datum der Sterilisation mit Permanentschreiber auf der Sterilisationsverpackung TT.MM.JJ notieren.	Folienschlauch für Heißluftsterilisator geeignet. Indikatorklebeband		Noch feuchte Saugelektroden dürfen nicht verpackt werden, sie müssen vor dem Verpacken im Folienschlauch trocken sein. Sterilgutfolie muss groß genug sein, sodass genügend Folie zum Verschließen zur Verfügung steht. Folie auf Defekte untersuchen, möglichst wenig Luft in Folienschlauch belassen. Nur saubere, trockene Medizinprodukte werden nach der Desinfektion der Sterilisation zugeführt!

▶ **Tab. 7.8** Fortsetzung.

Hygieneplan- Heilpraktikerpraxis Teil 5/Tabelle 5
Arbeitsanweisung: Aufbereiten von medizinischen Geräten/Sterilisation

Was	Wann	Wie	Womit	Wer	ergänzende Arbeitsanweisung
	Beladen des Heißluftsterilisators mit sauberen und trockenen Medizinprodukten (in Folienschlauch verpackt)	zu sterilisierende Güter nicht zu dicht aneinander legen Sterilisator nur soweit befüllen, dass jedes zu sterilisierende Gut ausreichend von Heißluft umgeben werden kann.		Mitarbeiter Heilpraktiker	Da derzeit nur EKG-Saugelektroden, Scheren und Pinzetten sterilisiert werden, ist nur eine geringe Befüllung des Sterilisators gegeben. In dieser Praxis wird keine unverpackte Sterilisation durchgeführt. Alle MP werden im hitzebeständigen Folienschlauch verpackt, auch die MP, die nicht steril zur Anwendung kommen, aber durch die vorausgegangene Anwendung aufbereitet werden müssen.
	Maßnahmen vor/ bei der Inbetriebnahme des Sterilisators	Herstellerangaben beachten! Die Einschaltzeit und die erreichte Temperatur nach einer Stunde dokumentieren.		Mitarbeiter Heilpraktiker	Nach Einschalten kontrollieren, ob Kontrolllampe angeht und die Temperatur steigt. Kontrollieren, ob 180 °C erreicht werden und prüfen, ob nach 1 Std. der Thermostat die eingestellte Temperatur (180 °C) noch immer anzeigt.
Kontrolle der Funktion und Wirksamkeit des Sterilisiervorgangs	bei jedem Sterilisiergang	Indikatoren pro Charge kontrollieren	Indikatorklebestreifen in dieser Praxis: pro verpacktes MP 2 Streifen, die die Enden verschließen	Mitarbeiter Heilpraktiker	Die Indikatorklebestreifen belegen bei Farbumschlag (braun), dass eine Temperatur von 180 °C vorhanden war, jedoch nicht, ob diese während der ganzen Einschaltdauer durchgehend gehalten wurde! Deshalb Bioindikatoren!

▶ **Tab. 7.8** Fortsetzung.

Hygieneplan- Heilpraktikerpraxis Teil 5/Tabelle 5
Arbeitsanweisung: Aufbereiten von medizinischen Geräten/Sterilisation

Was	Wann	Wie	Womit	Wer	ergänzende Arbeitsanweisung
Freigabe der Sterilisationscharge	nach Sterilisation	Bei Entnahme des Sterilisationsguts aus dem Sterilisator Überprüfen des Indikatorklebestreifens (Farbumschlag). auf der Verpackung (Folienschlauch) mit Permanentschreiber notieren: Datumsformat: TT.MM.JJ	In dieser Praxis wird das freigegebene Sterilisiergut in Raum XXX in der dafür vorgesehenen Schublade einsortiert.	Mitarbeiter Heilpraktiker	Dokumentation der Freigabe durch geschultes Personal mit Unterschrift und Einsortieren in den für das Aufbewahren von freigegebenem Sterilgut definierten Lagerort. Die Freigabe endet in dieser Praxis mit dem Einsortieren der sterilisierten Medizinprodukte.
externe Kontrolle der Funktionstüchtigkeit des Sterilisators	½-jährlich oder alle 400 Chargen Nach Reparaturen an den Geräteteilen, die direkten Einfluss auf den Sterilisationserfolg haben können	Anzahl Bioindikatoren: 3 + 1 Positivkontrolle	Bioindikatoren (Probenart: Sporenbriefe mit Bacillus subtilis) des Prüflabors	für diese Praxis: Hygieneinstitut des Ruhrgebiets	1 Bioindikator links, 1 Bioindikator Mitte, 1 Bioindikator rechts in den Sterilisator (nach Angabe des Lieferanten) einlegen. Die Positivkontrolle außerhalb des Sterilisators bereitlegen und nicht mitsterilisieren! Die 4 Bioindikatoren werden an das Hygieneinstitut geschickt. Es folgt ein Bericht, der im Praxishandbuch abgelegt wird. Der Sterilisator darf nur betrieben werden, wenn alle Parameter den Vorgaben entsprechend in Ordnung sind: Temperaturkontrolle, Farbumschlag des Indikatorklebebands. Bioindikatoren wurden sterilisiert, während die Positivkontrolle zeigen konnte, dass die Bioindikatoren nicht durch andere Umstände inaktiviert wurden.

▶ **Tab. 7.8** Fortsetzung.

Hygieneplan- Heilpraktikerpraxis Teil 5/Tabelle 5
Arbeitsanweisung: Aufbereiten von medizinischen Geräten/Sterilisation

Was	Wann	Wie	Womit	Wer	ergänzende Arbeitsanweisung
Lagerung von Sterilgütern		geschützt vor Feuchtigkeit, Verschmutzung, extremen Temperaturen in verschließbarem Schrank!	in dieser Praxis: Raum: _____ Schrank: _____ Schublade: _____	Mitarbeiter Heilpraktiker	Herstellerangaben beachten!
Entnahme von Sterilgütern	Unmittelbar vor Anwendung! Dies gilt für alle steril verpackten MP, also auch für die, die als Einwegprodukte vorhanden sind und nicht selbst aufbereitet wurden.	hygienische Händedesinfektion. Sterilgutverpackung immer an der dafür vorgesehenen Stelle öffnen (z. B. Schweißnaht). Indikatorstreifen auf Farbverhalten prüfen (falls vorhanden). Verfallsdatum prüfen.		Mitarbeiter	Wenn eine Beschädigung der Verpackung zu erkennen ist, das Medizinprodukt nicht verwenden! In Folie sterilisierte Medizinprodukte: Folie vorsichtig öffnen, hierzu nur die dafür bereitgestellte Schere verwenden! EKG-Saugelektroden an der Seite der Sterilgutverpackung entnehmen, an der der Gummiball aufgesetzt wird!

Praxisstempel:

Erstellt von: Freigegeben von: Revision von:

Datum: Datum: Datum:

7.3 Der Hygieneplan

▶ **Tab. 7.9** Musterhygieneplan – Teil 6 (○ 47_6).

Hygieneplan – Heilpraktikerpraxis Teil 6/Tabelle 6
Arbeitsanweisung: Aufbereiten und Reinigen von Flächen und Praxisinventar

Was	Wann	Wie	Womit	Wer	ergänzende Arbeitsanweisung
Fußböden	generell arbeitstäglich und bei Kontamination	Routinereinigung: mit Desinfektionsmittellösung feucht wischen, desinfizieren, anlassbezogen Flächendesinfektionsmittel aufsprühen, besser mit Desinfektionsmitteltuch reinigen	in dieser Praxis:	Mitarbeiter Reinigungspersonal	
Wände	anlassbezogen (nach Kontamination/Verschmutzung)	sofort reinigen und mit Desinfektionsmittellösung desinfizieren	in dieser Praxis:	Mitarbeiter Reinigungspersonal	
Abfallbehälter	anlassbezogen bei Verschmutzung	mit Desinfektionsmittel desinfizieren bei Verschmutzung: Abfallbehälter erst desinfizieren und dann reinigen	in dieser Praxis:	Mitarbeiter Reinigungspersonal	
Schrankoberfläche	1 × monatlich und nach Bedarf	feucht reinigen bzw. feucht Staub entfernen und desinfizierend abwischen	in dieser Praxis:	Reinigungspersonal	
Schränke	1 × monatlich und nach Bedarf	Wischdesinfektion (desinfizierend abwischen), ggf. reinigen	in dieser Praxis:	Mitarbeiter Reinigungspersonal	
Außen- und Innenflächen	1 × monatlich und nach Bedarf	mit Desinfektionsmittellösung feucht wischen, sodass alle erreichbaren Stellen mit Desinfektionsmittellösung benetzt werden und dieses einwirken kann	in dieser Praxis:	Mitarbeiter Reinigungspersonal	
Kühlschrank	1 × monatlich und nach Bedarf	mit Desinfektionsmittellösung feucht wischen, sodass alle erreichbaren Stellen mit Desinfektionsmittellösung benetzt werden und dieses einwirken kann	in dieser Praxis:	Mitarbeiter	

▶ Tab. 7.9 Fortsetzung.

Hygieneplan – Heilpraktikerpraxis Teil 6/Tabelle 6
Arbeitsanweisung: Aufbereiten und Reinigen von Flächen und Praxisinventar

Was	Wann	Wie	Womit	Wer	ergänzende Arbeitsanweisung
Zu- und Abluftgitter	alle 2 Monate und bei Bedarf	Wischdesinfektion (desinfizierend abwischen), ggf. reinigen	in dieser Praxis:	Reinigungspersonal	
alle abwaschbaren Flächen bes. Arbeitsflächen	täglich und nach Kontamination	Wischdesinfektion (nicht Sprühdesinfektion) vor allen reinen und nach allen unreinen Tätigkeiten, insbes. Arbeitsflächen und Tabletts zum Aufziehen und Vorbereiten von Infusionen bzw. Injektionen	in dieser Praxis:	Mitarbeiter	
Türgriffe	täglich und nach Kontamination	Wischdesinfektion (desinfizierend abwischen)	in dieser Praxis:	Mitarbeiter	
Handwascharmatur	täglich und nach Kontamination	Wischdesinfektion (desinfizierend abwischen)	in dieser Praxis:	Mitarbeiter Reinigungspersonal	
WC-Sitz	täglich und nach Kontamination	Wischdesinfektion (desinfizierend abwischen)	in dieser Praxis:	Reinigungspersonal	

Praxisstempel:

Erstellt von: Freigegeben von: Revision von:

Datum: Datum: Datum:

7.3.3 Schulungsprotokolle für Mitarbeiter zum Hygieneplan

Sie haben Ihren individuellen Hygieneplan erstellt und in der Praxis ausgehängt, sodass sich Ihre Mitarbeiter jederzeit daran orientieren bzw. sich informieren können. Jetzt müssen Sie Ihre Mitarbeiter nur noch in den einzelnen Punkten unterweisen, denn das verlangt das Arbeitsschutzgesetz (▶ Schulungsprotokoll B, Unterrichtsnachweis Hygieneplan und Infektionsprävention ▶ **Abb. 7.5, S. 241,** ◎ 35). In jährlichen Schulungen müssen Sie den Zweck und die Inhalte des Hygiene-, Desinfektions- und Reinigungsplans Ihren Mitarbeitern erläutern und auf eventuelle Änderungen aufmerksam machen. Diese Schulungen müssen Sie in Schulungsprotokollen dokumentieren. Lassen Sie sich die Schulung von den Mitarbeitern mit Datum und Unterschrift bestätigen (▶ **Kap. 5.6, S. 154**). Gültigkeit erlangt ein Hygieneplan nämlich erst, wenn er von allen, die damit umzugehen haben, verstanden wurde. Deshalb ist auch die Unterschrift Ihrer geschulten Mitarbeiter so relevant. Am besten beziehen Sie auch das Reinigungspersonal in diese Schulungen mit ein, da die unsachgemäße Anwendung von Desinfektionsmitteln eine häufige Fehlerursache in der Hygiene ist.

Die Schulungen sollten unbedingt alle Bereiche der Arbeitssicherheit umfassen (▶ Schulungsprotokoll A, Unterrichtsnachweis Arbeitssicherheit und Infektionsprävention, ▶ **Abb. 7.4, S. 240,** ◎ 47). Denken Sie daran, dass Sie eventuell in der Praxis neu aufgenommene Therapien hinsichtlich der hygienischen Aspekte besonders erläutern.

Sie müssen in Ihren Schulungen übrigens auch unbedingt darauf aufmerksam machen, dass bei Nadelstichverletzungen unverzüglich ein Durchgangsarzt aufgesucht werden muss, der den Impfstatus prüft und ggf. eine Expositionsprophylaxe durchführt (▶ Schulungsprotokoll C, Unterrichtsnachweis Verhalten bei Nadelstichverletzung, ▶ **Abb. 7.6, S. 242,** ◎ 15). Der Versicherungsschutz (Anerkennung einer Infektion als Arbeitsunfall) kann verloren gehen, wenn eine Nadelstichverletzung nicht vom Durchgangsarzt dokumentiert wurde. Ferner muss der Arzt gleich nach der Verletzung eine Blutabnahme durchführen, die den Infektionsstatus dokumentiert, der vor einer möglichen Infektion bestand. Ein zu diesem Zeitpunkt negativer HIV-Test und/oder eine negative Hepatitis-Serologie können beweisen, dass eine eventuell später nach dem Vorfall auftretende Infektion mit dem Arbeitsunfall in Verbindung steht. Es kann auch sinnvoll sein, den Patienten um eine Blutprobe zu bitten, mindestens aber die Personalien mit in das Verbandbuch einzutragen.

Im Folgenden finden Sie Muster-Schulungsprotokolle aus meiner Praxis, die Sie als Vorlage nutzen können. Auch hier gilt: Sie müssen die Abläufe Ihrer Praxis anpassen! Auch wenn Sie kein Personal beschäftigen, so rate ich Ihnen diese für sich als „Eigenschulung" zu nutzen.

Schulungsprotokoll A:
Sicherheitsanweisungen Hygiene und Schutz vor Infektionen

Mit seiner Unterschrift bestätigt der jeweilige Mitarbeiter, dass ihm HP _____ die nachstehende Sicherheitsanweisung am _____ erläutert hat.

Name des Unterzeichnenden	Datum	Unterschrift

1. Zweck

Die Sicherheitsanweisung soll Heilpraktikern, Assistenten bzw. medizinischen Fachangestellten in dieser Praxis den Hygieneschutz verdeutlichen, sodass sie diesen mit den täglichen Arbeitsabläufen richtig in Verbindung bringen. Ziel ist es, bei Beachtung und Umsetzung der erläuterten Maßnahmen einen effektiven Arbeits- und Gesundheitsschutz für Patienten und Mitarbeiter zu gewährleisten.

2. Schutzmaßnahmen und Verhaltensregeln

Für die getragene Arbeits- und Straßenkleidung stehen getrennte Aufbewahrungsmöglichkeiten zur Verfügung (z. B. Haken/Schrankfach). Die Arbeitskleidung darf nur innerhalb der Praxis getragen werden. Die Desinfektion und Reinigung der Arbeitskleidung erfolgt durch Waschen mit Desinfektionsmittel in der Waschmaschine. Die richtige Dosierung und Handhabung ist der Packungsbeilage zu entnehmen und zu beachten. In dieser Praxis wird die Arbeitskleidung mit folgendem Produkt gewaschen und desinfiziert: _____

Persönliche Schutzausrüstung, benutzte Wäsche

Ungeeignete Kleidung (zu lange Ärmel bzw. zu langes Hosenbein etc.) und Schmuckstücke dürfen im Untersuchungs- und Behandlungsbereich nicht getragen werden. Die erforderliche persönliche Schutzkleidung wird vom Praxisinhaber in geeigneter Ausführung/Größe und ausreichender Stückzahl zur Verfügung gestellt. Der Mitarbeiter ist verpflichtet, die zur Verfügung gestellte persönliche Schutzausrüstung zu tragen. Die erforderliche geeignete Schutzkleidung wird über den medizinischen Fachhandel bezogen. Lieferant für diese Praxis: _____

Zur Schutzkleidung/Schutzausstattung gehören auch:
- medizinische Einmalhandschuhe, wenn die Hände mit Blut, Sekreten, Eiter o. ä. in Kontakt kommen können. Geeignet sind Handschuhe, die die Norm E DIN EN 455 Teil 1 „Medizinische Einmalhandschuhe; Anforderung und Prüfungen für Dichtigkeit" erfüllen.
- flüssigkeitsdichte, ausreichend widerstandsfähige Handschuhe, wenn die Hände mit schädigenden Stoffen in Kontakt kommen können (Reinigungs- und Desinfektionsarbeiten).
- Hautschutzmittel (z. B. Feuchtigkeitscreme, siehe Hautschutz- und Händehygieneplan für Heilpraktiker der BGW)
- Gesichts- und Kopfschutz (Mundschutz), falls mit Versprtizen erregerhaltigen Materials zu rechnen ist.

Unterscheidung Arbeits-und Schutzkleidung

Die Begriffe Arbeitskleidung und Schutzkleidung werden irrtümlich oft miteinander verwechselt. Arbeitskleidung (auch Berufskleidung oder Dienstkleidung) ist Kleidung, die während der Arbeitszeit getragen wird. Hierzu zählen, T-Shirts, Hosen, sogenannte Arztkittel etc. Die Arbeitskleidung kann durch desinfizierende Verfahren aufbereitet werden. Vor Infektionen, zu denen es beispielsweise bei der Arbeit mit potenziell infektiösen Materialien kommen kann, bietet Arbeitskleidung keinen Schutz.
Bei allen infektionskritischen Tätigkeiten ist daher Schutzkleidung zu tragen. Zur Schutzkleidung gehören z. B. Handschuhe, Schutzbrille, Plastikschürzen (sofern sie flüssigkeitsdicht sind) u.v.m.

▶ **Abb. 7.4** Schulungsprotokoll A: Arbeitsanweisung Hygiene und Schutz vor Infektionen (🔵 47).

Schulungsprotokoll B:
Unterrichtungsnachweis Hygiene und Infektionsprävention – Einarbeiten in den Hygieneplan

Bezeichnung Heilpraktikerpraxis

Unterweisende(r)

Ort, Datum, Untschrift

Durch die jeweilige Unterschrift bestätigt der Unterzeichner unterrichtet worden zu sein über:
- Infektionsgefahren und Gefährdung am Arbeitsplatz
- Schutzkleidung und Händehygiene (Aushang Hygiene- und Händedesinfektionsplan)
- Umgang mit Desinfektionsmitteln und Gefahrstoffen
- Desinfektions- und Reinigungsaufgaben, in dieser Praxis: Sterilisation
- hygienisches Arbeiten am Patienten
- Entsorgung von Abfällen
- Verhalten bei Arbeitsunfällen und in Notfällen
- Aufbau, Sinn und Handhabung des Reinigungs-/Hygieneplans
- das QM-System dieser Praxis, Führung des Praxishandbuchs

Anlagen:
- Hygienplan Teil __ bis Teil __
- Checklisten:
  _____
  _____
  _____

Die Unterweisung erfolgte gemäß Anlage. Der Mitarbeiter hat Zugang zum Praxishandbuch und hat die in der Anlage genannten Listen als Arbeitsunterlage erhalten. Die Unterweisungen werden jährlich aktualisiert und wiederholt.

Name des Mitarbeiters	Datum	Unterschrift

▶ **Abb. 7.5** Schulungsprotokoll B: Unterrichtungsnachweis Hygiene und Infektionsprävention (35).

Schulungsprotokoll C: Sicherheitsanweisungen für Verhalten bei Nadelstichverletzungen

Die Sicherheitsanweisung für das Verhalten bei Nadelstichverletzungen hat am _____ Fr./Hr. _____
(hier den betreuenden Betriebsarzt eintragen) folgenden Mitarbeitern erläutert:

Name des Mitarbeiters	Name des Mitarbeiters
Name des Mitarbeiters	Name des Mitarbeiters
Name des Mitarbeiters	Name des Mitarbeiters

Datum, Unterschrift des Unterweisenden

1. Zweck

Nadelstichverletzungen sind ein großes Risiko für beruflich bedingte Infektionen im medizinischen Bereich. Relevant für eine Übertragung durch Blut sind Viren (z. B. Hepatitis B, Hepatitis C, HIV) sowie Bakterien und Pilze.

2. Verhaltensregeln und Schutzmaßnahmen

Nadelstichverletzungen, insbesondere mit potenziell infektiösem Material, müssen umgehend von einem Arzt behandelt werden. Der Arzt stellt die Indikation zum notwendigen Hepatitis- und/oder HIV-Schnelltest sowie zur postexpositionellen Impfprophylaxe (Hepatitis B). Bei der Möglichkeit einer HIV-Exposition ist schnelles Handeln geboten. Eine postexpositionelle medikamentöse Prophylaxe (PEP) muss unverzüglich begonnen werden.

Es wird immer ein Eintrag in das Verbandsbuch vorgenommen.
Der nächste D-Arzt ist:
(örtlicher Durchgangsarzt kann von der BGW erfragt werden) _____

3. Sofortmaßnahmen bei Nadelstichverletzungen

- Blutfluss durch Kompression des umliegenden Gewebes oberhalb der Stichverletzung fördern
- Spreizen der Wunde
- 2 min ausbluten lassen
- Tupfer oder Kompresse mit viruswirksamem Antiseptikum anfeuchten und auf die verletzte Hautstelle legen.
- Tupfer oder Kompresse 10 min mit dem Antiseptikum immer wieder anfeuchten.
- Bericht erstellen (Eintrag in das Verbandbuch)!

▶ **Abb. 7.6** Schulungsprotokoll C: Sicherheitsanweisungen für Verhalten bei Nadelstichverletzungen (🔘 15).

7.4 Hygiene bei der Abfallentsorgung

Der korrekte Umgang mit den unterschiedlichen Abfallarten in der Praxis ist ein wichtiges Thema. Die Entsorgung von Praxisabfällen ist in der „Richtlinie über die ordnungsgemäße Entsorgung von Abfällen aus Einrichtungen des Gesundheitsdienstes" der Länderarbeitsgemeinschaft Abfall (LAGA) vom 01.01.2002 europarechtskonform geregelt. Ziel dieser Richtlinie ist es, eine sichere und ordnungsgemäße Abfallentsorgung zu gewährleisten, die Krankheitsübertragungen und Umweltbelastungen vermeidet. Hierbei steht die Eigenverantwortlichkeit der Praxisinhaber als Abfallerzeuger für die Vermeidung, Verwertung und Beseitigung im Mittelpunkt der Betrachtungen.

❗ **Beachte: Praxen von Heilpraktikern werden im Regelwerk explizit genannt und gelten als Abfallstellen mit geringem Abfallaufkommen.**

7.4.1 Zuordnung und Einteilung der Abfälle

Abfälle werden je nach Art, Beschaffenheit, Zusammensetzung und Menge einzelnen Abfallarten des Europäischen Abfallverzeichnisses und einem entsprechenden **Abfallschlüssel (AS)** zugeordnet.

In Kapitel 18 der Abfallverzeichnis-Verordnung (AVV) sind die Abfälle definiert, die aus der human- oder veterinärmedizinischen Versorgung stammen, somit also auch die Abfälle in Arzt- bzw. Heilpraktikerpraxen. Eine Zuordnung zu einem der Abfallschlüssel des Europäischen Abfallverzeichnisses ist für Heilpraktiker nicht erforderlich, da in HP-Praxen „nicht besonders überwachungsbedürftige Abfälle" der regelmäßigen Abfuhr durch den öffentlich-rechtlichen Entsorgungsträger überlassen werden. Als besonders **überwachungspflichtig gelten Abfälle (büA)**, die mit meldepflichtigen Erregern behaftet sind, sodass eine Verbreitung der Infektionskrankheit zu befürchten wäre, also Abfälle mit erregerhaltigem Blut. Es werden auch mit Blut gefüllte Gefäße genannt. Spitze und scharfe Gegenstände, die bei der Behandlung von Patienten mit meldepflichtigen Infektionskrankheiten anfallen, gelten ebenfalls als **büA**. Selbst wenn Sie bei Hepatitispatienten keine Blutentnahmen und vor allem keine Infusionen, Aderlasstherapie, HOT oder Ozontherapie durchführen und wenn bei Ihnen in der Praxis keine büAs anfallen, werden in Ihrer Praxis Abfälle vorkommen, für deren sichere Handhabung das Regelwerk verbindliche Anforderungen vorgibt.

❗ **Beachte: Wie Sie wissen, dürfen Sie meldepflichtige Krankheiten, wie die Virushepatitis, nicht behandeln (Infektionsschutzgesetz § 24). Die Behandlung dieser Patienten z. B. bei pAVK, Hypertonie oder anderer Erkrankungen ist Ihnen jedoch erlaubt, was dazu führen kann, dass in Ihrer Praxis büAs anfallen. Für diese Fälle sollten Sie also eine Checkliste gemäß der AVV erstellen.**

Spitze oder scharfe Gegenstände (AS 18 01 01)

Sie müssen Abfälle wie Kanülen, Skalpelle oder Gegenstände mit ähnlichem Risiko für Schnitt- oder Stichverletzungen – sog. „sharps" – in stich- und bruchfesten Einwegbehältnissen sammeln, diese fest verschließen, sicher vor unbefugtem Zugriff lagern, transportieren und entsorgen. Die sichere Umhüllung muss bis zur Übergabe in das Sammelbehältnis gewährleistet sein. Das bedeutet konkret: Sie müssen für das Sammeln von Kanülen dafür **zugelassene Behälter an jedem Behandlungsplatz** bereitstellen. Diese Behälter sind regelmäßig auszutauschen. Ich lasse zusätzlich die Verschlusskappe mit Pflasterstreifen (Leukopor) sichern, damit die Behälter nicht z. B. durch Druck aufspringen können. Kanülenabwurfbehälter sollten Sie nie ganz füllen, sodass beim Abwerfen kein Kontakt mit gebrauchten Kanülen entstehen kann. Eine Verletzungsgefahr könnte auch bestehen, wenn eine Kanüle, etwa eine Butterfly, nicht mehr ganz in das Gefäß passt. Sie dürfen dann keinesfalls mit den Fingern zum „Nachschieben" in den Kanülenabwurfbehälter fassen.

Es besteht für Sie und vor allem Ihre Mitarbeiter ferner eine Verpflichtung zur Verwendung von verletzungssicheren und sich auf Knopfdruck in eine Schutzhülle zurückziehenden Kanülen. Wenn Sie diese nicht verwenden und mit den üblichen Kanülen arbeiten wollen, weil Ihre Patienten keine

Infektionskrankheiten haben, müssen Sie durch geeignete Maßnahmen und Unterweisung (unter Einbeziehung des Betriebsarztes) einer Stichverletzung vorbeugen.

Nach den TRBA 250 müssen Sie Vorgaben für die Abfallentsorgung Ihren Mitarbeitern in jährlichen zu dokumentierenden Schulungen nahe bringen.

> **Checkliste Anforderung an ein stich- und bruchsicheres Abfallbehältnis**
> - Es ist durch Farbe, Form und/oder Beschriftung eindeutig als Abfallbehältnis zu erkennen.
> - Es handelt sich um ein verschließbares Einwegbehältnis.
> - Es gibt den kontaminierten Inhalt bei Druck, Stoß, Fall etc. nicht frei.
> - Es ist durchdringfest.
> - Seine Festigkeit wird durch Feuchtigkeit und normale Temperaturschwankungen nicht beeinträchtigt.
> - Größe und Einfüllöffnung sind auf das zu entsorgende Gut entsprechend abgestimmt.
> - Es kann sich beim Abstreifen von Kanülen nicht selbstständig öffnen.

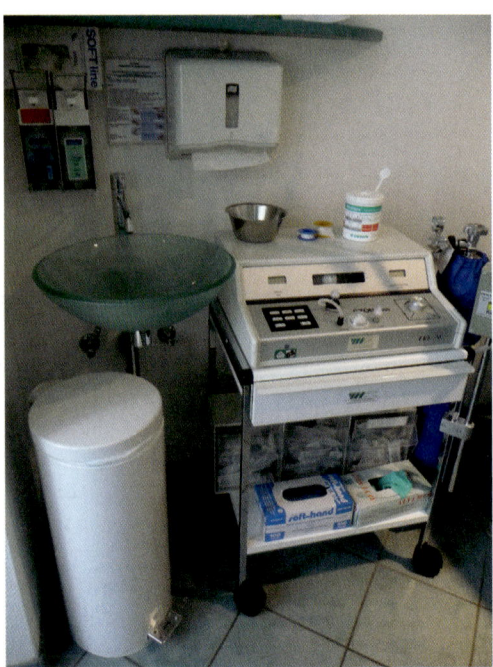

▶ **Abb. 7.7** Treteimer, Nierenschale und Kanülenbox erlauben LAGA-konformes Entsorgen aller anfallenden Praxisabfälle.

Körperteile und Organe, einschließlich Blutbeutel und Blutkonserven (AS 18 01 02 außer AS 18 01 03)

Körperteile und Organabfälle, einschließlich mit Blut oder flüssigen Blutprodukten gefüllte Behältnisse, müssen Sie bereits am Anfallort getrennt erfassen.

Einzelne mit Blut oder flüssigen Blutprodukten gefüllte Behältnisse können unter Beachtung von hygienischen und infektionspräventiven Gesichtspunkten des Arbeitsschutzes in dafür vorgesehene Ausgüsse entleert werden. Der Inhalt kann unter Beachtung wasserwirtschaftlicher Vorgaben (kommunale Abwassersatzung) dem Abwasser zugeführt werden. Ansonsten müssen Sie diese Abfälle einer gesonderten Beseitigung (zugelassene Verbrennungsanlage) ohne Vermischung mit Siedlungsabfällen zuführen. Lagern Sie diese Abfälle so, dass eine Gasbildung vermieden wird (< 15 °C nicht länger als 1 Woche).

Leider wird in den Vorgaben der LAGA nicht näher ausgeführt, welche Anforderungen an einen Ausguss gestellt werden. Gehen Sie aber davon aus, dass dieser Ausguss ausschließlich der Entsorgung vorbehalten werden muss. Ein für die Entsorgung vorgesehener Ausguss wäre z. B. eine Toilette. Mitarbeiter sollten auf gar keinen Fall Tassen in einem Spülbecken reinigen, in dem auch Abfälle entsorgt werden.

Abfälle, an deren Sammlung und Entsorgung aus infektionspräventiver Sicht besondere Anforderungen gestellt werden (AS 18 01 03)

Dieser Abfallschlüssel ist für Heilpraktiker nicht relevant. Er regelt die Vorgaben für Abfälle, an deren Sammlung und Entsorgung aus infektionspräventiver Sicht besondere Anforderungen gestellt werden.

Abfälle ohne besondere infektionspräventive Anforderungen (AS 18 01 04)

Hierzu zählen alle Abfälle, an deren Sammlung und Entsorgung aus infektionspräventiver Sicht keine besonderen Anforderungen gestellt werden (z. B. Wund- und Gipsverbände, Wäsche, Einwegkleidung, Liegenpapier). Anders als normale Papierabfälle (Verpackungen) können an diesen

Abfällen aber Sekrete und Blutspuren sein. Deshalb ist dieser Abfall bei der Beseitigung überwachungsbedürftig. Sie müssen Abfälle mit dem Schlüssel 18 01 04 unmittelbar am Ort ihres Anfallens in **reißfesten, feuchtigkeitsbeständigen und dichten Behältnissen** sammeln und zur zentralen Sammelstelle befördern. Sie dürfen sie nicht umfüllen oder sortieren. Die zentrale Sammelstelle dürfte in Ihrer Praxis der Müllbehälter sein, der vom Entsorger zur Verfügung gestellt wird. Diesen müssen Sie für Unbefugte unzugänglich aufstellen. Wenn Ihre Praxis in einem Gebäude mit Wohneinheiten untergebracht ist, muss ausgeschlossen werden, dass z. B. Kinder an Praxismüll gelangen. Sie sind für Ihren Müll so lange verantwortlich, bis dieser durch den Entsorger übernommen wird. Dem Entsorger kommt dabei auch eine Verantwortung zu, wenn er für die Übernahme bestimmte Bedingungen stellt, z. B. einen bestimmten Übergabepunkt/-zeit verlangt, wie es die normale Müllabfuhr macht.

Arzneimittel (AS 18 01 09)

Hierunter fallen alle Arzneimittel mit Ausnahme derjenigen, die unter 18 01 08 fallen, z. B. Zytostatika. Sie müssen Arzneimittel getrennt erfassen. Eine gemeinsame Entsorgung mit Abfällen nach AS 18 01 04 ist möglich. Wichtig dabei ist, dass ein missbräuchlicher Zugriff durch Dritte und eine damit verbundene Gefährdung ausgeschlossen wird.

Gemischte Siedlungsabfälle (AS 20 03 01)

Hierunter ist gemischter Müll zu verstehen, wie er auch in Praxen anfällt, z. B. Reste von Kaffeepausen, Kaffeesatz, Teebeutel, Bananenschalen, Apfelschalen (jedoch keine Küchen-/Kantinenabfälle), Papiertaschentücher etc. Diese Abfälle entsprechen etwa dem Hausmüll und sind getrennt von Abfällen des AS 18 01 04 zu erfassen. Möchten Sie diese Abfälle zusammen mit AS 18 01 04-Abfällen entsorgen, müssen Sie die Bedingungen gemäß AS 18 01 04 einhalten.

> **Cave**
>
> **Unbedingt beachten!**
> **Wichtige Grundregeln!**
> Klären Sie beim öffentlich-rechtlichen Entsorger die Regelungen für den Praxismüll, da diese regional häufig unterschiedlich gehandhabt werden.
> Folgende wichtige Grundregeln, die immer gelten, sollten Sie auf jeden Fall berücksichtigen:
> 1. Teilen Sie den Praxismüll in 2 Gruppen:
>   a. Abfälle, die bei der Behandlung anfallen
>   b. Verpackungen und Papierabfälle
> 2. Unterteilen Sie auch die Abfälle, die bei der Behandlung anfallen, und zwar in:
>   a. spitze oder scharfe Gegenstände (entsprechend 18 01 01)
>   b. Tupfer, Einweghandschuhe, Liegenpapier (entsprechend 18 01 04)
>
> Entsorgen Sie Abfälle entsprechend Punkt 2 a (18 01 01) in durchstichsicheren Behältern. Diese müssen Sie regelmäßig austauschen, spätestens wenn die Behälter zu 2/3 gefüllt sind. Sie müssen sicher zu verschließen sein.
> Abfälle entsprechend 2 b (18 01 04) werden in einem Tretabfalleimer entsorgt, der mit einem reißfesten Beutel bestückt ist. Für Praxen eignen sich nur Tretabfalleimer, die ein Abwerfen von Abfall erlauben, ohne dass der Deckel berührt werden muss. Auch eine Stellung, in der ein Deckel dauerhaft offen bleibt, sollte möglich sein. Dies ist besonders wichtig beim Verbandswechsel.

Sonstige anfallende Abfälle

Bereits an der Anfallstelle getrennt erfasste und nicht mit Blut, Sekreten oder Exkreten kontaminierte Abfälle (z. B. Papier, Zeitschriften, Verpackungen) und Abfälle, die nicht aus der direkten Behandlung von Patienten stammen, fallen nicht unter den Abfallschlüssel des Kapitels 18 (Abfälle aus der humanmedizinischen oder tierärztlichen Versorgung). Das heißt, wenn Sie z. B. Zeitschriften im Wartezimmer auslegen und diese später austauschen, können diese normal entsorgt werden (z. B. Altpapiersammlung). Das gilt auch für die vielen Kartons wie Musterverpackungen, Umkartons von Medizinprodukten etc.

Wichtig für die Heilpraktikerpraxis

In der Regel können Sie in der Praxis auf eine Aufschlüsselung der Abfälle verzichten. Dazu verpflichtet sind Sie nur dann, wenn Sie z. B. häufig oder an speziellen Tagen wie an Aderlasstagen (z. B. im Rahmen der Hildegard-Medizin) mehr als nur einzelne blutgefüllte Behälter entsorgen müssen.

Auch Vakuumflaschen mit Blutresten nach Einsatz bei der Großen Eigenblutbehandlung (GEB) mit Ozon oder HOT sind problematisch! Nach der Abfallrichtlinie muss das Blut in einen speziellen Ausguss entleert werden. Vorher ist die örtliche Abwassersatzung zu überprüfen und zu beachten.

Erstellen Sie eine Checkliste mit den in Ihrer Praxis anfallenden Abfallarten (ideal mit AS) und listen Sie auf, welche Wege diese Abfälle vom Anfallort zur Sammelstelle und bis zur Abgabe an den Entsorger nehmen. Dabei ist besonders auf Arbeitssicherheit zu achten (z. B. Vorsicht beim Bewegen der Beutel, vom Körper weg halten, da auch Ampullen eine scharfe Kante haben, die den Beutel durchschneiden und verletzen können; Praxismüll nicht verdichten etc.).

7.5

Hygienezertifizierung

Eine Hygienezertifizierung wird von akkreditierten Zertifizierungsunternehmen durchgeführt, die in der Regel der DIN EN ISO 45012/DIN EN ISO 17021 sowie der Überwachung durch ihren jeweiligen Akkreditierer unterliegen. Die Unternehmen erfassen und überprüfen bei einer Hygienezertifizierung Abläufe und Gegebenheiten in Ihrer Praxis. Sie berücksichtigen dabei geltende Vorschriften und Gesetze bzw. setzen sie um und halten die neu erarbeiteten Abläufe und Gegebenheiten verbindlich in Ablaufplänen fest. Neben der DIN ISO-Zertifizierung einer Praxis kann auch die Hygienezertifizierung ein maßgeblicher Schritt in Richtung Qualitätsmanagement sein. Das gilt besonders für invasiv tätige Heilpraktiker.

Das zuständige Zertifizierungsunternehmen verfügt über sog. Auditoren, die in den Praxen die Zertifizierung durchführen und innerhalb der sog. Audits die Einhaltung der Zertifizierungsrichtlinien und Vorschriften kontrollieren. Eine Zertifizierung gilt zunächst für 3 Jahre. In diesem Zeitraum werden immer wieder Überprüfungen durchgeführt. Danach erfolgt eine Re-Zertifizierung, die bei konsequenter Einhaltung der Vorgaben aber keinen größeren Aufwand darstellt. Auch hier gilt, wie bei der ISO-Zertifizierung von Praxen, dass dies vom Gesetzgeber nicht gefordert ist und vermutlich nur für wenige Kollegen in Frage kommt.

Literatur

[1] **Bierbach E.** Naturheilpraxis heute. 4. Aufl. München: Elsevier; 2009

[2] **Erhardt F.** Hygienezertifizierung: ein Qualitätsmerkmal für Ihre Praxis. In: DHZ 2009; 3: 52–54

[3] **Heudorf U, Herholz H, Kaiser R.** Hygiene in der Arztpraxis – Teil 1. Grundlagen und Händehygiene. Hessisches Ärzteblatt 2007; 9

[4] **Heudorf U, Herholz H, Kaiser R.** Hygiene in der Arztpraxis – Teil 2. Flächendesinfektion und Umgang mit Abfällen. Hessisches Ärzteblatt 2007; 10

[5] **Heudorf U, Herholz H, Kaiser R.** Hygiene in der Arztpraxis – Teil 3. Instrumentenaufbereitung und Checkliste „Hygiene in der Arztpraxis". Hessisches Ärzteblatt 2007; 11

[6] **Johannes H, Wölker T.** Arbeitshandbuch Qualitätsmanagement. Neu Isenburg: Ärzte Zeitung Verlagsgesellschaft; 2008

[7] **Kämper S.** TRBA 250 und Hygienerichtlinie – mehr als ein lästiges Übel. In: DHZ 2008; 3: 52–54

[8] **Kämper S.** Infektionsprävention in Diagnostik und Therapie – die Hygienerichtlinie des RKI. In: DHZ 2009; 1: 53–54

[9] **Kämper S.** Müll in der Naturheilpraxis – wohin damit? In: DHZ 2007; 6: 54ff.

[10] **Kämper S.** Schulungsprotokolle für Mitarbeiter zum Hygieneplan. In: DHZ 2009; 5: 47–50

[11] **Kämper S.** Der Hygieneplan in der Naturheilpraxis – eine Anleitung. In: DHZ 2009; 2: 44–46

[12] **Plank J.** QuickCheck: Fit für die Praxisbegehung. Merching: Forum GesundheitsMedien: 2008

[13] **Richter I.** Lehrbuch für Heilpraktiker. 6. Aufl., München: Elsevier; 2007

[14] **Robert Koch-Institut (Hrsg.).** RKI-Hygienerichtlinie. Anforderungen an die Hygiene bei der Aufbereitung von Medizinprodukten. Bundesgesundheitsbl - Gesundheitsforsch – Gesundheitsschutz. 2001; 44: 1115–1126

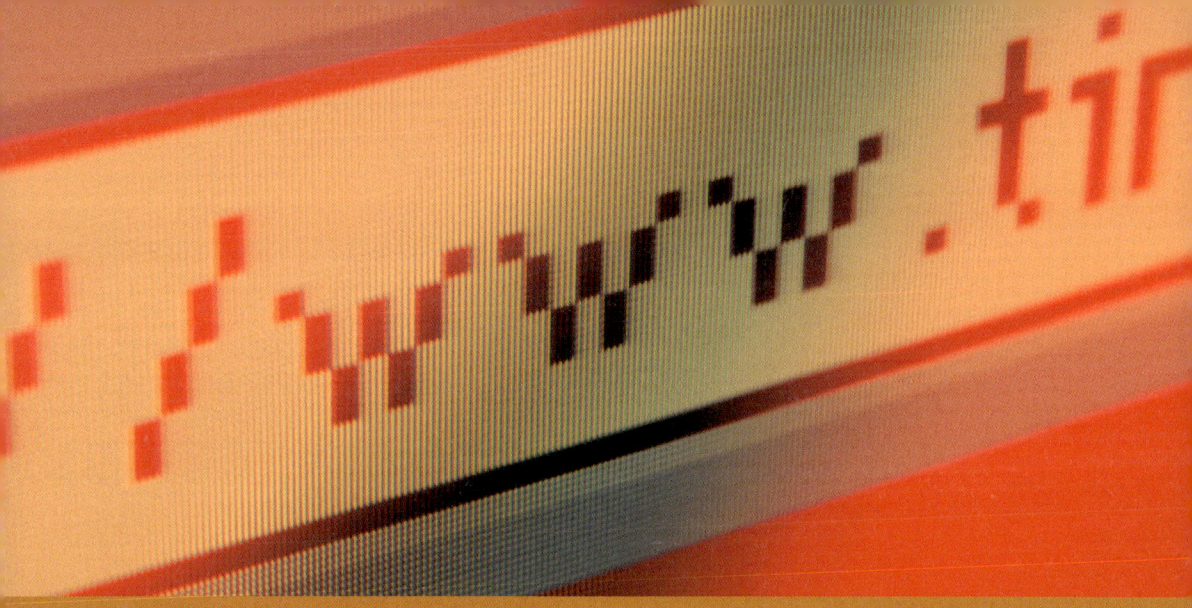

Teil III
Praxismarketing

8   Praxismarketing 250

8 Praxismarketing

Werbung mögen nur wenige, eigentlich nur diejenigen, die sie machen. Die meisten Menschen fühlen sich von Werbung manipuliert bzw. betrogen, nur selten haben sie das Gefühl, gut informiert zu sein. Werbung im Gesundheitswesen darf nicht locken und nichts versprechen, sie darf nur sachlich informieren. Wer seine Werbemittel im Gesundheitswesen anders gestaltet, verstößt gegen Gesetze.

Es gilt für Heilpraktiker bei der Gestaltung ihrer Werbemittel daher strenge Richtlinien einzuhalten. Doch keine Angst: Berücksichtigen Sie diese Richtlinien, sind Werbung und auch Marketing seriöse und wirklich gute Maßnahmen, mit denen Sie potenzielle Patienten auf Ihre Praxis und Ihr Behandlungsangebot aufmerksam machen können. Und das ist in der heutigen Gesundheitslandschaft unerlässlich.

8.1 Einleitung

Mehr und mehr Menschen interessieren sich für alternative Heilverfahren und ihre Bereitschaft wächst spürbar, mehr als nur die Krankenkassenbeiträge in die eigene Gesundheit zu investieren. Ebenso spürbar nimmt aber auch die Zahl der Anbieter zu, die den naturheilkundlich orientierten Patienten als Einnahmequelle entdeckt haben: So bieten Ärzte heute immer öfter Leistungen an wie Akupunktur, Phytotherapie und Homöopathie. Physiotherapeuten erstreiten mit Erfolg vor Gericht, auf ihrem Fachgebiet auch ohne bzw. mit eingeschränkter Heilpraktikererlaubnis diagnostizieren zu dürfen, um somit unabhängig von Arzt und Heilpraktiker behandeln zu können. Und schließlich sind auch die Wellnessanbieter eine wachsende Konkurrenz, die als Präventionsmaßnahmen ayurvedische Massagen, Heilsteinanwendungen, Aromabehandlungen u. Ä. anbieten. **Werbung** ist für Heilpraktiker heute also zur Patientengewinnung und damit allein aus betriebswirtschaftlichen Gründen unumgänglich.

Kranke und hilfsbedürftige Menschen befinden sich in einer besonderen Situation und können zur leichten Beute für Scharlatane und solche Personen werden, die sich einzig an ihnen bereichern wollen. Zum Schutz Kranker und auf Hilfe Angewiesener hat der Gesetzgeber daher strenge Gesetze erlassen, die die Werbung im Gesundheitswesen regeln. Diese Gesetze sind das **Heilmittelwerbegesetz (HWG)** und das **Gesetz gegen den unlauteren Wettbewerb (UWG)**, Sie finden beide ausführlich in Kapitel 3 erläutert (▶ S. 61 und 65). HWG und UWG stellen Patienten als medizinisch unwissende Laien unter ihren Schutz und bewahren sie so gut wie möglich vor **irreführender Werbung** und unseriösen Anbietern. Die Bestimmungen in diesen Gesetzen machen die Werbung aber auch für seriöse Anbieter wie Heilpraktiker sehr schwierig.

Dieses Kapitel soll Ihnen zeigen, worauf Sie grundsätzlich bei der inhaltlichen Gestaltung Ihrer **Werbemittel** achten sollten. Grundsätzlich deshalb, weil das UWG und HWG von Richtern in manchen Punkten unterschiedlich interpretiert wird (Richterrecht, ▶ **Kap. 3.4.14**, **S. 68**) und es daher nicht immer eine einheitliche und verbindliche länderübergreifende Rechtsprechung gibt. Grundsätzlich auch deshalb, weil es immer wieder neue Entscheidungen zur Werbung im Gesundheitswesen gibt, sodass morgen schon ein Rechtsverstoß für Heilpraktiker sein kann, was heute noch erlaubt ist. Sie sollten daher die Angaben in diesem Kapitel immer mit dem aktuellen Stand der Rechtsprechung hinsichtlich der Werbung im Gesundheitswesen abgleichen, sobald Sie Werbemittel gestalten oder überarbeiten. Auskünfte dazu können Sie bei Ihrem Berufsverband einholen. Der Bund Deutscher Heilpraktiker (BDH), und sicherlich auch andere Heilpraktikerverbände, hat qualifizierte Mitarbeiter in seinen Reihen, die Sie über die neuesten Veränderungen informieren und Ihnen auch Ratschläge geben, wenn Sie sich einmal unsicher sind, ob Ihr Werbemittel zum Rechtsverstoß werden könnte. Falls auch die Fachleute in den Berufsverbänden einmal nicht mehr weiter wissen, können sie Ihnen aber bestimmt einen kompetenten Anwalt nennen, der dann sicher Rat weiß.

Dieses Kapitel soll Ihnen neben den wichtigen rechtlichen Vorgaben auch zeigen, was Marketing und Werbung für eine Heilpraktikerpraxis bedeuten, welche Maßnahmen sinnvoll sind und wie Sie diese gestalten können. Ich bin kein Werbeexperte und möchte auch nicht vorgeben, ein solcher zu sein. Ich erläutere Ihnen hier meine Erfahrungen, die ich selbst in meiner Praxis im Umgang mit Werbung und Marketing gesammelt habe und die Erfahrungen, von denen mir Kollegen berichtet haben.

8.1.1 Marketing in der Heilpraktikerpraxis

Für den Begriff Marketing gibt es viele und teilweise komplizierte Definitionen. Vereinfacht gesagt bedeutet Marketing für einen Heilpraktiker seine Praxis so auszurichten, zu gestalten und zu führen, dass er mit seinem Angebot möglichst viele Patienten erreicht, ihre Bedürfnisse anspricht und auch bedient. Ziel Ihres Praxismarketings muss es sein, dass Patienten Ihre Praxis nicht nur einmalig aufsuchen, sondern auch in Zukunft, und Sie im besten Fall an Arbeitskollegen, Bekannte und Freunde weiterempfehlen.

Bedürfnisse ansprechen heißt im Praxismarketing nicht allein ein bestimmtes Diagnose- und Behandlungskonzept anzubieten, das Sie als nachweislich qualifizierter Heilpraktiker ausführen, und dadurch Patienten für sich und Ihre Praxis zu interessieren. Patienten haben neben einem grundlegenden Bedürfnis nach schneller Genesung durch eine möglichst effektive Behandlung auch ein Bedürfnis nach Wohlfühlen, Freundlichkeit, Service und Fürsorge. Das heißt konkret, dass auch ästhetisch gestaltete Praxisräume, Freundlichkeit und Aufmerksamkeit, ein möglichst reibungsloser Praxisablauf, eine gute Praxisorganisation und damit verbundene kurze Wartezeiten wichtige Faktoren im Praxismarketing sind. Es ist daher wichtig, Ihrer Praxis ein Leitbild oder auch eine Corporate Identity (▶ Kap. 8.3, S. 252) zu geben, an dem Sie und Ihre Mitarbeiter sich orientieren.

Es kann je nach Praxisschwerpunkt ebenso zum Praxismarketing gehören, Trends in der Gesellschaft zu erkennen und sich rechtzeitig auf die Nachfrage nach neuen Therapien einzustellen. Ein Beispiel dazu aus jüngster Zeit ist die Behandlung mit Schüßler-Salzen. Publikumsmedien berichten in den letzten Jahren verstärkt über dieses Therapiekonzept, was dazu geführt hat, dass sich viele Patienten eine Behandlung mit den Mineralstoffen nach Dr. Schüßler wünschen. Ein Schritt im Sinne des Praxismarketing kann es daher sein, das Therapieangebot um die Wünsche der Patienten zu erweitern.

Ein anderes Beispiel für eine zeitgemäße Kundenorientierung wäre neben der Behandlung auch Prävention in der Praxis anzubieten, beispielsweise in Form von Ernährungsberatung, Yoga, Tai-Chi etc.

Eine konträre, aber auch mögliche Marketingstrategie kann darin bestehen, sich diesen Trends vollkommen entgegenzustellen und gezielt eine behandlungsbezogene Schwerpunktpraxis zu eröffnen. Viele homöopathisch arbeitende Heilpraktiker diagnostizieren und behandeln beispielsweise ausschließlich nach der Methode Hahnemanns. Sie heben sich damit von Praxen ab, die ein breites Spektrum an Diagnose- und Behandlungsmöglichkeiten anbieten.

8.1.2 Werbung als Teilaspekt des Marketings

Werbung ist ein anderes Wort für Marketing. Das meinen viele – stimmt so aber nicht. Werbung ist ein Teilaspekt des Marketings und dazu da, Sie und Ihre Praxis in der Öffentlichkeit bekannt zu machen und zu zeigen, welche Bedürfnisse Sie potenziellen Patienten erfüllen. Die Werbung setzt dazu verschiedene Werbemittel ein, z.B. Briefbögen, Visitenkarten, Werbeanzeigen, Patienteninformationsbroschüren, eine Praxishomepage etc.

Grundsätzliches zur Werbung durch Heilpraktiker

Grundsätzlich werben Sie als Heilpraktiker mit jeder Maßnahme, die das Ziel verfolgt, Sie und Ihr Diagnose- bzw. Therapieangebot in der Öffentlichkeit bekannt zu machen und potenzielle Patienten dazu zu bringen, die beworbenen Angebote für sich in Anspruch zu nehmen. Dabei spielt es keine Rolle, ob das Werbemittel eine Visitenkarte, Werbeanzeige, Patienteninformationsbroschüre, Ihre eigene Praxishomepage oder ein Vortrag ist, den Sie beispielsweise an der Volkshochschule halten. Auch ein Vortrag kann als Werbemaßnahme angesehen werden, wenn Sie sich gegenüber Laien auf Ihre Praxis und Ihr Therapiespektrum beziehen. Ist Ihr Vortrag als Werbung erkennbar, gelten die Bestimmungen des Heilmittelwerbegesetzes!

> Beachte: Sie sollten sich bewusst sein, dass Ihre Aussagen Laien gegenüber immer und egal in welcher Form als Werbung betrachtet werden können! Achten Sie also immer darauf, nichts zu sagen, womit Sie gegen das UWG bzw. HWG verstoßen!

Berufsordnung für Heilpraktiker bezogen auf Werbung

In der Berufsordnung für Heilpraktiker (BOH, ▶ **Kap. 3.3.2, S. 21**) finden sich Anhaltspunkte, die bei der Werbemittelgestaltung zwar berücksichtigt werden sollten. Sie stellen allerdings keine rechtsverbindliche Grundlage dar, wie der Bundesgerichtshof in einem Urteil entschieden hat (BGH, Urteil vom 29.06.1989 Az: I ZR 166/87). Sie müssen aber darauf achten, dass Sie mit Ihrer Werbemaßnahme nicht gegen die guten Sitten verstoßen. Hierbei ist die „übereinstimmende Auffassung innerhalb der beteiligten Verkehrskreise" ausschlaggebend, sprich das „einheitliche Empfinden aller Heilpraktiker".

8.2

Der USP einer Praxis

Von einem Alleinstellungsmerkmal oder auch USP (engl.: unique selling proposition) spricht man, wenn ein Produkt bzw. eine Dienstleistung sich grundlegend von dem unterscheidet, was es bisher auf dem Markt gibt. Das erste Buch mit einer im Cover beigelegten CD-ROM zum interaktiven Lernen beispielsweise hatte einen solchen USP.

Für das Praxismarketing spielt der USP eine wichtige Rolle, um sich von anderen Praxen zu unterscheiden bzw. abzugrenzen. Wenn Sie beispielsweise als einziger Heilpraktiker eine Praxis mit Schwerpunkt Klassische Homöopathie in einer Stadt mit vielen breit gefächert naturheilkundlichen oder chiropraktisch/osteopathisch orientierten Heilpraktikerpraxen betreiben, haben Sie sich dort Ihren Praxis-USP als klassisch homöopathisch arbeitender Heilpraktiker geschaffen.

Ein anderes Beispiel für ein Alleinstellungsmerkmal einer Praxis wäre, sich auf eine Indikation zu spezialisieren. Eine Fastenpraxis wäre solch ein Beispiel: Sie haben sich durch Weiterbildung in den unterschiedlichen Fastenarten ein breit gefächertes Wissen angeeignet und betreuen in Ihrer Praxis ausschließlich Patienten, die fasten. Sie suchen nach einem Vorgespräch und einer Anamnese bzw. nach Ausschluss von evtl. gesundheitsbedingten Gegenanzeigen für eine Fastenkur unter den verschiedenen Fastenmöglichkeiten die für den Patienten passende aus und begleiten ihn dann vom Entlastungseinlauf bis zum Nahrungsaufbau. Gerade in der heutigen Zeit und auf einem Gesundheitsmarkt, der breit aufgestellt ist mit naturheilkundlichen Angeboten, kann solch eine Spezialisierung marketingstrategisch eine durchaus gute Überlegung sein.

8.3

Corporate Identity: Ihr Praxisleitbild

Die Persönlichkeit eines Menschen wird in seinem Auftreten und Verhalten, in der Art, wie er sich kleidet, in seinen Aussagen und Meinungen zu einem Thema usw. sichtbar. Ähnlich ist es auch mit Ihrer Heilpraktikerpraxis. Die Einrichtung Ihrer Praxisräume und die Gestaltung Ihrer Werbemittel, wie Sie und Ihre Mitarbeiter sich Patienten gegenüber verhalten, welche Aussagen Sie in Bezug auf die Schulmedizin oder andere komplementärmedizinische Verfahren treffen: All das macht die Persönlichkeit Ihrer Praxis aus, in der Werbebranche spricht man auch von der Corporate Identity. Sie entscheidet über ein positives oder negatives Image bei Ihren Patienten. Die Praxispersönlichkeit ist daher einer der wichtigsten Eckpfeiler des Marketing und lässt sich von Ihnen und Ihren Mitarbeitern in großen Teilen mitgestalten.

Die Corporate Identity setzt sich zusammen aus:

- Corporate Design (CD): der optische Gesamteindruck, den Ihre Praxis nach außen vermittelt
- Corporate Communication (CC):
  - die Art und Weise, wie Sie und Ihre Mitarbeiter in der Praxis untereinander und mit Patienten kommunizieren
  - der Sprachstil, den Sie beispielsweise in Texten für die Praxishomepage oder für Druckmedien verwenden
- Corporate Behavior (CB): der Umgang aller in einer Praxis Beschäftigten miteinander und ihr Verhalten gegenüber Patienten

8.3.1 Corporate Design

Das Corporate Design ist das optisch Erfassbare Ihrer Praxis. Ihr Praxislogo mit Farbe, Schrifttyp und Gestaltung, der Aufbau und die Gestaltung Ihrer Werbemittel zählen hierzu. Die Gestaltung und Einrichtung Ihrer Praxisräumlichkeiten sowie die Kleidung, die Sie und Ihre Mitarbeiter tragen, sind aber ebenso wichtiger Bestandteil des Corporate Design. In mancher Heilpraktikerpraxis findet sich beispielsweise die Grundfarbe des Logos in Teilen des Mobiliars wieder. Praxisinhaber und Mitarbeiter tragen dort Polo-Shirts in der Grundfarbe des Logos, auf denen sich dieses zusätzlich noch klein auf der Brust gestickt oder groß über den gesamten Rücken ausgebreitet befindet. Es gibt auch Praxen, die eine dem Logo entsprechend gestaltete Fußmatte vor der Eingangstür liegen haben. Der Fantasie sind hier keine Grenzen gesetzt.

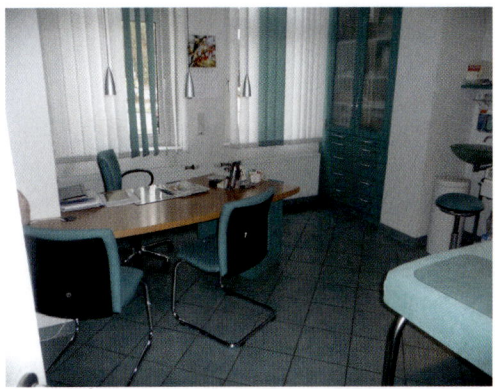

▶ **Abb. 8.1** Helle und optisch ansprechende Räumlichkeiten tragen zum Wohlbefinden der Patienten bei.

Achten Sie bei der Gestaltung Ihres Corporate Design aber sorgsam darauf, dass es sich an Ihrer Persönlichkeit, dem Praxisschwerpunkt und dem zu erwartenden Empfinden der Klientel orientiert und nicht übertrieben wirkt.

Praxislogo

Das Logo nimmt einen wichtigen Platz im Corporate Design ein, denn es ist das wichtigste optische Wiedererkennungsmerkmal Ihrer Praxis. Es löst bei einem Betrachter sofort emotionale Assoziationen aus, die er mit Ihnen und der Praxis verbindet: War der Betrachter bisher noch nicht Patient in Ihrer Praxis, beeinflusst das Logo unbewusst seine Frage positiv oder negativ, ob er sich vorstellen könnte, dass die Person hinter dem Logo seine Bedürfnisse erfüllen kann und er sich bei ihr gut aufgehoben fühlt. War der Betrachter bereits bei Ihnen Patient, assoziiert er mit dem Logo, ob es Ihnen gelungen ist, seine Bedürfnisse zu erfüllen.

Ihr Logo sollte auf allem zu sehen sein, was mit Ihrer Praxis in Verbindung steht, sei es das Briefpapier, Ihre Visitenkarte, die Praxishomepage etc. Kurz gesagt: Das Praxislogo sollte auf jedem Werbemittel enthalten sein.

Sie sollten unbedingt ein Logo wählen, mit dem Sie sich identifizieren können, denn Sie sollten es auch während Ihrer gesamten Praxistätigkeit beibehalten. Achten Sie darauf, dass Sie kein Logo verwenden, das einem bereits existierenden ähnelt.

Verschiedene Gestaltungsmöglichkeiten des Praxislogos

Schriftzug als Logo

Ein Logo kann nur aus einem Schriftzug bestehen. Ein Schriftzug-Logo ist mit wenig Aufwand zu gestalten und zudem kostengünstig. Es hat auch den Vorteil, dass es sich meist problemlos in alle Werbemittel integrieren lässt.

Sie müssen sich bei einem Schriftzug-Logo für Text, Schrifttyp und Farbe entscheiden. Der Text sollte möglichst nur aus Ihrem Namen und der Berufsbezeichnung Heilpraktiker bestehen, z. B: Karl Mustermann, Heilpraktiker. Sie können auch „Naturheilpraxis" hinzufügen: Naturheilpraxis Max Mustermann, Heilpraktiker (▶ **Abb. 8.2, S. 254**).

⚠ Beachte: Ihre Berufsbezeichnung muss in jedem Fall im Schriftzug enthalten sein. Nur so ist klar erkennbar, dass es sich bei Ihrer Praxis nicht um eine Arztpraxis handelt.

Sollten Sie einen akademischen Titel in einer nicht medizinischen Disziplin haben (beispielsweise Dr. rer. nat., Dr. phil. etc.), müssen Sie diesen eindeutig nennen, damit nicht unterstellt werden kann, Sie würden durch einen nicht medizinischen Doktortitel suggerieren, Mediziner zu sein. Beispiel: Dr. rer. nat. Mustermann, Heilpraktiker.

Vermeiden Sie es bei der Gestaltung Ihres Logos Kunstnamen, witzige Wortspiele oder Zweideutigkeiten zu verwenden. Das wirkt unseriös. Ein Untertitel, der ein Heilversprechen enthält, darf nicht im Logo enthalten sein, denn Heilversprechen verstoßen gegen das Heilmittelwerbegesetz (▶ Kap. 3.4.13, S. 61 ff.).

Schreibschriften und stark geschwungene Schriften mit Schnörkeln sollten Sie ebenfalls vermeiden. Unser Gehirn kann einfache und klare Schriften am besten erfassen und sich einprägen. Gestalten Sie ein Schriftzug-Logo mit maximal einer zusätzlichen Farbe zur Grundfarbe. Vermeiden Sie dabei grelle, poppige, im Alltag eher unübliche Farben wie Pink, Türkis oder Neonfarben. Grundfarben sowie einfache und klare Töne eignen sich am ehesten. Berücksichtigen Sie bei der Farbwahl auch Ihre Persönlichkeit und die Therapien, die Sie anbieten. Pastelltöne passen gut zu sanften Personen und eher zu Behandlungen auf der seelisch-geistigen Ebene. Kräftige Farben eignen sich dagegen gut für zupackende Typen und Therapien auf der Körperebene.

Piktogramm oder Symbol als Logo

Es ist schwierig, ein passendes Symbol oder Piktogramm für das Logo einer Heilpraktikerpraxis zu finden. Das Ying-/Yang-Symbol, der Aesculap-Stab, Da Vincis Darstellung des Menschen etc. werden oft und auch in anderen Bereichen verwendet und sind keine eindeutigen Erkennungsmerkmale für eine Heilpraktikerpraxis. Versuchen Sie am besten, Ihren Praxisschwerpunkt in das Logo zu integrieren. Ist die manuelle Therapie (Chiropraktik, Osteopathie, Craniosacral-Therapie) Ihr Schwerpunkt, wäre ein Piktogramm sinnvoll, mit dem ein Betrachter Dynamik und Bewegung assoziiert.

Liegt Ihr Behandlungsschwerpunkt eher bei der Phytotherapie, ist eine Pflanze vielleicht in abstrakter Darstellung denkbar (▶ **Abb. 8.3**).

Verzichten Sie auf Comic-Figuren oder Piktogramme bzw. Symbole, wie sie das PC-Programm „Word" enthält. Logos, die solche Elemente enthalten, wirken unprofessionell, finden sich zu oft im Alltag wieder und sind auch nicht individuell.

Wenn Sie ein Piktogramm oder Symbol als Logo wünschen, rate ich Ihnen, einen Grafikdesigner oder eine Werbeagentur mit der Gestaltung zu beauftragen. Das kostet zunächst zwar ein paar hundert Euro. Sie haben dann aber die Gestaltung von einem Experten, der sich mit den aktuellen Trends und Harmonien in Farbgebung und Bilddynamik auskennt. Er weiß auch, wie ein Logo mit Symbol oder Piktogramm gestaltet sein muss, damit es auf einer Visitenkarte nicht zu klobig wirkt, auf einem Briefkopf nicht zu viel Platz einnimmt und auch bei einem Internetauftritt zur Geltung kommt. Grafikdesigner und Werbeagenturen stellen Ihnen auch sog. druckfähige Vorlagen zur Verfügung, die dann auf Papier gedruckt nicht unscharf sind. Sie erstellen Ihnen auch für das Internet optimierte Vorlagen.

Max Mustermann
Heilpraktiker

▶ **Abb. 8.2** Beispiel eines Schriftzug-Logos.

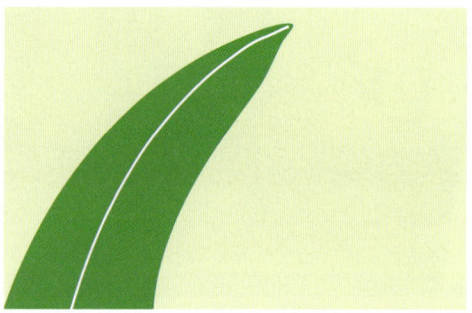

▶ **Abb. 8.3** Beispiel eines Piktogramm-/Symbol-Logos.

Schriftzug und Piktogramm bzw. Symbol als Logo

Dieses Logo ist aus beiden Elementen zusammengesetzt. Es gibt viele verschiedene grafische Regeln, die bei der Gestaltung eines aus Schriftzug und Piktogramm bzw. Symbol aufgebauten Logos zu beachten sind: Schriftgröße, Platzierung von Schrift und Symbol bzw. Piktogramm, Wahl des Schrifttyps und der Dynamik sind nur einige davon. Alles muss hier gut harmonieren. Ich empfehle Ihnen daher, auch hier einen Grafikdesigner bzw. eine Werbeagentur mit der Gestaltung zu beauftragen.

> **P Praxistipp**
> Wenn Sie eine Werbeagentur, einen Grafikdesigner oder sonst einen Dritten mit der Gestaltung Ihres Logos beauftragen, sollten Sie eines bedenken: Designs können urheberrechtlich geschützt sein und unter § 2 Abs. 1 Nr. 4 UrhG fallen. Sie erhalten zwar beispielsweise in einem Agenturvertrag eine ausschließliche und umfassende Nutzung des Logos eingeräumt. Die Rechte verbleiben allerdings beim Urheber, also dem Grafikdesigner, Agenturinhaber oder anderweitigen Dritten, und es ist Ihnen daher verboten, etwas an dem Design zu verändern – außer Sie vereinbaren eine uneingeschränkte und in den Elementen änderbare Nutzung!

8.3.2 Corporate Communication

Die Corporate Communication ist die **Art der Kommunikation** in Ihrer Praxis. Hierzu zählt beispielsweise die einheitliche Begrüßungsformel am Telefon. Eine von allen Mitarbeitern inkl. dem Praxisinhaber gleichermaßen genutzte Ansprache kommt einem Ritual gleich. Menschen mögen Rituale, denn sie geben durch ihre Gleichförmigkeit ein Gefühl der Sicherheit. Ein Beispiel für eine Begrüßung am Telefon könnte sein: „Einen schönen guten Tag, Heilpraktikerpraxis Mustermann, mein Name ist Sowieso, was kann ich für Sie tun?" Ebenso könnten Sie sich eine einheitliche Begrüßung erarbeiten, mit der Sie und Ihre Mitarbeiter Patienten in der Praxis willkommen heißen, oder eine einheitliche Verabschiedung.

Corporate Communication ist aber auch der sprachliche Stil in Ihren Werbemitteln. Achten Sie auf Authentizität, Ihr Sprachstil sollte stets Sie und Ihre Persönlichkeit widerspiegeln. Geben Sie sich beispielsweise auf Ihrer Praxishomepage sehr gefühlsbetont und verwenden Sie eine eher blumige Sprache, werden Neupatienten verwirrt und enttäuscht sein, wenn sie dann später in der Praxis einem nüchternen und pragmatischen Typen gegenübersitzen. Patienten ziehen aus der Art der Sprache Rückschlüsse auf den Verfasser, und so kann es durchaus sein, dass Patienten eventuell auch nicht wiederkommen, wenn sie sich getäuscht fühlen.

Es muss auch nicht immer blumig sein, nichts spricht dagegen, wenn Sie Patienten auf Ihrer Praxishomepage und in Ihrer Patienteninformationsbroschüre in einem sachlichen und nüchternen Stil ansprechen möchten. Ebenso wenig spricht dagegen, wenn Sie Patienten mit einem empathischen und gefühlsbetonten Stil begegnen. Sie sollten das dann in allen Werbemitteln aber gleich handhaben.

8.3.3 Corporate Behavior

Das Corporate Behavior ist die Art und Weise, wie Sie und Ihre Mitarbeiter Patienten und Dienstleistern (z. B. Postbote, PC-Fachmann etc.) begegnen. Es ist aber auch die Art und Weise, mit der Sie und Ihr Praxisteam sich begegnen. Der Umgang mit Dienstleistern und Patienten sollte also stets freundlich, respektvoll, zuvorkommend, umsichtig und achtsam sein. Im Praxisteam sollten dieselben wertschätzenden Umgangsformen vorherrschen. Das schafft für alle eine Atmosphäre des Wohlbefindens. Ihre Patienten wissen das zu schätzen. Der Praxisinhaber sollte beispielsweise seine Mitarbeiter ebenfalls höflich um etwas bitten, sich bei ihnen bedanken und keine Anweisungen geben. Das gilt ebenso für den Umgang der Praxismitarbeiter untereinander. „Bringen Sie mir bitte die Patientenakte von Herrn XX. Danke!" klingt anders und fühlt sich für Patienten anders an als: „Hol mir die Patientenakte von Herrn XX."

8.4 Werbemittel in der Heilpraktikerpraxis

Werbemittel gibt es heute in sehr unterschiedlicher und zahlreicher Ausfertigung. Für Heilpraktiker sind nach wie vor die sog. klassischen Printwerbemittel wichtig, also die auf Papier gedruckten. Hierzu zählen Visitenkarte, Patienteninformationsbroschüre, Werbeanzeige, Briefpapier und der Rezeptblock. Der Praxisstempel und das Praxisschild sind natürlich auch bedeutsam, um die Praxis in der Öffentlichkeit bekannt zu machen und sollten nicht vergessen werden. Zum anderen gibt es heute digitale Werbemittel. Hier ist die Praxishomepage das wichtigste Werbemittel für Heilpraktiker.

8.4.1 Inhaltliche Gestaltung unter rechtlichen Aspekten

Das Heilmittelwerbegesetz (HWG) und das Gesetz gegen den unlauteren Wettbewerb (UWG) schützen Patienten als unwissende Laien und regeln somit, was Sie als Heilpraktiker in der Werbung dürfen und was nicht. Jede Werbemaßnahme ist also so zu gestalten, dass sie gegen keines dieser beiden Gesetze verstößt (▶ Kap. 3.4.13 und 3.4.14, S. 61 ff.).

Darstellung des Diagnose- und Therapieangebots

Sie dürfen grundsätzlich in Ihren Werbemitteln beschreiben, welche Verfahren Sie zur Diagnose und Behandlung anwenden und wie Sie dabei vorgehen. Sie müssen aber unbedingt darauf achten, dass Sie keine fremdsprachlichen Begriffe bzw. Fachtermini verwenden, denn das ist gegenüber Personen außerhalb medizinischer Fachkreise strikt untersagt. Es sei denn, der jeweilige Begriff ist in den allgemeinen deutschen Sprachgebrauch eingegangen oder Sie erklären ihn laienverständlich und ausreichend (§ 11 Abs. 1, Nr. 6 HWG).

Fallbeispiel

Einer Ihrer Praxisschwerpunkte ist die Chiropraktik. Eine Möglichkeit, das manuelle Verfahren in Diagnose und Therapie für den Laien verständlich zu beschreiben wäre folgende: „Chiropraktik bedeutet, mit den Händen zu behandeln. Der Therapeut spürt mit seinen Händen entlang der Wirbelsäule Bewegungseinschränkungen an den Verbindungen (Gelenken) der Wirbelkörper auf. Anschließend beseitigt er sie mit speziell hierfür erlernten Grifftechniken."

Verboten wäre dagegen, das Verfahren so zu beschreiben: „Die Chiropraktik geht bei der Fixierung eines peripheren Wirbelsäulengelenks von einer Adhäsion der kommunizierenden Gelenkflächen aus. Diese Fixierung wird mittels eines Translations- Rotations- oder/und Gelenkimpulses gelöst und stellt das Aufeinandergleiten der Gelenkflächen wieder her." [1]

> ❗ **Beachte:** Die Homöopathie zählt mittlerweile zu den in den allgemeinen Sprachgebrauch eingeführten Begriffen. Die Phytotherapie dagegen nach Meinung einiger Gerichte nicht. Sie sollten daher vorsichtshalber von Pflanzenheilkunde oder Heilkunde mit Pflanzen sprechen bzw. schreiben oder den Begriff Phytotherapie entsprechend mit diesen Begriffen erläutern, z. B. Phytotherapie (= Pflanzenheilkunde).

> **ⓟ Praxistipp**
> Alternative Verfahren oder auch Außenseitermethoden in jeder Art von Werbemitteln darzustellen ist immer heikel. Daher ist es sinnvoll, folgenden Hinweis aufzunehmen (es sind auch andere Formulierungen denkbar):
> „Diese Verfahren sind von der Schulmedizin nicht als wirksam anerkannt, da wissenschaftliche Wirkungsnachweise nach schulmedizinischen Standards bisher noch nicht oder nicht hinreichend erbracht worden sind. Naturheilkundliche Verfahren können jedoch eine Behandlung unterstützen."
> Versäumen Sie einen solchen Hinweis aufzunehmen, verstoßen Sie damit gegen § 3 HWG! Ein solches Versäumnis ist der häufigste Grund für eine Abmahnung, gefolgt von nicht erklärten fremd- und fachsprachlichen Begriffen.

Verwendung von Krankheitsbegriffen

Krankheits- und Beschwerdebilder dürfen Sie ebenfalls nur dem laienhaften allgemeinen Sprachgebrauch gemäß beschreiben. Verspannungen im Nackenbereich, Tennisarm und Gelenkverschleiß als Indikationsstellungen sind unangreifbar, ebenso wie der Bluthochdruck. Hingegen sind HWS-Syndrom, die Epicondylitis humeri radialis, die Arthrose ebenso Fachsprache wie die Hypertonie und damit untersagt, wenn sie nicht erläutert werden.

Sie können die Fachbegriffe immer dann verwenden, wenn Sie beispielsweise zusätzlich solch eine Erläuterung hinzufügen: „Hypertonie bedeutet, an einem erhöhten Blutdruck oder Bluthochdruck zu leiden." Sie haben den Begriff somit laienverständlich erklärt. In einer Patienteninformationsbroschüre oder auf einer Praxishomepage lässt sich so etwas leicht bewerkstelligen, in platzbegrenzten Werbeanzeigen o. Ä. wird das schon schwieriger.

Ganz allgemein gilt nach § 12 Abs. 2 HWG und der zum HWG erlassenen Anlage A, dass sich Ihre Werbung nicht auf Krankheiten beziehen darf, die nach dem Infektionsschutzgesetz (IfSG) meldepflichtig sind oder auf Infektionen, die durch meldepflichtige Krankheitserreger verursacht werden. Für Heilpraktiker verbietet sich eine Behandlung solcher Krankheiten nach dem Infektionsschutzgesetz. Es besteht dahin gehend also kaum Gefahr, denn dafür werden Sie nicht werben wollen.

Ebenso wenig darf sich Ihre Werbung aber auf bösartige Neubildungen, Suchtkrankheiten (außer Nikotinsucht) oder krankhafte Komplikationen der Schwangerschaft, der Entbindung oder des Wochenbetts beziehen, wie es weiter in der Anlage A heißt. Komplementäre Tumorbehandlung, Suchtbehandlung o. Ä. sind durchaus Gebiete, auf denen Heilpraktiker aktiv sind. Also Vorsicht!

Verbotene Begriffe in der Heilpraktikerwerbung

Das Landgericht Düsseldorf entschied 2006, dass es gegen § 11 Abs. 1 Nr. 6 HWG verstößt, wenn ein Heilpraktiker in öffentlicher Werbung außerhalb der Fachkreise mit folgenden Bezeichnungen wirbt, ohne diese Begriffe im direkten Zusammenhang ausreichend zu erklären:

- Osteopathie
- Chirotherapie
- Dunkelfelddiagnose
- TCM
- vegetativ
- BFD
- bioelektrische Funktionsanalyse
- Kirlian-Fotografie
- Dunkelfeld-Mikroskopie
- Miasmatik
- Craniosacrale
- Tuina
- Qi-Gong
- HOT
- Bioresonanztherapie
- NLP

❗ Beachte: Die Aufzählung der Begriffe, die ohne nähere Erläuterung erlaubt sind, ist keinesfalls vollständig. Im Zweifelsfall immer erläutern, vor allem auf der Praxishomepage, denn diese ist für Abmahnungen besonders anfällig!

Erlaubte Begriffe in der Heilpraktikerwerbung

Leider gibt es keine verbindliche Liste, welche Begriffe für Laien als verständlich angesehen werden und damit ohne Erklärung zulässig sind. Folgende Begriffe werden aber zwischenzeitlich als allgemein verständlich betrachtet und es dürfte daher kein Problem sein, wenn Sie sie ohne Erklärung verwenden:

- Allergie
- Arteriosklerose
- ätherische Öle
- Cellulitis
- Chelat-Infusionstherapie bei arteriellen Durchblutungsstörungen
- Chelat-Infusionstherapie
- Cholesterin
- Diabetes/Diabetiker
- Ferment/Fermentbildung
- Infektion
- Infusion
- Inhalation/ inhalieren
- Injektion
- intramuskulär
- intravenös
- Ischias
- Karies
- Lymphe/Lymphgefäßsystem
- Mixtur
- Neuralgie
- oral
- pharmakologische Wissenschaft

- Physiotherapie
- Physiologie
- Prophylaxe
- Rachitis
- Reaktivität
- Rheuma
- Sekretion
- Thrombose
- Tonikum
- Zellulartherapie
- Zellulitis

Kein Hinweis auf wissenschaftliche Untersuchungen

Auch wenn Sie Verfahren anwenden, die wissenschaftlich belegt sind: Sie dürfen in Ihren Werbemitteln nicht auf eine entsprechende wissenschaftliche Veröffentlichung hinweisen oder daraus zitieren! Das Heilmittelwerbegesetz untersagt Ihnen auch, einen Hinweis aufzunehmen, dass ein Verfahren von einer anerkannten Fachklinik oder einem anerkannten Spezialisten angewandt wird (§ 11 Abs. 1, Nr. 1 und 2 HWG). Ein Hinweis wie: „International anerkannte Experten wie XX setzen die Homöopathie erfolgreich ein" ist ein Abmahnungsgrund!

Was Journalisten schreiben dürfen und Heilpraktiker nicht

Sie haben sicherlich schon oft in Publikumszeitschriften Artikel gelesen, in denen medizinische Fachbegriffe und naturheilkundliche Therapieverfahren mit Fachtermini beschrieben sind. Das ist Journalisten erlaubt – Heilpraktikern hingegen nicht.

Journalisten machen ihre Leser in solchen Artikel gerne auch mit einer Fallgeschichte neugierig und animieren sie damit zum Weiterlesen. Heilpraktikern untersagt der Gesetzgeber solche Fallschilderungen gegenüber Laien (§ 11 Abs. 1, Nr. 3 HWG). Sie dürfen sie also nicht zu Werbezwecken einsetzen. Journalistische Beiträge sind dagegen keine Werbung und unterliegen somit auch nicht dem HWG.

Keine Anleitung zur Selbstbehandlung

Es ist Ihnen verboten, Laien Tipps zur Selbstbehandlung zu geben. Vermeiden Sie es daher unter allen Umständen Hinweise zu geben, wie sich ein Patient auch selbst behandeln könnte. Achten Sie auch darauf, wenn Sie eine Behandlungsmaßnahme beschreiben, dass sich diese nicht als Tipp zur Selbstbehandlung lesen lässt, z. B. auf Ihrer Praxishomepage.

Was nicht in Bildern gezeigt werden darf

Bilder ergänzen Texte, lockern die Gestaltung von Werbemitteln auf und sind Abwechslung für das Auge. Vorsicht ist aber auch bei der Auswahl von Bildern angesagt, beispielsweise für Ihre Patienteninformationsbroschüre oder die Praxishomepage.

Es ist Ihnen als Heilpraktiker verboten Bilder zu zeigen, die **Krankheiten und durch Krankheit entstandene Veränderungen am Körper darstellen** (§ 11 Abs. 1, Nr. 5 Bst. a) bis c), HWG). Sie dürfen beispielsweise keinen Patienten mit einer Schonhaltung zeigen. Das HWG verbietet auch, einen Therapieerfolg mit sog. **Vorher-Nachher-Bildern** darzustellen, z. B. den Patienten in Schonhaltung vor einer chiropraktischen Behandlung und in aufrechter Körperstellung danach.

Sie dürfen auch den Wirkungsmechanismus eines Medikaments, einer Therapie oder Behandlungsmethode am Körper oder an Körperteilen nicht bebildern. So ist es Ihnen beispielsweise verboten, bildlich zu zeigen, wie die chiropraktischen Grifftechniken an einem Patienten angewandt aussehen.

Wenn Sie Verfahren wie das Schröpfen oder das Baunscheidtieren in Ihrer Praxis anwenden, dann sollten Sie zur Sicherheit ebenfalls keine Bilder für Ihre Patienteninformationsbroschüre bzw. Praxishomepage verwenden, die beispielsweise einen mit Schröpfköpfen oder mit dem Lebenswecker behandelten Rücken abbilden. Die meisten Gerichte lassen diese Abbildungen zwar zu, wenn dabei nicht der Behandler zu sehen ist. Hier ist die Rechtsprechung allerdings uneinheitlich. Es ist Ihnen aber grundsätzlich erlaubt, diese Instrumente zu zeigen. Es dürfen dabei aber weder der Patient noch der Heilpraktiker oder dessen Mitarbei-

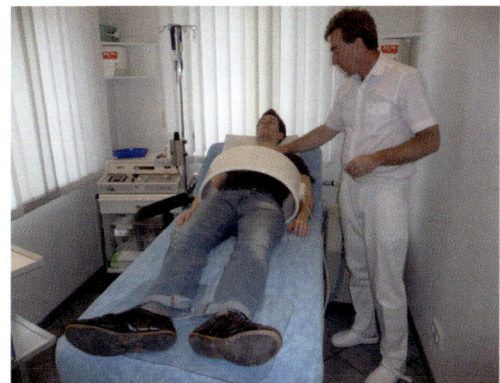

▶ **Abb. 8.4** Heilpraktiker und Patient bei der Magnetfeldtherapie: Dieses Foto in einer Patienteninformationsbroschüre oder auf der Praxishomepage wäre ein Rechtsverstoß!

ter bei einer Behandlungssituation zu sehen sein (§ 11 Abs. 1, Nr. 4 HWG).

Keine Bilder in Berufskleidung

Der Gesetzgeber erlaubt es Ihnen und Ihrem Team grundsätzlich, sich in Werbemitteln wie einer Patienteninformationsbroschüre oder auf einer Praxishomepage vorzustellen. Schließlich ist die persönliche Sympathie wichtig, damit ein potenzieller Patient sich für Ihre Praxis entscheidet. Sie dürfen sich aber nicht in Berufskleidung präsentieren (§ 11 Abs. 1, Nr. 4 HWG). Am besten eignet sich zur Vorstellung Ihres Praxisteams ein Bild, auf dem Sie und Ihre Mitarbeiter in Freizeitkleidung vor einem neutralen Hintergrund zu sehen sind.

❗ Beachte: Der Begriff „Berufskleidung" wird zum Teil sehr streng ausgelegt. Als „Berufskleidung" sind auch schon ein weißes Hemd oder eine weiße Bluse angesehen worden.

Vorsicht vor Urheberrechtsverletzungen

Auch wenn das Internet uns vorgaukelt, alles sei für jeden frei verfügbar: Dem ist nicht so! Texte und Bilder, Zeichnungen, Grafiken u. v. m., egal ob in einem Print- oder Onlinemedium, haben immer einen Urheber. Eine Person also, die sich die Mühe gemacht hat, sie zu entwerfen, zu schreiben, zu zeichnen, zu fotografieren, zu gestalten. Diese Person hat Rechte, die das sog. Urheberrecht (UrhG) gesetzlich regelt. Es besagt u.a., dass die Person die einzige ist, die das von ihr geschaffene Werk verwenden darf.

Der Urheber kann aber Dritten die Nutzung erlauben, indem er Nutzungsrechte einräumt. Wenn Sie also Bilder, Zeichnungen, Grafiken oder Texte aus einem Werk oder einem Medium für Ihre Praxishomepage, Patienteninformationsbroschüre, aber auch für einen Vortrag verwenden möchten, müssen Sie sich zuvor mit der werkschöpfenden Person bzw. mit dem Verlag, der evtl. das Werk publiziert hat, in Verbindung setzen und anfragen, ob Sie den Inhalt verwerten dürfen. Sie müssen bei allen Bildern, Texten, Zeichnungen oder Grafiken, die Sie nicht selbst aufgenommen, geschrieben oder gezeichnet haben, also immer zunächst die rechtliche Situation klären, bevor Sie diese verwenden. Sie verstoßen sonst gegen das Urheberrecht – und das kann Sie teuer zu stehen kommen, denn Urheberrechtsverletzungen sind mit hohen Geldbußen belegt. Darüber hinaus verlangen auch Verlage, Bildagenturen etc. hohe rückwirkende Lizenzgebühren und Bearbeitungsgebühren für die Verfolgung der Urheberrechtsverletzung sowie Anwaltsgebühren.

❗ Beachte: Sobald Sie eine Praxishomepage oder eine Patienteninformationsbroschüre nicht selbst gestalten (und programmieren), sondern eine dritte Person (Werbeagentur, Grafikdesigner, aber auch einen Bekannten) damit beauftragen, hat diese Person automatisch die Urheberrechte daran.

Wie beim Logo werden Sie in einem entsprechenden Agenturvertrag natürlich die Rechte zur Nutzung eingeräumt bekommen. Doch auch an der von Dritten gestalteten Patienteninformationsbroschüre oder Praxishomepage dürfen Sie rein rechtlich nichts verändern! Achten Sie daher darauf, sich Änderungsrechte einräumen zu lassen, denn sonst können Sie die Inhalte der Praxishomepage nicht aktualisieren, ergänzen o. Ä. Regeln Sie alles so detailliert wie nur möglich, wenn Sie einen Dritten beauftragen!

Sie sollten sich auch schriftlich bestätigen lassen, dass der Gestalter die Rechte an den verwendeten Abbildungen besitzt bzw. die Nutzungsrechte dafür erworben hat. Sie haften zwar immer, erwerben mit dieser schriftlichen Bestätigung aber einen Schadensersatzanspruch und entgehen einer strafrechtlichen Verfolgung.

8.4.2 Grundsätzliches zur optischen Gestaltung von Werbemitteln

Die optische Gestaltung Ihrer Werbemittel sollte aufeinander abgestimmt sein. Die Farben, die Sie für Ihr Logo verwenden, sollten sich in Visitenkarte, Patienteninformationsbroschüre, im Design Ihrer Praxishomepage und Ihres Briefbogens wiederfinden. Das gilt auch für den Schrifttyp, er sollte auch immer derselbe sein. Es verwirrt, wenn Sie auf der Visitenkarte eine Schrift mit Serifen verwenden und in der Patienteninformationsbroschüre eine ohne.

Achten Sie auf die Schriftgröße. Denken Sie daran, dass ältere Patienten mit eingeschränkter Sehkraft in der Lage sein sollten, Ihre Visitenkarte oder Ihre Patienteninformationsbroschüre mit einer Brille zu lesen.

Denken Sie auch daran: Weniger ist mehr! Beschränken Sie sich bei den Inhalten Ihrer Werbemittel auf die wirklich wichtigen und notwendigen Aussagen. Informieren Sie kurz und prägnant. Damit minimieren Sie auch das Risiko, gegen das HWG zu verstoßen.

Logo des Berufsverbands in Werbemitteln

Wenn Sie einem Berufsverband angehören und dieser ein Logo hat, das Ihnen zusagt, sollten Sie es in Ihre Werbemittel integrieren. Sie zeigen damit, dass Sie sich der Satzung (u. a. der Berufsordnung für Heilpraktiker BOH) verpflichtet fühlen und sich einer „Berufsaufsicht" unterwerfen.

Grundsätzlich können Sie das Logo des Berufsverbands, in dem Sie Mitglied sind, für all Ihre Werbeträger verwenden. Fragen Sie aber immer zuvor bei der Geschäftsstelle an und bitten Sie formlos um Erlaubnis. Sie erhalten auf Anfrage sicher auch eine druckfähige Vorlage bzw. eine webfähige für das Internet. Der Berufsverband kann darauf bestehen, dass Sie das Logo nur im Original verwenden, was für Sie dann unter Umständen höhere Druckkosten bedeutet, wenn Sie beispielsweise Ihre Patienteninformationsbroschüre 2-farbig gestalten möchten, das Logo aber 4-farbig ist.

8.4.3 Visitenkarte

Visitenkarten sollten Sie immer bei sich führen! Sie sind ein direktes Werbemittel, das Sie jedem sofort aushändigen können, mit dem Sie in Kontakt kommen. Selbst wenn diese Person gerade keinen Heilpraktiker benötigt, kann sie Ihre Praxis Freunden, Bekannten oder Arbeitskollegen empfehlen. Visitenkarten sind das gedruckte Werbemittel, das Sie am einfachsten, kostengünstigsten und nutzbringendsten verteilen können.

Das in Europa übliche Format einer Visitenkarte entspricht 85 mm × 55 mm, die Stärke des Papiers liegt in der Regel zwischen 150–300 g/m². Im Internet finden Sie zahlreiche Druckereien, die günstige Satz- und Druckkosten für Visitenkarten anbieten. Es lohnt sich, zu vergleichen!

Sammeln Sie verschiedene Visitenkarten. Orientieren Sie sich bei der Platzierung der Elemente (▶ Kasten) an einer, die Ihnen besonders zusagt. Achten Sie darauf, dass die Schrift gut leserlich und nicht zu klein ist, keine Schnörkel enthält und dass es keine Schreibschrift ist.

Lassen Sie Ihre Visitenkarten nur einseitig bedrucken. Sie können so auf der Rückseite Ihre private oder geschäftliche Handynummer, einen Termin o. Ä. notieren. Solche individuellen und persönlich überreichten Notizen kommen gut an und wirken kundenbindend.

Die Berufsordnung für Heilpraktiker (BOH) sieht für ein Praxisschild (Art. 9) und somit auch für Visitenkarten keine besonderen Regelungen bei der Gestaltung vor. Selbstverständlich muss

Max Mustermann
Heilpraktiker
Homöopathie · Chiropraktik · Heilhypnose
sowie diverse alte und neue Naturheilverfahren

Musterstraße 3, 41111 Musterhausen
Tel.: 0123 - 42 158   Fax: 0123 - 42 159
E-Mail: max.mustermann@hp.de
Internet: www.mmustermann.de

Termine nur nach Vereinbarung
Mo bis Fr 8.30–12.00 Uhr - Mo, Di, Do 14.00–18.15 Uhr

▶ **Abb. 8.5** Visitenkarten sind ein wichtiges Werbemittel.

auf der Visitenkarte (und auf dem Praxisschild) neben dem Namen des Praxisinhabers die Berufsbezeichnung Heilpraktiker enthalten sein. Auch die sonstigen Bestimmungen des HWG bzw. UWG sind zu beachten. Ich rate Ihnen aus Gründen der Übersichtlichkeit nicht mehr als 3 Therapieverfahren anzugeben, die Sie in Ihrer Praxis anwenden und für die Sie auch ausgebildet sind.

Explizit erwähnt die BOH in Artikel 9 aber darauf zu achten, dass **keine irreführenden Bezeichnungen** verwendet werden wie „Zentrum", „Institut" oder „Tagesklinik". Sie dürfen solche Zusatzbezeichnungen nur anführen, wenn Sie das entsprechende Angebot personell, von der Art der Behandlungsverfahren und der Einrichtung Ihrer Praxis erfüllen können.

Visitenkarte
Folgende Elemente sollte eine Visitenkarte enthalten:
- Praxislogo
- Name und die Berufsbezeichnung (Heilpraktiker)
- nicht mehr als 3 Therapieschwerpunkte
- Praxisadresse
- Telefon- und evtl. Faxnummer
- E-Mail-Adresse/Internetadresse
- evtl. Logo Ihres Berufsverbands
- evtl. Sprechzeiten

8.4.4 Praxisschild

Das Praxisschild zeigt Neupatienten, wo sich Ihre Praxisräume befinden. Es macht aber ebenso Fußgänger, die zufällig des Weges kommen, auf Ihre Praxis aufmerksam und informiert sie über Behandlungsschwerpunkte und Öffnungszeiten. Das Praxisschild ist somit Wegweiser und Werbefläche in einem.

Haben Sie die Praxis übernommen und ist der Vorgänger nicht mehr in der Praxis tätig bzw. verstorben, darf das Praxisschild seinen Namen nicht enthalten! Es darf nur den bzw. die gegenwärtigen Praxisinhaber benennen.

Sehen Sie sich verschiedene Praxisschilder an. Orientieren Sie sich bei der Gestaltung und der Platzierung der Elemente (▶ Kasten, **S. 262**) auf Ihrem eigenen Praxisschild an einem, das Ihnen besonders zusagt.

Befindet sich das Praxisschild an der Hauswand bzw. im Vorgarten, ist die Schriftgröße Ihres Namens und der Berufsbezeichnung so zu wählen, dass man sie vom Gehweg aus mühelos lesen kann. Die Schriftgröße der anderen Elemente sollte so gewählt sein, dass man sie gut lesen kann, sobald man direkt vor dem Schild steht. Ich empfehle Ihnen daher abzumessen, wie weit die Hauswand bzw. der Platz für das Praxisschild im Vorgarten vom Gehweg entfernt sind und diese Maßangaben dann der Firma mitzuteilen, die das Praxisschild erstellt. Die Fachleute dort werden bei der Gestaltung die passende Schriftgröße wählen.

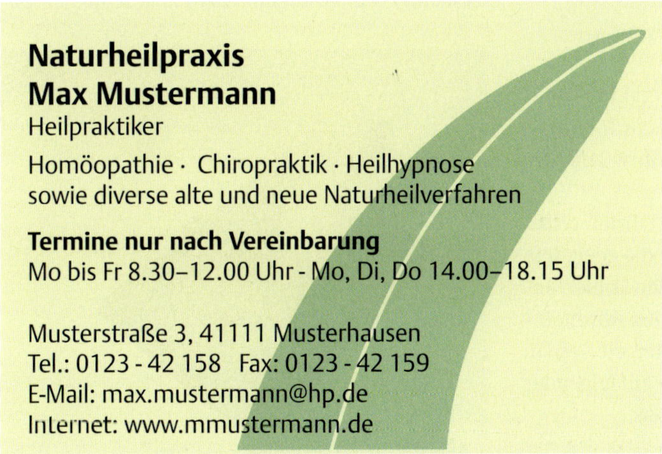

▶ **Abb. 8.6** Praxisschild.

Naturheilpraxis
Max Mustermann
Heilpraktiker

Homöopathie · Chiropraktik · Heilhypnose
sowie diverse alte und neue Naturheilverfahren

Termine nur nach Vereinbarung
Mo bis Fr 8.30–12.00 Uhr - Mo, Di, Do 14.00–18.15 Uhr

Musterstraße 3, 41111 Musterhausen
Tel.: 0123 - 42 158 Fax: 0123 - 42 159
E-Mail: max.mustermann@hp.de
Internet: www.mmustermann.de

Wie schon erwähnt sieht die BOH (Art. 9) bei der Gestaltung des Praxisschilds keine besonderen Regelungen vor. Es finden sich dort auch keine expliziten Angaben hinsichtlich der Größe, die ein Praxisschild maximal haben sollte bzw. wie viele Schilder Sie aufstellen dürfen. Laut BOH sollten Gestaltung und Größe „unaufdringlich" sein.

Achten Sie bei der Gestaltung Ihres Praxisschilds darauf, die Farben Ihres Logos zu verwenden, wenn Farbe gewünscht ist.

Praxisschild
Folgende Elemente sollte ein Praxisschild enthalten:
- Praxislogo
- Name und die Berufsbezeichnung (Heilpraktiker)
- nicht mehr als 3 Therapieschwerpunkte
- Sprechzeiten
- Telefon- und evtl. Faxnummer
- E-Mail-Adresse/Internetadresse
- evtl. Logo Ihres Berufsverbands

8.4.5 Briefbogen

Der Briefbogen ist die Vorlage für Ihre offizielle Korrespondenz. Neben Rechnungen und Mahnungen schreiben Sie hierauf auch an Behörden, Kollegen, Ärzte etc. Auf einem Briefbogen sollten im Briefkopf enthalten sein:
- Name der Praxis/Name des Praxisinhabers und die Berufsbezeichnung Heilpraktiker
- 3 Therapieschwerpunkte
- Praxisadresse
- Telefon- und Faxnummer
- evtl. E-Mail-Adresse/Internetadresse

In der Fensterzeile sollten noch einmal Praxisname und die Praxisadresse in kleiner Schrift enthalten sein. Sie können in der Fußzeile Ihre Bankverbindung eintragen.

Sie können sich einen Geschäftsbrief selbst gestalten. Die DIN 676 bietet hierfür die geeignete Vorlage. Hier sind die Abstände zu den Papierrändern, die Millimeterabstände zwischen Absenderzeile und Adressblock im Brieffenster etc. genau beschrieben. Die DIN 676 können Sie auf folgender Internetseite bestellen: www.beuth.de.

Einen Briefbogen können Sie sich aber auch zusammen mit Ihren Werbemitteln von einer Werbeagentur oder einem Grafikdesignbüro gestalten lassen.

8.4.6 Praxisstempel

Ein Praxisstempel hilft Ihnen schnell und für jeden leserlich Ihre Kontaktdaten zu hinterlassen – sei es auf einem Rezept, auf einer Bescheinigung oder bei einem Messebesuch zur Anforderung eines Arzneimittelmusters. Wie groß der Stempel ist, ob er ein integriertes Stempelkissen enthalten soll oder ob Sie lieber einen Stempel und ein separates Stempelkissen haben möchten, bleibt Ihren Vorlieben überlassen. Einen Praxisstempel können Sie in Schreibwarenhäusern anfertigen lassen. Es gibt aber auch zahlreiche Anbieter im Internet, die Praxisstempel herstellen. Folgende Angaben sollte er enthalten:
- Praxislogo
- Name und die Berufsbezeichnung Heilpraktiker
- Praxisadresse
- Telefon- und Faxnummer
- E-Mail-Adresse/Internetadresse
- ggf. Sprechzeiten
- ggf. 3 Therapieschwerpunkte

Verbandsstempel

Der Stempel eines Berufsfachverbands gibt einem Rezept, einem Brief o.Ä. fast schon einen „amtlichen" Anstrich. Ein solcher Stempel enthält Ihre Mitgliedsnummer und dokumentiert, dass Sie sich einer Standesorganisation angeschlossen ha-

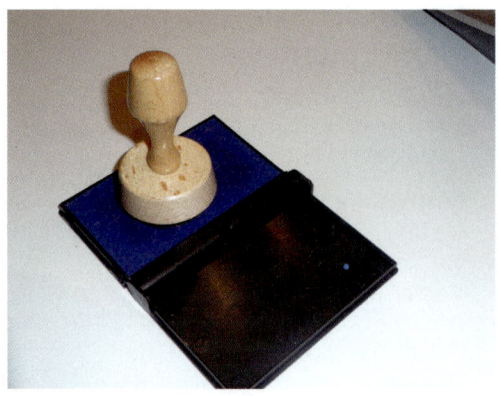

▶ **Abb. 8.7** Verbandsstempel.

ben. Das impliziert wie auch bei dem Logo Ihres Berufsverbands auf Ihren Werbemitteln, dass Sie sich der BOH verpflichtet fühlen und einer „Berufsaufsicht" unterwerfen. Aus diesem Grund sehen vor allem private Krankenversicherer einen Verbandsstempel auf einer Heilpraktikerrechnung sehr gerne. Der Patient hat darüber hinaus das Gefühl, er könne sich im Bedarfsfall an diese „übergeordnete" Instanz wenden.

8.4.7 Rezeptblock

Unterschätzen Sie nicht ein Rezept als Werbeträger! Allein, dass es einer Apotheke vorgelegt wird, kann dazu führen, dass Ihre Rezepte „auffallen", wenn sie gute Wiedererkennungsmerkmale besitzen. So kann es sein, dass ein Apotheker seinen Kunden Ihre Praxis empfiehlt, weil er von Ihnen regelmäßig Patienten mit Arzneimittel versorgen darf. Denn das zeigt ihm, dass Sie eine gutgehende Praxis haben und auch die auf dem Rezept aufgeführten Therapiearten anbieten.

Schon aus diesem Grund ist es empfehlenswert, Patienten für jede Verordnung ein Rezept auszustellen und nicht nur den Hinweis zu geben, dass sie ein verbrauchtes Präparat auch ohne Rezept in der Apotheke kaufen können.

Rezeptblocks haben in der Regel ein DIN A 6-Format, Sie können aber auch ein größeres oder kleineres Format wählen. Das Format sollte aber so gewählt sein, dass der Durchschlag der Verordnung sich leicht in die Patientenakte (meist DIN A 5) einheften lässt.

Bei der Gestaltung des Rezeptblocks sollten Sie darauf achten, dass sich in der Kopfzeile der Rezeptblätter auf jeden Fall befinden:

- Praxislogo
- Name und Berufsbezeichnung Heilpraktiker
- Postanschrift
- Telefon- und Faxnummer
- ggf. Logo Ihres Berufsverbands
- ggf. Sprechzeiten
- ggf. E-Mail-Adresse und Internetadresse

▶ **Abb. 8.8** Auch ein einfaches Rezept sollte als Werbeträger nicht unterschätzt werden.

Naturheilpraxis
Max Mustermann
Heilpraktiker
Homöopathie · Chiropraktik · Heilhypnose
sowie diverse alte und neue Naturheilverfahren

Musterstraße 3, 41111 Musterhausen
Tel.: 0123 - 42 158   Fax: 0123 - 42 159
E-Mail: max.mustermann@hp.de   Internet: www.mmustermann.de

Termine nur nach Vereinbarung
Mo bis Fr 8.30–12.00 Uhr - Mo, Di, Do 14.00–18.15 Uhr

Zugelassen zu den privaten Krankenkassen

_____ , den _____ 20 _____

Herr
Frau _____

Rp.

Sie können zusätzlich noch Ihre E-Mail-Adresse, Sprechzeiten, die Internetadresse Ihrer Praxishomepage sowie Ihre Therapieschwerpunkte hinzufügen.

Die 1. Zeile unterhalb der Kopfzeile sollte „Rp." für „Rezept" enthalten.

Ich empfehle Ihnen, jede Verordnung zu unterschreiben und mit Ihrem Verbandsstempel zu stempeln. Ihre Unterschrift dokumentiert, dass Sie eine verbindliche Verordnung vorgenommen haben.

Sie finden im Internet zahlreiche Anbieter, die Gestaltung, Satz und Druck Ihren Wünschen entsprechend ausführen. Auch hier lohnt es sich, die Preise zu vergleichen.

8.4.8 Werbeanzeige

Es ist Heilpraktikern grundsätzlich erlaubt, mit einer Anzeige in der örtlichen Tages- oder Wochenzeitung beispielsweise auf die Praxis(neu)eröffnung, Urlaub oder Krankheit hinzuweisen. Auch gegen eine Werbeanzeige im Sinne der Praxiswerbung spricht prinzipiell nichts. Sie dürfen aber auch hier wieder nur laienverständlich schreiben bzw. beschreiben und sollten unbedingt auch alle übrigen unter ▶ Kap. 8.4.1, S. 256 ff. aufgeführten Punkte strikt beachten.

8.4.9 Patienteninformationsbroschüre und Praxishomepage

Die Patienteninformationsbroschüre ist ebenso wie die Praxishomepage das Werbemittel, in bzw. auf dem Sie Ihr Diagnose- und Therapieangebot am ausführlichsten beschreiben, Ihre berufliche Qualifikation als Heilpraktiker am besten darstellen und Einblicke in Ihre Praxis und damit die Praxisatmosphäre gewähren können. Potenzielle Patienten haben dort alles auf einen Blick, was sie bei der Suche nach einem zu ihnen passenden Heilpraktiker an Informationen benötigen.

Die Praxishomepage hat zusätzlich noch den Vorteil, dass sie von überall auf der Welt und zu jeder Uhrzeit aufgerufen und der Inhalt beliebig aktualisiert werden kann. Die Informationen auf einer Praxishomepage können Sie also im Gegensatz zu der auf Papier gedruckten Patienteninformationsbroschüre immer auf dem aktuellen Stand halten.

Die ausführlichen Möglichkeiten der Darstellung machen beide Werbemittel aber auch besonders anfällig für Verstöße gegen das HWG und UWG! Daher sollten Sie ein ganz besonderes Augenmerk auf die Inhalte haben.

❗ **Beachte: Informieren Sie immer knapp und sachbezogen und geben Sie niemals ein Heilversprechen ab!**

Ich rate Ihnen, sich diese beiden Werbemittel unbedingt von einer Werbeagentur oder einem Grafikdesigner gestalten zu lassen. Ein professioneller Außenauftritt setzt immer auch eine professionelle Gestaltung voraus, und das zu bewerkstelligen wird schwierig sein, wenn Sie nicht eine Ausbildung in diesem Bereich haben. Suchen Sie sich eine Praxishomepage bzw. eine Patienteninformationsbroschüre aus, die Ihnen gefällt, und bitten Sie den Fachmann dann, Ihnen einen entsprechenden Entwurf für Ihren Typ passend zu gestalten. Sinnvoll ist es, beide Werbemittel aufeinander abgestimmt gestalten zu lassen. Achten Sie aber auch hier unbedingt darauf, einen entsprechenden Vertrag auszuhandeln, damit Sie inhaltliche und gestalterische Änderungen vornehmen können!

Beschreibung der beruflichen Qualifikation

Der berufliche und schulische Lebenslauf des Heilpraktikers kann ein wichtiger Beleg seiner Qualifikation und seiner Fort- und Weiterbildung sein. Gerade in der Patienteninformationsbroschüre und auf der Praxishomepage sollte er daher nicht fehlen. Der Gesetzgeber verbietet es auch nicht, dass Sie sich mit allen beruflichen Stationen vorstellen. Sie dürfen auch persönlich werden und Geburtsjahr und -ort, Ihren Familienstand, Ihre Konfession und Freizeitinteressen beschreiben. Das Gleiche gilt auch für Ihre Praxismitarbeiter.

❗ **Beachte: Sie sollten es vermeiden, Ausbildungen oder Abschlüsse anzugeben, die es nach deutschem Recht nicht gibt, z. B. Diplom-Hypnotiseur oder Studium der Magnetfeldtherapie. Auch einen „Doktor der Osteopathie" gibt es in Deutschland nicht. In solchen Fällen sind Abmahnungen ziemlich sicher.**

Praxisanschrift und Wegbeschreibung

Wie Patienten Ihre Praxis mit dem Auto, zu Fuß oder mit öffentlichen Verkehrsmitteln erreichen, dürfen Sie auf Ihrer Praxishomepage und in der Patienteninformationsbroschüre selbstverständlich beschreiben und auch bildlich darstellen. Oftmals finden sich auf Praxishomepages Ausschnitte eines digitalen Stadtplans bzw. entsprechende Verlinkungen zu solchen Plänen. In der Patienteninformationsbroschüre ist oft ein Ausschnitt eines Stadtplans abgedruckt, der den Umkreis der Praxis zeigt.

Fragen Sie unbedingt bei der zuständigen Behörde bzw. dem Verlag an, der die Urheberrechte für diesen Plan hat, ob Sie den Stadtplan bzw. Ausschnitte davon in Ihrer Patienteninformationsbroschüre abdrucken bzw. in Ihre Praxishomepage per Bild einbinden oder dorthin verlinken dürfen (▶ Kap. 8.4.1, S. 259). Sie verstoßen ohne Genehmigung gegen das Urheberrecht!

Wichtige allgemeine Daten wie Ihr Name inkl. Berufsbezeichnung, Anschrift der Praxis, Telefon- und Faxnummer, E-Mail- und Internetadresse sowie Öffnungszeiten sollten in unmittelbarer Nähe der Wegbeschreibung zu finden sein.

Besonderheiten bei der Praxishomepage-Gestaltung

Bei der Gestaltung Ihrer Praxishomepage müssen Sie auch das Telemediengesetz beachten (▶ Kap. 3.4.15, S. 68). Es regelt die Pflichtangaben, die auf jeder Internetseite zu finden sein müssen. Jeder Besucher einer Internetseite muss demnach erkennen können, wer für die Inhalte verantwortlich ist. Das müssen Sie als sog. Diensteanbieter auf einer extra gekennzeichneten Seite Ihrer Homepage mit einigen vom Gesetzgeber bestimmten Angaben deutlich darstellen. Im Allgemeinen finden sich solche Angaben unter dem Seitenlink Impressum, auch wenn es nach Meinung einiger Gerichte keine zwingende Vorschrift gibt, diese Seite so zu kennzeichnen.

Angaben gemäß Telemediengesetz sind:
- Berufsbezeichnung (Heilpraktiker), Name und Praxisanschrift mit dem Zusatz: Verantwortlich für diese Internetseite
- Telefonnummer und ggf. Faxnummer
- E-Mail-Adresse
- für Sie zuständiges Gesundheitsamt
- Gesundheitsamt, das Ihre Überprüfung vorgenommen hat und Tag der Überprüfung
- falls Sie Mitglied sind: Berufsverband und Mitgliedsnummer
- ggf. Umsatzsteueridentifikationsnummer
- falls Sie einen akademischen Titel haben:
  - Titel (um Verwechslungen mit promovierten Ärzten zu vermeiden, sollten Sie Ihren vollständigen akademischen Titel angeben. Gefahr der irreführenden Werbung)
  - ggf. Kammer und Staat, die den Titel verliehen haben

Nach neuer Rechtsprechung muss das Impressum auch eine Datenschutzerklärung beinhalten (▶ Kasten). Der sog. Disclaimer oder Haftungsausschluss ist dagegen fakultativ, aber empfehlenswert.

Notwendige Elemente einer Datenschutzerklärung (◎ 30)

Eine Datenschutzerklärung muss bestimmte Angaben zum Datenschutz enthalten. Sie finden diese nachfolgend halbfett gedruckt. Zu jeder dieser Angaben können Sie individuell einen Text schreiben. Damit Sie sich besser vorstellen können, wie solch ein Text gestaltet sein kann, finden Sie jeweils ein dazu passendes Beispiel aus der Datenschutzerklärung der Homepage der HPGO$_3$.

Datenschutzgesetze werden strikt beachtet:

„Wir, die Betreiber dieser Homepage, schützen Ihre persönlichen Daten gewissenhaft und befolgen dabei alle Bestimmungen der Datenschutzgesetze."

Daten werden nur im erlaubten Umfang erhoben:

„Personenbezogene Daten werden auf dieser Webseite nur soweit erhoben, wie es technisch für statistische Zwecke notwendig ist."

Daten werden weder verkauft noch an Dritte weitergegeben:

„Wir werden die temporär gespeicherten Daten weder verkaufen noch aus anderen Gründen an Dritte weitergeben."

▼

▼

Welche über den Browser bezogenen Daten der Server speichert/ Welchen Zweck die Datenspeicherung hat:

„Sie können sich hier darüber informieren, welche Daten erhoben werden, was wir mit diesen Daten machen und wie wir Ihren Schutz sicherstellen. Ihr Browser übermittelt von sich aus automatisch die folgend aufgelisteten Daten, die wir ebenso automatisiert temporär in einer Datenbank auf unserem Server abspeichern:

- Browsertyp und Version
- das von Ihnen verwendete Betriebssystem
- Referrer URL (die von Ihnen zuletzt besuchte Seite)
- Hostname des zugreifenden Rechners (IP-Adresse)
- Uhrzeit des Aufrufs unserer Seite, je nach Einstellung auch der Tag

Wir können diese Daten nicht einzelnen Personen zuordnen, sie bleiben für uns anonym. Wir führen diese Daten auch nicht mit Daten aus anderen Quellen zusammen, sie dienen ausschließlich statistischen Zwecken, um die Besuchshäufigkeit und das Navigieren innerhalb dieser Homepage analysieren zu können."

Erklärung zur Löschung dieser Daten:

„Die Daten werden nach jeder statistischen Auswertung gelöscht."

Erklärung zu Cookies (falls vorhanden) abgeben bzw. angeben, dass Sie keine Cookies verwenden:

„Diese Homepage verwendet keine Cookies."

Falls vorhanden, müssen Sie eine Erklärung zum Kontaktformular, über die Zuordnung von E-Mail-Adressen abgeben sowie auf das Widerrufsrecht zur Datenspeicherung hinweisen, insbesondere auf E-Mail-Adressen:

„Im Fachbereich werden weitere Daten abgefragt, vor allem zu Ihrem beruflichen Status, und zur Verifizierung einer angegebenen Adresse auch eine gültige E-Mail-Adresse. Hierzu sind wir nach den Bestimmungen des HWG (Heilmittelwerbegesetz) verpflichtet, weil bestimmte Informationen nur Fachpublikum zugänglich gemacht werden dürfen. Ihre Einwilligung zur Speicherung der Daten, der E-Mail-Adresse sowie deren Nutzung zum Versand des Newsletters, so wir diesen anbieten, können Sie jederzeit widerrufen."

▼

▼

Sie müssen auf ein Auskunftsrecht des Besuchers verweisen:

„Sie können jederzeit alle zu Ihrer Person aktuell gespeicherten Daten abfragen, historische Daten werden periodisch gelöscht. Dabei können Sie die Herkunft der Daten erfahren, ob von uns abgefragt oder von Ihnen geliefert, und Sie erhalten ebenso Auskunft über den Zweck der Speicherung. Dieses Recht auf Auskunft ist uneingeschränkt, Sie können es durch eine E-Mail an die HPGO$_3$ (s. Kontakt) jederzeit wahrnehmen. Wenn Sie weitere Fragen in Bezug auf die Speicherung und Verwendung Ihrer personenbezogenen Daten haben, oder Fragen auftreten, die über den Umfang dieser Datenschutzerklärung hinausgehen, wenden Sie sich bitte vertrauensvoll an die HPGO$_3$. Wir stehen Ihnen jederzeit für Auskünfte und Erläuterungen zur Verfügung."

Wahl des Domain-Namens

Der Domain-Name ist der Zugang zu Ihrer Praxishomepage. Mit ihm lässt sich Ihre Internetseite im World Wide Web (www) finden. Doch auch der Domain-Name kann falsch gewählt schon gegen das HWG verstoßen.

Achten Sie bei der Wahl des Domain-Namens darauf, dass Sie keine Internetseite unter einem Domain-Namen betreiben, der gegen einen in ► Kap. 8.4.1, S. 256 ff. genannten Begriffe verstößt. Ein Domain-Name wie www.krebsbehandlung.de wäre beispielsweise ein Verstoß, weil er eine Bezeichnung für „bösartige Neubildungen" enthält (§ 12 Abs. 1 HWG, Anlage A). Eine Internetadresse mit Namen www.suchtfreiesleben.de oder www.schmerzfreisein.de impliziert ein Erfolgsversprechen und ist damit ebenfalls verboten (§ 3 Satz 1, Nr. 2, Bst. a) HWG). Mit www.akupunkturexperte.org preisen Sie sich selbst reklamehaft an, was ebenfalls zu einer Abmahnung führen kann.

Sie entgehen diesen Stolpersteinen am ehesten, wenn Sie auf Behandlungen und Therapien im Domain-Namen verzichten und einen Namen für Ihre Praxishomepage wählen, der so sachbezogen wie möglich ist. Ihren Nachnamen beispielsweise, auch in Verbindung mit Ihrer Berufsbezeichnung und eventuell dem Wohnort als Domainadresse zu wählen, wäre eine Möglichkeit. www.heilpraktiker-katrin-mustermann.de oder www.hp-mustermann-musterstadt.de bzw. ähnliche sachliche und informative Varianten in verschiedenen Schreibweisen verstoßen nicht gegen das HWG.

Welche Domain-Namen mit dem Landeskürzel „de." verfügbar sind, können Sie bei der Registrierungsstelle für Domains Denic e.G. auf deren Internetseite www.denic.de prüfen. Die freie Internetdomain können Sie dann über Internetprovider wie T-online oder 1&1 registrieren lassen.

Die Einstiegsseite

Die Einstiegsseite Ihrer Praxishomepage (Frontpage) muss so gestaltet sein, dass der Besucher weiß, dass er sich jetzt auf der Internetseite eines Heilpraktikers befindet. Ihr Name und Ihre Berufsbezeichnung müssen enthalten sein, zusätzlich können auch Praxisanschrift, Therapieschwerpunkte, E-Mail-Adresse und Ihr Praxislogo dort stehen. Sie dürfen auch Öffnungs- und Sprechzeiten, Urlaub und Veranstaltungen in Ihrer Praxis (Treffen von Patientengruppen, Vorträge, Weiterbildungen etc.) auf Ihrer Frontpage bekannt geben.

Kein Gästebuch

Es kommt immer wieder vor, dass sich Patienten mit einem Schreiben bei ihrem Heilpraktiker für eine erfolgreiche Behandlung bedanken. Veröffentlichen Sie derartige Erfolgsberichte nicht auf Ihrer Internetseite! Der Gesetzgeber verbietet das ausdrücklich (§ 11 Abs. 1, Nr. 11 HWG). Aus diesem Grund sollten Sie auch kein Gästebuch anlegen.

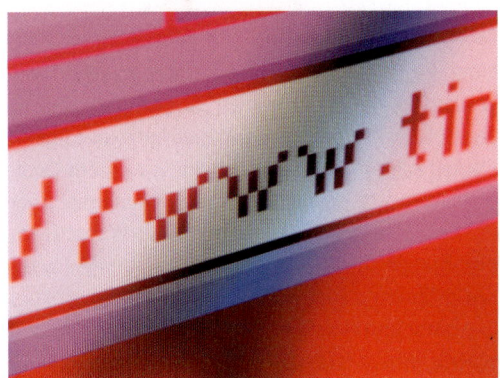

▶ **Abb. 8.9** Schon bei der Wahl des Domain-Namens muss darauf geachtet werden, dass nicht gegen das HWG verstoßen wird.

wie das auf manchen privaten und kommerziellen Internetseiten durchaus üblich ist. Besucher der Internetseite hinterlassen dort persönliche Nachrichten, und die könnten Sie teuer zu stehen kommen.

8.5 Vorträge halten

Wenn Sie Vorträge an einer Volkshochschule, auf einem Heilpraktikerkongress oder in den eigenen Praxisräumen halten, ist das nicht nur eine zusätzliche Einnahmequelle. Vorträge halten ist immer auch ein wichtiges Selbstmarketing.

Als Vortragender an einer Volkshochschule haben Sie in der Regel viele Zuhörer, die bisher noch nicht Ihre Patienten sind. Das kann sich ändern, denn Teilnehmer Ihres Kurses lernen mit Ihrem Vortrag Sie und Ihre Kompetenzen kennen, gewinnen Vertrauen und suchen Sie bei Bedarf eher auf als einen fremden Kollegen.

Vorträge in der eigenen Praxis zu halten ist ein Mittel zur Kundenbindung, denn viele naturheilkundlich interessierte Patienten kommen auch gerne zu Informationsveranstaltungen. Sie könnten in der Sommerzeit beispielsweise über die wichtigen homöopathischen Mittel referieren, die in einer Reiseapotheke enthalten sein sollten oder die Eigenherstellung von feuchtigkeitsspendenden Hautcremes mit ätherischen Ölen schildern. Hier sind der Themenwahl fast keine Grenzen gesetzt. Sie können aber auch als Service Vorträge für eine Patientengruppe anbieten. Sie sollten so etwas gerade dann in Erwägung ziehen, wenn Sie schwerpunktmäßig indikationsbezogen behandeln, beispielsweise viele Patienten mit pAVK Ihre Praxis aufsuchen, weil Sie Ozonbehandlungen durchführen. Hier würde sich ein regelmäßiges Schulungsangebot in Sachen Präventionsmaßnahmen anbieten.

❗ **Beachte:** Achten Sie gerade bei Laienvorträgen oder bei Patientenvorträgen in Ihrer Praxis darauf, dass Sie nicht gegen das HWG verstoßen. Wie schon erwähnt, dürfen Sie Laien gegenüber keine fachspezifischen Ausdrücke verwenden (▶ Kap. 8.4, S. 256 ff.). Auch Aussagen zu einer Metho-

de oder zur Anwendung eines Arzneimittels sind nach geltender Rechtsprechung schon als Werbung anzusehen. Dies gilt nur dann nicht, wenn Ihr Vortrag zweifelsfrei nicht werblichen Zwecken dient!

Wenn Sie bei einem Heilpraktikerkongress Ihre Therapiestrategien erläutern, fördern Sie damit Ihr Renommee in der Kollegenschaft. Sie machen sich einen Namen, und vielleicht lädt man Sie bald schon ein, Schulungen und Workshops für Kolleginnen und Kollegen abzuhalten. Es spricht also Einiges dafür, sich zu trauen.

8.5.1 Vorbereitung eines Vortrags

Ganz gleich ob für die Volkshochschule, die eigene Praxis oder den Heilpraktikerkongress: Bevor Sie einen Vortrag vorbereiten, müssen Sie sich neben dem eigentlichen Thema auch detailliert über die inhaltlichen Schwerpunkte im Klaren sein und die Zielgruppe der Veranstaltung im Blick haben. Wenn Sie für Ihre Praxis einen Vortrag ausarbeiten, haben Sie diese Punkte natürlich im Kopf. Fragt Sie der Veranstalter eines Kongresses oder der Leiter einer Volkshochschule an, sollten Sie ihn unbedingt auf diese Punkte ansprechen, falls sie nicht zur Sprache kommen! Diese Informationen sind die Basis für Ihre Vorbereitungen.

Inhaltliche Details festlegen

Wenn Sie die Zielgruppe kennen, das Thema wissen und sich über inhaltliche Schwerpunkte im Klaren sind, geht es nun darum, das Gerüst für Ihren Vortrag aufzubauen.

Planen Sie alle inhaltlichen Details so genau wie möglich und gliedern sie dabei Punkt für Punkt nach Wichtigkeit, worüber Sie sprechen wollen. Gehen Sie die Details Ihres Vortrags mit dem Kongressveranstalter oder dem Leiter der Volkshochschule durch.

Fallbeispiel

Nehmen wir an, Sie sollen über die Therapie der chronisch entzündlichen Darmerkrankungen (CED) vor Kollegen referieren. Wahrscheinlich wird der Veranstalter Sie wegen Ihrer fachlichen Spezialisierung angefragt haben. Nehmen wir weiter an, Sie behandeln sehr erfolgreich mit rektaler Ozonbegasung, Komplexhomöopathie und Phytotherapie. Vielleicht haben Sie besonders gute Erfahrungen, weil Sie all diese Maßnahmen kombinieren. Unterbreiten Sie dem Veranstalter den Vorschlag, Ihre Behandlungsstrategie im Ganzen vorzustellen. Beschreiben Sie möglichst genau, woraus sich Ihre Behandlung zusammensetzt (Ozonbehandlung, Injektionen komplexhomöopathischer Mittel an bestimmten Akupunkturpunkten, Präparate aus der Phytotherapie etc.). Vergessen Sie dabei nicht zu erläutern, wie tief Sie ins Detail gehen möchten: Beschreiben Sie nur kurz und prägnant, wie das Ozon auf den Darm wirkt, bzw. welche Wirkung eine Injektion in den spezifischen Akupunkturpunkt hat? Oder möchten Sie die genauen physiologischen Abläufe beschreiben, die Ozon bzw. eine Injektion in Gang setzen? Fragen Sie den Veranstalter, welche inhaltliche Tiefe er sich vorstellt. Weiß er um möglichst viele Details, kann er schon im Vorfeld inhaltliche Überschneidungen mit anderen Referenten vermeiden. Das ist besonders dann wichtig, wenn die ganze Tagung mit dem Thema chronisch entzündliche Darmerkrankungen überschrieben ist.

Wenn Sie mit dem Veranstalter die Einzelheiten geklärt haben, wird er Sie bitten, diese in einigen Zeilen (Abstract) für das Programmheft bzw. die Ankündigung schriftlich zusammenzufassen. Sie sollten auch das möglichst detailliert tun, damit der potenzielle Zuhörer weiß, was ihn erwartet. Seien Sie nicht vage, sondern konkret und beschreiben Sie exakt!

Richtet sich Ihr Vortrag an Zuhörer in Ihrer Praxis, sollten Sie Punkt für Punkt mit einem befreundeten Kollegen durchsprechen. Bitten Sie ihn um seine Meinung, damit Sie sich nicht in Details verlieren.

Niveau an den Zuhörern ausrichten

Jeder Vortrag muss am Niveau der Zuhörer ausgerichtet sein, um nicht zu langweilen oder zu überfordern – beides lässt die Aufmerksamkeit schnell schwinden. Sprechen Sie vor einem Fachpublikum auf einem Heilpraktikerkongress über die CED, müssen Sie nicht erst Anatomie, Pathophysiologie und krankheitsbegünstigende Faktoren erläutern. Hier sind Therapiestrategien vom Experten und deren Wirkung sowie konkrete und schnell umzusetzende Praxistipps gewünscht. All das sollte verpackt sein in eine Sprache, die sich an Profis richtet. Vergessen Sie nicht, wohl dosiert Behandlungsbeispiele aus Ihrer Praxis einfließen zu lassen. Das unterstreicht Ihre Expertenrolle und die Glaubwürdigkeit Ihrer Behandlungsstrategie.

Richtet sich Ihr Vortrag an Laien, müssen Sie ganz anders vorgehen. Hier müssen Sie zunächst mit Anatomie, Pathophysiologie, Symptombeschreibung etc. beginnen. Beschreiben Sie möglichst anhand leicht verständlicher und anschaulicher Beispiele, in denen der Zuhörer sich selbst bzw. einen Freund oder Verwandten wiederfinden kann. Achten Sie darauf, keine fachspezifischen Termini zu verwenden und geben Sie keine Tipps zur Eigenbehandlung!

Wenn Sie vor einer Patientengruppe oder deren Angehörigen referieren, können Sie auf diese Grundlagen verzichten. In den meisten Fällen sind die Zuhörer über ihre Krankheit bzw. die Erkrankung ihres Angehörigen hinreichend informiert. Beschreiben Sie am besten therapieunterstützende Maßnahmen. Bei der CED wären das beispielsweise Ernährungstipps, Tipps zur Lebensführung aus der Ordnungstherapie etc. Für die Therapie sind Sie als Behandler und nicht als Referent zuständig.

> **!** Beachte: Achten Sie bei allen Vorträgen vor medizinischen Laien darauf, dass Sie keine Fachausdrücke verwenden, die nicht im allgemeinen Sprachgebrauch bekannt sind. Sie können sonst rechtlich belangt werden, wenn der Vortrag werbliche Elemente enthält. Beachten Sie unbedingt auch die Vorschriften des HWG, besonders § 11 (▶ Kap. 3.4.13, S. 61 ff.).

8.5.2 Gliederung eines Vortrags

Nachdem Sie jetzt inhaltlich Ihren Vortrag strukturiert haben, ist es Zeit für die Ausarbeitung. Gliedern Sie in 3 Teile: Eröffnung, Hauptteil und Abschluss.

Eröffnung

Eröffnen Sie den Vortrag, indem Sie sich persönlich vorstellen. Nennen Sie Ihren Vor- und Familiennamen, Ihre Berufsbezeichnung(en) und geben Sie Ihren beruflichen Lebenslauf stichpunktartig wieder. Manche Referenten erwähnen auch persönliche Aspekte wie Familie, Kinder, Hobbies o. Ä.

Das ist jedoch Typsache und sollte jedem selbst überlassen sein.

Auch wenn der Veranstalter das bereits getan hat: Nennen Sie selbst noch einmal das Thema des Vortrags. Geben Sie einen kurzen Überblick über die zu erwartenden Schwerpunkte und notieren Sie diese stichpunktartig, beispielsweise auf einem Flipchart. Sie können das auch mithilfe einer Power-Point-Folie tun. Sie geben Ihren Zuhörern mit einer Auflistung der Schwerpunkte einen „roten Faden" für die Veranstaltung.

Erwähnen Sie auch den Zeitrahmen des Vortrags. Ich rate Ihnen, für Fragen am Ende des Vortrags 5–10 Min. einzuplanen. Weisen Sie die Zuhörer darauf hin und bitten Sie nur dann während Ihres Vortrags nachzufragen, wenn ein Punkt vollkommen unklar, aber für das weitere Verständnis Ihrer Ausführungen notwendig ist. Es sei denn, Sie mögen Fragen direkt beantworten, was einen Vortrag sehr beleben kann, aber von Ihnen ein gutes Zeitgefühl und „Standfestigkeit" verlangt.

> **P** Praxistipp
> Sollten Sie einen Workshop oder ein Seminar mit wenigen Teilnehmern abhalten, die den ganzen Tag oder sogar einige Tage zusammen verbringen, fördern Sie die Gruppendynamik, wenn sich die Teilnehmer ebenfalls kurz miteinander bekannt machen.

Hauptteil

Leiten Sie mit einem Element in den Hauptteil über, das die Aufmerksamkeit Ihrer Zuhörer bannt. Hierfür ist ein Beispiel aus Ihrer Praxis bei einem Vortrag vor Fachpublikum gut geeignet. Schildern Sie z. B. detailliert einen Fall zur CED mit Symptomen und Anamnese. Beschreiben Sie anschließend, wie Sie mithilfe Ihres Behandlungskonzepts den Patient behandeln konnten. Sie haben damit die Aufmerksamkeit der Zuhörer auf das Thema gelenkt, denn die möchten jetzt wissen, wie auch sie einen Patienten erfolgreich nach Ihrem Konzept behandeln können. Gehen Sie von dem Fall dazu über, die einzelnen Punkte Ihres Behandlungsregimes in der entsprechenden Tiefe zu schildern.

Abschluss

Fassen Sie am Ende Ihres Vortrags alle **wichtigen Aussagen** noch einmal kurz zusammen. Denken Sie an die Fragezeit! Lassen Sie möglichst keine Frage unbeantwortet, haben Sie aber auch Mut zur Lücke. Es macht Sie umso glaubwürdiger, wenn Sie zugeben, auf eine Frage nicht ad hoc antworten zu können. Wenn Sie vor Fachpublikum gesprochen haben, notieren Sie sich die Kontaktdaten des Teilnehmers und nennen Sie ihm einen Zeitraum, innerhalb dessen Sie eine Antwort recherchieren und ihm antworten können.

> **Beachte: § 11 Nummer 8 des HWG besagt:** „Außerhalb der Fachkreise darf für Arzneimittel, Verfahren, Behandlungen, Gegenstände oder andere Mittel nicht geworben werden durch Werbevorträge, mit denen ein Feilbieten oder eine Entgegennahme von Anschriften verbunden ist." Es ist Ihnen somit vom Gesetzgeber untersagt, die Adresse des Zuhörers an einer Volkshochschule oder eines anderen Laien entgegenzunehmen.

8.5.3 Verwendung von Medien

Die Power-Point-Präsentation ist heute das Mittel der Wahl, um einen Vortrag zu unterstützen. Während Sie referieren, können Sie den Inhalt dessen, was Sie gerade erläutern, prägnant zusammengefasst mittels Beamer an die Wand projizieren. Für den Zuhörer ist das eine Orientierungshilfe. Er kann rekonstruieren und Ihre Ausführungen besser nachvollziehen. Zudem hat er die Möglichkeit, sich Notizen zu machen. Grafiken, Abbildungen, Skizzen, Diagramme oder Tabellen können Sie ebenfalls in dieses Medium einbinden und so anatomische Zusammenhänge, (patho-)physiologische Abläufe erläutern oder beispielsweise die Häufigkeit auftretender Symptome prozentual darstellen (Kreis- oder Balkendiagramm). Vergessen Sie nicht, Ihre Folien bzw. Ihre Präsentation in der richtigen Reihenfolge zu zeigen.

> **Beachte: Klären Sie immer mit einem Veranstalter vorab, ob die technischen Voraussetzungen für die Nutzung eines Laptops gegeben sind (Stromanschluss, Mehrfachstecker bzw. Verlängerungskabel), ein Beamer bereitsteht und eine Leinwand vorhanden ist. Ich rate Ihnen, rechtzeitig am Veranstaltungsort zu sein und die Präsentation technisch vorzubereiten. Sind nicht alle technischen Voraussetzungen gegeben (Beamer fehlt, kein Verlängerungskabel bzw. Mehrfachstecker vorhanden), kann der Veranstalter diese noch bis zum Vortragsbeginn beschaffen.**

> **Worauf Sie als Vortragender achten sollten:**
> - Geben Sie sich natürlich. Authentizität bringt Pluspunkte bei den Zuhörern. Die spüren es ohnehin, wenn Sie sich verstellen.
> - Sprechen Sie langsam, gleichmäßig und in angemessener Lautstärke. Auch in der letzten Reihe sollte man Sie noch gut verstehen können. Bemühen Sie sich, möglichst hochdeutsch zu sprechen und gängige und verständliche Formulierungen in grammatikalisch richtigen Strukturen zu gebrauchen.
> - Sprechen Sie die Zuhörer an und drehen Sie ihnen nicht den Rücken zu. Schauen Sie niemandem in die Augen, sondern lassen Sie den Blick durch den Raum schweifen. Sie beziehen damit alle ein.
> - Wenn Sie ein dynamischer Typ sind, nutzen Sie den Raum aus und wechseln Sie die Position. Stehen Sie entgegen Ihrer Natur still da, macht sich Unruhe in Ihnen breit.
> - Überzeugen Sie sich vor Beginn Ihres Vortrags, dass von allen Plätzen im Raum der Blick auf die Leinwand frei und Ihre Power-Point-Präsentation lesbar ist. Passen Sie evtl. die Einstellungen am Beamer an.

8.5.4 Folge von Verstößen gegen das UWG oder HWG

Wer unlauter, irreführend, unzulässig vergleichend oder unzumutbar belästigend wirbt, kann auf Beseitigung der Störung und Unterlassung in Anspruch genommen werden (**Abmahnung**). Diese Möglichkeit haben grundsätzlich alle **Mitbewerber sowie Vereine**, die sich der Wahrnehmung gewerblicher oder selbstständiger beruflicher Interessen widmen. Dazu gehören beispielsweise der Bund Deutscher Heilpraktiker e. V. (BDH) bzw.

andere Heilpraktikerverbände, die Bundesgemeinschaft Deutscher Apothekerverbände (ABDA) oder der Bundesverband der Arzneimittel-Hersteller e. V. (BAH). Ein Sonderfall sind die „qualifizierten Einrichtungen", die in der Liste nach § 4 des Unterlassungsklagengesetzes (UKlaG) eingetragen sind. Bei diesen Einrichtungen wird festgestellt, dass sie in der Regel klageberechtigt sind. Dazu zählen beispielsweise die Verbraucherzentralen und der Verband Sozialer Wettbewerb e. V. (VSW) in Berlin. Ferner können natürlich auch die Industrie- und Handelskammern und die Handwerkskammern auf Beseitigung und Unterlassung Ansprüche geltend machen und ggf. klagen.

Andere Verbände, Einzelpersonen und Institutionen müssen im Zweifelsfall ihre Klageberechtigung nachweisen.

❗ Beachte: Der wichtigste Paragraf ist hier für Heilpraktiker der § 3 HWG/ Unzulässigkeit irreführender Werbung (▶ Kap. 3.4.13, S. 62). Viele Abmahnverfahren und Klagen beziehen sich darauf. Die Auslegungsmöglichkeiten der unter diesem Paragrafen zusammengefassten Angaben, die als „irreführende Werbung" zu verstehen sind, können sehr vielfältig sein. Alle Äußerungen von Heilpraktikern sollten daher mit viel Vorsicht erfolgen. Im Zweifelsfall ist es ratsam, fachkundige Auskunft bei einem auf das Wettbewerbsrecht, insbesondere auf das Heilmittelwerbegesetz, spezialisierten Anwalt einzuholen.

8.5.5 Das Verfahren der Abmahnung

Mit der Abmahnung soll dem Störer mitgeteilt werden, dass er sich wettbewerbswidrig verhalten hat. Gleichzeitig wird er dazu aufgefordert, das wettbewerbswidrige Verhalten einzustellen. Formvorschriften für ein Abmahnschreiben existieren nicht, es muss lediglich ausreichend dargelegt werden, wie und gegen welche Bestimmungen der Abgemahnte verstoßen hat. Eine professionelle Abmahnung erkennen Sie daran, dass dem Schreiben eine Unterlassungserklärung beigefügt ist, die Punkt für Punkt festlegt, welche Aussagen der Abgemahnte für die Zukunft zu unterlassen verspricht. Damit die Unterlassungserklärung wirksam wird, beinhaltet sie auch das Versprechen der Zahlung einer Vertragsstrafe für jeden Fall der Zuwiderhandlung – also der Wiederholung einer in der Unterlassungserklärung formulierten Aussage. Generell gilt: Abmahnungen sind billig, wenn eine Unterlassungserklärung abgegeben wird, aber sehr teuer, wenn der Abgemahnte später dagegen verstößt!

Bei seriösen Abmahnern liegt zurzeit die Messlatte bei 5 100 € pro Verstoß. Das ist die unterste Grenze für die Klage vor einem Landgericht.

❗ Beachte: Haben Sie eine Unterlassungserklärung abgegeben, ist es im Nachhinein völlig unbedeutend, ob die vermeintlichen Verstöße auch wirklich zutrafen oder ob der Abmahner nicht zutreffende Verstöße aufgeführt hat. Sie sind in jedem Fall gezwungen, sich daran zu halten, denn sonst müssen Sie mit hohen Vertragsstrafen rechnen. Es ist zwar nicht unmöglich, jedoch extrem schwierig und langwierig, eine Unterlassungserklärung nachträglich zu revidieren.

Ob eine Abmahnung und Unterlassungserklärung berechtigt und sachlich richtig ist, können Laien kaum beurteilen. Hierzu sollte unbedingt fachkundiger Rat eingeholt werden. Die Geschäftsstelle des BDH führt zwar keine konkrete Rechtsberatung durch, schaut sich aber den Einzelfall an, leistet im Rahmen des für einen Verein Zulässigen auch Hilfestellungen, spricht Empfehlungen aus und vermittelt in Zweifelsfall Fachanwälte, die sich mit der Abmahnproblematik und vor allem dem HWG auskennen.

8.5.6 Einstweilige Verfügung

Eine Abmahnung ist nicht zwingend notwendig. Ein Mitbewerber oder auch ein Verein kann direkt den gerichtlichen Weg gehen und eine Unterlassungsklage anstreben. Im novellierten UWG schreibt der Gesetzgeber allerdings, dass die Abmahnung der 1. Schritt sein soll.

In aller Regel wird einem Antrag auf Einstweilige Verfügung schon deshalb eine Abmahnung mit strafbewehrter Unterlassungserklärung vorausgehen, weil der Abmahner auf den Gerichtskosten sitzenbleiben könnte. Wenn ohne Abmahnung eine Einstweilige Verfügung beantragt und diese vom Gericht jedoch nicht erlassen wird, zahlt der Abmahner die Kosten. Hinzu kommt: In der strafbewehrten Unterlassungserklärung fließen die Vertragsstrafen dem Abmahner zu. Das Ordnungsgeld aus der Einstweiligen Verfügung geht bei wiederholtem Verstoß dagegen an die Staatskasse

In aller Regel wird nach einer erfolglosen Abmahnung dann eine Einstweilige Verfügung beantragt, die auch im UWG geregelt ist. In diesem Fall wird das Gericht prüfen, ob die rechtlichen Voraussetzungen für einen Verstoß gegen das Wettbewerbsrecht vorliegen, also ob der Verstoß im HWG benannt ist. Rechnet ein Werbetreibender damit, dass z. B. ein Mitbewerber einen Antrag auf eine Einstweilige Verfügung einreichen wird, kann er eine sog. Schutzschrift beim zuständigen Landgericht hinterlegen, in der aufgeführt wird, warum und in welchen Punkten das etwaige Unterlassungsbegehren unbegründet ist. Das Gericht kann diese Schutzschrift zur Beurteilung heranziehen, ist jedoch nicht dazu verpflichtet.

> **Beachte:** Unseriöse Abmahner lassen sich daran erkennen, dass sie mit allen Mitteln versuchen, einen Heilpraktiker zum Unterzeichnen einer strafbewehrten Unterlassungserklärung zu bewegen. Sie werden aber den Weg vor Gericht scheuen, weil für sie dort kein Gewinn zu erzielen ist!

Das Verfahren der Einstweiligen Verfügung kann unterschiedlich verlaufen: als einseitiges Verfahren ohne die Anhörung des Abgemahnten oder – wenn das Gericht im Zweifel ist – auch mit mündlicher Anhörung und abschließendem Urteil. Schließlich kann und wird der Einstweiligen Verfügung das Hauptsacheverfahren folgen, wenn der Abgemahnte nicht ausdrücklich durch eine abschließende Erklärung darauf verzichtet.

Literatur

[1] **Bierbach E, Herzog M (Hrsg).** Handbuch Naturheilpraxis. München: Elsevier; 2005: 167

[2] **Böser C.** Die Praxishomepage – darauf sollten Sie achten. In: DHZ 2009; 5: 62–65

[3] **Bramhoff HG.** Nicht in die Abmahnfalle stolpern! – Teil 1. In: DHZ 2007; 6: 84–86

[4] **Bramhoff HG.** Nicht in die Abmahnfalle stolpern! – Teil 2. In: DHZ 2008; 1: 84–86

[5] **Hüttl P.** Werberecht für Arztpraxen und medizinische Versorgungszentren. Berlin: MWV; 2009

[6] **Krieger S.** Rechtskunde für Heilpraktiker. 2. überarb. Auflage. Stuttgart: Sonntag; 2008

[7] **Schneider K (Hrsg).** Werbung in Theorie und Praxis. 5. Aufl. Waiblingen: M+S; 2000

[8] **Stock C, Korp A.** Heilpraktiker-Werbung. Ein rechtlicher Leitfaden für psychotherapeutisch arbeitende Heilpraktiker und Heilpraktiker (Psychotherapie). Norderstedt: Book on Demand; 2007

[9] **Vormwald K.** Marketing für Heilpraktiker. 2. überarb. Aufl. Stuttgart: Sonntag; 2009

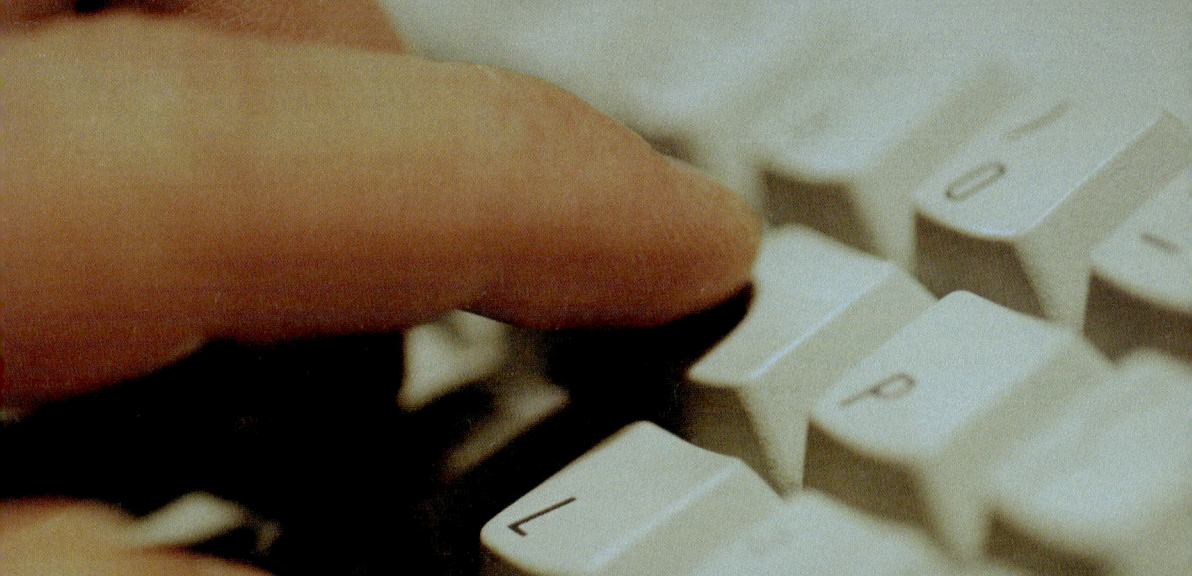

Teil IV
Abrechnung

9	Patientenvereinbarung – Rechnung und Mahnwesen	274
10	Liquidation: GebüH mit Kommentar – Abrechnungstipps – Erstattungstabellen	286
11	Abrechnungshilfen – Abrechnungsprogramm oder Abrechnungsunternehmen?	363

9 Patientenvereinbarung – Rechnung und Mahnwesen

Wir Heilpraktiker haben vor allem eines im Sinn: Menschen zu helfen, so schnell wie möglich wieder gesund zu werden. Das macht uns und unseren Beruf aus. Doch bei allem Engagement für unsere Patienten dürfen wir nicht außer Acht lassen, dass zu helfen auch unser Broterwerb ist. Finanzielle Angelegenheiten wie Kostenaufklärung, Honorarerstattung, Rechnungstellung und evtl. Mahnung gehören daher ebenfalls zu unseren Aufgaben – wenngleich auch zu den eher unliebsamen. Es ist auch unsere Pflicht, Patienten umfassend über die Modalitäten der Honorarfrage aufzuklären.

9.1 Einleitung

Das 1. Gespräch zwischen Patient und Heilpraktiker entscheidet über fast alles! Hier zeigt sich, ob der Patient mit seinen Symptomen grundsätzlich richtig ist in der Heilpraktikerpraxis. Hier wird geprüft, ob sich die angebotenen Behandlungskonzepte zur Therapie des geschilderten Beschwerdebilds eignen – und ob der Patient in seiner Geisteshaltung mit ihnen konform geht. Hier fühlen Patient und Heilpraktiker, ob zwischen ihnen die Chemie stimmt und sich das für eine erfolgreiche Behandlung notwendige Vertrauen entwickeln kann.

Doch im Erstgespräch müssen auch ganz pragmatische Dinge geklärt werden. Die Honorarfrage gilt es zu besprechen. Der Heilpraktiker muss seine Berechnungsgrundlage für erbrachte Leistungen erläutern und den Patienten über die Kostenerstattung durch PKV oder Beihilfe informieren. Die Modalitäten der Honorarerstattung sind zu erörtern.

Vor diesen Themen schrecken viele Heilpraktiker allerdings zurück. Ihnen ist es unangenehm, mit einem Patienten über monetäre Angelegenheiten zu sprechen, während dieser verständlicherweise gerade nichts anderes möchte, als wieder gesund zu werden. Doch häufig ist es für den Patienten gar nicht so schlimm, finanzielle Aspekte zu klären, nachdem Symptome geschildert sind und eine erste Verdachtsdiagnose geäußert wurde. Wenn der Patient alle zu erwartenden Kosten und verwaltungstechnischen Modalitäten von Anfang an transparent dargelegt bekommt, fühlt er sich gut und ehrlich beraten und fasst umso schneller Vertrauen. Letztendlich ist jeder Heilpraktiker sogar rechtlich dazu verpflichtet, die wirtschaftliche Seite der Heilbehandlung einem Patienten von Anfang an genau mitzuteilen.

Weiß ein Patient, was ihn eine Behandlung kostet, gibt es kaum Probleme bei der Rechnungstellung und die Honorarerstattung erfolgt meist prompt und problemlos. Und das ist für eine wirtschaftlich stabile Heilpraktikerpraxis und somit für eine gesicherte Existenz das A und O. Sollte es doch einmal zu einer Verzögerung kommen, dann hilft oft eine Zahlungserinnerung, damit der Patient das noch ausstehende Honorar begleicht.

9.2 Patientenvereinbarung

In der Regel erfolgen Vereinbarungen zwischen Heilpraktiker und Patient mündlich, nur in Ausnahmefällen braucht es die Schriftform. In jedem

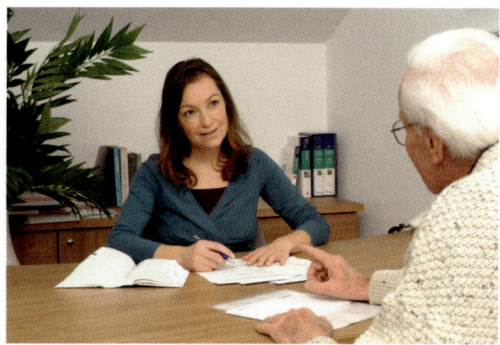

▶ **Abb. 9.1** Auch die Klärung der Modalitäten der Honorarerstattung gehört zu den Aufgaben eines Heilpraktikers.

Fall ist die Patientenvereinbarung aber grundlegend für die spätere Liquidation Ihres Honorars.

9.2.1 Honorarvereinbarungen und wirtschaftliche Aufklärung

Erkundigt sich ein Patient nach den Kosten für eine Erstkonsultation und vereinbart er nach dieser Auskunft einen Termin, hat er für die Erstkonsultation bereits eine Honorarvereinbarung getroffen. Üblicherweise wird hierfür ein Entgelt nach dem Satz für Erstkonsultationen aus dem Gebührenverzeichnis für Heilpraktiker (GebüH) berechnet (► Kap. 10.2.2, S. 287 ff.). Während des 1. Termins muss der Heilpraktiker seinen Patienten über die weiteren Kosten informieren, die ihn im Laufe einer Heilbehandlung erwarten. Damit kommt er seiner Pflicht der wirtschaftlichen Aufklärung nach. In der Regel legt der Heilpraktiker seiner weiteren Leistungsberechnung ebenfalls das GebüH zugrunde, denn PKV und Beihilfe beziehen sich in ihren Leistungszusagen auf diese Leistungsübersicht. Geht der Heilpraktiker im Erstgespräch nicht weiter auf die Berechnungsgrundlagen ein, kann der Patient davon ausgehen, dass sich die Liquidation ebenfalls im Rahmen des GebüH bewegen wird.

> ❗ **Beachte:** Eine rechtlich abgesicherte Liquidation kann nur dann erfolgen, wenn Sie den Patienten vor Beginn der Behandlung ausreichend über die geplanten Abrechnungsmodalitäten informiert haben. Sie müssen dazu die einzelnen geplanten Behandlungen genau beschreiben und das anfallende Honorar beziffern.

Erläutert der Heilpraktiker dem Patienten die Gebühren, die er für die einzelnen Leistungen oder Konsultationen in Rechnung stellt und akzeptiert der Patient das, indem er einer Behandlung zustimmt, ist eine mündliche Honorarvereinbarung zustande gekommen. Sie ist Usus in der Heilpraktikerpraxis. Eine schriftliche Honorarvereinbarung (► Kasten) ist dagegen eher die Ausnahme und macht bei aufwendigen oder seltenen Therapieverfahren sowie bei solchen Sinn, die nicht im GebüH gelistet sind.

Wenn Sie bei der Rechnungstellung von den Vorgaben des GebüH abweichen wollen, sollten Sie das ebenfalls anhand einer schriftlichen Honorarvereinbarung mit einem Patienten dokumentieren.

Grundsätzlich können Sie auch für eine bestimmte Behandlungsanzahl mit einem fixen Behandlungsumfang einen Pauschalbetrag vereinbaren. In der Praxis ist das jedoch nur üblich, wenn es sich bei dem Patienten um einen Selbstzahler handelt. Auch hier kann eine schriftliche Honorarvereinbarung erwogen werden.

Stammpatienten einer Heilpraktikerpraxis kennen die anfallenden Behandlungskosten in der Regel. Wenn jedoch ein neues Therapieverfahren indiziert ist, das bisher bei dem Patienten noch nicht angewandt wurde, sollten Sie ihn auf eventuell abweichende Behandlungskosten aufmerksam machen. Auch die zu erwartende Behandlungsanzahl und die sich daraus ergebende Honorarsumme sollten Sie nennen. Es genügt nicht, den Patienten auf einen eventuellen Aushang der Preisliste für Behandlungen z. B. im Wartezimmer oder das GebüH hinzuweisen.

> ❗ **Beachte:** Bei Auseinandersetzungen zwischen Heilpraktiker und Patient ist eine korrekte Rechnungstellung auf Grundlage des GebüH mehr als hilfreich!

Trotzdem ist es aber vorteilhaft, typische Leistungen in einem Preisblatt zusammenzustellen oder dem Patienten als Aushang anzubieten.

> **P Praxistipp**
> Damit Ihnen der Aushang des Leistungsverzeichnisses bzw. ein Preisblatt mit fachspezifischen Begriffen nicht als Verstoß gegen das Heilmittelwerbegesetz (HWG) ausgelegt werden kann (► Kap. 8.4.1, S. 256), rate ich Ihnen, folgenden Satz einzufügen:
> „In diesem Leistungsverzeichnis (bzw. auf diesem Preisblatt) sind fachsprachliche Bezeichnungen für Diagnosen und Therapien verwendet, wie sie auch in Rechnungen aufgelistet werden. Das ist nicht als Werbung für diese Positionen zu verstehen, sondern nur als eindeutige Zuordnung meines Leistungskatalogs. Selbstverständlich erläutere ich Ihnen diese Begriffe im Rahmen der Beratung bzw. Behandlung ausführlich."

> **Beispiel einer Honorarvereinbarung**
> **(⊚ 54)**
> Für jede Behandlung berechne ich einen Betrag von XX €. Dieser Betrag beinhaltet folgende Leistungen: _____
>
> Eine Erstattung der Behandlungskosten durch Versicherungen oder Erstattungsstellen ist möglicherweise nicht bzw. nicht in vollem Umfang gewährleistet. Ich übernehme daher für eine Erstattung keine Garantie und rate Ihnen, sich ggf. vorab bei der Krankenkasse über die Kostenübernahme zu informieren.

Terminversäumnis

Das Ausbleiben eines Patienten ist ein **unternehmerisches Risiko** und grundsätzlich als zumutbar anzusehen. Wenn ein Patient einen Behandlungs- oder Untersuchungstermin nicht rechtzeitig absagt oder nicht zur vereinbarten Zeit erscheint, muss er nicht zwangsläufig für das Honorar aufkommen, das dem Heilpraktiker entgeht. Der Patient muss zuvor in der Honorarvereinbarung mit seiner Unterschrift zugestimmt haben, dass der Heilpraktiker ihm in diesem Fall beispielsweise die volle Höhe oder einen bestimmten Prozentsatz des Honorars berechnen kann. Bis wann der Patient spätestens einen Termin abgesagt haben sollte, ohne dass er in die **Erstattungspflicht** kommt (beispielsweise bis zu 48 Stunden vor der vereinbarten Uhrzeit), sollte ebenfalls schriftlich geregelt sein.

Liegt dem Heilpraktiker keine schriftliche Honorarvereinbarung mit einem entsprechenden Zusatz vor, muss er für eine Entschädigung seines Honorarausfalls nachweisen, dass ihm ein finanzieller Schaden durch den vergebenen, aber nicht eingehaltenen Termin entstanden ist. Eine Lücke im Terminplan reicht dazu allein jedoch nicht aus. Der Nachweis gelingt aus juristischer Sicht nur, wenn belegt werden kann, dass eine namentlich benennbare Person ausschließlich in diesem Zeitraum einen Termin hätte wahrnehmen können, was aber nicht möglich war, weil diesen Termin bereits der nicht erschienene Patient blockiert hatte.

Natürlich entsteht Ihnen ein Schaden, wenn Patienten Termine häufig absagen, zu spät erscheinen oder den Termin nicht wahrnehmen. Für Heilpraktiker, die zeitaufwendige Therapien wie klassische Homöopathie, Kinesiologie oder Psychotherapie durchführen, ist es schwer, Terminlücken zu schließen oder durch organisatorische Maßnahmen derartige Ausfälle zu kompensieren. Doch gerade bei Patienten in der Psychotherapie ist es nicht selten Teil ihres Problems, dass sie Termine nicht einhalten können. Geduld, Zuwendung und Verständnis sind in solchen Fällen auf Dauer effektiver als darauf zu bestehen, dass die Honorarvereinbarung erfüllt wird und der Patient den Zeitausfall bezahlt.

9.2.2 Kostenerstattung durch Kostenträger

Die Rechtsprechung gesteht Patienten Schadenersatz zu, wenn die **Kostenaufklärung** durch den Heilpraktiker nicht ausreichend war. Daher sollten Sie Patienten von sich aus darauf aufmerksam machen, dass die Leistungszusage der Kostenträ-

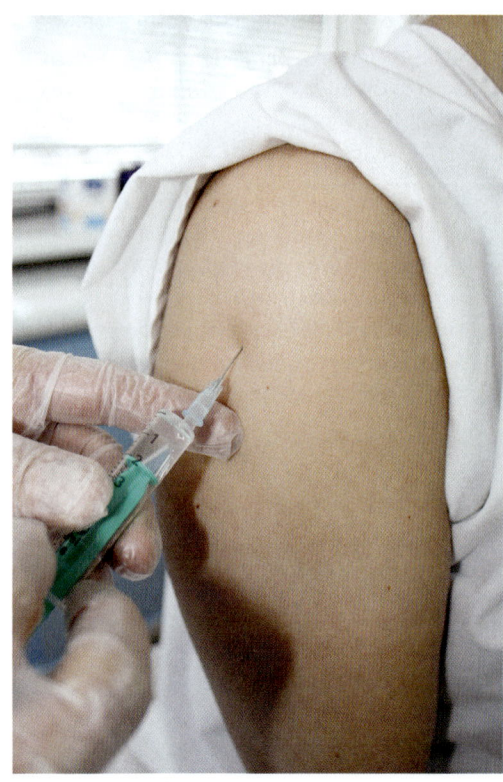

▶ **Abb. 9.2** Nicht alle privaten Krankenversicherer erstatten Injektionsleistungen problemlos.

ger unterschiedlich definiert ist. Der Patient sollte sich im Zweifelsfall vor der Durchführung der Behandlung mit seinem Kostenträger zur Klärung in Verbindung setzen. Dieser Hinweis kann Ihnen möglichen späteren Ärger ersparen, auch wenn die Informationspflicht über den Leistungsumfang des Kostenträgers im Prinzip beim Patienten selbst liegt.

Grundsätzlich ist der Patient Vertragspartner des Kostenträgers. Er muss daher seinen Anspruch auf Kostenerstattung auch selbst geltend machen. Zahlt der Kostenträger eine Heilbehandlung nicht, kann der Patient dagegen Widerspruch einlegen. Er muss dann die medizinische Notwendigkeit für die Heilpraktikerbehandlung nachweisen. Sie ist gegeben, wenn sie aus Sicht der biologischen Medizin geeignet und sinnvoll ist (▶ Urteil AZ 1 S 29/96, Landgericht Bückeburg). Der Patient kann den Heilpraktiker allerdings in die Pflicht nehmen, das gegenüber dem Kostenträger nachzuweisen und zu belegen (▶ Kap. 6.7.4, S. 173).

Vorgehen bei Erstattungsverweigerung der PKV (Injektionsleistungen)

Es kommt vor, dass private Krankenversicherer (PKV) Injektionsleistungen nicht erstatten. Sie begründen das beispielsweise damit, dass Injektionen gefährlich sind, nicht dem Sinne der Homöopathie entsprechen und ein Behandlungserfolg durch eine orale Einnahme eher zu erwarten sei. Die Neuraltherapie nach Huneke wurde von einem Versicherer sogar schon mit der Begründung abgelehnt, es gebe für die Wirksamkeit dieser Methode keinen ausreichenden wissenschaftlichen Nachweis. Mit einer derart begründeten Ablehnung greifen die Versicherer in die Therapiefreiheit von Heilpraktikern ein! Wenn Sie den privaten Kostenträgern ein schlüssiges Behandlungskonzept vorlegen, müssen diese allerdings erstatten.

Naturheilkundliche Behandlung gilt als medizinisch notwendig

Heilpraktiker dürfen registrierte und/oder zugelassene apothekenpflichtige Arzneimittel verordnen bzw. applizieren, wenn dafür eine medizinische Notwendigkeit vorliegt (▶ Kap. 6.7.4, S. 173f.). Die Beurteilung darf jedoch nicht ausschließlich auf der Grundlage schulmedizinischer Behandlungskonzepte geschehen. Die naturheilkundliche bzw. alternativmedizinische Denkweise, Diagnostik und schließlich die Behandlung, die sich daraus ergibt, müssen bei der Beurteilung miteinbezogen werden. Gerade die hervorragende Wirkungssteigerung eines Präparats, wenn es gemäß der verschiedenen Reflexzonen-Topografien oder im Sinne der Homöosiniatrie an entsprechenden Punkten injiziert wird, ist fester Bestandteil der Therapiekonzepte von Heilpraktikern. Die Rechtsprechung sieht Privatkassen daher durchaus in der Zahlungspflicht, wenn ein schlüssiges Behandlungskonzept im Sinne der biologischen Medizin unter Berücksichtigung alternativer Therapie- und Diagnoseverfahren zur Anwendung kommt – vorausgesetzt ein Behandlungserfolg erscheint nicht völlig unwahrscheinlich.

Konkrete Hilfe bei Widerspruch der PKV

Sehr gut ausgearbeitete Argumentationshilfen, Bescheinigungen zur Wirksamkeit eines Arzneimittels, Textbausteine als Formulierungshilfe für ein Schreiben an die PKV, Urteilsauszüge zur Argumentationsuntermauerung etc. gibt es bei verschiedenen Arzneimittelfirmen. Die Firma Biologische Heilmittel Heel GmbH beispielsweise stellt entsprechende Schriftstücke für ihre Arzneimittel zur Verfügung und unterstützt Heilpraktiker, die ihren Patienten helfen, eine Rechnung bei der PKV durchzusetzen. Zum Erstellen von Argumentationshilfen ist es daher nützlich, wenn Sie gleichzeitig das Ablehnungsschreiben der PKV an die entsprechende Stelle weiterleiten.

Auch die Firma Hevert-Arzneimittel GmbH & Co. KG unterstützt Heilpraktiker. Sie gleicht die ablehnenden Erstattungsbescheide mit den Indikationen der verabreichten zugelassenen Arzneimittel ab und tritt dann direkt mit den PKV in Kontakt, um die entsprechende Kostenübernahme durchzusetzen.

Der Patient muss als Vertragspartner der PKV evtl. bereit sein, den Rechtsweg zu beschreiten. Daher ist es wichtig, dass korrekte Rechnungen mit Diagnose und Behandlungsziffern sowie entsprechende Arzneimittelverordnungen vorliegen, die ein schlüssiges Behandlungskonzept eindeutig erkennen lassen.

Besonders hilfreich bei einem möglichen Rechtsstreit ist auch eine Bescheinigung, die eine Injektion von homöopathischen Komplexmitteln als wirksame und erfolgreiche Behandlungsstrategie belegt. Das *Hufeland-Leistungsverzeichnis der Besonderen Therapierichtungen* (herausgegeben von der Hufelandgesellschaft e.V.) bestätigt beispielsweise, dass eine intravenöse Anwendung von homöopathischen Komplexmitteln in Fachkreisen einschließlich der Vereinigung der Ärztegesellschaften für Biologische Medizin anerkannt ist.

Mitglieder eines Heilpraktikerverbandes können den strittigen Erstattungsvorgang auch bei der Gutachtenkommission Ihres Verbands einreichen. Diese prüft dann, ob die Voraussetzungen für einen erfolgreichen Widerspruch gegeben sind. Ein Heilpraktikerverband kann aber auch kompetente und neutrale Gutachter nennen und vermitteln. Es lohnt sich auch, Hilfe bei der Rechtsabteilung der Arzneimittelfirma anzufordern, deren Präparate vom Leistungsausschluss betroffen sind.

Kontakte Arzneimittelfirmen
Biologische Heilmittel Heel GmbH
Gesundheitsmanagement
Tel.: 07221/501-115, Fax: 07221/501-3080

Hevert-Arzneimittel
GmbH & Co. KG
Hevert-Beratungsteam
Fachkreis-Hotline: 0 800/ 8 22 62 82 (Mo.–Fr. 8–17 Uhr)

Offizielle Beschwerdemöglichkeiten
Sie können sich auch direkt an offizieller Stelle beschweren, wenn Sie mit dem Vorgehen der PKV nicht einverstanden sind! Eine Beschwerde wird in jedem Fall bearbeitet und der entsprechende Versicherer muss eine Erklärung hierzu abgeben. Hier stehen Ihnen folgende Möglichkeiten offen:
- Ombudsmann Private Kranken- und Pflegeversicherung, Postfach 060222, 10052 Berlin, Tel.: 01802-55 04 44 (6 Ct. pro Anruf aus dem deutschen Festnetz), Fax: 030-20 45 89 31, Internet: www.pkv-ombudsmann.de (Kontaktformular auf der Internetseite
- Bundesministerium für Gesundheit, Patientenbeauftragte der Bundesregierung, Friedrichstraße 108, 10 117 Berlin, Tel.: 030-18 441 3420, Fax: 030-18 441 3422, E-Mail: patientenbeauftragter@bmg.bund.de, Internet: www.patientenbeauftragter.de

9.3
Rechnung und Mahnung

Die meisten Patienten bezahlen direkt im Anschluss an eine Behandlung bzw. an den Besuch in der Heilpraktikerpraxis bar. Die Bareinnahme wird in die Tageskasse gelegt und im Kassenbuch unter dem entsprechenden Datum verbucht (▶ **Kap. 4.6.4, S. 105**). Als Bestätigung für die geleistete Zahlung erhält der Patient eine Quittung. Der Quittungsdurchschlag verbleibt als Nachweis bei Ihnen.

Neben dem Namen des Patienten müssen sich auf der Quittung der zu entrichtende Betrag sowie Ihre Praxisanschrift oder Ihr Praxisstempel befinden. Zusätzlich muss der Vermerk „Betrag dankend erhalten" sowie Ihre Unterschrift mit Datum und Ort enthalten sein.

Als Quittungsformular eignen sich vorgefertigte Zweckform-Quittungsformulare, die in der Schreibwarenabteilung im Kaufhaus oder im Fachhandel für Bürobedarf erhältlich sind. Sie können aber auch selbst ein Formular mit Ihrem Praxiskopf erstellen lassen.

Rechnungstellung
Nach Umsatzsteuergesetz sind Heilpraktiker und Ärzte explizit von der Verpflichtung zur Rechnungstellung befreit. Somit entfallen auch die Zwangsangaben, wie sie im Umsatzsteuergesetz genannt sind. Allerdings muss eine Rechnung ausgestellt werden, wenn dies ein Patient verlangt. Das ergibt sich aus der vertraglichen Verpflichtung Patienten gegenüber.
Es gibt kein Gesetz, das über die genauen Angaben Auskunft gibt, die eine Rechnung enthalten muss. Es kann nicht automatisch unterstellt werden, dass das Umsatzsteuergesetz zur Anwendung kommen muss. Daher sollten Rechnungen nur die Angaben enthalten, die den Patienten nützen. Eine Rechnung für die Privatkasse ist somit ausführlicher zu gestalten als eine Rechnung zur Vorlage beim Finanzamt, die nur als Steuerbeleg dient.
Es ist gängige Praxis, Rechnungen eine klare Kennung (Rechnungsnummer) zuzuweisen. Das erleichtert einerseits die Zuordnung eines Geldeingangs auf dem Konto. Eine Rechnung mit Rechnungsnummer lässt andererseits

▼

die Buchführung des Heilpraktikers bei einer möglichen Steuerprüfung in einem besseren Licht erscheinen. Eine Verpflichtung besteht jedoch nicht. Es besteht auch keine Verpflichtung, eine ID- oder Steuernummer auf einer Rechnung zu nennen. Das würde sich nur aus dem Umsatzsteuerrecht ergeben, das bei Heilpraktikern und Ärzten so lange keine Geltung hat, wie sie sich im umsatzsteuerfreien (freiberuflichen) Bereich bewegen.

9.3.1 Rechnungen richtig stellen

Manche Patienten bitten nach einer Behandlung um eine Rechnung. In diesem Fall sollten Sie zunächst klären, wozu sie benötigt wird. Grundsätzlich gibt es 2 Möglichkeiten:
- Die Rechnung dient zur Vorlage beim Finanzamt (► Kasten).
- Die Rechnung dient der Kostenerstattung durch PKV bzw. Beihilfe.

Rechnungen mit Fehlern führen immer wieder zu Auseinandersetzungen – seltener mit dem Patienten, wenn z. B. eine Diagnose auf der Rechnung zur Vorlage beim Finanzamt erscheint. Häufiger dagegen, wenn ein Patient reklamiert, weil die Privatkasse oder Beihilfe nicht oder nur sehr wenig erstatten. Darum ist es wichtig, eine Rechnung zur Vorlage beim Finanzamt bzw. der PKV oder Beihilfe richtig zu stellen.

> **Warum eine Rechnung zur Vorlage beim Finanzamt?**
> Nach § 33 Einkommensteuergesetz (EStG) lassen sich
> - Behandlungskosten durch den Heilpraktiker,
> - Kosten für die Fahrten zum Heilpraktiker sowie
> - Kosten für verordnete Medikamente
>
> als „außergewöhnliche Belastung" steuerlich geltend machen. Die Höhe der Steuerersparnis errechnet sich nach dem Gesamtbetrag der Einkünfte, Familienstand und Anzahl der Kinder. Beträge, die über eine „zumutbare Belastung" hinausgehen, wirken steuermindernd.

Sie sollten Ihre Patienten darüber informieren, ab welcher Rechnungshöhe die Kosten der Behandlung durchaus erhebliche Steuervorteile bieten können. Laut Gesetzgeber liegt die zumutbare Grenze bei:

Gesamtbetrag der Einkünfte	bis 15340€	bis 51130€	> 51130€
ledig, 0 Kinder	5%	6%	7%
verh., 0 Kinder	4%	5%	6%
1–2 Kinder	2%	3%	4%
≥ 3 Kinder	1%	1%	2%

Ein Beispiel
Ein Patient hat 3 Kinder und einen Gesamtbetrag der Einkünfte von 30 000 €. Er kann somit alle Rezept- und Behandlungsbelege abzüglich 300 € (zumutbare Belastung) steuerlich absetzen, d. h., sie werden vom Gesamtbetrag der Einkünfte abgezogen.

Einfache Rechnung für das Finanzamt

Dient die Rechnung zur Vorlage beim Finanzamt, müssen die Praxisanschrift mit Ihrem Namen und der Berufsbezeichnung Heilpraktiker sowie der zu entrichtende Betrag für die erbrachten Leistungen auf dem Rechnungsformular enthalten sein. Eine Diagnose müssen Sie nicht nennen! Damit Patienten eine Rechnung mit einer Überweisung begleichen können, sollte Ihre Bankverbindung enthalten sein. Es ist auch wichtig, ein Zahlungsziel mit Datum anzugeben, denn nur so können Sie einen Zahlungssäumigen in Verzug setzen (► Kap. 9.3.2, S. 282). Kommt es zu einem gerichtlichen Mahnverfahren, ist das wichtig!

> ⚠ **Beachte:** Haben Sie mit einem Patienten abgesprochen, dass er Ihr Honorar erst bezahlen muss, wenn die PKV bzw. die Beihilfe erstattet haben, kommt das einer Stundungsabrede gleich. Schon aus diesem Grund ist es wichtig, ein Zahlungsziel mit Datum anzugeben, bis zu dessen Ablauf die Rechnung spätestens bezahlt sein muss!

Umfasst die Rechnung einen längeren Behandlungszeitraum ist es ausreichend, den Gesamtbetrag auszuweisen und den Behandlungszeitraum mit Anfangs- und Enddatum anzugeben, z. B. Behandlungszeitraum: vom 01.01.2010–17.02.2010.

Manche Patienten möchten aber auch die Fahrtkosten zu einer Behandlung steuerlich geltend machen. Daher kann der Patient den Wunsch äußern, dass Sie die Anzahl der Behandlungstermine oder sogar die einzelnen Daten der Besuche auflisten.

Damit Ihr Patient die Rechnung beim Finanzamt vorlegen kann, benötigt er einen Zahlungsbeleg. Dies kann z. B. der Überweisungs- bzw. Einzahlungsbeleg sein, der den Geldtransfer auf Ihr Konto bestätigt. Als Beleg kann aber auch die Rechnung selbst dienen, vorausgesetzt, sie ist von Ihnen quittiert. Dies heißt, dass Sie wie bei einer Quittung mit Ort, Datum und Ihrer Unterschrift sowie dem Vermerk „Betrag dankend erhalten" den Zahlungseingang direkt auf der Rechnung bestätigen. Wichtig ist hierbei, dass der Name des Patienten bzw. der Person nicht fehlt, die Ihnen den Betrag übergibt. Quittiert wird dem, der die Rechnung bezahlt! Das könnte z. B. bei einem minderjährigen Kind der Vater oder die Mutter sein.

Bezweifelt ein Finanzbeamter, dass der Praxisbesuch einer Heilbehandlung gedient hat, muss der Patient die Notwendigkeit der Behandlung belegen. Damit bei einem Finanzbeamten aber erst gar keine Skepsis aufkommt, sollte die Rechnung keine Angabe Ihres Therapieangebots enthalten. Angaben wie Bio-Facelifting oder Regenerationskuren könnten den Eindruck erwecken, dass keine medizinisch notwendige und von einem Heilpraktiker angeordnete Behandlung durchgeführt wurde, sondern der Patient vorbeugend etwas für den Erhalt der Gesundheit oder Ästhetik getan hat. Das ist steuerlich jedoch nicht begünstigt und kann eine Rechnung für den Patienten wertlos machen.

Ausführliche Rechnung für PKV bzw. Beihilfe

Die Rechnung zur Vorlage bei der PKV bzw. der Beihilfe ist weit umfassender als die einfache Rechnung. Sie muss neben allgemeinen Angaben persönliche patientenbezogene Daten enthalten. Hierzu zählen Geburtsdatum, behandelte Diagnose und einzeln erbrachte Leistungen mit GebüH-Ziffern. Die erbrachten Leistungen sind für jeden Behandlungstag mit dem GebüH-Text, also einer Leistungsbeschreibung, und dem entsprechenden Einzelhonorar aufzulisten.

Sollte die Rechnung einen längeren Behandlungszeitraum und damit mehrere Seiten umfassen, ist ein Übertragssaldo am Seitenende sinnvoll. Der Übertragungssaldo sollte als solcher auch benannt werden, damit er nicht mit dem Gesamtbetrag verwechselt wird. Weisen Sie die Gesamtsumme am Ende der Rechnung mit der Kennzeichnung „Gesamtbetrag" aus, damit der Patient eindeutig zuordnen kann, was er zu begleichen hat.

Hat der Patient Injektionen erhalten, sollten Sie das verwendete Präparat und die Verabreichungsweise angeben, z. B. subkutan, intrakutan, intramuskulär oder intravenös. Jedem Präparat muss die entsprechende Injektionsziffer zugeordnet sein. Auch wenn Sie ein Rezept für die Präparate ausgestellt haben, kann der Sachbearbeiter bzw. der Patient bei der Behandlung mit mehreren Präparaten die Rechnungstellung so besser nachvollziehen. Besonders wichtig ist dies, wenn ein Präparat nicht erstattungsfähig bzw. erstattungspflichtig ist und somit auch die zugehörige Leistungsziffer aus dem Gesamterstattungsbetrag wieder herausgerechnet werden muss.

Denken Sie daran, Ihre Rechnung zu unterschreiben! Seit einigen Jahren verlangt die Beihilfe eine Unterschrift auf der Rechnung, da es wiederholt zu Betrugsfällen gekommen ist.

Es ist zwar nicht Vorschrift, aber falls Sie einem Heilpraktikerverband angehören, sollten Sie den Verbandsstempel mit auf die Rechnung setzen. Einem Berufsverband anzugehören zeigt, dass Sie einer Berufsaufsicht zustimmen und die von den großen Verbänden herausgegebene Berufsordnung respektieren.

9.3 Rechnung und Mahnung

Auf einer Rechnung müssen enthalten sein:
- Name und Anschrift des Patienten
- Rechnungsnummer
- Datum der Rechnungstellung
- Anschrift der Naturheilpraxis mit der Berufsbezeichnung Heilpraktiker
- ggf. Behandlungsdaten und Honorarhöhe der einzelnen Konsultationen
- zu entrichtender Gesamtbetrag
- ggf. Behandlungszeitraum mit Datumsangabe, ggf. Anzahl der Konsultationen
- Ihre Bankverbindung (Bankname, Bankleitzahl, Kontonummer)
- Zahlungsziel mit Datum

Eine Rechnung für die PKV bzw. Beihilfe muss zusätzlich enthalten:
- Geburtsdatum
- Diagnose
- einzeln erbrachte Leistungen mit GebüH-Ziffern, GebüH-Text sowie das Einzelhonorar, das dieser Leistung zuzuordnen ist
- ggf. verwendete Präparate, die der entsprechenden Injektionsziffer zugeordnet werden können
- Gesamtsumme
- Unterschrift des Heilpraktikers
- Verbandstempel (zwar nicht zwingend erforderlich, aber vorteilhaft)

Missverständnisse in der Rechnungstellung

Fehlen Angaben auf der Rechnung oder sind sie unvollständig, kann das dazu führen, dass die Sachbearbeiter der PKV oder Beihilfe die Rechnung zur Korrektur zurückweisen oder die Erstattung verweigern. Unter Umständen kann es sogar dazu kommen, dass ein Sachverständiger zur Rechnungsprüfung angefordert wird! In jedem Fall ist es für den Patienten und für Sie mit einem Mehraufwand verbunden. Missverständnisse treten leider regelmäßig auf, wenn Patienten eine detaillierte Rechnung erhalten, in der eine Behandlung in einzelne GebüH-Ziffern unterteilt ist. Haben Sie z.B. eine analoge Abrechnung einer Behandlung vorgenommen (▶ **Kap. 10.5.2, S. 353 ff.**) kann es vorkommen, dass der Patient das Gefühl hat, Sie hätten Leistungen berechnet, die Sie nicht erbracht haben. Und das, obwohl der Gesamtbetrag mit der Summe übereinstimmt, die Sie ihm im Erstgespräch für die Behandlung genannt haben.

> **Beachte:** Sagen Sie Ihren Patienten schon im Erstgespräch, dass sie sich bei Unklarheiten in der Rechnungstellung jederzeit an Sie wenden können!

Erklären Sie bei Rückfragen jeden Rechnungsposten für den Patienten schlüssig und verständlich. Sie schaffen somit eine Vertrauensbasis und sorgen vor, dass der Patient nicht einfach kommentarlos die Rechnung erstattet, jedoch nie wieder Ihre Praxis aufsucht und Sie vielleicht auch im Freundes- und Bekanntenkreis verunglimpft. Denn in seinen Augen haben Sie ja unkorrekt abgerechnet.

Keine Institutsrechnungen

Die Beihilfe lehnt Institutsrechnungen mit folgender Begründung ab: Wer als Heilpraktiker in einem Institut arbeitet, kann nicht frei und ohne die Interessen der Gesellschaft entscheiden, deren Inhaber oder Gesellschafter keine Behandlungserlaubnis benötigen. Dass verordnete und durchgeführte Behandlungen medizinisch geboten waren und deren Anordnung frei und unabhängig erfolgte, wird nur dann als gewährleistet angenommen, wenn der Rechnungsteller weisungsungebunden ist. Dies ist auch ein wichtiges Merkmal für „Freiberufler", zu denen Heilpraktiker gehören.

Sanatoriumsrechnungen werden nicht erstattet. Das begründet die Beihilfe damit, dass in einem Sanatorium eine Kurbehandlung erfolgt. Wellness, Wohlbefinden, vorbeugende Maßnahmen sind jedoch nicht Gegenstand der Leistungszusage oder nur in einem speziellen Umfang definiert. Auch wenn eine im Sinne der biologischen Medizin notwendige Heilbehandlung durchgeführt wurde, so kann ein unvorteilhafter Rechnungsbogen die Erstattung erschweren oder unmöglich machen.

Es kommt hinzu, dass nur der freie Beruf des Heilpraktikers von der Mehrwertsteuer und Gewerbesteuer befreit ist. Diese vermeidbaren Steuern werden keinesfalls von Kostenträgern toleriert. Auch wenn sie nicht explizit ausgezeichnet sind, könnte bei einer Rechnung, die im Absender

z. B. den auch rechtlich umstrittenen Begriff „Naturheilzentrum" oder „Institut für Naturheilkunde" trägt, unterstellt werden, dass solche Steuern in den Einzelposten eingerechnet sind.

9.3.2 Zahlungserinnerung bei Zahlungsversäumnissen

Eine nicht bezahlte Rechnung ist immer eine unangenehme Situation. Für Sie ganz sicher, meistens aber auch für Ihren Patienten! Zahlungserinnerungen sind Mahnungen und somit, auch wenn Sie das Wort vermeiden, ebenfalls für beide Seiten unangenehm. Denken Sie immer daran. Bei einem seit Jahren treuen und pünktlich zahlenden Patienten sollten Sie als Erstes den direkten Kontakt suchen und ihn bei einer Gelegenheit auf die offene Rechnung ansprechen. Auch wenn das vielleicht im ersten Moment sehr unangenehm erscheint: Es ist bei einem engen Patienten-Therapeuten-Verhältnis der beste Weg! Die schriftliche Zahlungserinnerung sollte erst der nächste Schritt sein.

Zahlungserinnerungen richtig formulieren

Es dauert meist einige Wochen, bis die Beihilfe bzw. die PKV eingereichte Rechnungen bearbeitet hat und die zu erstattenden Behandlungskosten auf das Konto des Patienten überweist. Daher sollten Sie jedem Zahlungssäumigen zunächst unterstellen, dass er
- die Kosten für die Behandlung noch nicht von den Leistungsträgern erhalten hat und daher nicht überweisen konnte,
- die Behandlungskosten zwar bereits erstattet bekam und diese auf seinem Konto eingegangen sind, der Patient aber schlichtweg vergessen hat, das Geld an Sie zu überweisen.

Mit einer Zahlungserinnerung können Sie einen Patienten freundlich darauf aufmerksam machen, dass er Ihnen noch Honorar schuldet. Das auf der Rechnung angegebene Zahlungsziel bleibt jedoch abzuwarten. Sind seit dem Zahlungsziel ungefähr 5–10 Arbeitstage verstrichen, ist eine freundlich formulierte Zahlungserinnerung aber durchaus angebracht.

Erste Zahlungserinnerung

Eine Zahlungserinnerung ist eigentlich eine Mahnung. Dieser Begriff ist jedoch negativ belastet, denn er impliziert, sich falsch verhalten zu haben und dafür gerügt zu werden. Das bringt Distanz in das Patienten-Therapeuten-Verhältnis. Vermeiden Sie daher das Wort „Mahnung" und schreiben Sie stattdessen Zahlungserinnerung. Sätze wie „Bis heute haben Sie es versäumt …", „Sie schulden mir noch …" oder „Bezahlen Sie umgehend …" sind zwar inhaltlich korrekt, sprachlich aber für eine schlichte Erinnerung ebenfalls ungeeignet und zu vermeiden. Mit folgender Formulierung erinnern Sie freundlich, rücksichtsvoll und zweckführend an die noch ausstehenden Behandlungskosten:

„Sicher ist es Ihnen in der Alltagshektik entgangen, die noch offene Rechnung vom xx.xx.xxxx /Rechnungsnummer XX zu überweisen. Daher möchte ich Sie heute daran erinnern."

Sie geben dem Patienten mit dieser Formulierung zu verstehen, dass Sie ihm sein Versäumnis nicht verübeln, sondern wissen, dass so etwas vorkommen kann.

Die Rechnungsnummer, der Rechnungsbetrag und das Rechnungsdatum sollten bei einer Zahlungserinnerung immer mit angegeben werden. Der Patient weiß damit sofort, um welche Rechnung es sich handelt und kann tätig werden, ohne die Originalrechnung zuvor in seinen Unterlagen suchen zu müssen. Vergessen Sie nicht, Ihre Bankverbindung anzugeben.

Sinnvoll ist es, in der Zahlungserinnerung ein erneutes Zahlungsziel zu nennen. Eine Frist von 5–10 Arbeitstagen ab Datum des Schreibens ist angebracht. Der Patient hat somit genügend Zeit, eventuell anzurufen und um einen Zahlungsaufschub bitten zu können, sollten die Behandlungskosten noch nicht von der PKV bzw. Beihilfe erstattet worden sein. Es bleibt aber auch ausreichend Zeit, den Betrag zu überweisen.

Um sicherzugehen sollten Sie den erneuten Termin taggenau benennen, an dem Sie den Zahlungseingang erwarten.

> **Beachte:** Folgender Satz sollte am Ende einer Zahlungserinnerung nicht fehlen:
> „Falls sich dieses Schreiben mit Ihrer Zahlung überschneidet, betrachten Sie es bitte als gegenstandslos."

Es kann immer vorkommen, dass der Patient einen Tag nach dem gesetzten Zahlungsziel überweist oder die Buchung von seinem Konto auf Ihres sich seitens der Bank verzögert hat. Mit diesem Satz weiß der Patient, dass er nicht aktiv werden muss. Er kann die Zahlungserinnerung ignorieren und es entstehen ihm keine Umstände.

Zweite Zahlungserinnerung

Reagiert der zahlungssäumige Patient nicht auf eine freundliche Zahlungserinnerung bis zum gesetzten Termin, sollte im nächsten Schreiben Ihre Verärgerung ruhig spürbar sein. Der Patient hat die Möglichkeit eingeräumt bekommen, die Gründe für sein Zahlungsversäumen zu erklären bzw. die Überweisung zu tätigen. Beides hat er unterlassen. Bedenken Sie: Mit seinem Zahlungsversäumen mindert der Patient Ihren Ertrag, schmälert somit Ihr Einkommen und gefährdet letztendlich auch ein Stück weit Ihre Existenz! Ohne Einnahmen können Sie Rechnungen, Miete und eventuell Gehälter von Mitarbeitern nicht bezahlen!

„Trotz freundlicher Erinnerung konnte ich bis jetzt noch keinen Zahlungseingang feststellen. Eine Begründung oder Erklärung Ihrerseits ist ebenfalls ausgeblieben. Ich bitte Sie nun nachdrücklich, den fälligen Betrag, zuzüglich der mir entstandenen Auslagen, zu begleichen."

Auch hier sollten Sie ein erneutes Zahlungsziel mit Datum nennen. Eine Frist von 5 Arbeitstagen ist ausreichend.

Mahnkosten

Leider lassen sich dem zahlungssäumigen Patienten weder der Zeitaufwand für das Schreiben der Zahlungserinnerungen noch die anfallende Materialkosten in Rechnung stellen. Sie gelten als üblicher Verwaltungsaufwand und können nur dann extra berechnet werden, wenn sie zuvor in einer schriftlichen Honorarvereinbarung als Beträge für Mahnungen beziffert wurden. Der Patient muss diese Extrakosten mit seiner Unterschrift akzeptieren.

Ist der Patient nach der 1. Zahlungserinnerung aber weiter zahlungssäumig, lassen sich ab der 2. Zahlungserinnerung die entstehenden Mahnkosten in einem angemessenen Pauschalbetrag berechnen. Das AG Brandenburg erachtet 2,50 Euro als angemessen (▶ Urteil Az 31 C 190/06, AG Brandenburg).

Dritte Zahlungserinnerung

Eine 3. Zahlungserinnerung ist das letzte Mittel, mit dem Sie versuchen sollten, einen Patienten doch noch zu einer Zahlung zu bewegen. Machen Sie den Zahlungssäumigen in diesem Schreiben darauf aufmerksam, dass erhebliche Kosten auf ihn zukommen, die er aber durch eine unverzügliche Zahlung vermeiden kann. Ein erneutes Zahlungsziel mit Datum innerhalb von max. 5 Tagen inkl. eventueller Feiertage bzw. Wochenende ist ausreichend.

„Nachdem auch die 2. Zahlungserinnerung leider erfolglos blieb, fordere ich Sie auf, den fälligen Rechnungsbetrag in Höhe von XX Euro, zuzüglich der für die Zahlungserinnerungen in Höhe von XX Euro entstandenen Zusatzkosten, unverzüglich auf das Ihnen bekannte Konto zu überweisen. Sollten Sie den Gesamtbetrag nicht bis zum xx.xx.xxxx beglichen haben, werde ich umgehend juristische Schritte in die Wege leiten. Ich möchte Sie darauf aufmerksam machen, dass ein gerichtliches Mahnverfahren mit erheblichen Kosten für Sie verbunden ist, die Sie jetzt noch abwenden können."

Überlegen Sie, ob Sie dem Patienten in dieser letzten Zahlungsaufforderung eine Stundung, Ratenzahlung oder einen Teilerlass der ausstehenden Behandlungskosten bei sofortiger Zahlung anbieten möchten. Ist der Patient grundsätzlich zahlungswillig, aber beispielsweise wegen Arbeitslosigkeit in finanzielle Schwierigkeiten geraten, kommen Sie so doch noch zu Ihrem Geld – oder zumindest zu einem Teil.

Auch wenn Sie mit juristischen Schritten drohen, ist es nicht immer eine gute Idee, diese dann auch einzuleiten. Sowohl ein Inkassounternehmen als auch ein Rechtsanwalt werden zunächst noch einmal mit einem außergerichtlichen Mahnverfahren versuchen, einen zahlungssäumigen Patienten zur Zahlung zu bewegen. Sie stellen ihre Dienste zwar dem Schuldner in Rechnung. Ist der Patient aber zahlungsunfähig, was sicher der häufigste Grund für eine Zahlungssäumigkeit ist, haben Sie neben dem Aufwand und Honorarausfall auch noch diese Kosten zu tragen. Wägen Sie daher gut ab, ob es Sie nicht unverhältnismäßig mehr kostet, die Zahlungssäumigkeit weiter zu verfolgen.

Datenübermittlung an Inkassobüros

Die Übergabe von Rechnungen an ein Inkassobüro inkl. den hierin enthaltenen Informationen über den Patienten stellt prinzipiell kein Problem dar. Gerade anwaltlich geleitete Inkassobüros unterliegen einer Verschwiegenheitspflicht. Doch Vorsicht bei der Onlineübermittlung solcher Daten! Sie darf nur erfolgen, wenn die Daten zuvor verschlüsselt worden sind. In dem Moment, in dem Sie Patientendaten in einer einfachen E-Mail niedergeschrieben, bzw. in einer Word-Datei oder eingescannt als PDF-Datei im Anhang einer E-Mail übermitteln, begehen Sie nach der heutigen Rechtsprechung eine grobe Fahrlässigkeit im Umgang mit zu schützenden Daten. Sensible Daten dürfen online nur verschlüsselt übertragen werden, damit sie nicht von Unbefugten gelesen werden können. Versenden Sie daher nie sensible Patientendaten mit einem einfachen E-Mail-Programm!

Für eine verschlüsselte Online-Übertragung ist ein Verschlüsselungssystem nötig, das ein sehr hohes Maß an Sicherheit gewährt und evtl. auch vom Bundesamt für Datensicherheit zertifiziert ist. Inkassobüros haben auf Ihrer Internetseite meist Online-Formulare, in die Daten der Person, die angemahnt werden soll, eingetragen werden können. Sollte auf der Internetseite kein entsprechender Hinweis zu finden sein, rate ich Ihnen, bei dem Inkassobüro anzufragen, ob das Online-Formular verschlüsselt gesendet wird. Übermitteln Sie die Daten nur, wenn Sie sicher sein können, dass sie verschlüsselt übertragen werden. Nur dann sind Sie auf der sicheren Seite.

Gerichtlicher Mahnbescheid in Eigenregie

Bei einem gerichtlichen Mahnverfahren handelt es sich um ein besonderes Verfahren, mit dem Sie unstrittige Ansprüche auf Zahlung einer Geldsumme durchsetzen können, indem auf Ihren Antrag gegen den Schuldner ein Mahnbescheid ergeht. Widerspricht der Schuldner nicht, können Sie einen Vollstreckungsbescheid beantragen. Wehrt sich der Schuldner allerdings gegen den Vollstreckungsbescheid, kommt es zu einer mündlichen Verhandlung bei Gericht.

Eine sehr preiswerte, aber mit unangenehmer Bürokratie verbundene Alternative ist, ein gerichtliches Mahnverfahren selbst in die Wege zu leiten. Sie können einen Antrag für ein gerichtliches Mahnverfahren entweder bei dem für Sie zuständigen Amtsgericht oder auch online im Internet stellen. Wie Sie in beiden Fällen vorgehen, finden Sie detailliert auf der Internetseite www.mahngerichte.de erläutert (hier werden die Daten übrigens verschlüsselt und somit vor unbefugtem Zugriff geschützt übertragen).

Selbstverständlich können Sie auch einen Rechtsanwalt beauftragen, der sich mit gerichtlichen Mahnverfahren auskennt und Ihnen viel Zeit und Arbeit erspart. Doch bedenken Sie, dass Sie eventuell die Kosten des Rechtsanwalts tragen müssen.

Verzug als Voraussetzung für das Mahnverfahren

Damit Sie ein gerichtliches Mahnverfahren einleiten können, muss der zahlungssäumige Patient (Schuldner) in Verzug kommen. Wann ein Schuldner in Verzug gerät, ist in §286 des Bürgerlichen Gesetzbuches (BGB) genau geregelt.

Ist der Zahlungstermin kalendermäßig bestimmt, haben Sie also ein genaues Datum als Zahlungsziel angegeben, kommt der Patient am darauffolgenden Tag in Verzug. Ist die Zahlung beispielsweise am 31.01.2010 fällig, befindet sich der Patient ab dem 01.02.2010 in Verzug. Sie könnten dann theoretisch ohne eine Zahlungserinnerung ein gerichtliches Mahnverfahren einleiten.

Es gibt auch die Möglichkeit, den Patienten ohne terminlich bestimmtes Zahlungsziel in Verzug zu setzen. Da eine Zahlungserinnerung einer Mahnung gleichkommt, befindet sich Ihr Patient spätestens mit dem Tag in Verzug, an dem er die erste Zahlungserinnerung erhalten hat. So können Sie einen Zahlungssäumigen ebenfalls in Verzug setzen (▶ §286 BGB).

Sie müssen bei einem Gerichtsverfahren unter Umständen beweisen, dass Sie den Patienten angemahnt und damit in Verzug gesetzt haben. Wenn Sie davon ausgehen, dass ein gerichtliches Mahnverfahren unumgänglich ist, sollten Sie daher die Zahlungserinnerung per Einschreiben mit Rückschein versenden. Damit sind Sie auf der sicheren Seite.

Verzugszinsen

Sie können einem zahlungssäumigen Patienten ab dem Tag des Verzugs sog. Verzugszinsen berechnen. Der Verzugszinssatz ist nicht festgeschrieben, sondern variiert. Er setzt sich folgendermaßen zusammen:

5 %-Punkte + der aktuell gültige Basiszinssatz in %-Punkten pro Jahr auf den Rechnungsbetrag.

Für einen im Januar 2010 errechneten Verzugszinssatz hieße das: 5 % + 0,12 % = 5,12 % Verzugszins.

Den jeweils aktuellen Basiszinssatz erfahren Sie bei der Bundesbank (www.bundesbank.de).

Verjährungsfristen

Nach Ablauf von 3 Jahren kann der Patient sich auf die Verjährung berufen. Tut er das, so muss er die entstandene Schuld nicht mehr begleichen.

Sie sollten daher eine Rechnung immer zeitnah stellen, möglichst direkt nach Behandlungsabschluss, oder bei langwierigen Behandlungen monatlich bzw. quartalsweise.

Die regelmäßige Verjährungsfrist von 3 Jahren beginnt am Ende des Jahres, in dem der Anspruch entstanden, also die Behandlung abgeschlossen ist (▶ § 199 BGB).

Die Zustellung eines Mahnbescheids hemmt die Verjährung. Geht aus einem Mahnverfahren ein Vollstreckungsbescheid (= vollstreckbarer Titel) hervor, so gilt für diesen eine Verjährungsfrist von 30 Jahren, d. h. es kann 30 Jahre lang aus diesem Titel vollstreckt werden.

So sollten Sie bei einer Zahlungssäumigkeit vorgehen:

- In direktem Kontakt (z. B. erneuter Behandlungstermin) versuchen zu klären, warum die Rechnung noch nicht beglichen ist.
- 1. Zahlungserinnerung freundlich gestalten. Neues Zahlungsziel nicht vergessen anzugeben (5–10 Arbeitstage ab Datum der Zahlungserinnerung).
- 2. Zahlungserinnerung im Ton direkter und distanzierter gestalten. Auch hier ein neues Zahlungsziel angeben (5 Arbeitstage ab Datum der Zahlungserinnerung). Sie können angemessene Verzugszinsen in Rechnung stellen.
- 3. Zahlungserinnerung als letztes Mittel einer gütlichen Einigung. Angebot einer Stundung oder Ratenzahlung, eventuell einen Teilerlass der Rechnungssumme erwägen. Ein erneutes Zahlungsziel von max. 5 Tagen inkl. eventueller Feiertage bzw. Wochenende angeben. Verzugszinsen nicht vergessen. Zahlungserinnerung per Einschreiben mit Rückschein versenden. Bleibt der Patient zahlungssäumig:
  - Bei geringeren Rechnungsbeträgen erwägen, die Säumigkeit nicht weiter zu verfolgen.
  - Gerichtliches Mahnverfahren selbst beantragen oder einen hierin erfahrenen Rechtsanwalt beauftragen.
- Verjährungsfristen beachten!

Literatur

[1] **Kämper S.** Was tun, wenn die PKV nicht erstattet? In: DHZ 2007; 5: 94

[2] **Kämper S.** Rechnungen in der Heilpraktikerpraxis richtig stellen und so Ärger vermeiden. In: DHZ 2009; 1: 55–56

[3] **Kämper S.** Was tun, wenn ein Patient nicht pünktlich bezahlt? In: DHZ 2009; 2: 47–49

10 Liquidation: GebüH mit Kommentar – Abrechnungstipps – Erstattungstabellen

Das Gebührenverzeichnis für Heilpraktiker (GebüH) stellt die Grundlage für die Abrechnung von Heilpraktikerleistungen dar. In einzelnen Fällen kann auch anhand der analogen Abrechnung auf die Gebührenordnung für Ärzte (GOÄ) ausgewichen werden. Die folgenden Kapitel zeigen Ihnen auf, wie Sie den Rahmen dieser Systeme am besten ausschöpfen, um eine wirtschaftliche Basis für Ihre Praxis zu schaffen. Zwei übersichtliche Erstattungstabellen fassen den Leistungsumfang der einzelnen Kostenträger zusammen und ermöglichen Ihnen das schnelle Nachschlagen im Praxisalltag. Antworten auf häufig gestellte Fragen verdeutlichen Ihnen abschließend die Abrechnungspraxis anschaulich anhand von konkreten Beispielen.

10.1 Einleitung

Das Vorgehen bei der Abrechnung stellt ein wichtiges Marketinginstrument Ihrer Praxis dar, denn es ist ganz maßgeblich für die Zufriedenheit Ihrer Patienten. Darüber hinaus hängt vor allen Dingen auch der wirtschaftliche Erfolg Ihrer Praxis nicht unwesentlich davon ab, wie geschickt Sie Ihre Leistungen liquidieren.

Im Regelfall setzen sich die Patienten einer Heilpraktikerpraxis aus Selbstzahlern und Patienten mit einem Kostenträger (entweder der Beihilfe und/oder einer Privatkrankenversicherung) zusammen. Die Patienten mit einem Kostenträger erwarten häufig eine hundertprozentige Erstattung, was nicht immer unbedingt gegeben ist. Für eine optimale Abrechnungspraxis sollten Sie einerseits die maximale Ausschöpfung der Leistungen des Kostenträgers für Ihre Patienten ermöglichen. Andererseits ist es notwendig, den Patienten mögliche Selbstbehalte im Vorfeld plausibel darzustellen, damit sie darauf vorbereitet sind. Es gilt überwiegend: je mehr Geld Ihre Patienten von ihren jeweiligen Kostenträgern erstattet bekommen, umso zufriedener werden sie sein.

> **❗ Beachte:** Liquidieren Sie keine Leistungen, die Sie nicht erbracht haben, auch wenn Patienten Sie dazu auffordern. Sie können dahingegen durchaus Leistungen erbringen und diese in der Patientenkartei dokumentieren, ohne sie zu liquidieren.

10.1.1 GebüH als Orientierungshilfe

Für Heilpraktiker gibt es keine rechtlich bindende Gebührenordnung, die durch Landes- oder Bundesrecht erlassen wurde, wie die Gebührenordnung für Ärzte (GOÄ). Heilpraktiker unterliegen vielmehr der **Vertragsfreiheit** mit den Patienten. Deshalb sind sie in der Kalkulation ihrer Honorarhöhe grundsätzlich frei. Als Orientierungshilfe für die Erstattung der Heilpraktikerleistung durch die Kostenträger Ihrer privatversicherten oder beihilfeberechtigte Patienten oder der Patienten mit Zusatzversicherung im Rahmen des gesetzlichen Versicherungssystems gibt es das **Gebührenverzeichnis für Heilpraktiker (GebüH)**. Darin werden mögliche – aber auch längst nicht alle – Leistungen des Heilpraktikers aufgelistet. Die Leistungszusagen der Kostenträger sind in der Regel mit dem GebüH verknüpft, jedoch in unterschiedlicher Höhe. Einzelne Krankenkassen orientieren sich aber auch an der GOÄ, wobei hier im Regelfall die Einschränkungen der GOÄ auf Heilpraktiker angewendet werden (Beispiele hierfür werden bei den einzelnen Abrechnungsziffern in ▶ Kap. 10.4, S. 310 ff. genannt). Dabei benutzen sie gerne Ausschlusskriterien, die im GebüH nicht niedergeschrieben sind (▶ Kap. 10.2.3, S. 288).

> **ℹ Allgemeine Info**
> Das GebüH wird als Richtlinie verstanden und ist keine Verordnung, an die Heilpraktiker bei der Vergütung gebunden sind.

10.2 Relevante Leistungsverzeichnisse und Erstattungspraxis der Kostenträger

10.2.1 Der missglückte Versuch eines Leistungsverzeichnisses

Die Gebührenkommission der 6 großen Heilpraktikerverbände hat 1996 ein Leistungsverzeichnis für Heilpraktiker entwickelt, das sich an den Fortschritten der GOÄ anlehnte. Darin wurden auch Leistungen aufgelistet, die bei vielen Kollegen fester Bestandteil der täglichen Praxis sind, wie Bach-Blüten-Therapie, Kinesiologie, Colon-Hydro-Therapie und Farbpunktur nach Mandel. Dieses Werk wurde bewusst abweichend vom GebüH als LVH (Leistungsverzeichnis für Heilpraktiker) entwickelt, um das bewährte GebüH als Grundlage der Leistungszusagen der Beihilfe und Privatkassen nicht gleich aus dem bestehenden Status zu lösen.

Wiederum wurden, wie schon beim GebüH, alle bekannten praktizierenden Heilpraktiker von einem beauftragten statistischen Unternehmen angeschrieben und um Mitarbeit gebeten. Während die Privatkassen an einer Neuauflage des GebüH/LVH durchaus interessiert waren, verweigerte jedoch damals die Bundesbeihilfestelle die Zustimmung. Damit war die Herausgabe des LVH unmöglich geworden.

Im Rückblick stellt sich die Situation jedoch anders dar, und man kann durchaus die Meinung vertreten, dass das Nichtzustandekommen des LVH auch Vorteile mit sich bringt. Schließlich ergeben sich durch die Möglichkeiten der analogen Abrechnung insgesamt auch einige positive Aspekte. So können z. B. Leistungen, die im GebüH nicht gelistet sind, mit anderen vorhandenen Leistungen abgerechnet werden, die den jeweils erbrachten am ähnlichsten sind (▶ Kap. 10.5, S. 353; Analoge Abrechnung). Dies kann zu einer Erstattung führen. Wäre dahingegen die erbrachte Leistung im GebüH/LVH gelistet, müsste genau diese Ziffer selbstverständlich für die Abrechnung herangezogen werden. Eine Erstattung wäre dann möglicherweise ausgeschlossen, wenn ein Kostenträger diese Leistung nicht anerkennen will.

10.2.2 Abrechnung nach dem GebüH

Das derzeit gültige GebüH ist im Wesentlichen die Version von 1985 und damit inzwischen auch veraltet. Im Zuge der Euro-Umstellung wurde es 2001 lediglich leicht überarbeitet und ist seit 01.01.2002 in dieser neuen Fassung gültig. Es wurde von den folgenden 6 Heilpraktiker-Berufsverbänden herausgegeben: BDH, FDH, FH, FVDH, UDH, VDH. Das GebüH enthält Heilpraktikerleistungen und den jeweiligen Honorarrahmen, d. h. mit einem Von-bis-Betrag. Der wiedergegebene Preisrahmen wurde durch eine statistische Umfrage ermittelt, in die alle Heilpraktiker eingebunden waren.

Um einen allgemeinen Konsens zu erzielen, wurden alle bekannten praktizierenden Heilpraktiker von einem beauftragten statistischen Unternehmen angeschrieben und um Mitarbeit gebeten. Dieses Vorgehen ist üblich und eine Grundvoraussetzung, um einen Honorarrahmen benennen bzw. besser zitieren zu können. Jeder Heilpraktiker sollte in einer Tabelle die Honorare eintragen, die er persönlich bei den gelisteten Leistungen liquidiert.

Die im GebüH ausgestalteten Regularien spiegeln geltendes Recht (BGB) und wurden sensibel nach Absprache mit Kostenträgern erarbeitet. Nur so wurde das GebüH 1985 Gegenstand der Leistungszusage der PKV und der Beihilfe.

Die im GebüH genannten Beträge erscheinen auf den ersten Blick enttäuschend. Das GebüH ist dessen ungeachtet die Abrechnungsgrundlage des Heilpraktikers und er muss sich damit seine wirtschaftliche Existenz sichern. Dies wird ihm nur dann gelingen, wenn er die richtigen Ziffern-

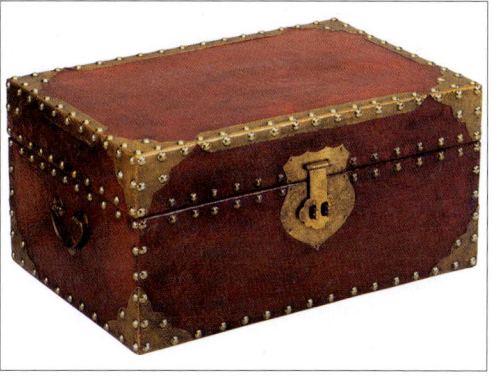

▶ **Abb. 10.1** Heben Sie die Schätze, die sich im GebüH verbergen.

kombinationen effizient nutzt und die kleinen „Schätze" des GebüH erkennt. Häufig wird zum Beispiel übersehen, wie oft **Untersuchungen und Beratungen** neben anderen Leistungen abgerechnet werden können. Die angegebenen Ziffernkombinationen müssen jedoch im Kontext zur genannten Diagnose unbedingt ein schlüssiges Behandlungskonzept erkennen lassen.

Wie Sie das GebüH effizient nutzen können, wird in den ▶ **Kap. 10.3–10.5, S. 306 ff.**) dargestellt.

❗ **Beachte: Nach aktueller Rechtsprechung sind Heilpraktikerrechnungen dann angemessen, wenn sie nach den Regularien des GebüH erstellt wurden.**

10.2.3 Abrechnung nach der GOÄ

Grundsätzlich sollten Heilpraktiker bei der Abrechnung (auch im Rahmen der analogen Abrechnung) so weit wie möglich GebüH-Ziffern und nicht die Nummern der GOÄ nutzen.

Sowohl GebüH als auch GOÄ enthalten eine Reihe von **Einschränkungen** (z. B. Ziffer 4 GebüH kann nur als alleinige Leistung abgerechnet werden), die häufig nicht identisch und in der GOÄ umfangreicher sind. Hier ist es für Sie wichtig, sich an den Begrenzungen des GebüH zu orientieren. Wundern Sie sich aber nicht, wenn es bei einer Abrechnung zu Kürzungen kommt, weil sich die Sachbearbeiter des Kostenträgers an den Einschränkungen der GOÄ und nicht denen des GebüH orientieren. Dies ist üblicherweise dann der Fall, wenn ein solches Vorgehen für die Kostenträger günstiger ist. Unglücklicherweise erhalten die Patienten dann häufig eine Erklärung der Leistungskürzung durch die Kasse, die fälschlicherweise suggeriert, dass der Heilpraktiker nicht korrekt abgerechnet hat.

❗ **Beachte: Die GOÄ hat Vorteile bei der Liquidation von Laborleistungen, die im GebüH sehr unvollständig und oberflächlich gelistet sind. Hier bietet Ihnen die neue 5. Auflage des Hufeland-Leistungsverzeichnisses der Besonderen Therapierichtungen [3] einen guten Überblick über die Möglichkeiten der analogen Abrechnung von Laborleistungen der Komplementärmedizin. Bei der analogen Abrechnung einiger Therapieverfahren (z. B. Kinesiologie) bietet die GOÄ ebenfalls mehr Spielraum.**

Erbringen Sie Leistungen, die nicht im GebüH, aber in der GOÄ gelistet sind, empfehle ich, diese mit der jeweiligen GOÄ-Ziffer unter Angabe der Leistungsbeschreibung zu liquidieren, anstatt nach einer ähnlichen GebüH-Ziffer zu suchen. Dieses Vorgehen dürfte die Abrechnung erleichtern, weil eine Leistung, die im GOÄ aufgeführt ist, als wissenschaftlich allgemein anerkannt gilt und über jeden Zweifel der Erstattungsfähigkeit erhaben ist.

Viele Privatkassen erkennen nicht alle „Heilpraktikerverfahren" oder die im Hufeland-Leistungsverzeichnis (▶ **Kap. 10.2.4, S. 293**) gelisteten Methoden an. Das ist nicht unbedingt nur von Nachteil. Die analoge Abrechnung (▶ **Kap. 10.5, S. 353**) kann auch in diesem Zusammenhang Vorteile bringen.

Die Sätze der ärztlichen Gebührenordnung (GOÄ) sind bei Ausnutzung der üblichen Steigerungsfaktoren (1,15- oder 2,3-fach) in der Regel höher als die des GebüH. Sie liegen damit also über der „üblichen" Vergütung. Deshalb ist hier eine Honorarvereinbarung erwägenswert (▶ **Kap. 9.2, S. 275**).

❗ **Beachte: Eine Abrechnung, die vollständig aus GOÄ-Ziffern besteht, kann zu erheblichen Erstattungsproblemen führen. Solche Rechnungen werden von der Beihilfe generell nicht akzeptiert. Sie müssen darauf achten, dass nicht der Eindruck einer „Arztrechnung" entsteht. Ihr Name und die Bezeichnung „Heilpraktiker" sind hier unumgänglich, sollten aber ohnehin auf jeder Rechnung selbstverständlich sein (▶ Kap. 9.3.1, S. 279).**

Sie können die Regeln der GOÄ für die analoge Abrechnung als positive Anregung ansehen, die Sie kennen sollten. In diesem Zusammenhang sind §6 Abs. 2 der GOÄ (Analogabrechnung) und §12 Absätze 2 und 4 besonders relevant (▶ **Kap. 10.5.2, S. 355**).

10.2.4 Erstattungspraxis der Kostenträger

Wie bereits erwähnt, weichen die Erstattungspraktiken der verschiedenen Leistungsträger voneinander ab. Mitunter kann die Erstattung sogar vom jeweiligen Sachbearbeiter abhängen.

Beamte

Beamte und Versorgungsempfänger bekommen im Krankheitsfall eine anteilige Kostenerstattung in Form einer Beihilfe. Die Restkosten trägt eine Privatversicherung. Die Beihilfefähigkeit der Leistungen von Heilpraktikern ist in den jeweiligen Beihilfevorschriften des Bundes und der Länder geregelt. Die Beihilfestellen des Bundes oder der Länder erstatten in der Regel maximal den unteren GebüH-Betrag oder den Schwellenwert nach der GOÄ, falls dieser noch niedriger sein sollte. Sie lehnen darüber hinaus einige Behandlungsverfahren strikt ab oder erstatten diese nur unter besonderen Bedingungen (▶ Kasten, S. 290).

Beihilfeverordnungen des Bundes und der Länder

Die Beihilfeverordnung des Bundes betrifft Bundesbeamte (z. B. des Grenzschutzes, des Wasser- und Schifffahrtsamts).

Die Bundesbeihilfestelle orientiert sich sehr eng an den Vorgaben des Gesundheitsmodernisierungsgesetzes (GMG) und lehnt beispielsweise die Erstattung von nicht rezeptpflichtigen Arzneimitteln ab. Dieser Wegfall u. a. von naturheilkundlichen Arzneimitteln aus der Erstattung greift seit 2006 auch in NRW und wurde ebenso von den Beihilfestellen anderer Bundesländer nachvollzogen. Die Beihilfestellen haben damit auf die geäußerte Kritik reagiert, dass Beamten, anders als den gesetzlich Versicherten, Arzneien weiterhin von der Beihilfe erstattet wurden. Heilpraktiker sind von dieser Entwicklung entschieden betroffen. Sie müssen angesichts der Situation ihre Patienten über das neue Erstattungsverhalten der Beihilfe informieren, um nicht selbst in Fällen, in denen die Beihilfe die Erstattung der Arzneimittel ablehnt, von Patienten in Regress genommen zu werden.

So unangenehm dieser Umstand ist und uns zusätzliche Zeit für Erklärungsgespräche abverlangt, so trifft uns diese zusätzliche Selbstbeteiligung weniger hart als ein kompletter Wegfall der Beihilfe für Heilpraktikerleistungen.

Die Beihilfeverordnungen der Länder sind uneinheitlich geregelt. Jedes Bundesland hat seine eigene Beihilfeverordnung für die Beamten der Städte und Gemeinden, z. B. städtische Beamte, Polizei (gehobener Dienst), Feuerwehr oder Lehrer. Einige Bundesländer haben die Beihilfeverordnung an den Bund angepasst: Bayern, Berlin, Brandenburg, Thüringen, Mecklenburg Vorpommern, Sachsen-Anhalt (gilt auch für die Postbeamtenkasse).

Bundesländer wie Hessen, Niedersachsen und Rheinland-Pfalz haben in ihren eigenen Beihilfeverordnungen statt der GMG-Kürzungen teilweise schon länger zur Kostendämpfung eine Kopfpauschale (bis zu 700 €/Jahr) erhoben und erstatten deshalb nach wie vor Präparate der Naturheilkunde. Bei der Änderung der Beihilfeverordnung in NRW wurde versucht, nicht die ganze Härte des Gesundheitsmodernisierungsgesetzes vom 01.01.2004 anzuwenden. So wurde die Altersgrenze für die Erstattung nicht verschreibungspflichtiger Arzneimittel auf die Vollendung des 18. Lebensjahres statt auf die des 12. angehoben (▶ Kasten, S. 290).

Auch die Tatsache, dass apothekenpflichtige Arzneimittel beihilfefähig geblieben sind, wenn ein vergleichbares verschreibungspflichtiges Präparat teurer wäre, zeugt von einer grundsätzlich positiven Einstellung des Finanzministeriums.

Das Bundesverwaltungsgericht (BVerwG) hat in einem Urteil vom 12.11.2009 entschieden, dass es als rechtswidrig anzusehen ist, die Beihilfefähigkeit von Aufwendungen für Heilpraktiker auf den Mindestsatz des GebüH zu begrenzen. Dies hat für die Bundesländer Auswirkungen, die sich bisher ausschließlich auf den Mindestsatz des GebüH bezogen haben. Mit Erlass vom 14.12. 2009 hat z. B. das Land Niedersachsen eine Neuregelung verabschiedet, die rückwirkend schon ab 12.11.2009 gilt. Demnach erstatten diese Beihilfen statt des GebüH-Niedrigsatzes den GOÄ-Schwellenwert (▶ Erstattungstabelle, S. 294 ff.). Auch Bayern erstattet entsprechend dem GOÄ-Schwellenwert.

In den Bundesländern, in denen die Beihilfefähigkeit ohnehin immer schon auf die GOÄ-Beträge festgesetzt wurde, wie beispielsweise NRW, hat das BVerwG-Urteil keine Auswirkung. Ich empfehle bei Beihilfepatienten prinzipiell den Betrag in Höhe des GOÄ-Schwellenwerts zu liquidieren. Die Angaben zu den GOÄ-Schwellenwerten können Sie Tabelle 1: Erstattungstabelle GebüH-Leistungen der verschiedenen Kostenträger entnehmen (▶ S. 294 ff.).

Auszug aus der Verordnung über die Gewährung von Beihilfen in Krankheits-, Geburts- und Todesfällen (Beihilfenverordnung – BVO)

Vom 27. März 1975 (GV NRW S. 332). Zuletzt geändert durch Verordnung vom 27. Juni 2008 (GV NRW S. 530, 551)

§ 4, Punkt 7, Satz 2
(…) *Nicht beihilfefähig sind*
a) *Aufwendungen für verschreibungspflichtige Arzneimittel, die nach den Richtlinien des Bundesausschusses der Ärzte und Krankenkassen über die Verordnung von Arzneimitteln in der vertragsärztlichen Versorgung (Arzneimittel-Richtlinien – AMR) von der Verordnung ausgeschlossen sind,*
b) **Arzneimittel, die nicht verschreibungspflichtig sind.**

Satz 2 gilt nicht für Personen bis zum vollendeten 18. Lebensjahr.

Das Finanzministerium kann abweichend von Satz 2 in begründeten Einzelfällen sowie allgemein in Anlage 2 und in den Verwaltungsvorschriften zu dieser Verordnung bestimmen, zu welchen Arzneimitteln (verschreibungspflichtigen und nicht verschreibungspflichtigen), die bei der Behandlung schwerwiegender Erkrankungen als Therapiestandard gelten oder die sich in der klinischen Erprobung befinden, Beihilfen gewährt werden können. Dies gilt auch für Arzneimittel der besonderen Therapierichtungen.

Das Finanzministerium kann weiterhin in Anlage 2 und ergänzend in den Verwaltungsvorschriften zu dieser Verordnung Arzneimittel von der Beihilfefähigkeit ausschließen, die ihrer Zweckbestimmung nach üblicherweise bei geringfügigen Gesundheitsstörungen verordnet werden, die für das Therapieziel oder zur Minderung von Risiken nicht erforderliche Bestandteile enthalten, deren Wirkungen wegen der Vielzahl der enthaltenen Wirkstoffe nicht mit ausreichender Sicherheit beurteilt werden können oder deren therapeutischer Nutzen nicht nachgewiesen ist.

Ausgeschlossene und teilweise ausgeschlossene Untersuchungs- und Behandlungsmethoden

Die Beihilfefähigkeit von Aufwendungen für eine Untersuchung oder Behandlung nach einer **wissenschaftlich nicht allgemein anerkannten Methode** kann und ist vom Bundesministerium des Inneren nach § 6 Abs. 2 BBhV (Bundesbeihilfeverordnung) begrenzt oder ausgeschlossen worden (▶ Kasten unten). Diese Regelung gilt nach § 30 Abs. 4 der Satzung auch für die Postbeamtenkrankenkasse (PBeaKK).

Anlage 1 (zu § 6 Abs. 2 Bundesbeihilfeverordnung - BBhV)
Ausgeschlossene und teilweise ausgeschlossene Untersuchungs- und Behandlungsmethoden
(Fundstelle: BGBl. I 2009, 347-349)

1. Völliger Ausschluss
- *Anwendung tonmodulierter Verfahren, Audio-Psycho-Phonologische Therapie (z. B. nach Tomatis, Hörtraining nach Dr. Volf, Audiovokale Integration und Therapie, Psychophonie-Verfahren zur Behandlung einer Migräne)*
- *Autohomologe Immuntherapie (z. B. ACTI-Cell-Therapie)*
- *Autologe-Target-Cytokine-Therapie (ATC) nach Dr. Klehr*
- *Ayurvedische Behandlungen, z. B. nach Maharishi*
- *Behandlung mit nicht beschleunigten Elektronen nach Dr. Nuhr*
- *Biophotonen-Therapie*
- *Bioresonatorentests*
- *Blutkristallisationstests zur Erkennung von Krebserkrankungen*
- *Bogomoletz-Serum*
- *Brechkraftverändernde Operation der Hornhaut des Auges (Keratomileusis) nach Prof. Barraquer*
- *Bruchheilung ohne Operation*
- *Chelat-Infusionstherapie*
- *Colon-Hydro-Therapie und ihre Modifikationen*
- *Cytotoxologische Lebensmitteltests*
- *Elektro-Neural-Behandlungen nach Dr. Croon*
- *Elektro-Neural-Diagnostik*
- *Frischzellentherapie*
- *Ganzheitsbehandlungen auf bioelektrisch-heilmagnetischer Grundlage (z. B. Bioresonanztherapie, Decoderdermographie, Elektroakupunktur nach Dr. Voll, Elektronische Systemdiagnostik, Medikamententests nach der Bioelektrischen Funktionsdiagnostik [BFD], Mora-Therapie)* ▼

- Gezielte vegetative Umstimmungsbehandlung oder gezielte vegetative Gesamtumschaltung durch negative statische Elektrizität
- Heileurythmie
- Höhenflüge zur Asthma- oder Keuchhustenbehandlung
- Immuno-augmentative Therapie (IAT)
- Immunseren (Serocytol-Präparate)
- Iso- oder hyperbare Inhalationstherapien mit ionisiertem oder nicht ionisiertem Sauerstoff/Ozon einschließlich der oralen, parenteralen oder perkutanen Aufnahme (z. B. Hämatogene Oxydationstherapie, Sauerstoff-Darmsanierung, Sauerstoff-Mehrschritt-Therapie nach Prof. von Ardenne)
- Kariesdetektor-Behandlung
- Kinesiologische Behandlung
- Kirlian-Fotografie
- Kombinierte Serumtherapie (z. B. Wiedemann-Kur)
- Konduktive Förderung nach Petö, sofern nicht als heilpädagogische Behandlung bereits von der Beihilfefähigkeit ausgeschlossen
- Laser-Behandlung im Bereich der physikalischen Therapie
- Modifizierte Eigenblutbehandlung (z. B. nach Garthe, Blut-Kristall-Analyse unter Einsatz der Präparate Autohaemin, Antihaemin und Anhaemin) und sonstige Verfahren, bei denen aus körpereigenen Substanzen des Patienten individuelle Präparate gefertigt werden (z. B. Gegensensibilisierung nach Theurer, Clustermedizin)
- Neurotopische Diagnostik und Therapie
- Niedrig dosierter, gepulster Ultraschall
- Osmotische Entwässerungstherapie
- Psycotron-Therapie
- Pulsierende Signaltherapie (PST)
- Pyramidenenergiebestrahlung
- Radiale Stoßwellentherapie
- Regeneresen-Therapie
- Reinigungsprogramm mit Megavitaminen und Ausschwitzen
- Rolfing-Behandlung
- Schwingfeld-Therapie
- Thermoregulationsdiagnostik
- Trockenzellentherapie
- Vaduril-Injektionen gegen Parodontose
- Vibrationsmassage des Kreuzbeins
- Zellmilieu-Therapie

2. **Teilweiser Ausschluss**
- **Chirurgische Hornhautkorrektur durch Laserbehandlung**
  Aufwendungen sind nur beihilfefähig, wenn eine Korrektur durch Brillen oder Kontaktlinsen nach augenärztlicher Feststellung nicht möglich ist. Vor Aufnahme der Behandlung ist die Genehmigung der Festsetzungsstelle und in Zweifelsfällen eine Bestätigung durch einen Gutachter einzuholen.
- **Extrakorporale Stoßwellentherapie (ESWT) bei orthopädischen, chirurgischen und schmerztherapeutischen Indikationen.**
  Die Aufwendungen sind nur beihilfefähig für die Behandlung der Tendinosis calcerea, der Pseudoarthrose (nicht heilende Knochenbrüche) und des Fasciitis plantaris (Fersensporn). Auf Grundlage des Beschlusses der Bundesärztekammer zur Analogbewertung des EWST sind Gebühren nach GOÄ-Ziffer 1800 beihilfefähig. Daneben sind keine Zuschläge beihilfefähig.
- **Hyperbare Sauerstofftherapie (Überdruckbehandlung)**
  Aufwendungen sind nur beihilfefähig bei Behandlung von Kohlenmonoxydvergiftung, Gasgangrän, chronischen Knocheninfektionen, Septikämien, schweren Verbrennungen, Gasembolien, peripherer Ischämie oder bei mit Perzeptionsstörungen des Innenohres verbundenen Tinnitusleiden.
- **Klimakammerbehandlungen**
  Aufwendungen sind nur beihilfefähig, soweit andere übliche Behandlungsmethoden nicht zum Erfolg geführt haben und die Fortsetzungsstelle aufgrund des Gutachtens eines von ihr bestimmten Amts- oder Vertrauensarztes die Beihilfefähigkeit vor Beginn der Behandlung anerkannt hat.
- **Lanthasol-Aerosol-Inhalationskur**
  Aufwendungen sind nur beihilfefähig bei Aerosol-Inhalationskuren mit hochwirksamen Medikamenten, z. B. mit Aludrin.
- **Magnetfeldtherapie**
  Die Therapie mit Magnetfeldern ist wissenschaftlich allgemein nur anerkannt für die Behandlung der atrophen Pseudoarthrose sowie bei Endoprothesenlockerung, idiopathischer Hüftnekrose und verzögerter Knochenbruchheilung, wenn sie in Verbindung mit einer sachgerechten chirurgischen Therapie durchgeführt wird.

- **Ozontherapie**
  Aufwendungen sind nur beihilfefähig bei Gasinsufflationen, wenn damit arterielle Verschlusserkrankungen behandelt werden und die Festsetzungsstelle aufgrund des Gutachtens eines von ihr bestimmten Amts- oder Vertrauensarztes die Beihilfefähigkeit vor Beginn der Behandlung anerkannt hat.
- **Prostata-Hyperthermie-Behandlung**
  Aufwendungen sind nur beihilfefähig bei Krebsbehandlung.
- **Therapeutisches Reiten (Hippotherapie)**
  Aufwendungen sind nur beihilfefähig bei ausgeprägten zerebralen Bewegungsstörungen (Spastik) oder schwerer geistiger Behinderung, sofern die ärztlich verordnete und indizierte Behandlung durch einen Angehörigen der Heilhilfsberufe (z. B. Krankengymnastik) mit entsprechender Zusatzausbildung durchgeführt wird. Die Leistung wird der Nummer 4 des Hinweises 3 zu § 6 Abs. 1 Nr. 3 zugeordnet.
- **Thymustherapie und Behandlung mit Thymuspräparaten**
  Aufwendungen sind nur beihilfefähig bei Krebsbehandlungen, wenn andere übliche Behandlungsmethoden nicht zum Erfolg geführt haben.

Postbeamte

Die Postbeamtenkrankenkasse rechnet persönlich erbrachte Leistungen nach dem Mindestsatz des GebüH oder dem 1,9-fachen Gebührensatz der entsprechenden GOÄ-Ziffer ab, wenn dieser geringer ausfällt.

Privatversicherte

Privatversicherungen (PKV) regeln die Kostenübernahme entsprechend des abgeschlossenen Versicherungsvertrages. Hier unterscheiden sich die Zuschüsse je nach Versicherung. Die Leistungszusage kann sich auf den niedrigsten GebüH-Beitrag (z. B. Continentale), auf den Schwellenwert (▶ Definition Schwellenwert) der GOÄ (z. B. DKV) oder auf alle GebüH-Beträge (z. B. Ergo, ehemals Victoria, Tarif AN) beziehen.

▶ Definition Schwellenwert

Ein Arzt ist gesetzlich verpflichtet, privatärztliche Leistungen nach der GOÄ abzurechnen. Seine Honorarhöhe kann er jedoch variieren, indem er den GOÄ-Basiswert mit einem Faktor multipliziert. Viele Privatkassen erstatten gemäß Vertrag sogar bis zum 3,5-fachen Gebührensatz.

Ärzte sollen zum einen ihr Honorar selbst bestimmen können und die Möglichkeit haben, die Honorarhöhe „unter Berücksichtigung des Schwierigkeitsgrades und des Zeitaufwandes der einzelnen Leistung sowie der Umstände bei der Ausführung nach billigem Ermessen zu bestimmen (§ 5 Abs. 60 A GOÄ)" [22, S. 46). In der Regel darf eine Gebühr jedoch nur zwischen dem 1-Fachen und dem 2,3-Fachen des Gebührensatzes bemessen werden, z. B.

- persönlich erbrachte Leistungen: Schwellenwert 2,3-fach GOÄ,
- Laborleistungen: 1,15-fach GOÄ.

Das Überschreiten dieser Spanne ist nur dann zulässig, wenn Besonderheiten der oben genannten Bemessungskriterien dies rechtfertigen. Der Schwellenwert ist der Faktor, ab dessen Überschreitung in der Rechnung vom Arzt eine Begründung gegeben werden muss.

Einige Krankenversicherungen erstatten auch Leistungen, die im GebüH nicht gelistet sind und werben aus Wettbewerbsgründen gerade mit der Erstattung von Heilpraktikerleistungen (z. B. Ergo, ehemals Victoria, Continentale und Barmenia) und Naturheilverfahren. Dadurch entsteht für den Patienten ein Leistungsanspruch bei „heilpraktikertypischen" Leistungen.

Die Ergo- und Continentale-Versicherungen haben diese Leistungszusage auf das sog. „Hufeland-Leistungsverzeichnis der Besonderen Therapierichtungen" [3] ausgeweitet. Die Hufelandgesellschaft ist der Dachverband der Ärztegesellschaften im Bereich Naturheilverfahren, Homöopathie, anthroposophische Medizin und der weiteren komplementärmedizinischen Verfahren. Sie hat es sich in diesem Werk zur Aufgabe gemacht, alternative Heilverfahren aufzulisten und mit GOÄ-Ziffern als analogen Bewertungsmaßstab zu versehen. Im Hufeland-Verzeichnis werden auch Verfahren genannt und mit Gebührenziffern bewertet, die im GebüH bisher nicht oder unvollständig und nicht dem Leistungsumfang angemessen aufgelistet sind (eine vollständige Liste ▶ Kasten). Privatkassen, die ihre Leistungszusage auf das Hufeland-Leistungsverzeichnis ausgeweitet haben, erkennen somit diese Verfahren an, auch wenn sie im GebüH nicht gelistet sind. Es wird jedoch nicht automatisch nach den Hufeland-Empfehlungen, die ausschließlich GOÄ-Nummern anbieten, erstattet. In solchen Fällen muss mit GebüH-Ziffern analog abgerechnet werden (▶ **Kap. 10.5.2, S. 353**, Ergänzendes Leistungsverzeichnis der Continentale Versicherung für Naturheilverfahren).

> **P Praxistipp**
>
> Sie können Problemen vorbeugen, indem Sie Ihre Patienten bitten, die Leistungszusagen in ihren Verträgen mit der Kasse nachzuschauen. Die Verträge müssen diese Leistungen eindeutig definieren (z. B. GOÄ-Schwellenwert oder GebüH-Eingangswert). Aus der Tabelle in ▶ **Kap. 10.3** ist zu erkennen, in welcher Höhe der Patient die Kosten dann erstattet bekommt.

Häufig verweigern Privatkassen die Bezahlung der im GebüH aufgeführten Leistungen allerdings auch mit dem Hinweis auf die „fehlende medizinische Notwendigkeit" (▶ **Kap. 6.7.4, S. 173**).

Internet

- **Gesetze allgemein**
    - Bundesrecht im Internet: http://www.gesetze-im-internet.de/
    - Justizportal des Landes Nordrhein-Westfalen: http://www.lexsoft.de/lexisnexis/justizportal_nrw.cgi
- **Postbeamtenkasse:** Höchstbeträge für Kassenleistungen bei Behandlungen durch Heilpraktikerinnen und Heilpraktiker: http://www.pbeakk.de/startseite/service/broschueren/gebuehrenordnung-verzeichnisse.html
- **Die Beihilfe:** http://www.die-beihilfe.de/home
- **Gebührenverzeichnis für Heilpraktiker:**
    - http://www.bdh-online.de/816.0.html
    - http://www.versicherung-vergleiche.de/onlinerechner/ambulant/pdf/gebueh.pdf
- **Gebührenordnung für Ärzte**
    - http://www.pkv.de/recht/rechtsquellen/gebuehrenordnung_fuer_aerzte_goae.pdf
    - http://www.aerztekammer-bw.de/20/goae/index.html

Im Hufeland-Leistungsverzeichnis aufgeführte Verfahren

- Akupunktur
- Anthroposophische Medizin
- Antihomotoxische Medizin
- Applied Kinesiology (Kinesiologie)
- Aromatherapie
- Ayurveda
- Bioenergetische Medizin (EAV, Bioenergetische Funktionsdiagnostik und -therapie)
- Eigenblutbehandlungen
- Ernährungstherapie
- Feldenkrais
- Homöopathie (auch Komplexmittel, Nosoden)
- Hydrotherapie
- Hyperthermie
- Laborleistungen (Komplementärmedizin)
- Lüscher-Color-Test
- Magnetfeldtherapie
- Mikrobiologische Therapie
- Neuraltherapie
- Organotherapie
- Orthomolekulare Therapie
- Osteopathie
- Ozon-Sauerstoff-Therapie
- Physikalische Therapie
- Phytotherapie
- Proteonik
- Sauerstofftherapien
- Schüssler-Therapie
- Spagyrik
- Thermographie
- Traditionelle Chinesische Medizin
- Umweltmedizin

10.3 Erstattungstabellen 1 und 2

10.3.1 Erstattungstabelle 1: GebüH-Leistungen der verschiedenen Kostenträger

▶ Tab. 10.1 Leistungen der Kostenträger.

Leistungsbeschreibung	GebüH-Ziffer	GebüH-Betrag von-bis	GOÄ-Nummer	GOÄ-Schwellenwert	Beihilfe****	PBeaKK
Allgemeine Leistungen	1-10					
Eingehende Untersuchung	1	€ 12,30 bis 20,50	6	13,41 €	12,30 €	11,08 €
Homöopathische Repertorisation	2	€ 15,40 bis 41,00	30 (Erstanamnese ≥ 60 Min)	120,65 €	15,40 €	15,40 €
Homöopathische Repertorisation	2 (A)	€ 15,40 bis 41,00	31 (Folgerepertorisation ≥ 30 Min)	60,33 €	15,40 €	15,40 €
Kurze Information	3	bis € 4,50	2	3,15 €	3,20 €	2,62 €
Eingehende Beratung	4	€ 16,40 bis 22,00	3	20,11 €	16,40 €	16,40 €
Beratung, auch mittels Fernsprecher	5	€ 8,20 bis 20,50	1	10,72 €	8,20 €	8,20 €
Beratung, außerhalb der Sprechstunde	6	€ 17,00 bis 24,50	1 + Zuschlag A	10,72 + 4,08 €	14,80 €	12,93 €
Beratung, nachts	7	€ 19,50 bis 28,50	1 + Zuschlag B	10,72 + 10,49 €	19,50 €	19,34 €
Beratung, Sonn- und Feiertags	8	€ 15,40 bis 27,00	1 + Zuschlag D	10,72 + 12,82 €	15,40 €	15,40 €
Hausbesuch, einschließlich Beratung	9					
Hausbesuch, bei Tag	9.1	€ 21,50 bis 29,50	50	42,90 €	21,50 €	21,50 €
Hausbesuch (Eilbesuch)	9.2	€ 24,00 bis 32,00	50 + Zuschlag E	42,90 + 9,33 €	24,00 €	24,00 €
Hausbesuch (Nacht und Sonn- und Feiertage)	9.3	€ 27,50 bis 36,50	50 + Zuschlag G	42,90 + 26,23 €	27,50 €	27,50 €

▶ Tab. 10.1 Fortsetzung.

Leistungsbeschreibung	GebüH-Ziffer	GebüH-Betrag von-bis	GOÄ-Nummer	GOÄ-Schwellenwert	Beihilfe****	PBeaKK
Nebengebühren für Hausbesuche	10					
Wegegeld bei Tag pro Std. bis 2 km	10.1	bis € 5,50	§8	3,58 €	3,58 €	5,50 €
Wegegeld bei Nacht pro Std. bis 2 km	10.2	bis €10,50	§8	7,16 €	7,16 €	10,50 €
Erstattung der Auslagen für öffentliche Verkehrsmittel	10.3	Erstattung der Beträge	–	–	–	–
Durch besondere Vereinbarung mit dem Patienten, wie Bestellung eines Transportmittels.	10.4	Vergütung des Zeitversäumnisses	–	–	–	–
km-Geld *bei Tag* von 2 km–25 km pro km, bei Benutzung des eigenen Fahrzeugs	10.5	bis € 1,25	§8	6,65 € (bis 5 km) 10,23 € (5–10 km) 15,43 € (10–25 km)	1,25 €	1,25 €
km-Geld *bei Nacht* von 2 km–25 km pro km, bei Benutzung des eigenen Fahrzeugs	10.6	bis € 2,50	§8	10,23 € (bis 5 km) 15,34 € (5–10 km) 25,56 € (10–25 km)	2,50 €	2,50 €
ab 26 km einfache Fahrt, pro Kilometer	10.7	bis € 0,25	§9	0,26 €	0,25 €	0,25 € *
Reiseentschädigung bei mehr als 6 Std.: tatsächlich entstandene Reisekosten und Zeitaufwand pro Stunde	10.8	€ 10,50 bis 20,50 pro h	§9	51,13 € je Tag (bis 8 h) 102,26 € je Tag (ab 8 h)	10,50 €	10,50 € *
Schriftliche Auslassungen und Krankheitsbescheinigungen	11					
Kurze Krankenbescheinigung oder Brief im Interesse des Patienten	11.1	€ 3,60 bis 15,50	70	5,36 €	3,60 €	3,60 €
Ausführlicher Krankheitsbericht	11.2	€ 10,30 bis 20,50	75 (Krankheitsbericht)	17,43 €	10,30 €	10,30 €
Gutachten	11.2 (A)	€ 10,30 bis 20,50	80 (Gutachten)	40,22 €	10,30 €	10,30 €
Individuell angefertigter schriftlicher Diätplan	11.3	€ 10,50 bis 26,00	76	9,38 €	9,40 €	7,75 €

▶ **Tab. 10.1** Fortsetzung.

Leistungsbeschreibung	GebüH-Ziffer	GebüH-Betrag von-bis	GOÄ-Nummer	GOÄ-Schwellenwert	Beihilfe****	PBeaKK
Laboruntersuchungen (Chemisch-physikalische Untersuchungen)	12					
Harnuntersuchung, qualitativ	12.1	bis zu € 3,10	3511	3,35 €	3,10 €	3,10 €
Harnuntersuchung, quantitativ	12.2	bis € 4,60	3531	4,69 €	4,60 €	4,60 €
Harnsediment	12.4	bis € 4,60	3531/3653	4,69/3,35 €	3,35 €	4,60 €
Karzinochrom-Reaktion	12.5	bis € 17,90	–	–	17,90 €	0,00 €
Blutstatus	12.7	bis € 18,00	3550 Hb, Eri, Leuko 3502 Ausstrich Diff. 3503 Hämatokrit	4,02 € 8,04 € 4,69 €	15,80 €	12,07 €
Blutzucker, reflektorisch	12.8	bis € 8,00	3560	2,68 €	2,70 €	2,68 €
Hämoglobin-Bestimmung	12.9	bis € 5,50	3550	4,02 €	4,10 €	4,03 €
Differenzierung des gefärbten Blutausstrichs	12.10	bis € 7,70	3502	8,04 €	7,70 €	7,70 €
Zählung der Leuko- u. Erythrozyten	12.11	bis € 5,50	3550 3551 3504 (mikroskop. Best.)	4,02 € 1,34 € 4,02 €	5,50 €	4,03 € 1,35 €
Blutkörperchen-Senkungsgeschwindigkeit	12.12	bis € 6,00	3501	4,02 €	4,10 €	4,03 €
Einfache Blutuntersuchung	12.13	bis € 9,50	3509	6,70 €	6,70 €	6,70 €
Aufwendige Blutuntersuchung	12.14	bis € 10,50	3512 ff. (Abschnitt M)	4,69 €	4,69 € *****	8,04 €
Fotometrie, pro Einzeluntersuchung	12.15	bis € 10,50	3512 ff.	4,69 €	4,69 € **/*****	–
Sonstige Untersuchungen	13					
Sonstige Blutuntersuchungen	13.1	€ 10,50 bis 31,00	3510	8,04 €	8,10 €	8,04 €

▶ **Tab. 10.1** Fortsetzung.

Leistungsbeschreibung	GebüH-Ziffer	GebüH-Betrag von-bis	GOÄ-Nummer	GOÄ-Schwellenwert	Beihilfe****	PBeaKK
Spezielle Untersuchungen	14					
Untersuchung, Augenvordergrund	14.1	€ 5,20 bis 10,50	1240	9,92 €	5,20 €	5,20 €
Untersuchung, Augenhintergrund	14.2	€ 5,20 bis 10,50	1242	20,38 €	5,20 €	5,20 €
Grundumsatzbestimmung nach Read	14.3	€ 5,20 bis 8,00	—	—	5,20 €	4,86 €
Grundumsatz Atemgasuntersuchung	14.4	€ 10,30 bis 26,00	665 ohne CO_2 666 mit CO_2	12,69 € 23,82 €	10,30 €	10,30 €
Spirometrische Untersuchung, Prüfung der Lungenkapazität	14.5	€ 10,50 bis 20,50	608	7,97 €	8,00 €	6,65 €
EKG ab 9 Ableitungen	14.6	€ 26,00 bis 51,50	651	26,54 €	26,00 €	26,00 €
EKG bis 8 Ableitungen	14.7	€ 20,50 bis 31,00	650	15,95 €	16,00 €	13,29 €***
Oszillografische Untersuchung	14.8	€ 5,20 bis 25,50	621	13,32 €	5,20 €	5,20 €
Herz-Kreislauf-Untersuchung nach Schellong	14.9	€ 10,50 bis 25,50	600	9,79 €	9,80 €	8,08 €
Gefäßdoppler-Untersuchung	14.10	bis € 11,30	643	12,59 €	11,30 €	11,30 €
Fotoaufnahmen	15					
Fotoaufnahmen, schwarz-weiss	15.1	€ 5,50 bis 15,50	—	—	—	—
Vergrößerungen und Farbaufnahmen	15.2	Berechnung des handelsüblichen Preises	—	—	—	—
Bioenergetische Verfahren	16					
Elektro-Neural-Diagnostik	16.1	€ 10,50 bis 26,00	—	—	—	—
Segmentdiagnostik	16.2	€ 5,20 bis 20,50	—	—	5,20 €	5,20 €
Bioelektrische Funktionsdiagnostik	16.3	€ 15,50 bis 41,00	—	—	—	—
Hautwiderstandsmessung	16.4	€ 5,20 bis 26,00	—	—	5,20 €	5,20 €

▶ **Tab. 10.1** Fortsetzung.

Leistungsbeschreibung	GebüH-Ziffer	GebüH-Betrag von-bis	GoÄ-Nummer	GoÄ-Schwellenwert	Beihilfe****	PBeaKK
Neurologische Untersuchungen	17					
Neurologische Untersuchungen	17.1	€ 5,20 bis 26,00	800	26,14 €	5,20 €	5,20 €
Spezielle Behandlungen	18–23					
Heilmagnetische Behandlung	18					
Einfache heilmagnetische Spezialbehandlung (klein)	18.1	€ 5,50 bis 10,50	–	–	–	–
Heilmagnetische Spezialbehandlung, in zeitlicher Hinsicht das gewöhnliche Maß überschreitend (groß)	18.2	€ 8,00 bis 26,00	–	–	–	–
Psychotherapie	19					
Psychotherapie bis 30 Min. Dauer	19.1	€ 15,50 bis 26,00	–	–	–	–
Psychotherapie bis 90 Min. Dauer	19.2	€ 26,00 bis 46,00	–	–	–	–
Psychodiagnostischer Befund	19.3	€ 15,50 bis 38,50	–	–	–	–
Psychotherapeutisches Gutachten	19.4	bis € 15,50	–	–	–	–
Psychologische Exploration mit eingehender Beratung	19.5	€ 15,50 bis 46,00	–	–	–	–
Anwendung und Auswertung verschied. Testverfahren	19.6	€ 15,50 bis 38,50	–	–	–	–
Behandlung der Sprechorgane	19.7	€ 10,50 bis 31,00	–	–	–	–
Heilhypnose	19.8	€ 15,50 bis 26,00	–	–	–	–
Atemtherapie, Massagen	20					
Atemtherapeutische Behandlungsverfahren	20.1	€ 13,00 bis 31,00	505	8,92 €	9,00 €	7,43 €
Nervenpunktmassage	20.2	€ 8,00 bis 15,50	523 A	6,82 €	6,90 €	5,69 €

▶ **Tab. 10.1** Fortsetzung.

Leistungsbeschreibung	GebüH-Ziffer	GebüH-Betrag von-bis	GOÄ-Nummer	GOÄ-Schwellenwert	Beihilfe****	PBeaKK
Bindegewebsmassage	20.3	€ 8,00 bis 20,50	523	6,82 €	6,90 €	5,69 €
Teilmassage	20.4	€ 5,50 bis 10,50	520	4,72 €	4,80 €	3,93 €
Großmassage	20.5	€ 10,50 bis 18,00	521	6,82 €	6,90 €	5,69 €
Sondermassagen						
• Unterwasser-Druckstrahl-Massage	20.6	€ 10,50 bis 20,50	527	9,86 €	9,90 €	8,22 €
• Lymphdrainage	20.6 (A)	€ 10,50 bis 20,50	523	6,82 €	6,90 €	5,69 €
• Schrägbettbehandlung	20.6 (B)	€ 10,50 bis 20,50	516	6,82 €	6,90 €	5,69 €
Medico-mechanische Behandlung	20.7	€ 10,50 bis 26,00	510	7,34 €	7,40 €	6,12 €
Einreibung zu therapeutischen Zwecken	20.8	€ 5,50 bis 8,00	520 A	4,72 €	4,80 €	3,93 €
Akupunktur	21					
Akupunktur Nadelstichtechnik, einschließlich Pulsdiagnose	21.1	€ 10,30 bis 26,00	269	26,81 €	10,30 €	10,30 €
Akupunktur Nadelstichtechnik, einschließlich Pulsdiagnose	21.1 (A)	€ 10,30 bis 26,00	269a (Akupunktur zur Schmerzbehandlung ≥ 20 min)	46,92 €	10,30 €	10,30 €
Moxabehandlung, EAV, Injektionen und Quaddelungen in Akupunkturpunkte	21.2	€ 5,20 bis 15,50	266	8,04 €	5,20 €	5,20 €
Inhalationen	22					
Inhalation	22.1	€ 5,50 bis 13,00	500	3,99 €	4,00 €	3,32 €
Aerosole	23					
Überdruck Inhalation	23.1	€ 5,20 bis 15,50	501	9,02 €	5,20 €	5,20 €

▶ **Tab. 10.1** Fortsetzung.

Leistungsbeschreibung	GebüH-Ziffer	GebüH-Betrag von-bis	GOÄ-Nummer	GOÄ-Schwellenwert	Beihilfe****	PBeaKK
Eigenblut, Eigenharn	24					
Eigenblutinjektion	24.1	€ 10,30 bis 13,00	284	12,07 €	10,30 €	9,98 €
Eigenharninjektion	24.2	€ 5,20 bis 13,00	–	–	5,20 €	5,20 €
Injektionen, Infusionen	25					
Injektion, subkutan/ intrakutan	25.1	bis € 5,20	252	5,36 €	5,20 €	4,43 €
Injektion, intramuskulär	25.2	bis € 5,20	252	5,36 €	5,20 €	4,43 €
Injektion, intravenös/ intraarteriell	25.3	bis € 7,70	253	9,38 €	7,70 €	7,70 €
Quaddelbehandlung	25.4	€ 7,20 bis 13,00	266	8,04 €	7,20 €	6,65 €
Injektion, intraartikulär	25.5	€ 5,20 bis 15,50	255	12,74 €	5,20 €	5,20 €
Neuraltherapie nach Huneke	25.6	€ 7,70 bis 26,00	255 perineural 268 Infiltrat.	12,74 17,43	7,70 €	7,70 €
Infusion, intravenös	25.7	bis € 8,70	271	16,09 €	8,70 €	8,70 €
Dauertropfinfusion	25.8	bis € 12,80	272	24,13 €	12,80 €	12,80 €
Ozon-Sauerstoff-Injektion i.m.	25.9	€ 7,70 bis 13,00	–	–	7,70 €	7,70 €
Ozon-Sauerstoff-Injektion, intraarteriell	25.10	€ 13,00 bis 26,00	254 A	10,72 €	10,80 €	8,85 €
HOT oder ähnliche Behandlungen	25.11	€ 26,00 bis 51,50	–	–	–	–
Blutentnahmen	26					
Blutentnahme	26.1	bis € 3,60	250	4,20 €	3,60 €	3,50 €
Aderlass	26.2	bis € 12,80	285	14,75 €	12,80 €	12,18 €

▶ **Tab. 10.1** Fortsetzung.

Leistungsbeschreibung	GebüH-Ziffer	GebüH-Betrag von-bis	GOÄ-Nummer	GOÄ-Schwellenwert	Beihilfe****	PBeaKK
Hautableitungsverfahren, Hautreizverfahren	27					
Blutegelbehandlung	27.1	€ 10,50 bis 31,00	747	5,90 €	5,90 €	4,86 €
Skarifikation der Haut	27.2	€ 5,50 bis 10,50	388	4,69 €	4,70 €	3,88 €
Schröpfen, unblutig	27.3	€ 5,20 bis 8,00	747	5,90 €	5,20 €	4,86 €
Schröpfen, blutig	27.4	€ 10,50 bis 20,50	747	5,90 €	5,90 €	4,86 €
Schröpfkopfmassage, einschl. Gleitmittel	27.5	€ 5,20 bis 10,50	747	5,90 €	5,20 €	4,86 €
Anwendung von Saugapparaten	27.6	€ 10,50 bis 26,00	747	5,90 €	5,90 €	4,86 €
Fontanellen	27.7	€ 5,20 bis 15,50	746 A	6,17 €	5,20 €	5,09 €
Cantharidenblasen	27.8	€ 5,20 bis 10,50	200 A	6,03 €	5,20 €	4,98 €
Reinjektion des Blaseninhalts	27.9	€ 5,20 bis 10,50	252 A	5,36 €	5,20 €	4,43 €
Anwendung von Pustulantien	27.10	€ 5,20 bis 10,50	200 A	6,03 €	5,20 €	4,98 €
Baunscheidt-Behandlung	27.11	€ 10,30 bis 20,50	384 A	5,36 €	5,36 €	6,65 €
Bier'sche Stauung	27.12	€ 5,20 bis 8,00	200 A	6,03 €	5,20 €	4,98 €
Infiltrationen	28					
Paravertebrale Infiltration, einmalig	28.1	€ 7,70 bis 15,50	267	10,72 €	7,70 €	7,70 €
Paravertebrale Infiltration, mehrmalig	28.2	€ 10,30 bis 20,50	268	17,43 €	10,30 €	10,30 €
Roeder'sche Verfahren	29					
Mandelabsaugen	29.1	€ 8,00 bis 15,50	1498	5,90 €	5,90 €	4,86 €

▶ Tab. 10.1 Fortsetzung.

Leistungsbeschreibung	GebüH-Ziffer	GebüH-Betrag von-bis	GOÄ-Nummer	GOÄ-Schwellenwert	Beihilfe****	PBeaKK
Sonstiges	30					
Ohrspülung	30.1	€ 8,00 bis 15,50	1566	6,03 €	6,10 €	4,98 €
Beutelbegasung	30.2	€ 10,30 bis 36,00	–	–	10,30 €	10,30 €
Abszesse u.a.	31					
Abszesseröffnung	31.1	€ 5,20 bis 13,00	2428	10,72 €	5,20 €	5,20 €
Entfernung von Aknepusteln	31.2	€ 5,20 bis 10,50	758	10,05 €	5,20 €	5,20 €
Versorgung einer frischen Wunde	32					
Wundversorgung einer kleinen Wunde	32.1	€ 5,20 bis 10,50	2000	9,38 €	5,20 €	5,20 €
Wundversorgung einer großen Wunde	32.2	€ 10,30 bis 15,50	2003	17,43 €	10,30 €	10,30 €
Verbände	33					
Verbände, einfach	33.1	€ 5,20 bis 15,50	200	6,03 €	5,20 €	4,98 €
Verbände, elastisch	33.2	€ 5,20 bis 15,50	201 A	8,71 €	5,20 €	5,20 €
Verbände, Kompression oder Zinkleim	33.3	€ 5,20 bis 13,00	204	12,74 €	5,20 €	5,20 €
Gelenk- und Wirbelsäulenbehandlung	34					
Chiropraktische Behandlung	34.1	€ 10,50 bis 18,00	3305	4,96 €	5,00 €	4,10 €
Chiropraktischer Eingriff gezielt (an der Wirbelsäule)	34.2	€ 15,40 bis 19,00	3306	19,84 €	15,40 €	15,40 €

▶ **Tab. 10.1** Fortsetzung.

Leistungsbeschreibung	GebüH-Ziffer	GebüH-Betrag von-bis	GOÄ-Nummer	GOÄ-Schwellenwert	Beihilfe****	PBeaKK
Osteopathische Behandlung	35					
• des Unterkiefers	35.1	€ 7,70 bis 15,50	2680 A	13,41 €	7,70 €	7,70 €
• der Schultergelenke	35.2	€ 15,40 bis 26,00	2217 A	49,60 €	15,40 €	15,40 €
• der Handgelenke, der Oberschenkel, der Unterschenkel, der Vorderarme und der Fußgelenke	35.3	€ 15,40 bis 26,00	2211 A	37,27 €	15,40 €	15,40 €
• der Schlüsselbeine und der Kniegelenke	35.4	€ 5,20 bis 15,50	2221 A	14,88 €	5,20 €	5,20 €
• der Daumen	35.5	€ 5,20 bis 13,00	2207 A	19,84 €	5,20 €	5,20 €
• der Finger und Zehen	35.6	€ 5,20 bis 13,00	2205 A	12,47 €	5,20 €	5,20 €
Hydro- und Elektrotherapie	36					
Medizinisches Vollbad	36.1	€ 5,20 bis 15,50	532	7,97 €	5,20 €	5,20 €
Medizinische Teilbad	36.2	€ 5,50 bis 8,00	531	4,83 €	4,90 €	4,02 €
Darmbad	36.3	€ 7,70 bis 23,00	533	15,74 €	7,70 €	7,70 €
Kneipp'sche Güsse	36.4	€ 5,50 bis 8,00	531 A	4,83 €	4,90 €	4,02 €
Elektrische Bäder- und Heißluftbäder	37					
Teilheißluftbad, z. B. Kopf oder Arm	37.1	€ 5,50 bis 8,00	535	3,46 €	3,50 €	2,88 €
Ganzheißluftbad, z. B. Rumpf und Beine	37.2	€ 8,00 bis 10,50	536	5,35 €	5,40 €	4,46 €
Heißluftkasten	37.3	€ 5,20 bis 10,50	536	5,35 €	5,20 €	4,46 €
Vierzellenbad	37.4	€ 8,00 bis 13,00	553	4,83 €	4,90 €	4,02 €
Vollbad (Stangerbad)	37.5	€ 7,70 bis 13,00	554	9,55 €	7,70 €	7,70 €

▶ Tab. 10.1 Fortsetzung.

Leistungsbeschreibung	GebüH-Ziffer	GebüH-Betrag von-bis	GoÄ-Nummer	GoÄ-Schwellenwert	Beihilfe****	PBeaKK
Spezialpackungen	38					
Fangopackung	38.1	€ 8,00 bis 15,50	530	3,67 €	3,70 €	3,06 €
Paraffinpackung, örtlich	38.2	€ 8,00 bis 15,50	530	3,67 €	3,70 €	3,06 €
Paraffinpackung, ganz	38.3	€ 10,50 bis 23,00	530	3,67 €	3,70 €	3,06 €
Kneippwickel	38.4	€ 10,50 bis 31,00	530	3,67 €	3,70 €	3,06 €
Elektro-physikalische Heilmethode	39					
Lichtbestrahlung	39.1	€ 5,50 bis 8,00	560	3,25 €	3,30 €	2,72 €
Ganzbestrahlung	39.2	€ 7,70 bis 10,50	567 A	9,55 €	7,70 €	7,70 €
Faradisation	39.4	€ 5,50 bis 15,50	551 A	5,04 €	5,10 €	4,20 €
Influenzmaschine	39.5	€ 5,50 bis 10,50	551 A	5,04 €	5,10 €	4,20 €
Infrarot-Bestrahlung	39.6	€ 5,50 bis 8,00	538	4,20 €	4,20 €	3,50 €
Verschorfung m. heißer Luft/ Dämpfen	39.7	€ 5,20 bis 10,50	741	10,19 €	5,20 €	5,20 €
Hochfrequenzbehandlung	39.8	€ 5,50 bis 15,50	548 A 549 A verschiedene Regionen	3,88 € 5,77 €	3,90 €	3,24 €
Mikrowellenbehandlung	39.9	€ 8,00 bis 18,00	548	3,88 €	3,90 €	3,24 €
Magnetfeldbehandlung	39.10	€ 10,50 bis 20,50	–	–	–	–

▶ **Tab. 10.1** Fortsetzung.

Leistungsbeschreibung	GebüH-Ziffer	GebüH-Betrag von-bis	GOÄ-Nummer	GOÄ-Schwellenwert	Beihilfe****	PBeaKK
Elektromech./-therm. Behandlung	39.11	€ 5,50 bis 31,00	551 A	5,04 €	5,10 €	4,20 €
Reizstrombehandlung	39.12	€ 5,50 bis 26,00	551	5,04 €	5,10 €	4,20 €
Ultraschallbehandlung	39.13	€ 5,50 bis 15,50	539	4,62 €	4,70 €	3,84 €

* maximal bis zum GOÄ-Schwellenwert
** Kristallographie nicht beihilfefähig
*** ab 9 Ableitungen
**** Das Bundesverwaltungsgericht (BVerwG) hat in einem Urteil vom 12.11.2009 entschieden, dass es als rechtswidrig anzusehen ist, die Beihilfefähigkeit von Aufwendungen für Heilpraktiker auf den Mindestsatz des GebüH zu begrenzen. Dies hat für die Bundesländer, die sich bisher ausschließlich auf den Mindestsatz des GebüH bezogen haben, Auswirkungen. Mit Erlass vom 14.12. 2009 hat z. B. das Land Niedersachsen eine Neuregelung verabschiedet, die rückwirkend schon ab 12.11.2009 gilt. Demnach erstatten diese Beihilfen statt des GebüH-Niedrigsatzes den GOÄ-Schwellenwert (s. h. Tabelle). Auch Bayern erstattet entsprechend dem GOÄ-Schwellenwert. In den Bundesländern, in denen die Beihilfefähigkeit ohnehin immer schon auf die GOÄ-Beträge festgesetzt wurde, wie beispielsweise NRW, hat das BVerwG-Urteil keine Auswirkung. Ich empfehle bei Beihilfepatienten prinzipiell nach dem GOÄ-Schwellenwert zu liquidieren.
***** In einer älteren Liste zu den beihilfefähigen Höchstbeträgen des GebüH (z. B. NRW-Beihilfe 60 Erg., Juli 2004) wird fälschlicherweise für die GebüH-Ziffer 12.14 die GOÄ-Nr. 3510 mit 8,04 € gelistet, die GebüH-Ziffer 12.15 sogar nur mit einer Analog GOÄ-Nr. 3508 und einem Betrag von 5,36 €. Dies ist die falsche Nummer für Enzymbestimmungen (12.14) oder sonstige fotometrische Untersuchungen (12.15). GOÄ 3510 steht für eine mikroskopische differenzierende Färbung und könnte nur 1x abgerechnet werden. Das gilt auch für GOÄ 3508, die für ein Nativpräparat steht, das mikroskopisch untersucht wird.

© Kämper S. Praxishandbuch für Heilpraktiker. Stuttgart: Haug; 2010

10.3.2 Erstattungstabelle 2: Alphabetische Übersicht der GebüH-Leistungen einschließlich GOÄ-Vergleichsnummern

▶ Tab. 10.2 Alphabetische Übersicht.

	Gebüh-Ziffer	GOÄ-Nummer
A		
Aderlass	26.2	285
Aerosolanwendung	23	501
Akupunktur	21.1	269
Aknepusteln, Entfernung von	31.2	758
Atemtherapie	20.1	505
Attest	11.1	70
Augenhintergrund, Untersuchung des	14.2	1242
Augenvordergrund, Untersuchung des	14.1	1240
Ausstellung eines Wiederholungsrezeptes	3	2
B		
Bäder, medizinische	36	531, 532
Baunscheidt-Behandlung	27.11	384 A
Begasung von Extremitäten	30.2	—
Beratung, eingehende	4	3
Beratung	5	1
Beratung, außerhalb der Sprechstunde	6	1 + Zuschlag A
Beratung, an Sonn- und Feiertagen	8	1 + Zuschlag D
Beratung, bei Nacht	7	1 + Zuschlag B
Bestrahlungen	39.1-2	560, 567 A
Beutelbegasung	30.2	—
Bier'sche Stauung	27.12	200 A
Bindegewebsmassage	20.3	523

▶ Tab. 10.2 Fortsetzung.

	Gebüh-Ziffer	GOÄ-Nummer
Bioelektronische Funktionsdiagnostik (BFD)	16.3	—
Blutausstrichdifferenzierung, gefärbt	12.10	3502
Blutegelbehandlung	27.1	747
Blutentnahme	26.1	250
Blutkörperchensenkungsgeschwindigkeit	12.12	3501
Blutstatus	12.7	3550 Hb, Eri, Leuko 3502 Ausstrich Diff. 3503 Hämatokrit
Blutuntersuchung, einfach	12.13	3509
Blutuntersuchungen, sonstige	13.1	3510
Blutwäsche	25.11	—
Blutzuckerbestimmung	12.8	3560
C		
Cantharidenpflasterbehandlung/-blasen	27.8	200 A
Carzinochrom-Reaktion	12.5	—
Chemische Untersuchung, einfach	12.13	3509
Chemische Untersuchung, aufwendig	12.14	3512 ff. (Abschnitt M)
Chemogramm	12.13	3509
Chiropraktik	34.1-2	3305, 3306
D		
Darmbad	36.3	533
Diätplan, individuell angefertigt	11.3	76

▶ **Tab. 10.2** Fortsetzung.

	Gebüh-Ziffer	GOÄ-Nummer
E		
Eigenblutinjektion	24.1	284
Eigenharninjektion	24.2	–
Einreibungen zur Therapie	20.8	200 A
EKG	14.6-7	651, 650
Elektroneuraldiagnostik	16.1	–
Elektrophysikalische Methoden	39	560, 567 A, 551 A, 538, 741, 548 A, 549 A, 551, 539
Elektrobäder	37.4-5	553, 554
Enzymdiagnostik, Laborparameter	12.14	3531/3653
Erstuntersuchung	1	6
Erythrozytenzählung	12.11	3550 3551 3504 (mikroskop. Best.)
F		
Fangopackungen	38.1	530
Faradisation	39.4	551 A
Fontanellen, Setzen von	27.7	746 A
Fotoaufnahmen zur Diagnose	15.1-2	–
Fotometrie	12.5	3512 ff.
G		
Gefäßdoppler-Untersuchung	14.10	643
Grundumsatzbestimmung nach Read	14.3	–
Grundumsatz Atemgasuntersuchung	14.4	665 ohne CO_2 666 mit CO_2
Güsse, Kneipp'sche	36.4	531 A
Gutachten	11.2	80

▶ **Tab. 10.2** Fortsetzung.

	Gebüh-Ziffer	GOÄ-Nummer
H		
Hämoglobinbestimmung	12.9	3550
Harndesiment	12.4	3531/3653
Harnuntersuchung	12.1-4	3511, 3531, 3653
Hausbesuch	9	50
Hausbesuch, als Eilbesuch	9.2	50 + Zuschlag E
Hausbesuch, bei Tag	9.1	50
Hausbesuch, nachts und sonntags	9.3	50 + Zuschlag G
Hausbesuch, Nebengebühren	10	§§ 8-9
Hautwiderstandsmessung	16.4	–
Heilmagnetische Behandlungen	18.1-2	–
Heißluftbäder, Teil- und Ganzheißluftbad	37.1-2	535, 536
Heißluftkasten	37.3	536
Herz-Kreislaufuntersuchungen.	14.9	600
Homöopathie, klassische Repertorisation	2	30, 31
HOT-Behandlung	25.11	–
Hydrotherapeutische Anwendungen	36.1-4	532, 531, 533, 531 A
I		
Infiltration, paravertebrale	28	267, 268
Influenzmaschine	39.5	551 A
Infrarot-Bestrahlung	39.6	538
Information, kurze	3	2
Infusion	25.7-8	271, 272
Inhalation	22.1	500

▶ Tab. 10.2 Fortsetzung.

	Gebüh-Ziffer	GOÄ-Nummer
Injektion	25.1-5	252, 253, 266, 255
K		
Kirlian-Fotografie	15.1	–
Kneipp'sche Anwendungen	36.4	531 A
Kneipp-Wickel	38.4	530
Krankheitsbescheinigung, kurze	11.1	70
Krankheitsbericht, ausführlicher	11.2	75
Kurplan/Diätplan	11.3	76
L		
Leukozytenzählung	12.11	3550 3551 3504 (mikroskop. Best.)
Lichtbäder, Lichtbestrahlung, Ganzbestrahlung	39.1-2	560, 567 A
Lungenkapazität, Prüfung der	14.5	608
Lymphdrainage	20.6	523
M		
Magnetfeldtherapie	39.10	–
Mandelabsaugen	29.1	1498
Massagen	20	523 A, 523, 520, 521, 527, 523, 516, 510, 520 A
Medico-mechanische Apparate, Behandlung	20.7	510
Mikrowellenbehandlung	39.9	548
Mikroskopische Untersuchungen	12.13	3509
Moxabehandlung	21.2	266

▶ Tab. 10.2 Fortsetzung.

	Gebüh-Ziffer	GOÄ-Nummer
N		
Nervenpunktmassage	20.2	523 A
Neuraltherapie	25.6	255 perineural 268 Infiltrat.
Neurologische Untersuchungen	17.1	800
O		
Ohrspülung	30.1	1566
Osteopathie	35.1-6	2680 A, 2217 A, 2211 A, 2221 A, 2207 A, 2205 A
Oszillografische Untersuchung	14.8	621
Ozon-Sauerstoff-Injektion, i.m.	25.9	–
Ozon-Sauerstoff-Injektion, intraarteriell	25.10	254 A
P		
Paravertebrale Infiltration	28	567 (einmalig), 568 (mehrmalig)
Paraffin-Packungen	38.2-3	530
Pflasterverbände	33.2	2003
Photoaufnahmen zur Diagnose	15.1-2	–
Photometrie	12.5	3512 ff.
Prießnitzpackungen	38.4	530
Psychotherapeutische Behandlungen	19.1-8	–
Pustulieren	27.10	200 A
Q		
Quaddelbehandlung	25.4	266
R		
Reizstrombehandlung	39.12	551

10.3 Erstattungstabellen 1 und 2

▶ Tab. 10.2 Fortsetzung.

	Gebüh-Ziffer	GOÄ-Nummer
Reiztherapie, intrakutane	25.4	266
Repertorisation, klassische Homöopathie	2	30 (Erstanamnese - ≥ 60 Min.) 31 (Folgerepertorisation ≥ 30 Min.)
Roeder'sche Behandlung	29.1	1498
S		
Sauerstoffinhalation	23.1	501
Saugapparate, Behandlung mit	27.6	747
Segmentdiagnostik	16.2	–
Skarifikation der Haut	27.2	388
Sondermassagen	20.6	527, 523, 516
Spirometrische Untersuchungen	14.5	608
Sprachstörungen, Behandlung von	19.7	–
Stangerbad	37.5	554
Sch		
Schrägbettbehandlung	20.6	516
Schriftliche Auslassungen	11	70, 75, 80
Schröpfen	27.3-4	747

▶ Tab. 10.2 Fortsetzung.

	Gebüh-Ziffer	GOÄ-Nummer
Schröpfkopfmassage	27.5	747
T		
Teilbad, medizinisches	36.2	531
Teilmassage	20.4	520
U		
Ultraschallbehandlungen	39.13	539
Untersuchung, eingehende	1	6
Unterwasser-Druckstrahlmassage	20.6	527
Urinuntersuchung	12.1-4	3511, 3531, 3653
V, W		
Verbände	33.1-3	200, 201 A, 204
Verschorfung mit heißer Luft	39.7	741
Vierzellenbad	37.4	553
Vollbad, medizinisches	36.1	532
Wiederholungsverordnung	3	2
Wundversorgung	32	2000, 2003

© Kämper S. Praxishandbuch für Heilpraktiker. Stuttgart: Haug; 2010

10.4
Kommentierung der wichtigen GebüH-Ziffern

Je nach Therapieschwerpunkten haben Sie möglicherweise in Ihrer Praxis mit einer ganzen Reihe von Besonderheiten bei der Abrechnung zu tun. Eine Kommentierung des GebüH kann niemals alle potenziellen Behandlungsfälle in der Praxis abdecken. Die nachfolgenden Kommentare sollen Ihnen in erster Linie helfen, die wichtigsten und am häufigsten zur Abrechnung herangezogenen GebüH-Ziffern besser zu verstehen. Es werden Ihnen hierbei einerseits Abrechnungsmöglichkeiten aufgezeigt, aber auch Einschränkungen, die durch die Kostenträger vorgegeben werden. Je nach Versicherung können diese sehr ausgeprägt sein. Das Ziel ist, Ihnen eine Hilfestellung für die tägliche Arbeit an die Hand zu geben. Berücksichtigen Sie dabei aber unbedingt 2 Aspekte: Bei der Abrechnung sollte grundsätzlich die Höhe des verlangten und vereinbarten Honorars in **angemessenem Verhältnis** zur erbrachten Leistung stehen. Außerdem muss aus der Rechnung ein stimmiger und schlüssiger Zusammenhang aus Diagnose und Behandlung für einen Sachverständigen und auch für einen Sachbearbeiter bei einer Prüfung zu erkennen sein.

Einige GebüH-Ziffern werden in diesem Buch nicht kommentiert, da sie sich durch die Beschreibung im GebüH von selbst erklären. Vereinzelt habe ich keine Erfahrung mit der Abrechnung von Verfahren und bin in meiner gutachterlichen Tätigkeit damit auch noch nicht konfrontiert worden. Daher habe ich diese Ziffern nicht kommentiert, da jede Stellungnahme hierzu rein hypothetisch und damit unangebracht wäre. In diesem Buch sollen die häufigen und wirklich **existenziell wichtigen Abrechnungsziffern** beleuchtet werden.

10.4.1 Ziffern 1–17: Allgemeine Leistungen

Auf den ersten Blick mag dieser Leistungsblock selbstverständlich und fast unscheinbar erscheinen. Daher ist vielen Kollegen auch nicht immer bewusst, dass aus diesem Fundus die **wirtschaftliche Grundlage** einer Heilpraktikerpraxis aufgebaut werden kann.

Allein die Beratung gemäß Ziffer 5 GebüH (entspricht der GOÄ-Nr. 1) ist im ärztlichen Bereich mit Abstand die umsatzstärkste Abrechnungsziffer. Auf Platz 2 (ebenfalls mit großem Abstand vor allen anderen Leistungen) folgt die Untersuchung (Ziffer 1 nach GebüH, entspricht GOÄ Nr. 7) [22].

Ziffer 1	Eingehende, das gewöhnliche Maß übersteigende Untersuchung	12,30 – 20,50 €

Eine Untersuchung ist so häufig erstattungsfähig, wie sie notwendig ist. Bei gleicher Erkrankung (Diagnose) wird eine Untersuchung jedoch nur alle 4 Wochen erstattet, selbst wenn Ihnen diese medizinisch häufiger notwendig erscheint. Hier orientieren sich die Kostenträger an den Vorgaben der GOÄ, wonach mehr als eine Untersuchung innerhalb eines Zeitrahmens von 4 Wochen bei **unveränderter Diagnose** (= Behandlungsfall) nicht erstattet wird. Während sich die Beihilfe strikt an diese Vorgaben hält, werden die GOÄ-Regularien von vielen Privatkassen nicht so streng gehandhabt.

▶ **Definition Behandlungsfall (nach GOÄ)**
Als Behandlungsfall gilt für die Behandlung derselben Erkrankung der Zeitraum eines Monats nach der jeweils 1. Inanspruchnahme. Das heißt, dass genau 4 Wochen nach der Erstkonsultation bezüglich einer Erkrankung ein neuer Behandlungsfall beginnt, selbst wenn sich am Erscheinungsbild der Erkrankung nichts geändert hat [22].

Untersuchung bei neuer Diagnose

Treten neue Beschwerden bei einem Patienten auf, die zu einer neuen Diagnose führen, berechtigt Sie dies jederzeit zur Untersuchung und macht diese erstattungspflichtig.

Geben Sie in diesen Fällen unbedingt auf der Rechnung das Datum der Untersuchung an, die zur neuen Diagnose geführt hat. Am einfachsten schreiben Sie das Datum in Klammern hinter die Diagnose.

10.4 Kommentierung der wichtigen GebüH-Ziffern

mit der Patientin erst später bei einem Folgetermin (auch telefonisch) besprechen. Angesichts der niedrigen Rahmenbeträge für Untersuchung und Beratungen des GebüH ist ein solches Vorgehen abrechnungstechnisch durchaus plausibel.

🛈 Allgemeine Info
Es ist ausreichend und angemessen, in der Rechnung lediglich „Ziffer 1: Untersuchung" zu schreiben. Der Zusatz „das übliche Maß übersteigend", wie ihn das GebüH vorsieht, ist bei einem Basishonorar von 12,30 € meiner Meinung nach nicht angemessen.

Liquidation von Untersuchungen in der GOÄ
Ein Blick in die GOÄ könnte Sehnsüchte wecken. 1996 wurde die ursprünglich alleinige Untersuchungsnummer aufgeteilt. Dem Arzt stehen seitdem mehrere Positionen zur Verfügung, mit denen er den unterschiedlich hohen Aufwand angemessen liquidieren kann (▶ Kasten). Insgesamt wurde der Arzt bei Untersuchungen und Beratungen, also der sog. „sprechenden Medizin" deutlich besser gestellt. Durch die nicht erfolgte Aktualisierung des GebüH konnte diese GOÄ-Erweiterung dort leider nicht eingebracht werden.

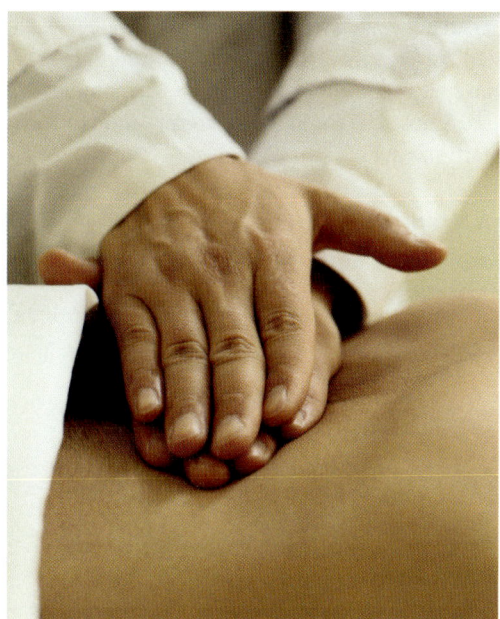

▶ Abb. 10.2 Untersuchungen, die zu neuen Diagnosen führen, sind immer erstattungsfähig.

Fallbeispiel
Eine Patientin ist bei Ihnen wegen einer Lumboischialgie in Behandlung. Wenn weitere Untersuchungen in Hinblick auf diese Erkrankung notwendig sind, werden diese nur erstattet, wenn mindestens ein Zeitraum von 4 Wochen zwischen den Untersuchungen liegt. Kommt diese Patientin aber mit einer Mandelentzündung zu Ihnen, dann wird die Untersuchung, die zu dieser neuen Diagnose geführt hat, auch dann erstattet, wenn Sie z. B. erst 2 Wochen vorher eine Untersuchung in Bezug auf die Lumboischialgie durchgeführt haben.

Untersuchung und Beratung
Im Regelfall gehen mit den Erstuntersuchungen auch Beratungen einher, die sie liquidieren können. Bei der oben genannten Patientin haben Sie z.B. in der 1. Konsultation mit ihr auch das Behandlungskonzept erörtert, was Sie z.B. mit GebüH-Ziffer 5 abrechnen können. Wenn weitere Beratungen (auch telefonisch) notwendig werden, können Sie diese im erforderlichen Maße mehrfach auch während eines Behandlungsfalls in Rechnung stellen. Daher sollten Sie Ihre Beratungen ruhig gezielt „inhaltlich dosieren". Hat die Patientin beispielsweise Röntgenaufnahmen vorgelegt, die sie beim Erstkontakt unmittelbar benötigen, können Sie trotzdem die Röntgenbilder

GOÄ-Nummern für die Untersuchung
GOÄ Nr. 5 (2,3-fach = 10,72 €): symptombezogene Untersuchung
GOÄ Nr. 6 (2,3-fach = 13,41 €): vollständige körperliche Untersuchung mindestens eines der folgenden Organsysteme: alle Augenabschnitte, der gesamte HNO-Bereich, das stomatognathe System, die Nieren und ableitenden Harnwege (bei Männern auch ggf. einschließlich der männlichen Geschlechtsorgane) oder Untersuchung zur Erhebung eines vollständigen Gefäßstatus – ggf. einschließlich Dokumentation
GOÄ Nr. 7 (2,3-fach = 21,45 €): vollständige körperliche Untersuchung mindestens eines der folgenden Organsysteme: das gesamte Hautorgan, die Stütz- und Bewegungsorgane, alle Brustorgane, alle Bauchorgane, der gesamte weibliche Genitaltrakt (ggf. einschließlich Nieren und ableitende Harnwege) – ggf. einschließlich Dokumentation
GOÄ Nr. 8 (2,3-fach = 34,86 €): Untersuchung zur Erhebung des Ganzkörperstatus – ggf. einschließlich Dokumentation

Art und Umfang einer Untersuchung

Es gibt weder in der GOÄ noch im GebüH eine verbindliche Klärung, wie und in welchem Umfang eine Untersuchung jeweils durchzuführen ist. Es muss jedoch unterstellt werden, dass sich Ihre Untersuchungen jeweils in einem Umfang bewegen, den Sie verantworten können, um zu einer Diagnose zu gelangen. Betrachten Sie Phänomene der Iris, kann das im Rahmen dieser Untersuchung stattfinden.

Ziffer 2	Durchführung des vollständigen Krankenexamens mit Repertorisation nach den Regeln der klassischen Homöopathie (Zeitaufwand ca. 30 min)	15,40 – 41,00 €

Das GebüH sieht im Gegensatz zur GOÄ keine Beschränkung für die Anzahl homöopathischer Behandlungen pro Jahr vor. Es unterscheidet auch nicht in Erst- und Folgeanamnese. Für die Erhebung eines Krankenexamens mit Repertorisation bei einem Zeitaufwand von ca. 30 Min. wurde ein durchschnittlicher Betrag (15,40 – 41 €) ermittelt. Erstmalig wurde damit ein Zeitwert von 30,80 – 82 € pro Stunde dokumentiert!

Im Vergleich dazu beschränkt die GOÄ (Nr. 30) die Erhebung der homöopathischen Erstanamnese auf einmal im Jahr, bei einem Betrag von 120,65 € und mindestens 1 Stunde Dauer. Die Folgerepertorisation (Nr. 31) wird in der GOÄ auf 6 × jährlich mit 30 Min. Mindestdauer beschränkt und mit einem Satz von 53,62 € vergütet.

Stellt man also die Ziffer 2 des GebüH den GOÄ-Nrn. 30 und 31 gegenüber, so müssten Heilpraktiker die Ziffer 2 für die Erstanamnese zweimal und für alle weiteren Folgeanamnesen jeweils die Ziffer 2 einmal berechnen.

> **P Praxistipp**
> Sie können für die homöopathische Repertorisation (Erstanamnese inklusive Untersuchung) neben der Ziffer 2 auch die Ziffern 1 und 5 abrechnen. Dies gilt auch für Folgerepertorisationen. Allerdings müssen bei Anwendung der Ziffern 1 und 5 jeweils 4 Wochen zwischen den Terminen liegen. Der 4-wöchige Abstand ist die Bedingung für die Erstattungsfähigkeit der Ziffernkombination 1 und 5 beim selben Behandlungsfall.
> Dauert die Erstkonsultation deutlich länger als 1 Stunde, so kann auch neben den Ziffern 1 und 5 (für die Untersuchung und Beratung) die Ziffer 2 zweimal abgerechnet werden. Dieses Vorgehen ist zwar rechtmäßig, kann aber trotzdem zu Beanstandungen führen. Um das zu vermeiden, sollten Sie auch hier die Sitzung nicht zu lange ansetzen und lieber einen Folgetermin vereinbaren.

Leider wird in manchen Beihilfestellen die Begrenzung der Nrn. 30 und 31 der GOÄ auf die Abrechnungen der Heilpraktiker fälschlich übertragen. Die Beihilfestellen erstatten in diesen Fällen gelegentlich für die homöopathische Repertorisation dann nur noch einmal jährlich 15,40 €. Dabei legen sie jedoch nicht die Beträge nach GOÄ zugrunde, was eine fehlerhafte Bearbeitung darstellt. Sollten Sie mit diesem Problem konfrontiert sein, legen Sie unverzüglich Widerspruch ein und bitten Sie um die Herausgabe der zugrunde liegenden Vorschrift.

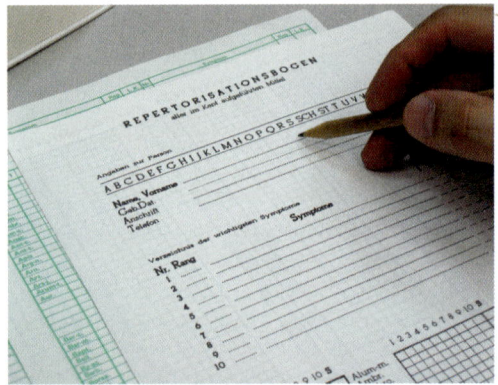

▶ Abb. 10.3 Repertorisationsbögen können helfen, den Zeitrahmen überschaubar zu halten.

Argumentationshilfe

In Nordrhein-Westfalen gibt es seit 2006 einen Runderlass, der im Falle von Bearbeitungsproblemen den Beihilfestellen nahelegt, eine gutachterliche Stellungnahme bei mir einzuholen. Diese Stellungnahme sollte dazu führen, dass ein Heilpraktiker im gleichen Umfang wie ein Arzt für seine homöopathische Behandlung honoriert wird. Der folgende Text kann als Argumentationshilfe gegenüber einer Beihilfestelle dienen.

Textlaut der gutachterlichen Stellungnahme zur Abrechnung der Homöopathie gemäß GebüH:

Die GOÄ sieht folgende Leistungen für eine homöopathische Behandlung vor:
- GOÄ Nr. 30 für die Erhebung der homöopathischen Erstanamnese. Diese ist nur 1 x jährlich berechnungsfähig mit 120,65 € bei 1 Stunde Mindestdauer.
- GOÄ Nr. 31 für die Folgerepertorisation. Diese ist bis zu 6 x jährlich bei 30 Min. Mindestdauer in Höhe von 53,62 € erstattungsfähig.

Folglich steht einem Arzt für eine klassische homöopathische Behandlung ein Jahresvolumen in Höhe von 442,37 € für einen Zeitaufwand von mindestens 4 Stunden zur Verfügung.

▼

Das GebüH sieht, anders als die GOÄ, keinerlei Beschränkung für die Anzahl homöopathischer Behandlungen vor! Es nennt, egal ob Erst- oder Folgerepertorisation, einen durchschnittlichen Betrag in Höhe von 15,40 bis 41,- €. Dieser bezieht sich auf einen Zeitaufwand von etwa 30 Min.! Eine Gegenüberstellung GebüH – GOÄ würde demnach folgendes Vorgehen rechtfertigen: eine Erstanamnese könnte zweimal mit Ziffer 2 GebüH im Rahmen einer mindestens einstündigen Anamnese abgerechnet werden. Für die Folgerepertorisation könnte ebenfalls jeweils die Ziffer 2 GebüH bei einem Zeitaufwand von 30 Min. veranschlagt werden.

Die GOÄ hat letztlich für den Heilpraktiker keine unmittelbare Relevanz, auch wenn sie bei der Beihilfegewährung herangezogen wird. Gutachterlicherseits empfehle ich daher die Erstattung der GebüH Ziffer 2 im abgerechneten Umfang, mindestens bis zur Höhe des Betrages, der auch einem Arzt pro Jahr für die homöopathische Behandlung zur Verfügung steht.

▼

Ziffer 3	Kurze Information, auch mittels Fernsprecher, oder Ausstellung einer Wiederholungsverordnung	bis 4,50 €

Diese Ziffer darf in der Abrechnung nur als alleinige Leistung, z. B. als kurze telefonische Auskunft oder Ausfertigung eines Wiederholungsrezepts ohne Beratung (mit Beratung = GebüH Ziffer 5), aufgeführt werden. Diese Leistung kann auch durch einen Mitarbeiter erbracht werden, allerdings nur nach Rücksprache mit dem und ggf. mit Unterschrift durch den Heilpraktiker (Rezept).

Fallbeispiel

Eine Patientin, die Sie bereits seit einiger Zeit wegen eines leichten Bluthochdrucks behandeln, benötigt ein neues Rezept für Loewe Komplex Nr. 3 N Rauwolfia (Fa. Infirmarius), damit das Mittel von der Privatkasse erstattet wird. Sie ruft deshalb in der Praxis an. Ihre Sprechstundenhilfe nimmt den Anruf entgegen, legt Ihnen die Patientenkartei vor und berichtet von dem Wunsch der Patientin. Sie stellen das Rezept aus und die Mitarbeiterin versendet es.

Eine Wiederholungsverordnung könnte auch mündlich erfolgen. Sie weisen in diesem Fall die Patientin telefonisch an, sich das Präparat erneut zu besorgen und entsprechend Ihrer Anweisung einzunehmen. Dies ist möglich, weil die von uns verordneten Mittel nicht verschreibungspflichtig, sondern apothekenpflichtig sind.

Das Ausfüllen und Versenden eines Rezepts ist jedoch aus 3 Gründen unbedingt diesem Vorgehen vorzuziehen:
1. als Beleg für den Kostenträger
2. als Beleg für das Finanzamt, falls kein Kostenträger vorhanden ist
3. aus Gründen des Praxismarketings. Jedes Rezept, das aus Ihrer Praxis in der Apotheke ankommt, weist den Apotheker darauf hin, dass die Zusammenarbeit mit Ihnen gut funktioniert und Sie eine laufende Praxis haben

Ziffer 4	Eingehende Beratung, die das gewöhnliche Maß übersteigt, von mindestens 10 Min. Dauer, ggf. einschließlich einer Untersuchung	16,40 – 22,00 €
	Anmerkung: Eine Leistung nach Ziffer 4 wird in der Regel als alleinige Leistung erstattet oder im Zusammenhang mit einer Leistung nach Ziffer 1 oder 17.1.	

Die Anmerkung zu Ziffer 4 ist veraltet und bedeutet eine unnötige Beschränkung, die in der GOÄ so nicht mehr besteht.

Die Vergleichsnummer der GOÄ (Nr. 3) lautet seit der GOÄ von 1996: „eingehende, das gewöhnliche Maß übersteigende Beratung – auch mittels Fernsprecher. Sie ist bei einer Dauer von mindestens 10 Min. als einzige Leistung oder im Zusammenhang mit einer Untersuchung nach GOÄ-Nrn. 5, 6, 7, 8, 800 oder 801 berechnungsfähig." Somit definiert die GOÄ, dass eine eingehende Beratung (= über 10 Min.) generell mit einer Untersuchung kombiniert abgerechnet werden kann. Leider verweigern manche Kostenträger diese seit Einführung der GOÄ 1996 gewollte Kombinationsmöglichkeit.

❗ **Beachte: Die Beratung nach Ziffer 4 GebüH kann auch mittels Fernsprecher erbracht werden (analog der GOÄ-Nr. 3).**

Abrechnungsfrequenz der Ziffer 4

Eine mehr als einmalige Berechnung (sogar mehrfach an einem Tag) innerhalb eines Behandlungsfalls bedarf nach GOÄ einer besonderen Begründung. Im GebüH gibt es diese Einschränkung bezüglich der Häufigkeit der Beratungen nicht. Deshalb können Sie die Ziffer 4 GebüH als alleinige Leistung so häufig abrechnen, wie Sie es für erforderlich halten. Ggf. kann die Kasse eine Begründung für häufigere Beratungen anfordern. Reichen Sie in diesen Fällen eine Begründung nach, die nachvollziehbar ist und zur Erstattung führen wird. Als Begründung kann die Schwere des Krankheitsfalles (chronisch krank, chronischer Schmerzpatient, bedrohliche Erkrankung, z.B. Herz-Kreislauf-System oder Tumorerkrankung) ebenso dienen wie Persönlichkeitsmerkmale, die einen erhöhten und intensiveren Beratungsbedarf plausibel machen (z.B. geriatrischer Patient, sehr schlechter Allgemeinzustand, Konzentrationsstörungen). Die Begründung kann auch ein sehr umfangreiches oder komplexes Behandlungskonzept liefern, das den erhöhten Beratungsbedarf erklärt.

> **P Praxistipp**
> Wenn Sie die Ziffer 4 GebüH bei der analogen Abrechnung (GOÄ Nr. 3) heranziehen, müssen Sie an Folgendes denken: Kombiniert man die Ziffer 4 mit einer nicht erstattungspflichtigen Leistung, handelt es sich um einen Abrechnungsfehler. Es wäre also ungeschickt, die ohnehin nicht erstattungspflichtige Leistung zu liquidieren, wenn Sie eine nicht erstattungsfähige Leistung und eine Beratung erbringen. Als Folge dieses Abrechnungsfehlers würde nämlich weder die ohnehin nicht erstattungspflichtige Leistung noch die Ziffer 4 erstattet werden.

Ziffer 5	Beratung, auch mittels Fernsprecher, ggf. einschließlich einer kurzen Untersuchung	8,20 – 20,50 €

Der Heilpraktiker entscheidet, wann und wie häufig eine Beratung bzw. kurze Untersuchung erforderlich ist. Eine Beratung gemäß Ziffer 5 darf auch kürzer als 10 Min. sein. Anders als Ziffer 4 ist die Ziffer 5 einmal pro Behandlungsfall neben allen anderen Leistungen (die sich jedoch nicht gegenseitig ausschließen dürfen) erstattungsfähig. Daher ist es ratsam, eine längere Beratung, die Sie in Verbindung mit anderen Ziffern liquidieren wollen, mit der Ziffer 5 abzurechnen.

Als alleinige Leistung wird die Ziffer 5 gemäß den Erfordernissen erstattet. Sie ist als alleinige Leistung nicht in ihrer Häufigkeit eingeschränkt!

Sollte eine Beratung mehrmals täglich erforderlich und erwünscht sein, so ist dies zu begründen.

Fallbeispiel

Sie untersuchen und beraten einen Patienten vormittags. Am Nachmittag wird eine weitere Beratung telefonisch notwendig, weil die aus der Apotheke abgeholten Arzneimittel zu Rückfragen Anlass geben oder ein Blutbefund erörtert werden muss.

❗ **Beachte: Erbringen Sie neben einer Beratung eine weitere Leistung, sollten Sie nur die höher bewertete (meist Ziffern 5 oder 4) berechnen.**

Fallbeispiel

Sie setzen eine Injektion und beraten dabei den Patienten. Die Beratung dauert natürlich länger als die Injektion. Wenn Sie innerhalb dieses Behandlungsfalls bereits die Ziffer 5 neben einer anderen Leistung erbracht haben, so können Sie an diesem Tag die Ziffern 5 oder 4 (Beratung länger als 10 Min.) als alleinige Leistung liquidieren. Die Injektion wird nicht mit abgerechnet, da sie in der Leistung nach Ziffer 5 oder 4 „untergeht". Würden Sie beide Leistungen abrechnen, würde der Kostenträger nur die Injektion erstatten, nicht jedoch die Beratung, da diese nicht neben anderen Leistungen erstattungspflichtig ist.

Ziffer 6	Für die gleichen Leistungen wie unter Ziffer 5, jedoch außerhalb der normalen Sprechstundenzeiten	17,00 – 24,50 €

Die GOÄ regelt die Abrechnung für Behandlungen außerhalb der Sprechzeiten anders als das GebüH. Nach GOÄ werden zusätzlich zur eigentlichen Beratung auch Zuschläge für die außerhalb der Sprechstundenzeiten erbrachten Leistungen erstattet. Diese sind abhängig von der Uhrzeit definiert. Im GebüH dagegen ist in den genannten Beträgen die Beratungsleistung inbegriffen.

Grundsätzlich müsste unterschieden werden, ob der Patient außerhalb Ihrer allgemein üblichen Sprechzeiten kommen muss oder möchte oder ob Sie generell eher ungewöhnliche Sprechzeiten haben. Die GebüH-Ziffer 6 lässt dies im Grunde offen. Sie sollten jedoch davon ausgehen, dass sich die Ziffer 6 auf die Situation bezieht, wenn ein Termin außerhalb Ihrer individuellen Sprechzeiten erforderlich wird. Dabei müssen Sie berücksichtigen, dass eine Beratung nach GebüH-Ziffer 6 nicht abgerechnet werden kann, wenn Ihre Sprechzeiten von 9–18 Uhr sind (auf dem Praxisschild so ausgewiesen) und um 19 Uhr noch Patienten in der Praxis sind, die aber schon vor 18 Uhr einbestellt wurden.

Ziffer 7	Für die gleichen Leistungen wie unter 5, jedoch bei Nacht, zwischen 20 und 7 Uhr	19,50 – 28,50 €

Termin muss zwischen 20 und 7 Uhr liegen.

Ziffer 8	Für die gleichen Leistungen wie unter 5, jedoch sonn- und feiertags	15,40 – 27,00 €

Termin muss an einem Sonn- oder Feiertag liegen

Ziffern 9	Hausbesuch, einschließlich Beratungen	
Ziffer 9.1	bei Tag	21,50 – 29,50 €
Ziffer 9.2	in dringenden Fällen	24,00 – 32,00 €
Ziffer 9.3	bei Nacht und an Sonn- und Feiertagen	27,50 – 36,50 €

Die Beträge und Angaben zu Ziffern 9 im GebüH sind klar und bedürfen keiner besonderen Kommentierung.

Ziffern 10	Nebengebühren für Hausbesuche	

Wenn der Heilpraktiker außerhalb seiner Praxis tätig sein muss, so hat er Anspruch auf Entschädigung für den Zeitaufwand während seiner Abwesenheit oder für den zurückgelegten Weg.

- Wegegeld bei einer Entfernung von der Praxis bis zu 2 km:

Ziffer 10.1	für jede angefangene Stunde bei Tag	bis 5,50 €
Ziffer 10.2	für jede angefangene Stunde bei Nacht	bis 10,50 €

- Wegegeld bei einer Entfernung von der Praxis von 2 bis 25 km:

Ziffer 10.3	Erstattung der Auslagen für öffentliche Verkehrsmittel	Erstattung der Auslagen
Ziffer 10.4	durch besondere Vereinbarung mit dem Patienten, wie Gestellung eines Transportmittels. Hierbei besteht nur Anspruch auf Vergütung der Zeitversäumnis.	Vergütung des Zeitversäumnisses

- bei Benutzung des eigenen Fahrzeugs für jeden zurückgelegten Kilometer:

Ziffer 10.5	bei Tag	bis 1,25 €
Ziffer 10.6	bei Nacht	bis 2,50 €
Ziffer 10.7	handelt es sich um einen Fernbesuch von über 25 km Entfernung zwischen Praxis- und Besuchsort, so können pro Kilometer an Reisekosten in Anrechnung gebracht werden	bis 0,25 €
	Anmerkung: Die Wegekilometer werden nach dem jeweils günstigsten benutzbaren Fahrtweg berechnet. Besucht der Heilpraktiker mehrere Patienten bei einer Besuchsfahrt, werden die Fahrtkosten entsprechend aufgeteilt.	
Ziffer 10.8	Reise, die länger als 6 Stunden dauert	10,50 – 20,50 €

Handelt es sich bei einem Krankenbesuch um eine Reise, die länger als 6 Stunden dauert, so kann der Heilpraktiker anstelle des Wegegelds die tatsächlich entstandenen Reisekosten in Rechnung stellen und außerdem für den Zeitaufwand pro Stunde Reisezeit berechnen. Der Patient ist hiervon vorher in Kenntnis zu setzen.

Begründung oder Notwendigkeit eines Hausbesuchs

Für den Ziffernblock 10 gilt, dass die Beträge und Angaben im GebüH insgesamt klar sind und keiner besonderen Kommentierung bedürfen.

Die Notwendigkeit des Hausbesuchs sollte aus der Diagnose zu erkennen oder im Bedarfsfall begründbar sein. Mitunter setzt ein Kostenträger eine bestimmte Behinderung (Pflegestufe) voraus und lehnt bei fehlendem Beleg dafür die Erstattung ab. Wenn sie jedoch glaubhaft begründen können, dass Ihrem Patienten ein Praxisbesuch beispielsweise wegen eines Hexenschusses oder eines starken Schwindels nicht möglich ist, so kann der Kostenträger die Erstattung nicht versagen.

Eil-Hausbesuche beim Patienten ergeben sich in dringenden Fällen während der Sprechzeit bei akuten Schmerzzuständen oder einer akuten Verschlechterung. In diesen Fällen müssen Sie selbstverständlich bei der Bitte um den dringenden Hausbesuch abklären, ob ggf. eine ärztliche bzw. notärztliche Versorgung angezeigt ist. Grundsätzlich gilt, dass Sie sich hier Ihrer Sorgfaltspflicht bewusst sein müssen.

Natürlich kann ein Patient Sie aus beliebigen Gründen bitten, einen Hausbesuch vorzunehmen. Wenn Sie diesem Wunsch nachkommen, berechtigt Sie dies selbstverständlich auch zur Berechnung. Die Erstattungspflicht durch einen Kostenträger besteht jedoch nur bei medizinisch notwendigen Hausbesuchen. Ein Hausbesuch ist nicht gerechtfertigt, wenn sich der Patient lediglich den Weg zur Praxis oder eventuelle Wartezeiten sparen möchte.

Wenn Sie eine reine Hausbesuchspraxis unterhalten, was in manchen Regionen behördlicherseits toleriert wird, können Sie die Ziffern 10 ebenfalls nur eingeschränkt liquidieren. Hier ist die Notwendigkeit ebenfalls nur dann gegeben, wenn dem Patienten ein Praxisbesuch nicht möglich ist.

Regelungen der Postbeamtenkrankenkasse (PBeaKK) für Hausbesuche

Die PBeaKK hat folgende Einschätzung und erstattet entsprechend: Hausbesuche setzen in aller Regel medizinische Notfälle voraus. Hierfür stehen meistens in nahem Umkreis Ärzte zur Verfügung, sodass es sich bei Hausbesuchen von Heilpraktikern meist um reine Wunschleistungen handelt. Die erbrachten Leistungen können in diesen Fällen erstattet werden, Wegegelder und reine Besuchsgebühren jedoch in aller Regel nicht.

Ziffern 11	Schriftliche Auslassungen und Krankheitsbescheinigungen	
Ziffer 11.1	Kurze Krankheitsbescheinigung oder Brief im Interesse des Patienten	3,60 – 15,50 €

Zu den Bescheinigungen, die Sie Ihren Patienten ausstellen können, zählen:
- Kranken-/Arbeits-/Dienstunfähigkeitsbescheinigung
- Bescheinigung über die Befreiung vom Unterricht
- Bescheinigung über die Anwesenheit in der Sprechstunde

Allerdings dürfen Heilpraktiker **keine Arbeitsunfähigkeitsbescheinigungen (AU) gemäß Sozialgesetzbuch** ausstellen (▶ Kap. 6.5.2, S. 166). Behandeln Sie jedoch einen Patienten, der Ihrer Meinung nach nicht in der Lage ist, seiner beruflichen Tätigkeit nachzugehen oder bestimmte Tätigkeiten auszuüben, so können Sie das schriftlich festhalten und diese Bestätigung Ihrem Patienten aushändigen. Der Patient muss aber darüber informiert werden, dass sein Arbeitgeber diese Bescheinigung nicht als Arbeitsunfähigkeitsbescheinigung anerkennen muss!

Das Ausstellen dieser Bescheinigungen können Sie mit Ziffer 11 abrechnen. Allerdings ist dies seit Februar 2009 bei der Beihilfe nicht mehr erstattungsfähig (BBhV § 12 Satz 3). Diese Änderung ist zunächst nur für Bundesbeamte (z. B. Grenzschutz) und nicht für Beamte der Bundesländer (z. B. Lehrer) verbindlich. Es ist jedoch davon auszugehen, dass auf Länderebene entsprechend verfahren wird (▶ Kap. 6.5.2, S. 166).

Wenn Eltern eine Bescheinigung für eine Behandlung ihrer Kinder während der Schulzeit wünschen, können Sie diese ausstellen und ebenfalls mit Ziffer 11 abrechnen. Weisen Sie die Eltern oder Schüler darauf hin, dass der Schulleiter ein ärztliches Attest verlangen kann und der Patient nachfragen soll, ob eine Bescheinigung durch den Heilpraktiker anerkannt wird (▶ Kap. 6.5, S. 164).

Brief im Interesse des Patienten

Auch ein kurzer Brief im Interesse des Patienten (also kein Formblatt, sondern eine kurze anlassbezogene Bescheinigung) kann mit Ziffer 11.1 abgerechnet werden.

Fallbeispiel

Ein Patient muss oder möchte seinen Vertrag im Fitnessstudio vorzeitig kündigen und bittet Sie um eine Bescheinigung. Sie können dies mit wenigen Zeilen leicht begründen und als „Brief im Interesse des Patienten" geltend machen. Sie sollten aber auch hier den Patienten erst klären lassen, ob der Betreiber des Studios eine Bescheinigung durch einen Heilpraktiker akzeptiert.

Ziffer 11.2	Ausführlicher Krankheitsbericht oder Gutachten (1 DIN-A4 Seite engzeilig maschinengeschrieben)	10,30 – 20,50 €

Die Ziffer 11.2 ist dann abzurechnen, wenn z. B. eine Versicherung einen Befund- und Behandlungsbericht angefordert hat. Überschreitet der Umfang des Berichts eine eng beschriebene Seite, können Sie bei der Abrechnung durchaus den Höchstsatz ansetzen.

Verfassen Sie einen Bericht über eine homöopathische Anamnese, so kann prinzipiell ebenfalls Ziffer 11.2 infrage kommen. Auf Verlangen müssen Sie diesen Bericht dann vorlegen.

Ziffer 11.3	Individuell angefertigter, schriftlicher Diätplan bei Ernährungs- und Stoffwechselstörungen	10,50 – 26,00 €

Für jeden Patienten ist ein individuell auf ihn zugeschnittener Plan zu erstellen. Das bloße Ausfüllen von vorgefertigten Diätplänen (z. B. Vordrucke von Pharmaunternehmen) ist nicht berechnungsfähig. Eine problemlose Kostenerstattung können Sie erwarten, wenn bei Prüfung der Rechnung die Notwendigkeit einer Ernährungsberatung und die Erstellung eines individuellen Ernährungsplans klar ersichtlich sind. Beispiele dafür sind: Hyperurikämie, Diabetes mellitus, Niereninsuffizienz und Adipositas.

Diese Ziffer entspricht der GOÄ-Nr. 76: „Schriftlicher Diätplan, individuell für den einzelnen Patienten aufgestellt" (2,3-fach = 9,38 €) und kann mehrmals berechnet werden.

Die Ziffer 11.3 kann auch in Analogie zur GOÄ Nr. 77: „Schriftliche, individuelle Planung und Leitung einer Kur mit diätetischen, balneologischen und/oder klimatherapeutischen Maßnahmen unter Einbeziehung gesundheitserzieherischer Aspekte" (2,3-fach = 20,11 €) herangezogen werden, ist dann aber nur einmal pro Behandlungsfall berechnungsfähig.

> **P Praxistipp**
> Mithilfe eines PCs ist es heute recht einfach, mit relativ geringem Aufwand aus einmal angelegten Textbausteinen einen individuellen Ernährungsplan zu erstellen.

Ziffern 12	Laboruntersuchungen (chemisch-physikalische Untersuchungen)	

Die Ziffern 12.1–12.4 und 12.7–12.12 bedürfen keiner weiteren Erörterung, da die Erstattung durch PKV und Beihilfe problemlos und gesichert ist.

10.4 Kommentierung der wichtigen GebüH-Ziffern

Ziffer 12.1	Harnuntersuchungen, qualitativ mittels Verwendung eines Mehrfachreagenzträgers (Teststreifen) durch visuellen Farbvergleich	bis 3,10 €
	Anmerkung: Die einfache qualitative Untersuchung auf Zucker und Eiweiß sowie die Bestimmung des ph-Werts und des spezifischen Gewichts ist nicht berechnungsfähig.	
Ziffer 12.2	Harnuntersuchung quantitativ (es ist anzugeben, auf welchen Stoff untersucht wurde, z. B. Zucker usw.)	bis 4,60 €
Ziffer 12.4	Harnuntersuchung, nur Sediment	bis 4,60 €
Ziffer 12.5	Carzinochrom-Reaktion (CCR)	bis 17,90 €

Die Carzinochrom-Reaktion ist nicht allgemein anerkannt, und daher ist hier die Erstattung nicht gesichert.

Ziffer 12.7	Blutstatus (nicht neben Ziffer 12.9, 12.10, 12.11)	bis 18,00 €
Ziffer 12.8	Blutzuckerbestimmung	bis 8,00 €

Die Blutzuckerbestimmung zählt zu den unverzichtbaren Leistungen einer Praxis. Im HP-Notfallkoffer sind Blutzuckerteststreifen/-messgeräte wichtig. Die Unterzuckerung ist ein bedrohlicher Zustand, der in einer Heilpraktikerpraxis immer wieder einmal vorkommen kann, wenn Ihre Patienten einige Zeit in der Praxis verweilen müssen (z. B. bei einer homöopathischen Repertorisation oder einer psychokinesiologischen Therapie).

Ziffer 12.9	Hämoglobinbestimmung	bis 5,50 €
Ziffer 12.10	Differenzierung des gefärbten Blutausstrichs	bis 7,70 €
Ziffer 12.11	Zählung der Leuko- und Erythrozyten	bis 5,50 €
Ziffer 12.12	Blutkörperchen-Senkungsgeschwindigkeit (BSK) einschließlich Blutentnahme	bis 6,00 €
Ziffer 12.13	Einfache mikroskopische und/oder chemische Untersuchung von Körperflüssigkeiten und Ausscheidungen auch mit einfachen oder schwierigen Färbeverfahren sowie Dunkelfeld, pro Untersuchung	bis 9,50 €

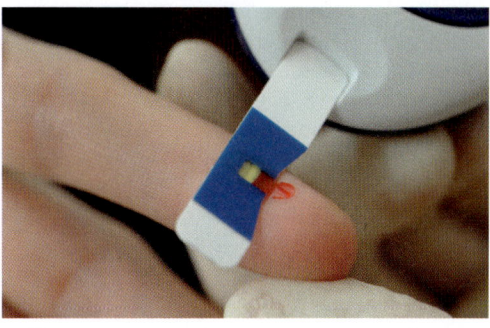

▶ **Abb. 10.4** Ein Blutzuckermessgerät sollte in jeder Praxis schnell zur Hand sein. Allerdings werden dann Kontrollmessungen gemäß Rili-BÄK erforderlich (▶ S. 32).

Neben den mikroskopischen Untersuchungen von Körperflüssigkeiten (Blut, Urin, Stuhl, Sputum) findet die Dunkelfeldmikroskopie hier ihre adäquate Abrechnungsziffer. Die Erstattung könnte allerdings problematisch werden, wenn die Dunkelfeldmikroskopie nach Enderlein durchgeführt wird, um entsprechende Sanum-Präparate zu verordnen. Dunkelfelduntersuchungen von Blutausstrichen im Bereich der Labordiagnostik sind selten geworden. Die Dunkelfeldmikroskopie im Kontext der Enderlein'schen Endobiontentheorie wird zwar von naturheilkundefreundlichen Privatkassen respektiert, aber von anderen auch als „wissenschaftlich nicht allgemein anerkannt" abgelehnt. Im Aufklärungsgespräch sollten Sie den Patienten darauf hinweisen, dass auch bei korrekter Abrechnung die Leistung nicht 100 % erstattungssicher ist.

Eine Kombination mit der Ziffer 13.1 („Sonstige Untersuchungen") ist hier möglich, wobei Sie entscheiden können, ob Sie die Ziffer 12.13 und/oder 13.1 abrechnen. Der Gesamtaufwand ist dabei zu berücksichtigen.

Ziffer 12.14	Aufwendige Chemogramme von Körperflüssigkeiten und Ausscheidungen je nach Umfang (z. B. Enzymdiagnostik, Nierenchemie, Blutserumchemie, Stuhlchemie, Elektrolyse, Elektrophorese, Fermentchemie), pro Einzeluntersuchung	bis 10,50 €

Obschon die Nierenchemie fotometrisch durchgeführt wird, können Werte wie Harnsäure, Kreatinin, Harnstoff usw. auch mittels Trockenchemie (Reflotron) ermittelt und unter dieser Ziffer abgerechnet werden. Der Text erlaubt also, hier Enzymwerte (Leberwerte wie GOT, GPT, GGT) ebenso wie Stoffwechselmetaboliten (Kreatinin, Harnsäure) abzurechnen.

Die Erstattung durch PKV und Beihilfe ist problemlos und gesichert.

P Praxistipp
Benennen Sie auf Rechnungen immer Ziffer und Parameter, z. B. 12.14 Harnsäure.

Ziffer 12.15	Fotometrie, pro Einzeluntersuchung	bis 10,50 €
	Anmerkung: Die Art der Untersuchung bei Ziffer 12.13, 12.14 oder 12.15 ist anzugeben.	

Ziffer 12.5. ist die optimale Ziffer für fotometrische Parameter (auch Trockenchemie), also Nierenchemie, Blutfettwerte (Cholesterin, HDL-Cholesterin, Triglyzeride). Auch Elektrolyte – soweit fotometrisch bestimmbar (z. B. Kalium) – können Sie hier abrechnen. Das gilt letztlich für alles, was Sie mit einem Fotometer messen, gleich ob Durchlicht- (klassisches Verfahren) oder Reflexionsfotometer (z. B. Reflotron).

Sie sollten immer den Parameter angeben (Beispiel: 3 × Ziff. 12.15 Fotometrie [GOT, GPT, GGT] à 10,50 = 31,50 €). Nur dadurch kann ein Sachbearbeiter nachvollziehen, wie viele Parameter gemessen wurden und – bei sehr großem Umfang – ob es sich um Vorsorgeuntersuchung, Verlaufskontrolle oder gezielte Diagnostik handelt.

Die Erstattung durch PKV und Beihilfe ist problemlos und gesichert.

❗ Beachte: Für die Blutzuckermessung (GebüH-Ziffer 12.8 – bis 8 €) und die Hämoglobinbestimmung (GebüH-Ziffer 12.9 – bis 5,50 €) stehen eigene Abrechnungsziffern zur Verfügung.

Trockenchemie – schnell und einfach, aber mit erhöhtem Kapitaleinsatz
Trockenchemie, in der Regel in Form von Test-Sticks, ist für den Heilpraktiker die einfachste Form der Fotometrie, allerdings mit nicht unerheblichem Aufwand. Die Werte werden nicht wie in einem Labor durch einen Analyseautomaten erstellt, sondern durch Pipettieren von Blut, Plasma oder Serum auf Teststreifen (Hb, Glukose, Kreatinin, Harnsäure, Harnstoff, Kalium, Cholesterin, HDL, Triglyceride, Enzyme) und Messung mit einem Reflexionsfotometer. Abgesehen von der groben Begutachtung von Urin-Sticks mit den Augen rechnet sich für Heilpraktiker die Trockenchemie wirtschaftlich selten. Die Investition für Testmaterial, Fotometer und die damit verbundene Teilnahme an Ringversuchen (4-mal jährlich, ▶ Kap. 6.8, S. 177) sowie interner Kontrollmessungen zur Qualitätssicherung liegt in der Regel deutlich über den damit verbundenen Einnahmen. Als Element der Patientenbindung und -nähe wird die Trockenchemie dennoch von vielen Heilpraktikern genutzt und von Patienten geschätzt.

▼

Es bedeutet aber mehr als nur Service oder Kundenbindung, dem Patienten noch während er im Wartezimmer verweilt, seine Leber- oder Blutfettwerte mitzuteilen. Sie können z. B. dadurch unverzüglich weitere Verordnungen oder Ernährungsberatungen anschließen.

Liquidation der gesamten Blut- und Serumchemie

Allgemein gilt: Laboruntersuchungen werden in der Regel von den Kostenträgern als notwendig angesehen, insgesamt wenig hinterfragt und eher großzügig erstattet. Allerdings sind die eigentlichen Leistungen wirtschaftlich betrachtet wenig lukrativ. Sie profitieren finanziell eher von den sich aus den Laboruntersuchungen ergebenden und erforderlichen Beratungen und den daraus resultierenden Behandlungen. Krankenkassen können die Erstattung von Laborleistungen verweigern, wenn diese nicht korrekt liquidiert werden. Die Erstattung wird besonders dadurch erschwert, dass das GebüH nur die Ziffern 12.14 und 12.15 für eine geringe Auswahl an Blut- und Serum-Bestimmungen nennt. Die GOÄ hat dahingegen für jeden Parameter eine eigene Nummer, die die exakte Abrechnung viel einfacher macht.

Starke Abweichungen des GebüH zur GOÄ bei Laboruntersuchungen

Bei keinen anderen GebüH-Ziffern gibt es so starke Abweichungen von vergleichbaren Leistungen zur GOÄ wie bei den Laboruntersuchungen. Der Heilpraktiker sollte diese kennen und bei seinen privatversicherten Patienten berücksichtigen.

Fallbeispiel

Die Leistungszusage der DKV ist durch den Schwellenwert der GOÄ (= GOÄ-Betrag × 1,15) begrenzt, was z. B. für eine fotometrische Bestimmung von γ-GT 4,08 × 1,15, also 4,69 €, bedeutet.

Die Continentale dagegen erstattet Heilpraktikerrechnungen bis zum „Einfachsatz" des GebüH. Im Falle der Ziffern zu den Laboruntersuchungen bedeutet dies, dass sie den Höchstsatz erstatten. Das liegt daran, dass diese Ziffern keinen konkreten Anfangswert benennen (also keinen Von-bis-Betrag, sondern nur Bis-zu-Betrag). Dieser liegt – anders als bei fast allen anderen Leistungen – deutlich über dem GOÄ-Schwellenwert. Die Continentale erstattet für die oben genannte fotometrische Bestimmung somit 10,50 €, also deutlich mehr als die DKV.

Erstattung selbsterbrachter Laboruntersuchungen

Die GOÄ, an deren Vorschriften sich auch die Berechnung von Heilpraktiker-Leistungen orientiert, stellt fest: „Bei Weiterversand von Untersuchungsmaterial (…) hat die Rechnungsstellung durch den Arzt zu erfolgen, der die Laborleistung selbst erbracht hat."

Nur in beschränktem Umfang darf der Arzt, und damit auch der Heilpraktiker, nach GOÄ Labor-Parameter in einer Laborgemeinschaft bestimmen lassen und diese gemäß GOÄ als „eigene Leistung" abrechnen (▶ Kasten unten). Das kann jedoch steuerliche Auswirkungen haben (▶ **Kap. 6.8.2, S. 178**).

Es gibt hierzu auch einschränkend eine Höchstpreisregelung in der GOÄ. Diese begrenzt für bestimmte Marker (in der GOÄ mit H1 gekennzeichneten Nummern) das Honorar auf 32,17 €.

Da es neben der Erstattungsproblematik auch fiskalische Stolpersteine gibt, soll hier die GOÄ zitiert werden (▶ Kasten).

GOÄ Kapitel M
Laboratoriumsuntersuchungen
I. Vorhalteleistungen in der eigenen, niedergelassenen Praxis
Allgemeine Bestimmungen
Leistungen nach den Nummern 3500 bis 3532 sind nur berechnungsfähig, wenn die Laboruntersuchung direkt beim Patienten (z. B. auch bei Hausbesuch) oder in den eigenen Praxisräumen innerhalb von 4 Stunden nach der Probennahme bzw. Probenübergabe an den Arzt erfolgt.
Die Leistungen nach den Nummern 3500 bis 3532 sind nicht berechnungsfähig, wenn sie in einem Krankenhaus, einer krankenhausähnlichen Einrichtung, einer Laborgemeinschaft oder in einer laborärztlichen Praxis erbracht werden.

Es folgen die GOÄ-Nummern 3500 bis 3532.

▼

II. Basislabor
Allgemeine Bestimmungen
Die aufgeführten Laborleistungen dürfen auch dann als eigene Leistungen berechnet werden, wenn diese nach fachlicher Weisung unter der Aufsicht eines anderen Arztes in Laborgemeinschaften oder in von Ärzten ohne eigene Liquidationsberechtigung geleiteten Krankenhauslabors erbracht werden.
Für die mit H1 gekennzeichneten Untersuchungen ist der Höchstwert nach Nummer 3541.H zu beachten.
Höchstwerte
3541.H Höchstwert für die mit H1 gekennzeichneten Untersuchungen des Abschnitts M II
(1,15-fach = 32,17 €)

Es folgen die GOÄ-Nummern 3550 bis 3621.

Das **GebüH** beschreibt im Gegensatz zur GOÄ nicht deutlich, was als selbsterbrachte Leistung deklariert werden kann. Es ist ohnehin im Bereich der Laborparameter nicht nur sehr unvollständig, sondern auch aufgrund der über 25 Jahre alten Texte nicht annähernd auf dem Stand der heutigen Labormöglichkeiten.

Untersuchungen durch ein Fremdlabor
Wenn Sie Laborleistungen nicht selber durchführen, sondern ein Fremdlabor damit beauftragen, sollten Sie diese Leistung – bis auf die erwähnten Ausnahmen im Rahmen des Basislabors – nicht als eigene geltend machen. Sie können die anfallenden Kosten dem Patienten als Auslagen zum Selbstkostenpreis weiter berechnen. Die angefallenen Versandkosten (einschließlich Material) können sie dabei ebenfalls liquidieren.

Konsequenzen für den Heilpraktiker
Der Heilpraktiker bringt sich in eine Grauzone, wenn er Laborleistungen einkauft und diese als eigene Leistung in Rechnung stellt.
Wenn dadurch ein Gewinn erzielt wird (Differenz zwischen Laborrechnung und Patientenrechnung), kann dies im Falle einer Steuerprüfung als Gewinn aus gewerblicher Tätigkeit angesehen werden (▶ **Kap. 6.8.2**, **S. 178**).
Beihilfe und auch Privatkassen werden nicht selten dann auf eine Rechnung erst aufmerksam, wenn darin eine enorm hohe Laborrechnung bzw. ein auffallend hoher Anteil für Laborleistungen hervorsticht. Die Kostenträger können dann einen Originalbeleg anfordern oder die Rechnung durch einen Sachverständigen daraufhin prüfen lassen, ob alle Leistungen in einem angemessenen Verhältnis zu den Diagnosen stehen.
Ich habe in diesem Zusammenhang Rechnungen gesehen, die dann insgesamt nicht von der Beihilfe erstattet wurden, obschon die Behandlung für sich alleine zu keiner Beanstandung geführt hätte.
Gelegentlich legen Patienten ihrem Arzt eine Laborrechnung ihres Heilpraktikers mit Befund oder nur die Befunde vor. Stellen Sie sich den Vertrauensverlust vor, wenn der Patient durch den Arzt erfährt, dass er bei ihm diese Leistung für einen Bruchteil des Geldes bekommen hätte.

> **Fazit**
> Ich rate dazu, Laborleistungen zum Gestehungspreis in Rechnung zu stellen. Noch eleganter ist es meines Erachtens, wenn das Labor dem Patienten die Laborrechnung direkt zustellt. Sie sparen sich möglichen Ärger mit nicht zahlenden Patienten und vermeiden Inkasso-Vorgänge. Außerdem belasten Sie Ihre Buchführung nicht mit durchlaufenden Posten.

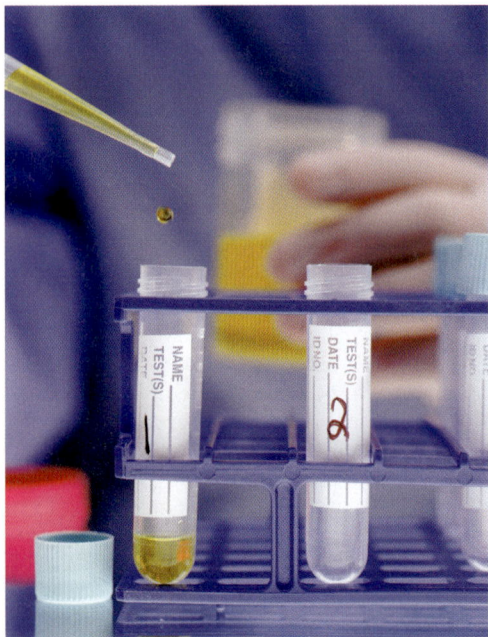

▶ **Abb. 10.5** Laborleistungen können Sie an ein Fremdlabor vergeben.

10.4 Kommentierung der wichtigen GebüH-Ziffern

Ziffern 13	Sonstige Untersuchungen	
Ziffer 13.1	Sonstige Untersuchungen unter Zuhilfenahme spezieller Apparaturen oder Färbeverfahren besonders schwieriger Art, z. B. pH-Messungen im strömenden Blut oder Untersuchungen nach v. Bremer, Enderlein usw.	10,50 – 31,00 €

Die Art der Untersuchung ist anzugeben. Die Bestimmung des Blut-pH-Wertes nach Jörgensen oder Sanders kann unter dieser Ziffer liquidiert und erstattet werden. Gesichert ist die Erstattung jedoch nicht, da eine Blut-pH-Messung in erster Linie zur Überwachung in bedrohlichen Situationen (Intensivstation, Notfallversorgung) üblich ist. Wenn Sie eine Blut-pH-Messung zur Beurteilung des Säure-Basen-Haushalts (Erkennung einer latenten Azidose) durchführen, könnten die weniger naturheilkundefreundlichen Privatkassen die Erstattung ablehnen.

> **P** **Praxistipp**
> Bei allen Blutuntersuchungen die Blutentnahme nach GebüH-Ziffer 26.1 (bis 3,60 €) nicht vergessen! Diese können Sie nur einmalig abrechnen. Allerdings können sie die Blutentnahme nicht liquidieren, wenn Sie eine Blutkörpersenkungsgeschwindigkeit als einzigen Wert messen (= GebüH-Ziffer 12.12), da diese in der Ziffer 12.12 bereits enthalten ist.

Ziffern 14	Spezielle Untersuchungen	

Bei der Liquidation von Untersuchungsleistungen können jene Leistungen, die nicht im GebüH gelistet sind, analog abgerechnet werden. Gibt es jedoch für Untersuchungen oder Behandlungen eine GebüH-Ziffer, so ist der Heilpraktiker angehalten, diese Leistungen mit genau diesen GebüH-Ziffern zu liquidieren. Hat ein Leistungsträger (in der Regel die Beihilfe) diese Leistungen jedoch ausgeschlossen, so ist eine Erstattung unmöglich.

In der Gebührenordnung für Ärzte (GOÄ) findet sich seit der letzten Neuauflage (1996) ein wahres Füllhorn an Leistungsziffern für spezielle Untersuchungen. Neben der Erhebung des Ganzkörperstatus findet der Arzt Hinweise, wie die Teiluntersuchungen verschiedener Körperregionen bestens liquidiert werden können. Selbst Vorsorgeuntersuchungen und Gesundheitsberatung sind ausreichend berücksichtigt.

Ziffer 14.1	Binokulare mikroskopische Untersuchung des Augenvordergrundes	5,20 – 10,50 €

Die Ziffer beschreibt die mit einer Vergrößerungsoptik vorgenommene Inspektion des Augenvordergrunds. Im GebüH wird bewusst darauf hingewiesen, dass es sich bei dieser Ziffer nicht um die in manchen Kreisen umstrittene Irisdiagnostik handelt! Die Kostenträger können damit die Leistung nicht mit dem Hinweis verweigern, dass es sich um die „umstrittene" Irisdiagnose handele. Diese kann allerdings als Bestandteil einer Untersuchung (= GebüH-Ziffer 1) ohne Extra-Berechnung liquidiert werden. Das heißt, Sie können im Rahmen einer Untersuchung auch die Augen fotografieren (mit Digitalkamera) oder durch ein Irismikroskop betrachten.

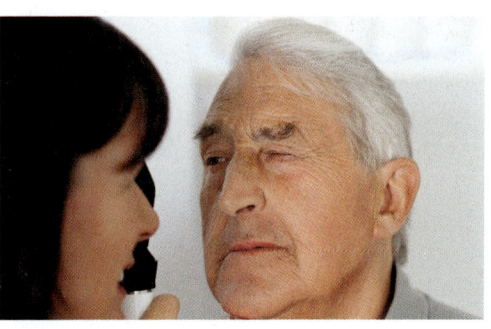

▶ **Abb. 10.6** Augenuntersuchung.

Da Sie dies im Rahmen der Untersuchung (Anamnese und klinische Untersuchung) durchführen, steht Ihnen das Honorar für die Ziffer 1 in jedem Fall zu.

Es gibt wichtige Gründe, die vorderen Augenabschnitte zu inspizieren, z. B. bei Verdacht auf Iritis, Konjunktivitis, Katarakt, Fremdkörper, Lidrandentzündung. Bei Vorliegen dieser Verdachtsdiagnosen sollte dies aus der Abrechnung ersichtlich sein. Die Ziffer wird im Allgemeinen dann auch anerkannt. Selbstverständlich kann der Heilpraktiker bei dieser Inspektion des vorderen Augenabschnitts auch die Iris genauer betrachten. Dies sollte aber, wenn möglich, von der körperlichen Untersuchung getrennt geschehen. Denn die Leistung ist nicht in der Kombination mit Ziffer 14.2 und nicht zusammen mit Ziffern 1 oder 4 erstattungsfähig!

> **P Praxistipp**
> Können Sie für eine Betrachtung des Auges eine medizinische Begründung (Diagnose) stellen, die Sie zeitlich von der Erstuntersuchung auch noch trennen, stehen Ihnen folgende Abrechnungsmöglichkeiten zur Verfügung: Kombination GebüH 1 + 5 oder 14.1 + 5.
> In der Rechnung tragen Sie dann die diesbezügliche Diagnose (z. B. Katarakt) mit dem entsprechenden Datum ein. Begründung: Sie haben entweder einen neuen bzw. anderen Behandlungsfall, was die Ziffer 1 + 5 rechtfertigt, oder Sie untersuchen lokal (vorderer Augenabschnitt), verzichten auf die Ziffer 1, dafür kombinieren Sie die 14.1 + 5.

Ziffer 14.2	Binokulare Spiegelung des Augenhintergrunds	5,20 – 10,50 €

Die binokulare Spiegelung des Augenhintergrunds mittels eines Ophthalmoskops (schon ab ca. 110 € erhältlich) ist mit etwas Übung eine einfach durchzuführende Untersuchung zur Feststellung von Netzhautveränderungen, zum Ausschluss einer Stauungspapille oder zur Beurteilung des Augenhintergrunds beim Diabetiker oder Hypertoniker. Der Heilpraktiker darf die Pupillen nicht „weittropfen", da das dazu erforderliche Präparat rezeptpflichtig ist. Aber auch ohne Weitstellung der Pupillen lässt sich die Papille gut erkennen. Die dort austretenden Gefäße geben einen repräsentativen Überblick. Bei einer Arteriosklerose kann man z. B. die Veränderungen der Arteriolen gut erkennen, und auch der Gefäßverlauf beispielsweise bei einer Stauungspapille (Hirndruckzeichen) hat typische Ausprägungen.

Die Ziffer 14.2 kann auch neben der GebüH Ziffer 1 abgerechnet werden. Die Notwendigkeit sollte sich aus den Diagnosen ergeben. Aber auch ohne diese sollte die Erstattung problemlos sein. Sie inspizieren aus Gründen der Vorsorge oder bei der Suche nach diagnostischen Hinweisen den Augenhintergrund.

> **! Beachte:** Ziffer 14.2 ist nicht neben Ziffer 14.1 erstattungspflichtig!

Ziffer 14.3	Grundumsatzbestimmung nach Read	5,20 – 8,00 €

Obschon dieses Testverfahren sehr ungenau und daher sehr umstritten ist, wird es von vielen Kollegen zur groben Einschätzung der Schilddrüsenfunktion (vager Ausschluss einer Hyperthyreose) angewandt. Die Blutdruckamplitude (= Systole minus Diastole) wird hierbei auf einer Grafik mit dem Pulswert (Ruhepuls) verbunden. Die Verbindungslinie schneidet in der Grafik den anzunehmenden Grundumsatz. Entsprechende Tabellen werden von einigen Arzneimittelfirmen (z. B. Kattwiga) kostenlos zur Verfügung gestellt.

> **! Beachte:** Die Erstattung ist unterschiedlich, im Regelfall eher unproblematisch.

Ziffer 14.4	Grundumsatzbestimmung mithilfe der Atemgasuntersuchung	10,30 – 26,00 €

Da ich keine Erfahrungen bezüglich der Leistung und der Abrechnung (auch nicht aus gutachterlicher Tätigkeit) habe, ist mir ein Kommentar nicht möglich. Mir ist kein Heilpraktiker bekannt, der dieses Verfahren anwendet.

Die Erstattung wäre gesichert, da es eine übliche Diagnostik ist (GOÄ Nr. 665 ohne, GOÄ Nr. 666 mit Kohlensäurebestimmung). Wenn Sie diese Untersuchung durchführen, sollten Sie auch die dazu passende GOÄ-Ziffer zitieren, um den erheblichen Aufwand angemessen abrechnen zu können.

Ziffer 14.5	Prüfung der Lungenkapazität (Spirometrische Untersuchung)	10,50 – 20,50 €

Die Erstattung durch PKV und Beihilfe ist problemlos und gesichert.

Spirometer

Spirometer sind als Taschenspirometer bereits ab ca. 110 € sehr preiswert. Sie können mithilfe eines Spirometers sehr leicht die Lungenkapazität Ihrer Patienten bestimmen oder bei Ihren Asthmapatienten die Therapie objektivieren. Für eine vollwertige spirometrische Untersuchung mit Interpretation über eine PC-Schnittstelle sind ca. 1500 € Investition erforderlich.
Wenn Sie anhand des Spirometers feststellen, dass die Lungenkapazität Ihres Patienten mangelhaft ist, könnte die bisherige Therapie ineffektiv gewesen sein oder das Krankheitsbild verschlechternde Umstände (Umwelteinflüsse, Nikotinabusus, Infektionen) persistieren. Auch in der Pollenzeit gibt die Lungenkapazität Auskunft über die allergische Mitbeteiligung der Bronchien.

P Praxistipp

Sollte ein Patient mit Asthma, chronischer Bronchitis oder Emphysem noch kein Peak-Flow-Meter besitzen, raten Sie doch zu diesem einfachen kleinen Gerät (unter 20 €). Damit kann der Patient die Strömungsgeschwindigkeit einer forcierten Ausatmung selbst messen. Auch Sie können damit in Ihrer Praxis schnell die aktuelle Atemsituation (im Vergleich zu Ihren vorausgegangenen Messungen oder den vom Patienten aufgezeichneten Werten) einschätzen.

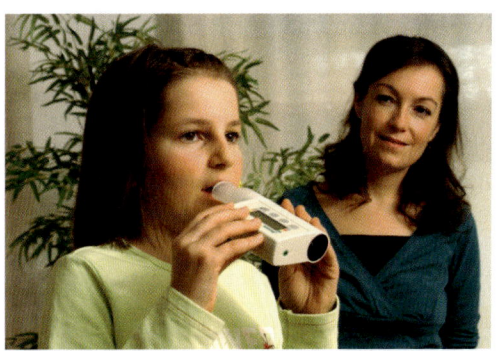

▶ **Abb. 10.7** Spirometer.

Ziffer 14.6	Elektrokardiogramm, mindestens 9 Ableitungen	26,00 – 51,50 €

Die Erstattung durch PKV und Beihilfe ist problemlos und gesichert.

Ziffer 14.7	Elektrokardiogramm mit Standardableitungen, Nehb'sche Ableitungen und Brustwandableitungen	20,50 – 31,00 €

Viele Patienten schätzen es, wenn auch der Heilpraktiker ein Ruhe-EKG anfertigen und interpretieren kann. Dazu bieten sich bei der Grunduntersuchung, aber auch zur Differenzialdiagnose und Therapiekontrolle genügend Möglichkeiten.

Die Erstattung durch PKV und Beihilfe ist problemlos und gesichert.

Elektrokardiogramm

Das Elektrokardiogramm ist eine Routineuntersuchung und sollte meiner Meinung nach auch in der HP-Praxis viel mehr Beachtung finden. Die Interpretation eines Ruhe-EKG's ist dank sehr guter Literatur (▶ Literaturangaben unter [2] und [23]) und Basiskursen gar nicht so schwer. Mit einem EKG-Lineal werden die Voltage (Höhe der Ausschläge) und die Zeit der dazu gehörenden Herzaktion in Millisekunden (berechenbar durch die Papierlaufgeschwindigkeit) berechnet. Es werden also Erregungsausbreitung und -rückbildung in einer Grafik sichtbar. Die ▼

▼
Ableitungen von unterschiedlichen Stellen gleichen dem Fotografieren eines Objekts aus verschiedenen Positionen. Veränderungen in den einzelnen Ableitungen erlauben so die Zuordnung zu bestimmten Herzbereichen. Die Arbeit des EKG-Lineals wird heute meistens von einer Interpretationssoftware übernommen, die nicht nur die Strecken vermisst, sondern bereits in Klartext die Bedeutung gemäß internationalen Standards ausdruckt. Ein Mehrkanalschreiber spart dabei nicht nur Zeit und Geld, sondern erlaubt, die Veränderungen zu bewerten, die gleichzeitig, also bei derselben Herzaktion, entstanden sind.
Ein Mehrkanalschreiber mit Computerauswertung kann bereits ab 2000 € erworben werden. Noch vor 20 Jahren haben leistungsschwächere Geräte mehr als das 5-Fache gekostet – bei gleichen Erstattungsbeträgen.

Ziffer 14.8	Oszillogramm-Methoden	5,20 – 25,50 €

Bei diesem Verfahren werden die mechanischen, durch die Gefäßfüllung erzeugten „Wellen", gemessen und grafisch aufgezeichnet [22]. Die Leistung entspricht der GOÄ Nr. 621.

Da ich keine Erfahrung bezüglich der Leistung und der Abrechnung (auch nicht aus gutachterlicher Tätigkeit) habe, ist mir ein Kommentar nicht möglich. Eine Erstattung sollte jedoch aufgrund der Art der Leistung sicher und problemlos sein.

Ziffer 14.9	Spezielle Herz-Kreislauf-Untersuchungen (Schellong)	10,50 – 25,50 €

Die Blutdruckanpassung an unterschiedliche Lagen (Liegen/Stehen) gibt Auskunft über die vasovagale Reaktionslage und dient dem Erkennen hypotoner Kreislaufregulationsstörungen. Da der Schellong-Test als Grundleistung einer körperlichen Untersuchung angesehen wird, kann er nicht neben Ziffer 1 oder 4 abgerechnet werden.

Auch diese Untersuchung ist in der GOÄ (Nr. 600) gelistet und daher problemlos in der Erstattung.

10.4 Kommentierung der wichtigen GebüH-Ziffern

Ziffer 14.10	Ultraschall-Gefäßdoppler-Untersuchung zur peripheren Venendruck- und/oder Strömungsmessung	bis 11,30 €

Die Erstattung durch PKV und Beihilfe ist problemlos und gesichert.

Mit dieser einfachen Messtechnik lassen sich Durchblutungsstörungen, wie die periphere arterielle Verschlusskrankheit, sehr gut verifizieren. Mithilfe eines kleinen Gefäßdopplers (ab 400 €) wird der systolische Blutdruck am Arm (A. brachialis) gemessen und mit den Werten der Beinarterien (A. tibialis posterior und A. dorsalis pedis) verglichen. Sind diese deutlich niedriger, kann von einer pAVK ausgegangen werden. Durch die Darstellung von Arterien und Venen mit dem Doppler wird deren Durchgängigkeit festgestellt. Die Geräusche entstehen durch Teilchen (Blutkörperchen), die sich auf den Ultraschallsensor zu oder von ihm weg bewegen.

❗ Beachte: Die in diesem Buch immer wieder mal genannten Preisangaben (Einstiegspreise) sollen Ihnen verdeutlichen, dass wichtige Untersuchungsgeräte gar nicht teuer sein müssen und auch aus betriebswirtschaftlicher Sicht häufig besser abschneiden als manche Therapiegeräte. Letztere verdienen eher das negative Attribut „Gerätemedizin" als die genannten Hilfen zur Diagnosesicherung.

Ziffern 15	Fotoaufnahmen	
Ziffer 15.1	Fotoaufnahmen zu diagnostischen Zwecken, schwarz/weiß (pro Augenpaar)	5,50 – 15,50 €
Ziffer 15.2	Vergrößerungen sowie Farbaufnahmen	Nach Vereinbarung

Die Erstattung von Fotoaufnahmen durch die Kostenträger ist nicht gesichert. Wenn Sie daher Farbaufnahmen und Vergrößerungen machen und berechnen möchten, müssen Sie dies im Vorfeld mit dem Patienten besprechen. Bei der Rechnung sollten Sie dafür den handelsüblichen Preis verlangen (Ziffer 15.2).

Im Grunde ist im Zeitalter der Digitalfotografie die Ziffer 15 des GebüH antiquiert, da bei der digitalen Fotografie keine Fremdkosten anfallen. Leider impliziert der Klammereintrag der Ziffer 15.1. „pro Augenpaar" zudem, dass im Wesentlichen die Irisdiagnose mit dieser Ziffer in Verbindung gebracht wird. In ▶ Kap. 6.7.5 (S. 175) wurden bereits die vielen unterschiedlichen Einsatzmöglichkeiten und die Technik moderner Bilddokumentation mit Digitalfotografie in der Heilpraktiker-Praxis ausführlich vorgestellt.

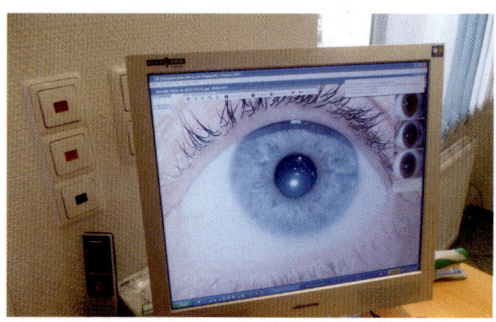

▶ **Abb. 10.8** Augendiagnose: Abbildung eines Auges auf PC.

Ziffern 16	Bioenergetische Verfahren	
Ziffer 16.1	Elektro-Neural-Diagnostik	10,50 – 26,00 €
Ziffer 16.2	Segmentdiagnostik, Maximaldiagnostik u. a.	5,20 – 20,50 €
Ziffer 16.3	Bioelektronische Funktionsdiagnostik	15,50 – 41,00 €
Ziffer 16.4	Hautwiderstandsmessungen **Anmerkung:** Art und Ziel der Untersuchung sind anzugeben.	5,20 – 26,00 €

Für die Bioenergetischen Verfahren gibt es keine äquivalenten GOÄ-Nummern. Die Beihilfefähigkeit für die Ziffern 16.1 und 16.3 GebüH ist damit von vornherein ausgeschlossen.

Das Bundesministerium des Inneren hat dies darüber hinaus nach §6 Abs. 2 Bundes-Beihilfeverordnung (BBhV) geregelt. Die Bundesbeihilfe nennt diese Verfahren zudem auf einer Liste der explizit nicht beihilfefähigen Leistungen (▶ Kap. 10.2, S. 290).

Beachte: Sie müssen daher Beamte darüber aufklären, dass keine Beihilfe gewährt wird.

Der Erstattungsanteil der Privatkasse bleibt davon unberührt. Allerdings vertreten auch etliche Privatkassen die Meinung, dass diese Leistungen medizinisch nicht notwendig sind und verweigern eine Kostenerstattung. Informieren Sie also Ihre Privatpatienten entsprechend bzw. fordern Sie sie auf, die Erstattungspraxis mit ihrer jeweiligen PKV zu klären. Keine Erstattungsprobleme wären bei den Privatkassen zu erwarten, deren Leistungszusage sich auf das Hufeland-Leistungsverzeichnis [3] bezieht. Dort sind „Bioenergetische Verfahren" gelistet.

Während GebüH Ziffern 16.1 und 16.3 explizit von der Beihilfefähigkeit ausgeschlossen wurden, kann für die Ziffern 16.2 und 16.4 Beihilfe gewährt werden, wenn die beiden Ziffern als einzige Leistung (vgl. §4 Abs. 2a GOÄ) erbracht und die Notwendigkeit besonders begründet wird. Auch wenn nur jeweils eine der Ziffern als Leistung erbracht wurde und Sie eine akzeptable Begründung liefern könnten, darf daneben keine Ziffer 1 oder 4 GebüH abgerechnet werden.

P Praxistipp
Wenn Sie sich nicht sicher sind, ob und in welchem Umfang die Privatkasse Ihres Patienten z. B. die EAV-Behandlung erstattet, sollten Sie den Patienten bitten, dies in Erfahrung zu bringen. Am einfachsten ist es, wenn Sie bereits nach 1–2 Behandlungen eine Rechnung erstellen, die der Patient bei seiner Kasse einreichen kann. Dies erspart späteren Ärger.

Ziffer 17.1	Neurologische Untersuchungen **Anmerkung:** Die neurologische Untersuchung wird grundsätzlich nur durchgeführt, wenn sie für den Heilzweck oder für die Sicherung der Diagnose oder die Beobachtung des Heilungsverlaufs erforderlich erscheint.	5,20 – 26,00 €

Ein kurzer neurologischer Status gehört zur Praxisroutine: Hirn- und periphere Nerven, Pupillenreaktion, Sensorik, Motorik einschließlich die grobe Kraft usw. sollten bei der Untersuchung geprüft werden.

Die Erstattung ist sicher, jedoch gewährt die Beihilfe die Abrechnung der Ziffer 17.1 GebüH nicht, wenn in derselben Behandlung Ziffern 1 oder 4 GebüH abgerechnet werden. Sie orientiert sich dabei an der GOÄ. Diese regelt, dass Ärzte eine „eingehende neurologische Untersuchung" (GOÄ 800) nicht neben einem Ganzkörperstatus (GOÄ 8) oder der GOÄ Nr. 6 (vollständige körperliche Untersuchung mindestens eines Organsystems) abrechnen dürfen. Eine einfache neurologisch orientierende Untersuchung (GOÄ-Nrn. 6 und 8) wäre darin enthalten.

Die Privatkassen erstatten die Ziffer 17.1 großzügiger, da es im GebüH selber keine diesbezüglichen Anmerkungen gibt.

10.4.2 Ziffern 18–23: Spezielle Behandlungen

Ziffer 18	Heilmagnetische Behandlungen	
Ziffer 18.1	Einfache heilmagnetische Spezialbehandlungen, soweit sie nicht das gewöhnliche Maß einer Behandlung in zeitlicher Hinsicht überschreiten	5,50 – 10,50 €
Ziffer 18.2	Heilmagnetische Spezialbehandlungen, soweit sie das gewöhnliche Maß einer Behandlung in zeitlicher Hinsicht überschreiten	8,00 – 26,00 €

Da ich keine Erfahrungen bezüglich der Abrechnung dieser Ziffern durch die Privatkassen habe, ist ein Kommentar nicht möglich.

Gemäß § 6 Abs. 2 BhV wurden Ganzheitsbehandlungen auf bioelektrisch-heilmagnetischer Grundlage von der Beihilfe ausgeschlossen.

Ziffern 19	Psychotherapie	
Ziffer 19.1	Psychotherapie von halbstündiger Dauer	15,50 – 26,00 €
Ziffer 19.2	Psychotherapie von 50–90 Min. Dauer	26,00 – 46,00 €
Ziffer 19.3	Ausstellung eines psychodiagnostischen Befundes	15,50 – 38,50 €
Ziffer 19.4	Psychotherapeutisches Gutachten je zweiteiliger Schreibmaschinenseite	bis 15,50 €
Ziffer 19.5	Psychologische Exploration mit eingehender Beratung	15,50 – 46,00 €
Ziffer 19.6	Anwendung und Auswertung von Testverfahren (TAT, TUA, Rorschach)	15,50 – 38,50 €
Ziffer 19.7	Behandlung von Störungen der Sprechorgane je Sitzung **Anmerkung:** Die Honorare für eine ausgedehnte Spezialbehandlung von Sprechangst-Neurosen (Stottern), Honorare für spezielle, ausgedehnte Sprechlehrkurse, Kurse der Entwöhnungsbehandlung usw. sind besonders zu vereinbaren.	10,50 – 31,00 €
Ziffer 19.8	Behandlung einer Einzelperson durch Hypnose	15,50 – 26,00 €

Alle Leistungen nach Ziffern 19 GebüH werden von der Beihilfe nach Maßgabe der Anlage 1 zu § 6 Abs. 1 Nr. 1 BhV nicht erstattet.

Unberührt davon bleibt der Erstattungsanspruch durch die Privatkassen innerhalb der Leistungszusage. Manche Privatkassen haben für Therapien aus dem Leistungskatalog der Psychotherapie eine Wartezeit (Leistungserstattung nicht sofort mit Eintritt in die Versicherung) oder eine bestimmte Anzahl von Psychotherapie-Sitzungen pro Jahr versichert. Zum Teil verlangen die Kassen von den Versicherten auch vor Aufnahme einer Psychotherapie, die Behandlung bei der Versicherung zu beantragen und sich diese genehmigen zu lassen.

> **ⓟ Praxistipp**
> Vor Beginn einer Behandlung sollten Sie den Patienten bitten, in seinem Versicherungsvertrag die Modalitäten nachzusehen oder bei der Versicherung anzufragen, welche Leistungszusage für eine psychotherapeutische Behandlung durch einen Heilpraktiker vertraglich vereinbart ist.

Eine Leistungserstattung ist wie bei allen Leistungen von der Diagnose abhängig. Manche Patienten lehnen es allerdings ab, dass eine stigmatisierende Diagnose wie „Alkoholabhängigkeit" oder „erektile Dysfunktion" auf der Rechnung vermerkt wird. Wenn man bedenkt, dass Rechnungen bei der Bearbeitung durch die Beihilfestelle oder Versicherung durch mehrere Hände gehen können, ist das durchaus nachvollziehbar. Rechnungen gehen vor allem dann durch mehrere Hände, wenn darauf beihilfefähige neben nicht beihilfefähigen Leistungen liquidiert werden. Eine Rechnung geht auch dann über mehrere Schreibtische, wenn der Patient die Rechnung erst durch die Beihilfe bearbeiten lässt, um diese mit einem Bearbeitungsvermerk an die PKV weiterleiten zu können. Der Patient hat vor diesem Hintergrund jederzeit das Recht, eine Rechnung ohne Diagnose zu verlangen. Allerdings muss er dann bereit sein, auf eine Erstattung zu verzichten. Darauf sollten Sie ihn aufmerksam machen.

Ziffern 20	Atemtherapie, Massagen	
Ziffer 20.1	Atemtherapeutische Behandlungsverfahren	13,00 – 31,00 €

Die Beihilfe erstattet diese Leistung in Anlehnung an § 4 Abs. 2 GOÄ nur, wenn sie in der Praxis des Heilpraktikers erbracht wird. Dieser Leistung muss natürlich eine entsprechende Diagnose (z. B. Asthma bronchiale oder chronisches Lungenemphysem, Morbus Bechterew mit restriktiver Ventilationsstörung) zugrunde liegen, die diese rechtfertigt. Eine Atemtherapie ist selbstverständlich auch bei einer chronischen Obstipation angezeigt und sinnvoll, wenn der Patient eine natürliche Zwerchfellatmung „verlernt" hat. Das Verlagern der Atmung in den Brustkorb, was leider durch ungeeignete, zu enge Kleidung gefördert wird, hat natürlich noch weitere Nachteile als nur das Ausbleiben einer Stimulation der Darmperistaltik. Der Heilpraktiker muss jedoch auf jeden Fall die Notwendigkeit einer Atemtherapie begründen können, wenn dies nicht bereits durch die Diagnose ausreichend geschieht.

> **❗ Beachte:** Obstipation (≤ als 3 Stuhlentleerungen pro Woche) wird gerne als „nicht behandlungspflichtig" eingestuft, da eine tägliche Stuhlentleerung von Kostenträgern als „übertriebener Anspruch des Patienten an die Stuhlfrequenz" abgetan wird.

Ziffer 20.2	Nervenpunktmassage nach Cornelius, Aurelius u. a., Spezialnervenmassage	8,00 – 15,50 €
Ziffer 20.3	Bindegewebsmassage	8,00 – 20,50 €
Ziffer 20.4	Teilmassage (Massage einzelner Körperteile)	5,50 – 10,50 €
Ziffer 20.5	Großmassage	10,50 – 18,00 €

Grundsätzlich werden die Ziffern 20.2 bis 20.5 problemlos von der Beihilfe und der Privatkasse anerkannt und erstattet. Die medizinische Notwendigkeit für eine Bindegewebsmassage und/oder Teilmassage ist leicht eruierbar. Eine Großmassage kann jedoch eher einmal zu Nachfragen führen, wenn es an der überzeugenden Diagnose bzw. Erklärung für die Notwendigkeit mangelt. Unter Großmassage ist nicht nur die Massage z. B. der gesamten Rückenmuskulatur, sondern auch beider Beine, Schultergürtel (Schulter-Nacken-Arm) – also mehr als ein eng umschriebener Bereich (= Teilmassage) – zu verstehen. Nach Lähmungserscheinungen mit spastischer Komponente (z. B. Prolaps, Wirbelsäulenoperationen, Apoplex) wird sehr viel häufiger eine Großmassage medizinisch notwendig als nur eine Teilmassage.

10.4 Kommentierung der wichtigen GebüH-Ziffern

Ziffer 20.6	Sondermassagen (Unterwasserdruckstrahlmassage, Lymphdrainage, Schrägbettbehandlung u. a.)	10,50 – 20,50 €

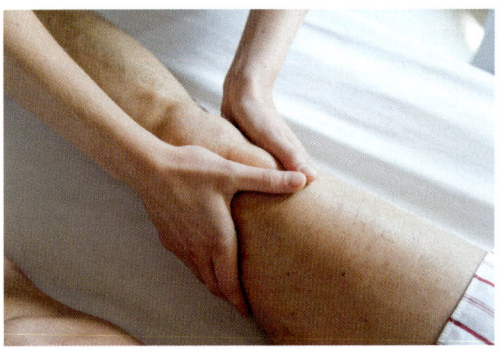

▶ **Abb. 10.9** Lymphdrainage.

Heilpraktiker, die Leistungen aus dem Bereich der Physiotherapie nicht selbst erbringen möchten, können diese per Rezept verordnen. Da Ärzte bezüglich dieser Verordnungen sehr zurückhaltend geworden sind, wissen es Patienten sehr zu schätzen, wenn der Heilpraktiker die hilfreichen und notwendigen Teilmassagen mit Heißluftanwendungen oder Physiotherapie auf einem Rezept verordnet. Der Patient kann dieses Rezept beim Physiotherapeuten vorlegen und die Rechnung zusammen mit dem Rezept der Beihilfe oder Privatkasse einreichen.

Sondermassagen sind ebenfalls erstattungsfähig, wobei die Beihilfe die 3 möglichen analogen GOÄ-Nummern als beihilfefähige Höchstbeträge zugrunde legt:
- 527 (Unterwassermassage) mit 9,90 €
- 523 (Lymphdrainage) mit 6,90 €
- 516 (Schrägbettbehandlung) mit 6,90 €

> **P Praxistipp**
> Sie können Fußreflexzonenmassage folgendermaßen abrechnen:
> Je nach Aufwand, Durchführung und Zielsetzung können die GebüH-Ziffern 20.2 und 20.4 und zusätzlich analog Ziff. 20.6 (Lymphdrainage z. B. der Zehenzwischenräume = Schwimmhäute) und/oder Ziff. 20.3 (Bindegewebe der Plantarregion und im Sinne der Reflexzonenbeziehung) liquidiert werden.

Ziffer 20. 7	Behandlung mit physikalischen oder medico-mechanischen Apparaten	10,50 – 26,00 €

Ein Erstattungsanspruch ist nur begründet, wenn die Art der Anwendung bzw. das eingesetzte Gerät beschrieben wird. Grundsätzlich stammt diese Leistung aus dem Bereich der Physiotherapie mit Übungsapparaten zur Mobilisierung, Dehnung oder Kräftigung. Häufig wird diese Ziffer problemlos erstattet, wenn die „Aufmachung" bzw. Präsentation einer Rechnung so gut ist, dass der Sachbearbeiter diese der schnellen Bearbeitung halber „durchwinkt".

Ziffer 20.8	Einreibungen zu therapeutischen Zwecken in die Haut	5,50 – 8,00 €

Hierbei handelt es sich prinzipiell um eine erstattungssichere Leistung. Gelegentlich kann es Probleme geben, wenn die Ziffer mit einer Massage (auch Schröpfkopfmassage) kombiniert wird. Sachbearbeiter unterstellen dann, dass die Einreibung nicht zu einem therapeutischen Zweck erfolgt ist, sondern als Hilfsmittel bei einer anderen Leistung. Sie sei deshalb Bestandteil dieser Leistung und könne somit nicht extra berechnet werden.

Ein Gleitmittel, z.B. bei der Schröpfkopfmassage, kann nicht als Leistung nach Ziffer 20.8 abgerechnet werden! Wird jedoch als Einreibung z.B. Lymphdiaral-Salbe an einer Head'schen Zone verwendet, ist dies selbstverständlich unter dieser Ziffer korrekt abgerechnet und erstattungspflichtig. Das Einreibemittel (z.B. Salbe) ist zu dokumentieren.

Sollte ein Kostenträger die Leistung von einer Begründung abhängig machen, ist es als Argumentationshilfe vorteilhaft, wenn der Patient diese Anwendung nicht selbst vornehmen kann (z. B. allein lebender Patient, unzugängliche Stelle usw.). Dies gehört jedoch in den Befund-/Behandlungsbericht (▶ **Kap. 6.7.4, S. 173**) und nicht auf die Rechnung.

Entsprechungen GOÄ und GebüH beim Ziffernblock 20

Diese Ziffern findet man auch in der GOÄ. Wenn ein Kostenträger (auch die Beihilfe) seine Leistungszusage entsprechend der GOÄ definiert, kann es passieren, dass auch die Ausschlusskriterien der GOÄ bei einer HP-Rechnung angewendet werden (▶ **Tab. 10.3**), obwohl im GebüH kein einschränkender Hinweis steht. Das muss aber keinesfalls so sein, da manche Sachbearbeiter das GebüH etwas kulanter sehen oder der GOÄ-Bezug nicht angeordnet ist. Also lohnt sich ein Versuch.

❗ **Beachte: Auch dann, wenn Sie völlig korrekt die GebüH-Leistungen nach den Ziffern 20.2, 20.3 und 20.6 erbringen, können trotzdem Erstattungsprobleme entstehen. Sollte der Sachbearbeiter der Beihilfestelle für jede dieser Leistungen die entsprechende GOÄ-Nr. 523 nachschlagen, könnte er sich veranlasst sehen, eine Kürzung vorzunehmen. Nach GOÄ wäre nämlich die Nr. 523 nur 1x je Sitzung berechnungsfähig, gleich ob Bindegewebs-, Reflexzonen-, Periost-, manuelle Lymphdrainage oder Bürstenmassage durchgeführt werden!**

▶ **Tab. 10.3** Übersicht der GebüH/GOÄ-Entsprechungen/Einschränkungen (Ziffern 20).

GebüH-Ziffer	analoge GOÄ-Nr.	GOÄ-Einschränkungen
GebüH 20.1 Atemtherapie	GOÄ 505	GOÄ 505 darf nicht neben GOÄ 501 (Inhalation mit Überdruck) = **GebüH 23.1** abgerechnet werden. Die Kombination mit GebüH 22.1 (einfache Inhalation) wäre möglich.
GebüH 20.2 Nervenpunktmassage	GOÄ 523 (entspricht ungefähr)	Die GOÄ 523 wird auch mit **GebüH 20.3 und 20.6** analogisiert und darf gemäß GOÄ nicht mit der GOÄ 507 abgerechnet werden. GOÄ 523 ist nur 1 x je Sitzung berechnungsfähig.
GebüH 20.3 Bindegewebsmassage	GOÄ 523	Die GOÄ 523 wird auch mit **GebüH 20.2 und 20.6** analogisiert und darf gemäß GOÄ nicht mit der GOÄ 507 abgerechnet werden. GOÄ. 523 ist nur 1 x je Sitzung berechnungsfähig.
GebüH 20.4 Teilmassage	GOÄ 520	GOÄ 520 darf laut GOÄ nicht neben 505, 506, 507, 514, 521 **(GebüH 20.5)**, 523 **(GebüH 20.2, 20.3, 20.6)** abgerechnet werden.
GebüH 20.5 Großmassage	GOÄ 521	GOÄ 521 darf laut GOÄ nicht neben 506, 507, 510 **(GebüH 20.7)**, 520 **(GebüH 20.4)**, 523 **(GebüH 20.2, 20.3, 20.6)** abgerechnet werden.
GebüH 20.6 Lymphdrainage auch Periostmassage	GOÄ 523	Die GOÄ 523 wird auch mit **GebüH 20.2 und 20.3** analogisiert und darf gemäß GOÄ nicht mit der GOÄ 507 abgerechnet werden. GOÄ 523 ist nur 1 x je Sitzung berechnungsfähig.
GebüH 20.7 Medico-mechanische Behandlung	GOÄ 510	GOÄ 510 darf laut GOÄ nicht neben 521 **(GebüH 20.5)** abgerechnet werden.

10.4 Kommentierung der wichtigen GebüH-Ziffern

Ziffern 21	Akupunktur	
Ziffer 21.1	Akupunktur einschließlich Pulsdiagnose	10,30 – 26,00 €

Während es bei den meisten Privatkrankenkassen keine Probleme mehr bei der Liquidation einer klassischen Akupunkturbehandlung gibt, erstattet die Beihilfe nur die Akupunkturbehandlung zur Schmerztherapie. Deshalb sollten Ihre Diagnosen bereits deutlich machen, dass eine schmerzhafte Erkrankung vorliegt. Bei Diagnosen wie Migräne, Zephalgie, Interkostalneuralgie, Brachialgie ist dies gegeben, und damit ist eine Erstattung sicher.

Es kann sein, dass Ihr Patient aufgefordert wird, ein ärztliches Gutachten erstellen zu lassen. Dieses soll bescheinigen, dass eine Akupunkturbehandlung beim Heilpraktiker notwendig ist. Bisher sind mir nur Fälle bekannt, bei denen dies vorgekommen ist, wenn die folgende Beihilfeverordnung nicht beachtet wurde.

> Die entsprechende Beihilfevorschrift lautet: „BVO 9.2. Auf Grund des § 4 Abs. 1 Nr. 1 Satz 4 BVO bestimme ich, dass zu Aufwendungen für Akupunkturbehandlungen Beihilfen zu gewähren sind, wenn wissenschaftlich anerkannte Behandlungsmethoden ohne Erfolg angewendet worden sind. Ob diese Voraussetzung gegeben ist, entscheidet die Festsetzungsstelle; sie kann bei Zweifel das Gutachten eines Amts- oder Vertrauensarztes einholen. Die Aufwendungen für eine Akupunktur zur Behandlung von Schmerzen (Nummern 269 und 269a des Gebührenverzeichnisses für ärztliche Leistungen, Anlage zur Gebührenordnung für Ärzte) sind ohne die Einschränkungen der Sätze 1 und 2 beihilfefähig."

> **P Praxistipp**
> Wenn Sie ein Abrechnungsprogramm nutzen, sollten Sie den vorgegebenen Wortlaut des GebüH in Ihrem Programm bei der Ziffer 21.1 abändern in: „21.1 Akupunktur zur Schmerztherapie". Damit ist die Erstattung durch die Beihilfe sichergestellt, auch wenn die Diagnose nicht sofort erkennen lässt, dass der Patient ein schmerzhaftes Leiden hat. Es entspricht natürlich in keiner Weise der Traditionellen Chinesischen Medizin, die Akupunktur auf eine Schmerztherapie zu reduzieren. Es ist als gute Abrechnungspraxis hier jedoch durchaus legitim, zunächst den erstattungssicheren Anteil einer Therapie zur Schmerzlinderung zu liquidieren, da der Erstattungsbetrag ohnehin keinesfalls eine gute „Akupunktur-Therapie" abdeckt.

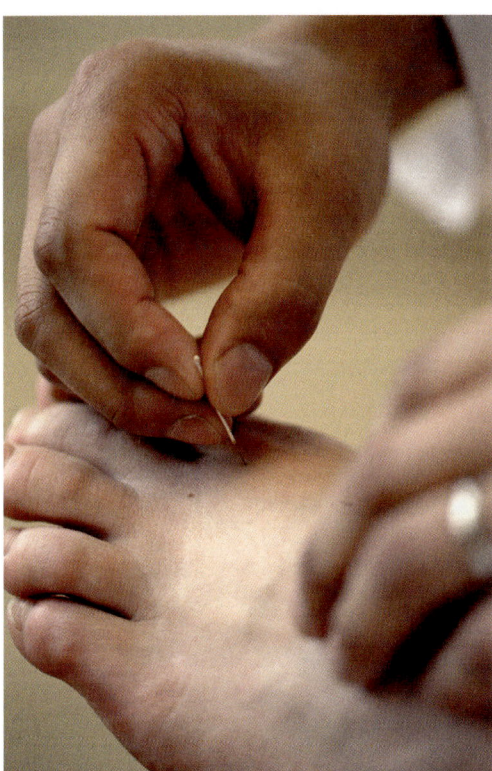

▶ **Abb. 10.10** Die Akupunktur wird in der GOÄ vergleichsweise hoch vergütet.

Während für Ärzte nur die Nadelstichtechnik als Kassenleistung zugelassen ist, beschränkt das GebüH die Art oder Technik der Akupunkturbehandlung nicht. Ob ein Punkt mittels Laser, Einwegnadel, Dauernadel, Sesamkorn, Kristall (mit Erdenhologramm nach Mandel) o.Ä. stimuliert wird, ist Ermessenssache des Heilpraktikers. Selbst eine Akupressur oder kinesiologische Behandlung von Akupunkturpunkten berechtigt meines Erachtens zur Liquidation der Ziffer 21.1.

> **P Praxistipp**
> Berechnen Sie bei einer längeren Akunpktursitzung Ziff. 21.1 (A) Akupunktur zur Schmerztherapie über 20 Min. (entsprechend GOÄ 269a). Damit sollte sich wenigstens der GebüH-bis-Betrag durchsetzen lassen.

Entsprechungen in der GOÄ
Bei einem Blick in die GOÄ könnten Heilpraktiker neidisch werden:
- **GOÄ 269** Akupunktur (Nadelstichtechnik) zur Behandlung von Schmerzen, je Sitzung (2,3-fach = 26,81 €)
- **GOÄ 269a** Akupunktur (Nadelstichtechnik) mit einer Mindestdauer von 20 Min. zur Behandlung von Schmerzen, je Sitzung (2,3-fach = 46,92 €)

Heilpraktiker dürften Akupunktur überwiegend entsprechend der GOÄ-Nr. 269a anwenden.

Ziffer 21.2	Moxibustionen, Elektroakupunktur, Injektionen und Quaddelungen in Akupunkturpunkte	5,20 – 15,50 €

Während die Privatkassen diese Leistung in der Regel erstatten, hat die Beihilfe die Elektroakupunktur und Moxibustion von der Beihilfefähigkeit ausgeschlossen (derzeit ist eben nur die „Nadelstichtechnik" beihilfefähig). So müsste auf der Rechnung immer extra ausgewiesen werden, dass keine Moxibustion und auch keine Elektroakupunktur durchgeführt wurde, wenn der Heilpraktiker Homöosiniatrie abrechnet.

> **P Praxistipp**
> Quaddelungen in Akupunkturpunkte sollten besser unter Angabe des Injektionspräparates unter den Ziffern „25.1 Injektion subkutan" oder „25.4 Quaddelbehandlung" abgerechnet werden.

Ziffern 22	Inhalationen	
Ziffer 22.1	Inhalationen, soweit sie vom Heilpraktiker mit den verschiedenen Apparaturen in der Sprechstunde ausgeführt werden	5,50 – 13,00 €

Neben den herkömmlichen Inhalationen, wie bei der Bronchitis oder beim Asthma bronchiale, kann die Ziffer 22.1 auch für die analoge Abrechnung der Sauerstoff-Mehrschritt-Therapie herangezogen werden.

Ziffern 23	Aerosole	
Ziffer 23.1	Anwendung von Aerosolen mit Kompressor, Pressluft- bzw. Sauerstoffapparaten	5,20 – 15,50 €

Ziffer 23.1 ist die Abrechnungsziffer für die Sauerstoff-Mehrschritt-Therapie und die analoge Abrechnungsziffer für Aromatherapie sowie die Therapie mit Duftstoffen. Bei Patienten mit bösartigem Tumor, koronarer Herzkrankheit und Erkrankungen der Atemwege ist die Erstattung problemlos.

> **! Beachte:** Gemäß § 6 Abs. 2 BhV ist die Sauerstoff-Mehrschritt-Therapie nach Prof. von Ardenne von der Beihilfefähigkeit ausgeschlossen.

10.4.3 Ziffern 24–30: Blutentnahmen – Injektionen – Infusionen – Hautableitungsverfahren

Die Injektionsziffern zählen neben den Ziffern für Untersuchung und Beratung zu den häufigsten und für den wirtschaftlichen Betrieb vieler Heilpraktikerpraxen wichtigsten Abrechnungsziffern. Die im GebüH genannten Beträge beziehen sich auf die Dienstleistung (Durchführung der Injektion) inklusive des Einwegmaterials. Die Erstattung ist problemlos, wenn die Diagnose zur Indikation passt.

Wann müssen Ampullen auf die Rechnung?

Häufig wird die Frage aufgeworfen, ob Ampullen auf der Rechnung aufgeführt werden müssen, sei es als Ergänzungsangabe bei einer Injektionsziffer oder sogar mit Gestehungspreis (= Einkaufspreis) als Praxisbedarf. Bisher ist mir kein Prozess bekannt, dessen Urteil zur Klärung beigetragen hätte. Das Arzneimittelgesetz (AMG) lässt nur für wenige Ausnahmen einen Handel mit Arzneimitteln außerhalb von Apotheken zu (AMG §43 (1) Apothekenpflicht, §44 Ausnahme von der Apothekenpflicht, §47 Vertriebsweg, §50 Einzelhandel mit freiverkäuflichen Arzneimitteln, ▶ **Kap. 3.4.9, S. 44**). Der Grundtenor lautet: „Außerhalb von Apotheken ist der Handel mit Arzneimitteln verboten."

Leider wurde nicht näher spezifiziert, wie „Handel" im Sinne des AMG auszulegen ist. Praxisbedarf kann ja bekanntlich zum Gestehungspreis in Rechnung gestellt werden. Wer legt nun fest, was zum allgemeinen Praxisbedarf wie Spritzen, Kanülen, Injektionspflaster usw. gehört und was mit der GebüH-Ziffer abgegolten ist und nicht extra berechnet werden darf?

Im Praxisalltag werden für eine Behandlung Hilfsmittel benötigt, die nicht aus dem üblichen Praxisbedarf entnommen werden können. Andere Hilfsmittel gibt es nur in Mengen (z.B. Salben), bei denen ein Gebinde für viele Behandlungen ausreicht. In diesen Fällen muss der Heilpraktiker diese bevorraten und für einzelne Behandlungen entnehmen. So entstand folgende „Faustformel": Gebinde, aus denen einzelne Portionen entnommen werden, um mehrere Patienten zu versorgen, können dem **Praxisbedarf zugeordnet** werden.

Erschwerend kommt hinzu, dass im Kommentar zum AMG (Arzneimittelgesetz) des Bundesinstituts für Arzneimittel und Medizinprodukte (BfArM) zwar erklärend zum Gesetzestext ausgeführt wird, dass der Vertriebsweg für Injektionspräparate über die Apotheke gewünscht wird und der Behandler Ampullen in erster Linie für eine Notfallbehandlung (Erstversorgung) bevorraten soll. Mit keiner Silbe wird jedoch erörtert, wie eine dringende Erstversorgung definiert ist.

Nach bisheriger Erfahrung machen **Privatkassen** keine Unterschiede bei der Erstattung, gleich ob Ampullen verordnet oder zum Gestehungspreis auf der Rechnung gelistet sind, solange die Rechnung nicht durch einen Gutachter geprüft wird. Wenn Ampullen in Rechnung gestellt werden, ist ein Verkauf dokumentiert. Das kann dazu führen, dass der Gutachter dies als unrechtens reklamiert, selbst wenn der exakte Gestehungspreis verlangt wurde. Gesetzeswidrig wäre es auf jeden Fall, wenn ein höherer Preis auf der Rechnung stünde, als Sie selbst bezahlt haben (manchmal wurde von einem Gutachter auch ein Einkaufsbeleg angefordert). Ob ein gesetzeswidriger Handel erst bei einer Gewinnerzielung gegeben ist, wurde bisher noch in keinem Urteil präzisiert.

> **Fazit**
> Die derzeitige Rechtslage definiert zwar den Arzneimittelbegriff eindeutig, aber nicht, was explizit Praxisbedarf ist. Es gibt also verschiedene Wege, wie apothekenpflichtige Medikamente in die Naturheilpraxis und „in" den Patienten gelangen. Erwünscht und bewährt ist es, dem Patienten Ampullenpräparate zu verordnen, sodass dieser optimal über die Art der Behandlung und das Preis-Leistungs-Verhältnis aufgeklärt ist. Ein Patient wird auch eher dazu neigen, eine Behandlungsserie abzuschließen oder erneut bei Ihnen aufzunehmen, wenn bereits Ampullen vorhanden sind, die ihm faktisch gehören.

Wie geht man bei akuter Schmerzsymptomatik vor?

Für Heilpraktiker ist natürlich die Bevorratung von Ampullen z.B. für eine Behandlung akuter Schmerzen des Bewegungsapparats oder eines Infekts wichtig. So beziehe ich beispielsweise über meine Apotheke vor Ort Hewedolor-Procain 2%,

Heweneural 1% (Lidocain 1%) je 2 ml Ampullen (Fa. Hevert), Gnaphalium-Injektopas (Fa. Pascoe), Infa Para H Injektion, Infi Para L Injektion (Fa. Infirmarius-Rovit). Diese Präparate könnte ich auf einer Rechnung als Auslage zum Gestehungspreis berechnen. In der Regel bekommt der Patient jedoch ein Rezept mit den zu applizierenden Injektionspräparaten. Die Präparate bringt er beim nächsten Besuch mit. Ich entnehme bis dahin die Präparate aus meinem Vorrat und fülle diesen später mit den vom Patienten mitgebrachten Präparaten wieder auf.

Es ist dem Patienten nicht zuzumuten, mit erheblichen Schmerzen erst in die Apotheke zu gehen, bei einem weiteren Besuch die bestellten Präparate abzuholen und dann erneut meine Praxis aufzusuchen, um endlich Linderung zu erfahren.

Chronisch kranke Patienten ohne akute Schmerzsymptomatik entlasse ich hingegen nach der Untersuchung mit einem Rezept ohne Behandlung. Dadurch wird der Apotheker in den vom Gesetzgeber vorrangig gewünschten Arzneimittelweg einbezogen.

Natürlich kann die Behandlung unverzüglich aufgenommen werden, wenn der Patient dies wünscht, und wenn ich die Präparate als Muster in meinem Bestand oder im Bestand anderer Patienten in der Praxis vorrätig habe. Jedoch sieht die Aufklärung entsprechend aufwendiger aus.

Entsprechungen in der GOÄ für Praxisbedarf

Im Hinblick auf die Rezeptierbarkeit und Abrechnungsfähigkeit von Praxisbedarf bietet die GOÄ eine Hilfestellung und Anleitung (▶ Kasten).

Auslagen gemäß GOÄ

§ 10 GOÄ Ersatz von Auslagen
(1) Neben den für die einzelnen ärztlichen Leistungen vorgesehenen Gebühren können als Auslagen nur berechnet werden:
- die Kosten für diejenigen Arzneimittel, Verbandmittel und sonstigen Materialien, die der Patient zur weiteren Verwendung behält oder die mit einer einmaligen Anwendung verbraucht sind, soweit in Abs. 2 nichts anderes bestimmt ist (...)

(2) Nicht berechnet werden können die Kosten für:
- Kleinmaterialien wie Zellstoff, Mulltupfer, Schnellverbandmaterial, Verbandspray, Gewebeklebstoff auf Histoacrylbasis, Mullkompressen, Holzspatel, Holzstäbchen, Wattestäbchen, Gummifingerlinge
- Reagenzien und Narkosemittel zur Oberflächenanästhesie
- Desinfektions- und Reinigungsmittel
- Augen-, Ohren-, Nasentropfen, Puder, Salben und geringwertige Arzneimittel zur sofortigen Anwendung sowie für
- folgende Einmalartikel: Einmalspritzen, Einmalkanülen, Einmalhandschuhe, Einmalharnblasenkatheter, Einmalskalpelle, Einmalproktoskope, Einmaldarmrohre, Einmalspekula.

P Praxistipp

Sie können Auslagen als gesonderte Posten in der Rechnung aufnehmen. Dabei darf jedoch nur der Gestehungspreis berechnet werden. Beispiel: Blutegel, sterile Wundkompressen und aufwendiges Verbandmaterial.
Wenn Sie jedoch Infusionsbestecke und Vakuumflaschen gesondert berechnen, ist die Behandlung (Infusionstherapie, Ozontherapie, Aderlasstherapie) dadurch indirekt angedeutet und sollte bei einer analogen Abrechnung (z. B. Chelat-Therapie) klar benannt werden. Das kann allerdings zur Ablehnung einer Erstattung führen.

Ziffern 24	Eigenblut, Eigenharn	
Ziffer 24.1	**Eigenblutinjektion einschließlich Blutentnahme und Reinjektion**	**10,30 – 13,00 €**

Die Eigenblutbehandlung ist als Umstimmungs- und Reiztherapie sowie zur Immunmodulation bestens bewährt und etabliert. Allergien, Hauterkrankungen, Immunschwächen sind die häufigsten Anlässe, um sie einzusetzen.

Die bei allen Privatkrankenkassen und bei der Beihilfe erstattungsfähige Leistung beinhaltet die Eigenblut-Einspritzung ohne Zusätze einschließlich der Blutentnahme und der Reinjektion.

❗ **Beachte:** Die Postbeamtenkrankenkasse erstattet die Eigenblutbehandlung nur dann, wenn keine Zusätze verwendet wurden! Bei Nachfragen (oft schon fernmündlich) reicht für eine problemlose Erstattung eine Bestätigung aus, dass nichts beigegeben wurde.

Eine Anreicherung des Venenbluts mit einem Sauerstoff-Ozon-Gasgemisch ist häufig indiziert. Die mikroziden Eigenschaften von Ozon sind unumstritten, sodass eine Aufbereitung des Patientenblutes mit Ozon als Medizinprodukt vor der i.m.-Reinjektion nicht als „Zusatz" angesehen werden muss.

> **Cave**
> Denken Sie bei der Eigenblutinjektion daran, dass auch bei einer lege-artis-Durchführung, also unter Beachtung aller Hygiene-Vorschriften gemäß RKI, ein Spritzenabszess nicht immer auszuschließen ist. Klären Sie daher Ihren Patienten über diese Möglichkeit auf (▶ Kap. 6.3, S. 161).

Ziffer 24.2	**Eigenharninjektion**	**5,20 – 13,00 €**

Das Erstattungsverhalten ist unterschiedlich, auch wenn unstritten ist, dass durch die Eigenharninjektion gute Ergebnisse bei Erkrankungen wie Acne vulgaris, Allergien und hormonellen Störungen erzielt worden sind.

> **Cave**
> Erhebliche Haftungsproblematik besteht bei einem Spritzenabszess. Es gibt keine sichere Möglichkeit, Urin so zu gewinnen bzw. für eine Injektion so hygienisch einwandfrei aufzubereiten, dass ein Spritzenabszess genauso unwahrscheinlich ist wie bei einer herkömmlichen i.m.-Injektion. Unter Abwägung des Nutzen-/Risikoverhältnisses würde ich daher von einer Eigenharn-Injektion abraten. Eine Filtration oder Ozonisierung würde zur Sterilisierung keinesfalls ausreichen.

Ziffern 25	**Injektionen, Infusionen**	

Die im GebüH genannten Beträge verstehen sich auch hier auf die Dienstleistung (Durchführung der Injektion/Infusion) im Regelfall inklusive des Einwegmaterials.

Bei der Abrechnung können Sie versuchen, zusätzlich zu den jeweiligen Gebühren die einzelnen Sach- und Medikamentenkosten zu berechnen.

Die Einzelkosten müssten Sie unter Angabe der Art, der Anzahl und des jeweiligen Betrags in der Rechnung angeben. Dabei dürfen Sie die Sach- (z.B. Infusionsbesteck) und Medikamentenkosten (z.B. Neuraltherapeutikum) nur mit dem jeweiligen tatsächlichen Einkaufspreis in der Rechnung aufführen, weil das sonst zu erheblichen gebühren-

und steuerrechtlichen Problemen führt (▶ § 19 GOÄ und ▶ **Kap. 10.4.3, S. 335**).

Alle Injektions-/Infusionsziffern (Ausnahme intraarteriell und intraartikulär) sind problemlos in der Erstattung, wenn die Diagnose eine entsprechende Indikation erkennen lässt. Die Indikationen der Ampullenpräparate unterstützen die Schlüssigkeit des Behandlungskonzeptes. Das bedeutet: „Die Spritze muss zur Krankheit passen!"

Die Erstattung wird enorm vereinfacht, wenn zu der Injektionsziffer das injizierte Präparat auf der Rechnung genannt wird. Gehen Sie davon aus, dass ein Sachbearbeiter häufig mehrere Rezepte auf dem Tisch hat und darunter auch verordnete Präparate sein können, die nicht erstattungsfähig sind (z.B. Milzpräparate außerhalb der Tumortherapie oder Organextrakte).

Wenn Sie also das injizierte Präparat zu der abgerechneten Injektionsziffer angeben, kann der Sachbearbeiter leichter die zum Rezept gehörende Leistung erkennen. So können Sie vermeiden, dass die Rechnung mangels ausreichender Information zurückgeschickt oder an einen Versicherungsgutachter geleitet wird.

Erschwert wird die Abrechnung jedoch, seitdem viele Präparate nur noch als registrierte homöopathische Komplexpräparate zugelassen sind und daher keine Indikationsangabe haben dürfen. Andererseits sind Reklamationen seltener geworden, wenn z.B. Ausleitungsmittel oder Ampullen nach spezieller Testung injiziert wurden, die keine einfache Zuordnung erlauben. Traurig ist, dass besonders die DKV in den letzten Jahren erhebliche Erstattungsprobleme bereitet und Injektionen von homöopathischen Komplexmitteln ohne schlüssige Argumentation infrage stellt (▶ **Kap. 9.2.2, S. 277**).

ℹ Allgemeine Info

Alte Rezeptierbücher (der Firmen) können für Ihre Praxis zum Nachschlagen der Indikationen sehr wertvoll sein. Sie können verhindern, dass traditionelle Wirkungen und Indikationen aus Ihrem Behandlungsschatz verloren gehen. Achten Sie dabei aber darauf, ob die Mittel heute noch dieselben Zusammensetzungen haben!

Ziffer 25.1	Injektion, subkutan	bis 5,20 €

Leistungsbeschreibung: Es wird ein Injektionspräparat unter die Haut injiziert (z.B. 0,5 ml-Ampulle). Das kann entweder einmalig oder durch mehrere Einstiche erfolgen (bei einer 2 ml-Ampulle). Generell gilt, dass pro Ampulle einmal eine Injektionsziffer abgerechnet wird. Würde man zwei Ampullen in einer Spritze zusammen aufziehen, so kann ebenfalls nur eine Injektionsziffer angerechnet werden. Schon aus diesem Grund ist das Mischen von Injektionspräparaten nicht zu empfehlen. Darüber hinaus käme dies dem Herstellen eines neuen Arzneimittels gleich (▶ Checkliste subkutane Injektion, ▶ **Kap. 6.9.2, S. 184**).

> **Cave**
>
> Mischen Sie keine Ampullen, auch wenn es immer wieder als „Cocktail" angepriesen wird. Sie stellen in diesem Moment ein neues Arzneimittel her, was Sie für die sofortige Verwendung zwar dürfen, wodurch Sie aber den Hersteller unter Umständen aus der Produkthaftung entlassen, da es für die neue Mixtur keine Wirksamkeits- oder Unbedenklichkeitsnachweise geben dürfte. Dies ist besonders bei Präparaten verschiedener Hersteller problematisch (▶ **Kap. 3.4.9, S. 38**). Außerdem könnten Sie für das Gemisch nur eine GebüH-Ziffer abrechnen, während Sie bei separater Applikation für jede Ampulle die entsprechende Ziffer liquidieren dürfen.

10.4 Kommentierung der wichtigen GebüH-Ziffern

Ziffer 25.2	Injektion, intramuskulär	bis 5,20 €

Die Erstattung ist unproblematisch und gesichert. Auch hier gilt: Nach der gültigen Rechtsprechung müssen Sie vor einer i. m.-Injektion den Patienten darüber aufklären, dass ein Spritzenabszess auch bei lege-artis-Durchführung nicht zu 100 % ausgeschlossen werden kann (OLG Bamberg Az 4 U 106/99). ▶ Checkliste intramuskuläre Injektion, ▶ Kap. 6.9.2, S. 185.

Ziffer 25.3	Injektion, intravenös, intraarteriell	bis 7,70 €

Die Erstattung einer i.v.-Injektion ist gesichert. Für eine lege-artis-Injektion in eine Arterie ist es erforderlich, vorab ein Lokalanästhetikum zu spritzen, um einem Arterienspasmus vorzubeugen. Diese sind für diesen Zweck verschreibungspflichtig. Das heißt, die i. a.-Injektion ist vom Heilpraktiker nicht mehr optimal zu leisten. Bei Ozon-Behandlungen rechtfertigt auch das Nutzen/Risiko-Verhältnis die i. a.-Applikation nicht mehr. Es lassen sich nahezu die gleichen Ergebnisse mit der risikoarmen Großen Ozon-Eigenblut-Behandlung und ergänzenden Maßnahmen erzielen (s. hierzu auch die Checkliste intravenöse Injektion in ▶ Kap. 6.9.2, S. 186 und die Checkliste zur Ozon-Behandlung, ▶ Kap. 6.9.4, S. 193).

> **P Praxistipp**
> Schreiben Sie bei dieser Ziffer nie den Originaltext der GebüH-Ziffer 25.3 auf die Patientenrechnung! Ändern Sie Ihr Abrechnungsprogramm und schreiben Sie: 25.3 Injektion, intravenös und lassen Sie das intraarteriell weg. Es ist bereits vorgekommen, dass Rechnungen zum Gutachter weitergeleitet wurden, weil aufgrund des Textes von einer i. a.-Injektion ausgegangen wurde, für die keinerlei Indikation zu erkennen war.

Ziffer 25.4	Intrakutane Reiztherapie (Quaddelbehandlung) pro Sitzung	7,20 – 13,00 €

Die Erstattung ist gesichert. Ziffer 25.4 ist die geeignete Abrechnungsziffer, wenn homöopathische Arzneimittel in Akupunkturpunkte gequaddelt werden (Homöosiniatrie). Auch ein im Sinne der intrakutanen Reiztherapie verabreichtes Lokalanästhetikum kann mit dieser Ziffer abgerechnet werden (▶ Checkliste intrakutane Injektion, ▶ Kap. 6.9.2, S. 183).

Ziffer 25.5	Injektion, intraartikulär	5,20 – 15,50 €

Nach RKI-Richtlinie und TRBA 250 (▶ Kap. 3.5.2 und ▶ Kap. 3.5.3, S. 71 ff.) wird eine Gelenkpunktion als kleiner invasiver Eingriff mit erhöhtem Infektionsrisiko definiert. Für eine fehlerfreie Gelenkinjektion werden folgende Räumlichkeiten und Hygienemaßnahmen verlangt: Umkleideraum, Eingriffsraum, steriler Kittel, sterile Handschuhe, Kopf- und Mundschutz, chirurgische Händedesinfektion. Im Eingriffsraum dürfen keine Untersuchungen stattfinden. Dass diese Leistung bei den genannten Beträgen nicht zu erbringen ist, erklärt sich von selbst.

> **Cave**
> Diese hochriskante Injektion sollte vom HP nicht ausgeführt werden! Für homöopathische Präparate gibt es keine validen Erfahrungen, die eine solche Injektion rechtfertigen würden.

Ziffer 25.6	Neural- oder segmentgezielte Injektionen nach Huneke	7,70 – 26,00 €

Neuraltherapie wird nach wie vor mit der Ziffer 25.6 (es könnte auch die Ziffer 25.4 zur Anwendung kommen) liquidiert. Dabei ist es unerheblich, ob eine oberflächliche Narbe i.c. oder Segment- und Triggerpunkte („Dawos-Regel" – da, wo es weh tut) angespritzt werden.

> **P Praxistipp**
> Dokumentieren Sie in der Patientenkartei stets bei einem Procain- oder Lidocain-Präparat die Verabreichungsart „i.c.". Damit ist klar, dass Sie gesetzeskonform das für Heilpraktiker nur noch für die i.c.-Injektion freigegebene Lokalanästhetikum (Procain oder Lidocain) intrakutan appliziert haben. Bei dieser Anwendung wird zwischen der Epidermis ein Depot appliziert – es kommt zur Abblassung der Quaddel und meist einer reaktiven Umgebungsrötung.

Eine neuraltherapeutische Infiltrationsbehandlung kann mit Ziffer 25.1 (i.c.), 25.6 und/oder 25.4 abgerechnet werden. Grundsätzlich gilt auch hier die Regel: eine Ampulle kann mit einer GebüH-Injektionsziffer abgerechnet werden. Verwenden Sie mehrere Injektionspräparate nach neuraltherapeutischen Gesichtspunkten, wäre auch eine mehrmalige Abrechnung der Ziffer 25.6 denkbar. Dies ist zum Beispiel der Fall, wenn eine Ampulle i.c. über ein Narbenstörfeld injiziert und eine weitere i.c. über ein davon entferntes Schmerzgebiet verteilt wird.

> **! Beachte:** Mit der Ziffer 25.6 ist keineswegs festgelegt, dass ein Lokalanästhetikum (z.B. Procain) zur Anwendung kommen muss. Zum Beispiel ist BN-dolo (Fa. Müller Göppingen Staufen-Pharma) hervorragend für Injektionen im Sinne der Neuraltherapie geeignet, ebenso wie Calmvalera injekt vormals Zincum Valerianicum comp. Hevert (Fa. Hevert). Solche Präparate können durch ihre Zusammensetzung ein besonderes Wirkprofil entfalten und erlauben dem Heilpraktiker Zielstrukturen zu erreichen, die mit Procain nicht mehr versorgt werden dürfen.

Ziffer 25.7	Infusion	bis 8,70 €

Eine Infusion von bis zu 30 Min. Dauer.

Ziffer 25.8	Dauertropfinfusion **Anmerkung:** Für die bei Infusionen ggf. eingebrachten Medikamente werden nur die nachweisbaren Eigenkosten, unter Angabe von Art und Menge der verbrauchten Präparate, von den Leistungsträgern erstattet. Sowohl Infusionsmaterial als auch die Trägerlösung können rezeptiert oder als Auslagen separat berechnet werden.	bis 12,80 €

Eine Infusion von mehr als 30 Min. Dauer.

Infusionen sind bei gegebener Indikation (z.B. koronare, zerebrale Durchblutungsstörungen, pAVK, Tinnitus) **erstattungsfähig**.

> **Infusionen in der Naturheilpraxis**
> Infusionen kommen in der Heilpraktikerpraxis, auch wenn sie hochwirksam sind, nicht sehr häufig zur Anwendung. Neben den klassischen Infusionsanwendungen wie den Vitamin-C-Infusionen in der Onkologie oder den Infusionen mit ozonisiertem Eigenblut (Große Ozon-Eigenblutbehandlung)
> ▼

10.4 Kommentierung der wichtigen GebüH-Ziffern

▼
wurden allerdings in den letzten Jahren bei Fortbildungsveranstaltungen immer häufiger „dubiose Cocktails" propagiert. Neben der Haftungsproblematik (Mischen eines neuen Medikaments) sollten Sie auch bedenken, dass es juristisch hoch riskant ist, etwas parenteral, insbesondere intravenös, zu verabreichen, ohne dass eine dringende oder hochrangige Indikation vorliegt. Sie sind jedoch dann auf der sicheren Seite, wenn in der Gebrauchsinformation zum verwendeten Produkt die vorliegende Indikation genannt ist (z.B. Vitamin C bei Vitamin-C-Mangel) und diese auch dem Patienten bekannt ist. Darüber hinaus sollten Sie durch Studien des Herstellers und entsprechendes Erkenntnismaterial abgesichert sein. In diesem Kontext sollten Ihnen folgende Grundsätze stets bewusst sein:
▼

▼
Ein Heilpraktiker ist immer selbst verantwortlich für seine Behandlung. Er muss Therapieempfehlungen darauf überprüfen, ob diese für seinen Patienten geeignet sind. Hierzu gehört eben auch, dass er verfolgt, ob es für derartige Rezepturen valide Studien oder Fallbeobachtungen in ausreichender Zahl gibt, die eine entsprechende Anwendung rechtfertigen.
Da Infusionen als häufige Ursache für nosokomiale Infektionen anzusehen sind, müssen Sie unbedingt die entsprechende RKI-Richtlinie beachten (▶ **Kap. 3.5.2, S. 71**). Ihre praxisinterne Dokumentation sollte belegen, wie Sie Infusionen in Ihrer Praxis durchführen, und zwar von der Flächendesinfektion bei der Vorbereitung (unmittelbar vor der Anwendung) bis zur eigentlichen Durchführung (▶ **Kap. 6.9.3, S. 189**).

Ziffer 25.9	Gasgemischinjektionen (z.B. Ozon oder Sauerstoff), intramuskulär	7,70 – 13,00 €
Ziffer 25.10	Gasgemischinjektionen, intraarteriell	13,00 – 26,00 €
Ziffer 25.11	HOT-Behandlung (Hämatogene Oxidationstherapie)	26,00 – 51,50 €

Sowohl die HOT als auch die Ozontherapie werden von der Beihilfe nur bei der pAVK (periphere arterielle Verschlusskrankheit) erstattet, wenn dies vorher zur Genehmigung beantragt worden ist.

Die Erstattung bei den Privatkassen ist unterschiedlich. Bei den Privatkassen, die gemäß Hufeland-Leistungsverzeichnis erstatten bzw. eine Leistungszusage für das komplette GebüH abgeben (z.B. Ergo, ehemals Victoria, und Barmenia in entsprechenden Tarifen) ist eine Liquidation unproblematisch. Bei allen anderen Kassen besteht bei entsprechend hochrangiger Indikation (CA, pAVK) ebenfalls immer ein Erstattungsanspruch, der aber leider nicht selten vom Patienten erstritten werden muss. Weigert sich ein Kostenträger, eine Erstattung vorzunehmen, bleibt dem Patienten nur der Klageweg. Die Beweislast liegt hier prinzipiell bei ihm. Für die Durchsetzung seines Anspruches benötigt der Kläger dann die rechtssichere Bestätigung, dass die durchgeführte Infusion medizinisch notwendig war. Sollten Sie als Heilpraktiker diese Bestätigung nicht liefern können, kann der Patient nun wiederum Sie zur Verantwortung ziehen bzw. Ihnen das Honorar absprechen. Dies gilt vor allem dann, wenn er davon ausgegangen ist (und auch ausgehen konnte), dass die Kostendeckung aufgrund seines Versichertenstatus bestand.

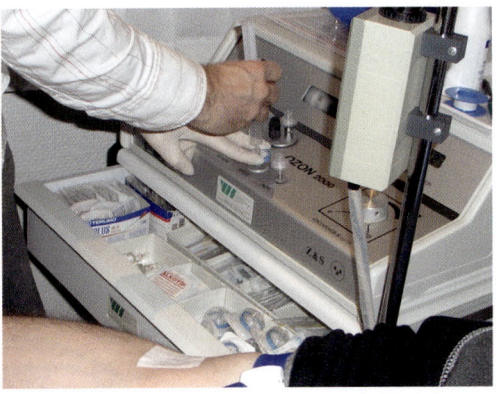

▶ **Abb. 10.11** Auch die große Ozon-Eigenblutbehandlung fällt unter die GebüH-Ziff. 25.11.

Praxistipp

Sehr wertvolle Dienste kann hier die Digitalfotografie leisten. Bilder von offenen Beinen oder Gangränen besonders vor und nach einer Behandlung beeindrucken in der Regel einen Sachbearbeiter oder Gutachter, in jedem Fall einen Richter. Dabei ist ein Erfolg nicht einmal erforderlich, um eine Notwendigkeit der Maßnahme zu beweisen. Ist jedoch ein Erfolg dokumentiert, hat der Patient die besten Erstattungsaussichten (▶ Kap. 6.7.5, S. 175).

Ziffern 26	Blutentnahmen	
Ziffer 26.1	Blutentnahme	bis 3,60 €

Blutentnahmen sind nicht erstattungsfähig, wenn eine Blutkörperchen-Senkungsgeschwindigkeit (BKS) (GebüH 12.12.) als einzige Leistung erbracht wurde. Ansonsten sind sie bei jeder Laborleistung einmal zur Blutprobengewinnung erstattungspflichtig und sollten bei der Liquidation nicht vergessen werden (▶ Ziffernblock 12 Laboruntersuchungen, S. 318 ff.).

Ziffer 26.2	Aderlass	bis 12,80 €

Die Aderlasstherapie wird problemlos erstattet. Auch in der Schulmedizin wird bei Hypertonie oder Polyzythämie auf den Aderlass zurückgegriffen. In der Hildegard-Medizin wird der Aderlass ebenfalls sehr erfolgreich eingesetzt.

❗ Beachte: Achten Sie unbedingt auf die ordnungsgemäße Entsorgung des Blutes.

Fällt nur vereinzelt Blut aus Aderlässen an, ändert sich an den Vorgaben für die normale Blutentsorgung generell nichts. Fällt aber eine erhebliche Menge Blutabfall an (z.B. in Schwerpunktpraxen der Hildegard-Medizin oder wenn Sie die Aderlass-Termine mondphasenabhängig bündeln [Mondkalender von Paungger]), muss die Entsorgung mit den zuständigen örtlichen Behörden geklärt werden (▶ Kap. 7.4, S. 243)

Ziffern 27	Hautableitungsverfahren, Hautreizverfahren	
Ziffer 27.1	Setzen von Blutegeln, ggf. einschließlich Verband	10,50 – 31,00 €

Die Erstattung ist problemlos.
Da inzwischen auch in der Unfall- und plastischen Chirurgie zunehmend von den guten Erfahrungen der Blutegelbehandlung berichtet wird, lässt sich eine Zunahme der Nachfrage in Heilpraktikerpraxen registrieren. Die Gestehungskosten der Blutegel sind gesondert berechenbar. Da im Text „ggf. einschließlich Verband" keine absolute Aussage getroffen wurde, können Sie einen aufwendigen Verband und die notwendigen Verbandwechsel separat berechnen (GebüH Ziffern 32.1 oder 33.1). Da eine Blutegelbehandlung recht zeitintensiv ist, liquidieren einige Kollegen die Ziffer 27.1 je Blutegel.

Dies kann zu Erstattungsproblemen führen, weil der GebüH-Text wörtlich von „Setzen von Blutegeln", also der Mehrzahl, ausgeht. Die analoge GOÄ-Nummer 747 ist auch nur einmal je Sitzung berechnungsfähig. Ich rate Ihnen daher eher dazu, den GebüH-Rahmen auszuschöpfen (Ziff. 27.1) und zusätzlich den Verband je Blutegel-Bissstelle (Ziff. 32.1 oder 33.1) und die Gestehungskosten in Rechnung zu stellen.

Allgemeine Info
Inzwischen werden Blutegel als Medizinprodukt eingestuft und entsprechend vom BfArM reglementiert. Es empfiehlt sich, die am 05.03.2007 und am 18.06.2009 veröffentlichten Mitteilungen des BfArM zu berücksichtigen (http://www.bfarm.de; unter dem Stichwort Pharmakovigilanz). Auch in der Novelle des AMG von 2009 wurden Blutegel aufgenommen. Dabei ist ausdrücklich die Erlaubnis der Abgabe an Heilpraktiker in das Gesetz geschrieben, was den Erhalt der Blutegeltherapie in der Heilpraktikerpraxis absichert (AMG §47) (▶ Kap. 3.4.9, S. 45).

Praxistipp
Eine gute Patienteninformation zur Blutegeltherapie erhalten Sie von der Firma Zaug GmbH.

| Ziffer 27.2 | Skarifikation der Haut | 5,50 – 10,50 € |

Ich habe damit keine eigene Erfahrung – daher kein Kommentar.

| Ziffer 27.3 | Setzen von Schröpfköpfen, unblutig | 5,20 – 8,00 € |

Die Erstattung ist problemlos.

Cave
Schröpfglocken für das unblutige Schröpfen können bezüglich der Aufbereitung (Desinfektion) nach RKI-Richtlinie als semikritische Medizinprodukte angesehen werden. Es wird eine Desinfektion gefordert (Mindeststandard) und optional eine Sterilisation empfohlen.

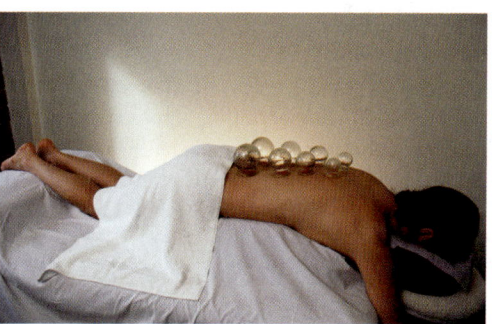

▶ Abb. 10.12 Gesetzte Schröpfköpfe.

| Ziffer 27.4 | Setzen von Schröpfköpfen, blutig | 10,50 – 20,50 € |

Die Erstattung ist problemlos.

Sterilisation von Schröpfgläsern
Beim blutigen Schröpfen müssen die Schröpfgläser gemäß RKI-Richtlinie sterilisiert werden. Da es sich hierbei um die Aufbereitung von kritischen Medizinprodukten handelt, wird eine maschinelle Spülung (mechanische Reinigung) vor dem Sterilisieren gefordert. Es wird auch darauf hingewiesen, dass die Validierung des Sterilisationsverfahrens nur noch für die Autoklavierung vorgesehen ist. Deshalb wird die Heißluftsterilisation bei den thermischen Sterilisationsverfahren nicht mehr aufgelistet. Sie gilt als überaltert und im Zeitalter von Prionen als nicht mehr sicher genug.

▼

Der Nachfrage nach Einwegschröpfgläsern kommt die Industrie inzwischen nach. Es stehen derzeit folgende Produkte zur Verfügung:
- Einwegglasschröpfglocken einzeln steril verpackt, mit Gummiball (ebenfalls einzeln steril verpackt)
- separate Gummibälle (steril verpackt)

Der medizinische Fachhandel (Er-Leben Fachversand und die Firma methatec) haben diese im Programm. Darüber hinaus gibt es sehr gute Produkte aus Silikon oder Kunststoff, die jedoch autoklaviert werden müssen.

▼

Ziffer 27.5	Schröpfkopfmassage einschließlich Gleitmittel	5,20 – 10,50 €

Die Erstattung ist problemlos.
In Verbindung mit der Ziffer 27.5 wird eine Einreibung (Ziffer 20.8) häufig abgelehnt. Es wird dabei unterstellt, dass das Gleitmittel keinem therapeutischen Ziel dient bzw. als Teilleistung der Ziffer 27.5 bereits abgegolten ist. Bei der Kombination der Ziffern 27.4 und 20.8 gibt es diese Problematik dagegen nicht!

Ziffer 27.6	Anwendung großer Saugapparate für ganze Extremitäten	10,50 – 26,00 €
Ziffer 27.7	Setzen von Fontanellen	5,20 – 15,50 €
Ziffer 27.8	Setzen von Cantharidenblasen	5,20 – 10,50 €
Ziffer 27.9	Reinjektion des Blaseninhaltes (aus Ziffer 27.8)	5,20 – 10,50 €
Ziffer 27.10	Anwendung von Pustulantien	5,20 – 10,50 €
Ziffer 27.11	Baunscheidtieren	10,30 – 20,50 €
Ziffer 27.12	Bier'sche Stauung	5,20 – 8,00 €

Diese traditionellen alten Naturheilverfahren sind im Wesentlichen als Reiztherapie zu verstehen und generell beihilfefähig. Problematisch erscheint in der heutigen Zeit die häufiger gewordene überschießende Reaktionsbereitschaft einiger Patienten. Auch die Versorgung mit den notwendigen Zutaten (Baunscheidtöl, Cantharidenpflaster) ist heutzutage nicht nur schwierig, sondern unter Berücksichtigung des Arzneimittelgesetzes und der Haftungsproblematik fast unmöglich. Darüber hinaus ist die Bereitschaft der Patienten, z. B. Pigmentanomalien nach Cantharidenpflaster hinzunehmen, meiner Beobachtung nach zurückgegangen. Ich setze diese Verfahren daher in der Praxis nicht mehr ein und möchte in Ermangelung von persönlichen Erfahrungen die Erstattungspraxis nicht weiter kommentieren.

Ziffern 28	Infiltrationen	
Ziffer 28.1	Behandlung mittels paravertebraler Infiltration, einmalig bzw. medikamentöse Infiltrationsbehandlung im Bereich einer Körperregion	7,70 – 15,50 €
Ziffer 28.2	Behandlung mittels paravertebraler Infiltration, mehrmalig bzw. medikamentöse Infiltrationsbehandlung im Bereich mehrerer Körperregionen	10,30 – 20,50 €

Unter paravertebraler Infiltration, egal ob einmalig (Ziff. 28.1) oder mehrmalig (Ziff. 28.2), wird prinzipiell eine tiefe Injektion neben der Wirbelsäule in die Nähe von Nervenaustrittstellen oder der Paravertebral-Muskulatur verstanden. Die hierzu passenden Diagnosen könnten z. B. ein Wurzelkompressionssyndrom, eine Lumboischialgie oder ein Lumbago sein. Es obliegt dem Heilpraktiker, ob er Kochsalzlösung, homöopathische Komplexmittel (z. B. Infi-Para-L, Fa. Infirmarius Rovit) oder muskelrelaxierende Präparate mit einer für den Injektionsort (intramuskulär) zugelassenen Applikationsform verwendet. Die Erstattung ist bei entsprechender Diagnose gesichert.

Die entsprechenden GOÄ-Nrn. 267 und 268 nennen in der gültigen GOÄ-Fassung nur noch eine Infiltrationsbehandlung einer (oder mehrerer) Körperregionen je Sitzung. Somit ist die frühere strenge Auslegung der GOÄ auf den anatomischen paravertebralen Bereich hinfällig. Zudem erweitert der GOÄ-Kommentar [22] die Anwendungsmöglichkeiten sehr großzügig und umfangreich

(z. B. neben der Wirbelsäule, perineural und perikapsulär). Diese Nummern können Sie demnach auch für eine Injektion an Gelenkkapseln (nicht in das Gelenk), z. B. um das Kniegelenk, heranziehen.

Der GOÄ Kommentar weist darauf hin, dass die Nr. 268 nur einmal pro Sitzung abgerechnet werden darf, gleich ob z. B. beide Schultern und/oder die gesamte Wirbelsäule versorgt wird.

Ziffern 29	Roeder'sches Verfahren	
Ziffer 29.1	Roeder'sches Behandlungs- und Mandelabsaugverfahren	8,00 – 15,50 €

Das Roedern der Mandeln ist ein traditionelles erstattungsfähiges Verfahren. Die Erstattung durch die Beihilfe erfolgt problemlos.

> **Glasglocke und Gummiball**
> Problematisch ist die Aufbereitung der Glasglocke und des Gummiballs. Da es zu Kontakt mit Krankheitserregern, Körper und Körpersekret kommt, ist gemäß RKI eine sichere Aufbereitung nur durch Autoklavierung gewährleistet. Bisher hat sich keine anerkannte Stelle (RKI) mit dem Verfahren auseinandergesetzt und dazu geäußert, wie eine sachgemäße Aufbereitung zu erfolgen hat. Dazu ist zunächst auch der Hersteller eines Medizinproduktes aufgefordert. Allerdings muss der Betreiber/Anwender (das ist der Heilpraktiker) für jedes Medizinprodukt, das er mehrfach verwenden will, eine Risikobewertung durchführen und sicherstellen, dass ein valides Aufbereitungsverfahren zur Verfügung steht. Sonst hat eine Aufbereitung zu unterbleiben und eine weitere Anwendung verbietet sich.

10.4.4 Ziffern 30–35

Ziffern 30	Sonstiges	
Ziffer 30.1	Spülung des Ohres	8,00 – 15,50 €

Die Methode ist beihilfefähig und die Erstattung erfolgt problemlos.

🛈 Beachte: Vor einer Ohrenspülung ist darauf zu achten, dass das Trommelfell unverletzt ist. Dies ist bei einem vollständigen Verschluss des Gehörgangs durch Zerumen nicht einfach.

Eine Sondierung mit Ohrhäkchen sollte dem HNO-Arzt überlassen werden, da es bei Manipulation des Gehörganges ab der knöchernen Region bei der parasympathischen Innervation zu einem „Vagusreflex" kommen kann (im einfachen Fall Hustenreiz, aber auch starker Blutdruck- und Pulsabfall). Aus diesem Grund lasse ich Zerumen generell durch den HNO-Arzt entfernen.

Ziffer 30.2	Anwendung der Beutelbegasung für ganze Extremitäten mit Ozon oder Sauerstoff	10,30 – 36,00 €

Prinzipiell ist diese Behandlung nicht beihilfefähig – es sei denn, Sie können durch Bilddokumentation nachweisen, dass Sie ein Ulcus cruris oder ein Gangrän behandelt haben. Vor Beginn der Behandlung muss der Patient bei der Beihilfe ein Kostenübernahmeantrag stellen, da die Ozontherapie generell nur nach vorheriger Genehmigung beihilfefähig ist (z. B. bei pAVK). Die Privatkassen erstatten unterschiedlich, jedoch ist eine Erstattung durchsetzbar, wenn Sie z. B. durch Digitalfotografie einen günstigen Behandlungsverlauf dokumentieren können.

Ziffer 31	Wundversorgung, Verbände, Abszesse und Verwandtes	
Ziffer 31.1	Eröffnung eines oberflächlichen Abszesses	5,20 – 13,00 €

Trotz der sicheren Erstattung (Beihilfe und PKV) sollte die Behandlung und Leistung der Ziffer 31.1 wohl bedacht sein. Mit der Spaltung eines Abszesses übernehmen Sie eine nicht zu unterschätzende Verantwortung über den weiteren Verlauf des Geschehens.

Ziffer 31.2	Entfernung von Aknepusteln pro Sitzung	5,20 – 10,50 €

Trotz Erstattungsfähigkeit sollte diese Leistung gut überdacht sein. Persönliche Erfahrungen liegen mir nicht vor, weshalb ich auf eine Kommentierung verzichte.

Ziffern 32	Versorgung einer frischen Wunde	
Ziffer 32.1	bei einer kleinen Wunde	5,20 – 10,50 €

Die Erstattung durch PKV und Beihilfe ist problemlos und gesichert.

Ziffer 32.2	bei einer größeren und verunreinigten Wunde	10,30 – 15,50 €

Die Erstattung durch PKV und Beihilfe ist problemlos und gesichert.

Ziffern 33	Verbände (außer zur Wundbehandlung)	
Ziffer 33.1	Verbände, jedes Mal	5,20 – 15,50 €
Ziffer 33.2	elastische Stütz-, Tape- oder Pflasterverbände	5,20 – 15,50 €

Ziffer 33.3	Kompressions- oder Zinkleimverband **Anmerkung:** Materialien kommen zum Gestehungspreis zur Berechnung.	5,20 – 13,00 €

Die Ziffern (33.1 bis 33.3) sind beihilfefähig und werden auch von der PKV problemlos erstattet.

🚫 Beachte: Verbandswechsel und Wundversorgung stellen im Zeitalter von multiresistenten Keimen hohe Hygiene-Ansprüche an die Durchführung dieser Maßnahmen.

Entsprechende Handlungsanweisungen, Checklisten und ein Hygieneplan, der die geltenden Hygieneregeln umsetzt, sind obligat (► Checkliste Verbandswechsel, ► Kap. 6.9.5, S. 196)!

10.4 Kommentierung der wichtigen GebüH-Ziffern

Ziffern 34	Gelenk- und Wirbelsäulenbehandlung	
Ziffer 34.1	Chiropraktische Behandlung	10,50 – 18,00 €

Hier lassen sich allgemeine chiropraktische Behandlungen, aber auch gezielte chiropraktische Eingriffe abrechnen, da diese Ziffer auch über einen längeren Zeitraum problemlos erstattet wird.

Ziffer 34.2	Gezielter chiropraktischer Eingriff an der Wirbelsäule	15,40 – 19,00 €
	Anmerkung: Bei einem mehr als dreimaligen gezielten Eingriff an der Wirbelsäule pro Behandlungsfall kann der Leistungsträger eine Begründung verlangen.	

Hier ist eine gezielte Manipulation an einem Wirbelgelenk als Therapie der Gelenkblockade (Subluxation im Sinne der Chiropraktik) gemeint. Obschon in der ausgereiften amerikanischen Chiropraktik nur noch gezielte Techniken Anwendung finden, und gerade diese bei sachgerechter Anwendung Verschleiß vorbeugen und Haltungsschäden verhindern, können bei mehr als 3 Anwendungen je Behandlungsfall (also innerhalb von 4 Wochen) Probleme bezüglich der Erstattung auftreten. Um die aufwendige Aufklärungsarbeit zu umgehen, kann der Heilpraktiker nach dreimaliger Berechnung sich mit der Ziffer 34.1 bescheiden bzw. nach einem Monat Behandlungszeitraum eine neue Rechnung beginnen. So ist eindeutig zu erkennen, dass ein neuer Behandlungsfall vorliegt.

Sie können aber auch versuchen, der Krankenkasse gegenüber Ihr Vorgehen zu begründen. Folgende Argumentationskette mag hierfür eine Hilfestellung sein:

„Früher wurden vorwiegend unspezifische Griffe (zum Teil sind diese heute noch in der Chirotherapie anzutreffen) angewandt, die bei zu häufiger Anwendung auch nachteilige Wirkungen hatten. Kritiker bezeichnen dies als Gefahr des „Ausleierns". Betrachtet man jedoch die Statik gewissenhaft, kann man feststellen, ob bzw. dass bestimmte Wirbelkörper miteinander verblockt sind. Dies kann reversibel sein, wenn die Gelenkflächen durch Adhäsion verklebt sind, oder irreversibel, wenn Kalkspangen oder Verknöcherung die Gelenkflächen fest miteinander verbinden.

In beiden Fällen ist dieses Wirbelsegment nicht mehr an einer physiologischen Drehung oder Beugung beteiligt und der gezielte chiropraktische Eingriff löst die Blockade. Der von Patienten sehr geschätzte „Knack" ist das Lösen der Adhäsion.

Ein gezielter chiropraktischer Griff, der eine reversible Wirbelgelenkblockade löst, trägt somit dazu bei, dass sich alle Bewegungssegmente wieder an einer physiologischen Drehung/Beugung beteiligen können. Dies wirkt einer Gelenkdegeneration der betroffenen Wirbel entgegen und verhindert eine Überbeanspruchung der darüber und darunter befindlichen Wirbelabschnitte. Im Grunde müsste dort mit einem Verschleiß zu rechnen sein, wenn keine Korrektur erfolgen würde. Da jedoch nach länger bestehenden Wirbelgelenkblockaden manche Sehnen/Muskelfaszien verkürzen und die gegenüberliegenden dadurch über- bzw. ausgedehnt sein können, ist es nicht ungewöhnlich, wenn auch nach der gezielten Chiropraktik der Therapieerfolg noch nicht von Dauer ist. Die betroffenen Weichteil-Gelenkstrukturen haben die Tendenz, sich immer wieder in die unphysiologische Position zurückzusetzen. Dies wird durch wiederholte Korrektur aller blockierten Wirbelgelenkabschnitte verhindert und macht mehrere Behandlungen erforderlich."

Da die Ziffer 34.2 als ein gezielter „Griff" verstanden werden kann, ist auch möglich, nach dreimaliger Korrektur eines Wirbelsäulenabschnittes die Behandlung bei einem anderen Abschnitt fortzuführen.

Manchmal wird durch einen Versicherungsgutachter reklamiert, dass eine chiropraktische Behandlung nur nach vorhergehender Untersuchung mittels bildgebender Verfahren lege artis sei. Die AXA hat leider erklärt, dass ein bildgebendes Verfahren zeitnah (die AXA definiert dies als nicht älter als 3 Monate) zur Diagnosesicherung verlangt wird. Die Erstattung einer chiropraktischen Behandlung wird davon abhängig gemacht. Trotz des Versuchs, diese irrige Annahme zu korrigieren, hat die AXA leider ihren Standpunkt nicht verlassen.

Sicher kann ein bildgebendes Verfahren erforderlich sein, um wichtige Differenzialdiagnosen auszuschließen. Sie dienen auch dem Ausschluss von Kontraindikationen! Knochentumoren (z. B. Metastasen eines Prostata-Karzinoms) oder eine erhebliche Osteoporose können so erkannt werden. Ein Bandscheibenvorfall kann jedoch nur durch eine Schichtaufnahme (CT oder MRT) sicher diagnostiziert bzw. ausgeschlossen werden.

Jeder verantwortungsbewusste Heilpraktiker wird bei der Anamnese bzw. Untersuchung entsprechende Verdachtsmomente erkennen und eine entsprechende Differenzialdiagnose in Erwägung ziehen. Eine Indikation für eine chiropraktische Behandlung ist aber weder in einem Röntgenbild noch in einem CT oder MRT zu finden. Wichtigstes Diagnoseinstrument ist die klinische Untersuchung, insbesondere der Funktionstest (Prüfung der Beweglichkeit z. B. die Rotation des Kopfes) und der Palpationsbefund (prominenter Querfortsatz). Im Röntgenbild lassen sich auch in einer AP-Aufnahme die Stellungen der Dornfortsätze erkennen und anhand der Überprüfung der Deckplatten Schiefstellungen (wenn diese nicht parallel verlaufen) eruieren, was aber keine Conditio sine qua non (unerlässliche Bedingung) für eine Therapie ist.

Sind Aufnahmen vorhanden, sollten diese entweder durch einen Befundbericht dokumentiert werden oder besser und zeitsparend mit einer Digitalkamera abfotografiert werden. Auf der Karteikarte sollte dann dokumentiert werden, dass diese Bilder gespeichert sind (▶ Kap. 6.7.2, S. 170). Kontraindikationen für eine Chiropraktik müssen auf der Karteikarte so dokumentiert werden, dass diese Vermerke vor einer Behandlung nicht zu übersehen sind. Ich notiere dies z. B. auf der Kartenvorderseite und auf der Innenseite. Dort vermerke ich beispielsweise an der Stelle, an der der Datumseintrag eines Behandlungstages beginnt: Cave – keine Chiropraktik-Prolaps L 4/5!

> **P Praxistipp**
> Die Erstattung bei mehrmaliger Berechnung der Ziffer 34.2 in einer Sitzung ist nicht gesichert, auch wenn unterschiedliche Wirbelsäulenabschnitte therapiert wurden. Eine Kombination der Ziffern 34.1 und 34.2 erlaubt, eine Behandlung mehrerer Abschnitte abzurechnen. Einfache Begründung für eine mehr als dreimalige Berechnung der Ziffer 34.2 (innerhalb von 4 Wochen) ist das Wechseln der Behandlungsebenen z. B. HWS nach BWS oder ISG.

Ziffern 35	Osteopathische Behandlung	
Ziffer 35.1	des Unterkiefers	7,70 – 15,50 €
Ziffer 35.2	der Schultergelenke	15,40 – 26,00 €
Ziffer 35.3	der Handgelenke, der Oberschenkel, der Unterschenkel, der Vorderarme und der Fußgelenke	15,40 – 26,00 €
Ziffer 35.4	der Schlüsselbeine und der Kniegelenke	5,20 – 15,50 €
Ziffer 35.5	der Daumen	5,20 – 13,00 €
Ziffer 35.6	der Finger und Zehen	5,20 – 13,00 €

Prinzipiell ist hier die Erstattung durch die Beihilfe und die PKV gesichert.

Die Äquivalenzziffern gemäß GOÄ beziehen sich auf eine Luxation, also eine echte Ausrenkung eines Gelenks. In der osteopathischen Behandlung kennen wir den Subluxationsbegriff und gehen von Beweglichkeitsbehinderungen blockierter Gelenke aus. Soweit Sie nur ein Gelenk behandeln, können Sie von einer problemlosen Erstattung ausgehen.

Da die Ziffern auch für die analoge Abrechnung der Craniosakralen Therapie herangezogen und dabei häufig mehrere Gelenke behandelt werden, kommt es dabei von Seiten der Kassen zu Nachfragen. Wenn Sie auf der Rechnung alle von Ihnen manipulierten und behandelten Gelenke aufführen, gelingt es selten, dem Sachbearbeiter des Kostenträgers die Notwendigkeit dieses Behandlungsumfangs plausibel zu vermitteln. Dies wiederum führt zu einer erheblichen Erstattungskürzung. Darüber müssen Sie den Patienten aufklären. Da im Rahmen der Osteopathie, der Dorn-/und Craniosakralen Therapie auch Weichteiltechniken zur Anwendung kommen, wäre die Bildung einer Leistungskette (▶ Analoge Abrechnung, ▶ Kap. 10.5, S. 353) eher zu empfehlen, z. B. Teilmassage, Nervenpunkt-/Periostmassage etc.

> **Cave**
> Die Behandlung des Kiefergelenks wird allgemein als „Ausübung der Zahnheilkunde" bewertet. Einige Privatkassen argumentieren, dass Heilpraktiker das Kiefergelenk deshalb nicht behandeln dürfen und sie damit eine solche „illegal" durchgeführte Leistung auch nicht erstatten können.

10.4.5 Ziffern 36–39.13: Hydro- und Elektrotherapie

Die GebüH-Ziffern 36–39.13 (mit Ausnahme der Magnetfeldtherapie GebüH 39.10) sind beihilfefähig, wenn die Leistungen in der Praxis des Heilpraktikers erbracht werden (entsprechend § 4 Abs. 3 GOÄ). Es gibt entsprechende analoge Nummern in der GOÄ, auf die sich der beihilfefähige Höchstsatz, der sog. Schwellenwert, bezieht. Da viele der genannten Leistungen aus dem Ziffernbereich 36–39.13 in der Arztpraxis (z. B. Orthopäde) nicht der Arzt, sondern ein Mitarbeiter ausführt, sind die beihilfefähigen Höchstbeträge teilweise noch niedriger als die statistischen Eingangswerte des GebüH (Beispiel: Fangopackung GebüH-Ziff. 38.1, 8–15 €. Der Eingangsbetrag wäre also 8 €, der beihilfefähige Höchstsatz jedoch 7,18 €).

Fallbeispiel
Ein verheirateter Beamter ohne Kinder bekommt 50 % Beihilfe und 50 % Erstattung durch die Zusatzversicherung (Debeka). Sie haben 10 Fangopackungen à 8 € liquidiert. Die Rechnung beträgt daher 80 €. Davon erstattet die Beihilfe 50 % von 7,18 € × 10, also 35,90 €, und die Debeka 40 €. Somit müsste dieser Patient eine Selbstbeteiligung von 4,10 € tolerieren.
Hätten Sie 10 × 7,18 €, also 71,80 €, liquidiert, würde die Beihilfe dem Patienten nichts abziehen. Die Debeka würde auch in diesem Fall 50 % der Rechnungssumme erstatten. Sie hätten dann als Behandler jedoch auf 9,20 € Honorar verzichtet. Es liegt demnach ganz in Ihrem Ermessen, ob Sie so abrechnen, dass Ihre Patienten ohne Selbstbehalt aus Ihren physikalischen Therapien gehen. Es ist hierbei zu bedenken, dass gerade Beamte mittleren Alters mit relativ niedrigem Einkommen recht sparsam sein müssen, besonders wenn Kinder und womöglich Hypotheken auf das Eigenheim der Liquidität enge Grenzen setzen. Beamte mit Kindern haben sogar einen 70-%igen Beihilfeanteil, was beim gleichen Beispiel bedeuten würde, dass der Selbstbehalt für den Patienten noch höher läge (bei 80 € Rechnungsbetrag und einer Erstattung von 70 % von 71,80 € durch die Beihilfe und 30 % von 80 € durch die Debeka bedeutet das einen Eigenanteil von 5,80 € für den Patienten). Als Heilpraktiker sollten Sie diese Erstattungspraxis kennen und den Patienten über die Höhe der zu erwartenden Selbstbeteiligung aufklären.

Ein gutes Abrechnungsprogramm (▶ Kap. 11, S. 363) liest die beihilfefähigen Höchstbeträge automatisch ein, was immer zu einer für den Patienten optimalen Erstattung führt. Bedenken Sie aber dabei, dass der Teil „verschenkt" wird, den die PKV erstatten würde (das ist mindestens der Differenzbetrag des GebüH-Eingangswertes abzüglich des Beihilfeerstattungsbetrages, wie im Beispiel berechnet).

Überweisung an den Physiotherapeuten
In folgendem Ziffernblock sind viele Leistungen enthalten, die Sie als Heilpraktiker auch an einen Physiotherapeuten delegieren können. Hierzu stellen Sie ein Rezept aus, z. B. 6 × Teilmassage (HWS) mit Fangopackungen oder Heißluftanwendungen. Der Physiotherapeut wird dem Patienten eine Rechnung entsprechend seiner Liquidationsordnung stellen, die zusammen mit Ihrem Rezept von der PKV oder Beihilfe erstattet wird.

Ziffern 36	Hydro- und Elektrotherapie Medizinische Bäder und sonstige hydrotherapeutische Anwendungen	
Ziffer 36.1	Leitung eines ansteigenden Vollbades	5,20 – 15,50 €
Ziffer 36.2	Leitung eines ansteigenden Teilbades	5,50 – 8,00 €
Ziffer 36.3	Spezialdarmbad (subaquales Darmbad)	7,70 – 23,00 €

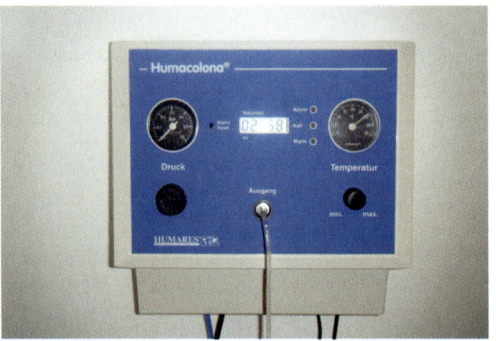

▶ **Abb. 10.13** Hochwertige Colon-Hydro-Therapiegeräte haben das subaquale Darmbad weitestgehend abgelöst.

Obschon es sich bei der Ziffer 36.3 um das subaquale Darmbad in der Ursprungsform handelt, wird diese Ziffer für die analoge Abrechnung der Colon-Hydro-Therapie herangezogen. Einige Privatkassen, die mit der Erstattung der Colon-Hydro-Therapie werben (z. B. Continentale), nennen auf Nachfrage auch diese Ziffer für ihre Leistungszusage. Natürlich sind mit den Beträgen die Kosten des Einweg-Darmrohr-Schlauchsystems (Spekulum) und der erhebliche Zeitaufwand (ca. 45 Min.) keineswegs adäquat vergütet, ganz zu schweigen von der Amortisation des Therapiegeräts. Einige Kollegen haben bei Privatkassen gute Erfahrungen damit gemacht, die GebüH-Ziffer 36.3 mehrfach (quasi pro Spülgang) abzurechnen. Diese Abrechnungspraxis hat jedoch bei einer Erstattungskürzung bezüglich einer Liquidation pro Behandlungstag keine Chance auf Durchsetzung der mehrmaligen Abrechnung. **Die Ziffer 36.3 gilt als komplette Leistung.**

Die Beihilfe hat die Colon-Hydro-Therapie ganz von der Erstattung ausgeschlossen (§ 6 Abs. 2 BhV). Darüber sind besonders Beamte aufzuklären. Treffen Sie daher bei der Behandlung eines Beamten bezüglich der Kosten eine Honorarvereinbarung (mündlich oder schriftlich, ▶ Kap. 9.2.1, S. 275).

> **P Praxistipp**
> Bei der Colon-Hydro-Therapie werden im Grunde verschiedene Leistungen erbracht, die für sich gesehen im GebüH gelistet sind und auch einzeln liquidiert werden können (▶ Kap. 10.5, S. 353, Analoge Abrechnung).

Ziffer 36.4	Kneipp'sche Güsse	5,50 – 8,00 €

Die beschriebene Leistung wird in meiner Praxis nicht durchgeführt, aber in Analogie zur GOÄ-Nr. 531 sollte von einer problemlosen Erstattung ausgegangen werden.

Ziffern 37	Elektrische Bäder und Heißluftbäder	
Ziffer 37.1	Teilheißluftbad, z. B. Kopf oder Arm	5,50 – 8,00 €
Ziffer 37.2	Ganzheißluftbad, z. B. Rumpf oder Beine	8,00 – 10,50 €
Ziffer 37.3	Heißluftbad im geschlossenen Kasten	5,20 – 10,50 €
Ziffer 37.4	Elektrisches Vierzellenbad	8,00 – 13,00 €
Ziffer 37.5	Elektrisches Vollbad (Stangerbad)	7,70 – 13,00 €

Einige der beschriebenen Leistungen werden in meiner Praxis nicht durchgeführt. Deshalb ist mir eine Kommentierung nicht möglich. In Analogie zu den entsprechenden GOÄ-Nummern (▶ Erstattungstabelle, **Tab. 10.1, S. 294**) ist aber von einer problemlosen Erstattung auszugehen.

Ziffern 38	Spezialpackungen	
Ziffer 38.1	Fangopackungen	8,00 – 15,50 €
Ziffer 38.2	Paraffinpackungen, örtliche	8,00 – 15,50 €
Ziffer 38.3	Paraffinganzpackungen	10,50 – 23,00 €
Ziffer 38.4	Kneipp'sche Wickel- und Ganzpackungen, Prießnitz- und Schlenz-Packungen **Anmerkung:** Alle nicht aufgeführten Bäder und Packungen, evtl. unter Verwendung verschiedener Apparate, werden nach vergleichbaren Positionen berechnet.	10,50 – 31,00 €

Einige der beschriebenen Leistungen werden in meiner Praxis nicht durchgeführt. Deshalb ist mir eine Kommentierung nicht möglich. In Analogie zu den entsprechenden GOÄ-Nummern (▶ Erstattungstabelle, **Tab. 10.1**, S. 294) ist aber von einer problemlosen Erstattung auszugehen.

Ziffern 39	Elektro-physikalische Heilmethoden	
Ziffer 39.1	Einfache und örtliche Lichtbestrahlungen	5,50 – 8,00 €
Ziffer 39.2	Ganzbestrahlungen	7,70 – 10,50 €
Ziffer 39.4	Faradisation, Galvanisation und verwandte Verfahren (Schwellstromgeräte)	5,50 – 15,50 €
Ziffer 39.5	Anwendung der Influenzmaschine	5,50 – 10,50 €

Einige der beschriebenen Leistungen werden in meiner Praxis nicht durchgeführt oder sind inzwischen unüblich (z. B. 39.4 und 39.5) und durch andere Verfahren ersetzt worden, z. B. Reizstrom. Deshalb beruhen diese Angaben nicht auf meinen Erfahrungen, sondern ausschließlich auf der allgemeinen Erstattungspraxis.

Prinzipiell ist aber von einer problemlosen Erstattung auszugehen.

Ziffer 39.6	Anwendung von Heizsonnen (Infrarot)	5,50 – 8,00 €

Diese Ziffer ist ein wahres „Schätzlein". Einfach durchzuführen, sehr effektiv und hilft bei vielen Behandlungen. Der mit Rotlicht erwärmte Patient (oder Körperabschnitt) ist entspannt, toleriert viele Maßnahmen (z. B. Injektionen, Manuelle Verfahren, Schröpfen) sehr viel leichter und fühlt sich in der Praxis gleich viel wohler! Die Erstattung ist problemlos.

Ziffer 39.7	Verschorfung mit heißer Luft und heißen Dämpfen	5,20 – 10,50 €
Ziffer 39.8	Behandlung mit hochgespannten Strömen, Hochfrequenzströmen in Verbindung mit verschiedenen Apparaten	5,50 – 15,50 €
Ziffer 39.9	Langwellenbehandlung (Diathermie), Kurzwellen- und Mikrowellenbehandlung	8,00 – 18,00 €
Ziffer 39.10	Magnetfeldtherapie mit besonderen Spezialapparaten	10,50 – 20,50 €

Einige der beschriebenen Leistungen werden in meiner Praxis nicht durchgeführt. Deshalb beruhen diese Angaben nicht auf meinen Erfahrungen, sondern ausschließlich auf der allgemeinen Erstattungspraxis.

Prinzipiell ist aber von einer problemlosen Erstattung auszugehen (Ausnahme 39.10 Magnetfeldtherapie).

Die Magnetfeldtherapie ist für die Behandlung bestimmter Indikationen wissenschaftlich und allgemein anerkannt, z. B. bei atropher Pseudoarthrose, Endoprothesenlockerung, idiopathischer Hüftnekrose und verzögerter Knochenbruchheilung, wenn sie in Verbindung mit einer sachgerechten chirurgischen Therapie durchgeführt wird. Aus diesem Grund wird die Magnetfeldtherapie nur bei den genannten Erkrankungen unter stationären Bedingungen im Krankenhaus als beihilfefähig eingestuft. Die Erstattung durch Privatkassen ist unterschiedlich. Bisher gibt es nur wenige Studien eines speziellen Verfahrens (Magnetodyn), deren Studiendesign den Anforderungen der sog. Schulmedizin gerecht werden und die die Wirksamkeit der Magnetfeldtherapie belegt haben. Natürlich wissen wir, dass die Magnetfeldtherapie auch im Bereich der Mikrozirkulation (diabetischer Fuß) und bei urologischen und orthopädischen Indikationen sehr hilfreich sein kann.

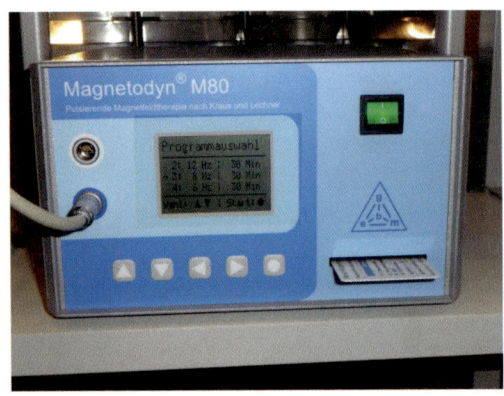

▶ **Abb. 10.14** Magnetfeldtherapie ist sehr wirksam bei posttraumatischer Wirbelsäulenbehandlung.

Es wäre auch schwer zu vermitteln, dass bei einer idiopathischen Hüftnekrose die Wirksamkeit anerkannt und z. B. bei Morbus Schlatter (Osgood-Schlatter-Osteochondrose) diese verneint wird. Daher kann erfahrungsgemäß mithilfe einer guten Bilddokumentation zumindest bei den Privatkassen die Erstattung einer Magnetfeldtherapie durchgesetzt werden, sofern diese nicht ohnehin problemlos sein sollte.

Die Beihilfe erstattet Magnetfeldtherapie beim Heilpraktiker nicht!

Ziffer 39.11	Elektromechanische und elektrothermische Behandlung (je nach Aufwand und Dauer)	5,50 – 31,00 €
Ziffer 39.12	Niederfrequente Reizstromtherapie, z. B. Jono Modulator	5,50 – 26,00 €
Ziffer 39.13	Ultraschall-Behandlung	5,50 – 15,50 €

Auch bei diesen Ziffern ist von einer problemlosen Erstattung auszugehen

10.5 Analoge Abrechnung und das Bilden von Leistungsketten

Seit der letzten Erarbeitung des Gebührenverzeichnisses für Heilpraktiker (GebüH) haben sich etliche Behandlungsverfahren in unseren Praxen fest etabliert, die im GebüH nicht erwähnt sind. Die ordnungsgerechte Abrechnung dieser Leistungen wirft daher immer wieder Fragen auf, die an dieser Stelle beantwortet werden sollen.

Erschwerend kommt hinzu, dass die Beihilfestellen einige Behandlungsverfahren strikt ablehnen (z. B. Kinesiologie, Colon-Hydro-Therapie ▶ Kap. 10.2.4, S. 289) oder nur unter besonderen Bedingungen erstatten (z. B. Magnetfeldtherapie, Ozontherapie).

10.5.1 Möglichkeiten der korrekten Abrechnung

Wie können Sie als Heilpraktiker Leistungen korrekt abrechnen, die im GebüH nicht gelistet sind? Drei Varianten bieten sich hier an:
1. die Abrechnung ohne GebüH-Ziffer mit Beschreibung der Leistung
2. die analoge Abrechnung
3. die Abrechnung von Leistungsketten

Eine Abrechnung ohne GebüH-Ziffer schließt in aller Regel eine Erstattung durch einen Kostenträger aus. Das GebüH empfiehlt diese Form der Abrechnung nur in den Fällen, bei denen keine entsprechende Ziffer für die analoge Abrechnung gefunden werden kann.

Die analoge Abrechnung entspricht der gängigen Praxis und führt in vielen Fällen zu einer Erstattung. Dabei müssen alle Kriterien einer korrekten Rechnungsstellung erfüllt werden (▶ Kap. 9, S. 274).

Bei der Abrechnung von Leistungsketten sind einzelne der erbrachten Leistungen im GebüH gelistet, sodass die Leistung aufgeteilt werden kann. Das bedeutet zum Beispiel, dass Sie bei einer Dorn-Behandlung, bei der mit Atemübungen gearbeitet und über schmerzhaften Regionen eine Einreibung (z. B. Lymphdiaral-Salbe) vorgenommen wird, die Dorn-Behandlung analog abrechnen können mit den GebüH-Ziffern 20.4 (Teilmassage) + 20.1 (Atemtherapeutische Behandlungsverfahren) + 20.8 (Einreibung zu therapeutischen Zwecken). Die Bildung von Leistungsketten ist prinzipiell legal, wenn jede Leistung entsprechend der GebüH-Ziffer erbracht wurde. Eine Betrugsabsicht kann jedoch unterstellt werden, wenn eine Behandlungsmethode abgerechnet wird, die explizit von der Erstattung ausgeschlossen ist.

10.5.2 Die analoge Abrechnung

Nach GebüH (▶ Kasten) wäre es zwar prinzipiell möglich, auch Gebührenziffern aus der GOÄ für eine analoge Abrechnung zu zitieren, wenn diese besser geeignet sind. Dies wird auch von etlichen Privatkassen toleriert, aber von der Bundesbeihilfestelle strikt abgelehnt. Bei einem Gespräch mit der GebüH-Kommission (vertreten durch Herrn König und mich) bestätigte uns der zuständige Regierungsbeamte vom Referat Beihilfe im Bundesministerium des Innern nachdrücklich, dass eine HP-Rechnung mit GOÄ-Ziffern nicht bearbeitet wird.

> **Analoge Abrechnung laut GebüH**
> „Leistungen, die nicht im GebüH enthalten sind, können entsprechend einer ähnlichen Leistung im GebüH berechnet werden. Eine verständliche Beschreibung dieser Leistung kann erforderlich sein. Die Kennzeichnung der analogen Leistung mit einem ‚A' zur entsprechenden Ziffer ist möglich. Sofern keine analoge Leistungsziffer gegeben ist, können Sie die Leistung ohne GebüH-Ziffer mit einer Leistungsbeschreibung darlegen. Das Zitieren aus anderen Leistungsverzeichnissen ist möglich."

Die Continentale Versicherung hat ein zum GebüH ergänzendes Leistungsverzeichnis für die analoge Abrechnung erstellt (▶ Tab. 10.4) und erstattet entsprechend.

„Ergänzendes Leistungsverzeichnis der Continentale für Naturheilverfahren

Über die im Gebührenverzeichnis für Heilpraktiker in der 1985 von den Heilpraktikerverbänden der Bundesrepublik Deutschland herausgegebenen Fassung (GebüH 1985) enthaltenen Verrichtungen hinaus sind folgende Untersuchungs- und Behandlungsmethoden analog erstattungsfähig:"

▶ **Tab. 10.4** Ergänzendes Leistungsverzeichnis der Continentale für Naturheilverfahren.

Alternatives Therapieverfahren	Erstattung analog Gebührenziffer
Akupressur	21.1 (Akupunktur)
Akupunkturmassage	20.2 (Nervenpunktmassage)
Augendiagnostik	14.1 (Binokulare mikroskopische Untersuchung des Augenvordergrundes)
Bach-Blüten-Therapie	19.5 (Psychologische Exploration)
Bioresonanztherapie	16.3 (Bioelektronische Funktionsdiagnostik) 20.7 (Medico-mechanische Behandlung)
Blutsedimentationstest	12.14 (Aufwendige Untersuchung)
Clusterdiagnostik	12.14 (Aufwendige Untersuchung)
Colon-Hydro-Therapie	36.3 (Darmbad)
CO_2-Quellgas-Therapie	25.9 (Ozon-Sauerstoff-Injektion i.m.)
Dermapunkturmassage	20.4 Teilmassage (Massage einzelner Körperteile) 20.5 Großmassage
Eigenblutbehandlung nach Garthe/mit UVB	25.9 (Ozon-Sauerstoff-Injektion i.m.) 25.10 (Ozon-Sauerstoff-Injektion i.a.)
Elektrohauttest (EHT)	16.4 (Hautwiderstandsmessung)
Elektromagnetischer Bluttest	13.1 (Sonst. Untersuchung)
Elektroneuraldiagnostik und -therapie nach Croon (ENTH)	16.1 (Elekto-Neural-Diagnostik)
Farblichttherapie/Farbpunktur	39.2 (Ganzbestrahlung)
Fußreflexzonentherapie	20.6 (Sondermassage)
Gegensensibilisierung nach Theuer	25.10 Gasgemischinjektionen, intraarteriell 26.1 Blutentnahme
Haarmineralanalyse	12.14 (Aufwendige Untersuchung)
Harnschau, traditionell	12.2 (Harnuntersuchung quantitativ)
HLB-Bradford-Bluttest	13.1 (Sonst. Untersuchung)
Kaelin-Test	12.15 (Photometrie)
Kinesiologie und TFH	21.1 (Akupunktur)
Laser-Akupunktur	21.1 (Akupunktur)
Laser-Therapie (Soft-Laser und Mid-Power-Laser)	39.9 (Mikrowellenbehandlung)
Matrixregenerationstherapie	16.1 (Elekto-Neural-Diagnostik)

▶ **Tab. 10.4** Fortsetzung.

Alternatives Therapieverfahren	Erstattung analog Gebührenziffer
Mikromagnetfeldtherapie	16.3 Bioelektronische Funktionsdiagnostik
Mikroökologische Therapie	2 Durchführung des vollständigen Krankenexamens mit Repertorisation
Mora-Therapie	16.3 (Bioelektronische Funktionsdiagnostik)
Ohrkerzenbehandlung	30.1 (Ohrspülung)
Sauerstoff-Mehrschritt-Therapie	25.11 (HOT oder ähnliche Behandlung)
Sauerstoffzelt	23.1 Anwendung von Aerosolen mit Kompressor, Pressluft- bzw. Sauerstoffapparat
Signaltherapien	39.10 einfache oder örtliche Lichtbestrahlungen
Stoffwechselregulation mit STT	16.1 (Elektro-Neural-Diagnostik)
Spenglersan-Test	13.1 (Sonst. Untersuchung)
Terminalpunktdiagnostik	15.1 (Photoaufnahme s/w)
Thermoregulationsdiagnostik	16.1 (Elektro-Neural-Diagnostik)
Vega-Test	16.1 (Elektro-Neural-Diagnostik)

© Die Continentale. Landesdirektion Zellerer & Renner GmbH, www.heilpraktikerservice.de.

Die analoge Abrechnung in der GOÄ

Ein Blick in die GOÄ zeigt, dass die Angaben zur analogen Abrechnung hier genauer als im GebüH definiert werden.

§§ 6+12 GOÄ

„§ 6 (GOÄ)

(2) Selbstständige ärztliche Leistungen, die in das Gebührenverzeichnis nicht aufgenommen sind, können entsprechend einer nach Art, Kosten- und Zeitaufwand gleichwertigen Leistung des Gebührenverzeichnisses berechnet werden.

§ 12 (GOÄ) Fälligkeit und Abrechnung der Vergütung; Rechnung

(2) Die Rechnung muss insbesondere enthalten:
1. das Datum der Erbringung der Leistung,
2. bei Gebühren die Nummer und die Beziehung der einzelnen berechneten Leistung einschließlich einer in der Leistungsbeschreibung ggf. genannten Mindestdauer sowie den jeweiligen Betrag und den Steigerungssatz,
3. bei Gebühren für stationäre, teilstationäre sowie vor- und nachstationäre privatärztliche Leistungen zusätzlich den Mindestbetrag nach § 6a,
4. bei Entschädigungen nach den §§ 7 bis 9 den Betrag, die Art der Entschädigung und die Berechnung,
5. bei Ersatz von Auslagen nach § 10 den Betrag und die Art der Auslagen; übersteigt der Betrag der einzelnen Auslage 25,56 €, ist der Beleg oder ein sonstiger Nachweis beizufügen.

(4) Wird eine Leistung nach § 6 Abs. 2 berechnet, ist die entsprechend bewertete Leistung für den Zahlungspflichtigen verständlich zu beschreiben und mit dem Hinweis ‚entsprechend' sowie der Nummer und der Bezeichnung der als gleichwertig erachteten Leistung zu versehen."

Sie sollten diese Definition kennen, weil diese Regularien häufig auch für uns Heilpraktiker bei der Abrechnung zugrunde gelegt werden. Der Hinweis auf „Art, Kosten- und Zeitaufwand gleichwertiger Leistungen" ist deshalb auch für Heilpraktiker hilfreich und wegweisend, zumal er in dieser Klarheit im GebüH nicht enthalten ist.

> **P Praxistipp**
> Wenn Sie eine Leistung erbringen, die nicht im GebüH gelistet ist, suchen Sie sich diejenige heraus, die der erbrachten am ähnlichsten ist. Dabei ist nicht nur die Leistungsbeschreibung wichtig, sondern auch der Aufwand an Zeit, Art (Schwierigkeitsgrad) und Kosten (Einsatz von wertvollen Apparaten) zu berücksichtigen. Auf der Rechnung fügen Sie zu der GebüH-Ziffer ein „A" ein, um die analoge Abrechnung anzuzeigen. Wenn die gestellten Diagnosen zu den abgerechneten Leistungen ein schlüssiges Behandlungskonzept erkennen lassen, könnte eine Erstattung erfolgen.
> In den Fällen, bei denen der Kostenträger eine Darstellung verlangt, welche Leistung analog abgerechnet wurde, muss eine Leistungsbeschreibung erfolgen. Wenn Sie ein Verfahren anwenden, das Leistungen beinhaltet, die im GebüH gelistet sind, können diese natürlich auch abgerechnet werden.

10.5.3 Abrechnung von Leistungsketten

Ich möchte Ihnen eine Leistungskette am Beispiel einer Colon-Hydro-Therapie bei klar formulierter Diagnose und schlüssigem Behandlungskonzept erläutern:

Analog dem GebüH können für die Colon-Hydro-Therapie abgerechnet werden:
- 36.3   Spezialdarmbad
- 20.4   Teilmassage
- 20.1   Atemtherapie
- 20.8   Einreibung

Dies setzt eindeutige und passende Diagnosen voraus, wie z. B.
- Darmmykose
- Reizdarmsyndrom
- Ekzem, Psoriasis
- rheumatischer Formenkreis
- muskuläre Verspannungen
- allergisches Asthma

Dieses schlüssige Behandlungskonzept zeigt, dass jeder erbrachten Leistung eine Diagnose zuzuordnen ist. Erstattungsprobleme entstehen, wenn die Behandlung durchgeführt wurde, ohne eine Diagnose, die eine medizinische Notwendigkeit (auch im biologisch-medizinischen Sinn) erkennen lässt.

Einige Kollegen berechnen für die Colon-Hydro-Therapie die Ziffer 36.3 (Darmbad) mehrfach, um auf einen kaufmännisch sinnvollen Betrag zu kommen. Sie argumentieren, dass die Ziffer *je Spülvorgang* abgerechnet wird. Dies wird sogar von einigen Privatkassen honoriert. Bei einer Leistungskürzung besteht jedoch kaum die Chance, eine Kürzung zu reklamieren und eine Erstattung durchzusetzen, da die Ziffer 36.3 prinzipiell bereits den kompletten Behandlungsvorgang umfasst.

Die Kollegen werden häufig darauf verwiesen, durch Ausnutzung des Gebührenrahmens „auf ihre Kosten zu kommen". Das hat allerdings den Nachteil, dass dies eine hohe Selbstbeteiligung der Patienten nach sich ziehen kann, wenn die Leistungszusage der Kasse nur den unteren Gebührenrahmen des „Von-bis-Betrages" betrifft (im Falle einer Colon-Hydro-Therapie also nur 7,70 € statt 23 €).

> **!** Eine Leistungszusage gibt es nur für die medizinisch notwendige Behandlung. Bei der Beurteilung bezüglich der medizinischen Notwendigkeit (▶ Kap. 6.7.4, S. 173) von HP-Behandlungen müssen natürlich auch die Grundlagen der naturheilkundlichen Therapiestrategien berücksichtigt werden.
> Auch ein gutes bzw. anerkanntes Verfahren ist nicht immer unter diesem Aspekt medizinisch notwendig. Im Zweifelsfall wird ein Befund-/Behandlungsbericht (▶ Kap. 6.7.4, S. 174) angefordert, um diesbezüglich eine Behandlung beurteilen zu können.

10.6
Häufig gestellte Fragen zur Abrechnungspraxis

Immer wieder erreichen mich Fragen zum Thema Abrechnung, von denen ich einige der häufigsten für Sie zusammengestellt habe.

Ernährungsberatung
Frage

Ich betreibe eine Praxis für Ernährungsberatung und Naturheilkunde. Ich bin Diätassistentin und HP! Mir stellt sich die Frage, wie ich meine Ernährungsberatung abrechnen kann. Unter welchen Ziffern kann ich eine individuelle Ernährungsberatung abrechnen, die über ca. 3 – 5 Sitzungen geht?

Das Problem ist, dass die gesetzlichen Krankenkassen zumindest einen Teil der Ernährungsberatung zur Prävention und Therapie erstatten. Die privaten Kassen tun dies trotz ärztlicher Verordnung jedoch nicht.

Antwort

Die ganz korrekte Abrechnung nach GebüH wäre:
- **Erstbesuch**: GebüH Ziffer 1 und 5, je nach Aufwand und Art Ihrer Exploration der Krankengeschichte auch die GebüH Ziffer 2.
- **Zweite Konsultation**: GebüH Ziffer 4 als alleinige Leistung oder die Kombination GebüH Ziffern 1 und 11.3 (individueller Diätplan).
- Denkbar wäre auch die Kombination GebüH Ziffer 2 (als Krankenexamen und damit als analoge Ziffer) und Ziffer 11.3.
- **Weitere Sitzungen**: GebüH 4 als alleinige Leistung.

> **P Praxistipp**
> Versuchen Sie, den Patienten nicht zu lange in einer einzelnen Sitzung zu betreuen, sondern verteilen Sie Ihre Beratungen auf mehrere Sitzungen. Es ist zum einen für die Abrechnungspraxis einfacher. Patienten können darüber hinaus häufig in kürzeren, dafür aber häufigeren Sitzungen mehr Informationen aufnehmen, als in einer sehr langen. Auch für das Praxismanagement (Patientenbindung) hat sich diese Vorgehensweise recht gut bewährt.

Osteopathische Behandlung
Frage

Wie kann ich osteopathische Leistungen am besten abrechnen? Kann man die Ziffer 35.2 auch für die Abrechnung der osteopathischen Behandlung hinzuziehen? Ich höre immer wieder, dass auch die Wirbelsäule, ISG usw. unter dieser Position abgerechnet werden können. Die Behandlung der inneren Organe finde ich nirgendwo.

Antwort

Das Problem der Osteopathie ist, dass sie in der Form, wie Sie sie richtigerweise ausüben, PKV und auch die Beihilfe nicht bezahlen wollen. Die Chiropraktik-Ziffern sind da ergiebiger und können bei WS-Techniken auch verwendet werden. Sie müssen ggf. eine Ausbildung in Chiropraktik und eine Haftpflichtversicherung inkl. Chiropraktik haben.

Selbstverständlich steht Ihnen auch die Möglichkeit der analogen Abrechnung zur Verfügung. Aber auch hier gilt: weder die privaten Krankenversicherungen noch die Beihilfe beabsichtigen, die craniosacralen oder osteopathischen Behandlungen in dem Umfang zu erstatten, in dem er bei dem jeweils erforderlichen Zeiteinsatz angemessen wäre.

Hier können Sie nur durch das geschickte Nutzen der Ziffern 1, 4, 5 und der vorhandenen osteopathischen Ziffern das Optimale herausholen.

Alternativ können Sie Ihre Leistung ohne eine GebüH-Ziffer beschreiben und den Betrag berechnen, den Sie für angemessen halten. Der Patient ist zur Zahlung verpflichtet, wenn Sie ihn entsprechend aufgeklärt haben (= Aufklärungspflicht über die wirtschaftlichen Folgen einer Behandlung, ▶ Kap. 9.2.1, S. 275). Dies gilt unabhängig davon, ob die PKV oder die Beihilfestelle dem Patienten etwas erstattet.

Sie können aber auch die Ziffer 35.2 verwenden, denn diese steht ja für die osteopathische Behandlung der Schultergelenke. Ihnen steht es offen, für jede osteopathische Behandlung eines Gelenks eine entsprechende GebüH-Ziffer abzurechnen. Wenn Sie ein Gelenk osteopathisch behandeln, das im GebüH nicht gelistet ist, dann können Sie eine andere Ziffer verwenden und diese auf der Rechnung als analog (z. B. durch den Zusatz des Buchstabens A) kennzeichnen. Das von Ihnen behandelte Gelenk sollten Sie ebenfalls angeben.

Natürlich hat jede osteopathische Behandlung auch Fernwirkungen und kann über die Gelenkstruktur hinaus auf andere Bewegungssegmente und Organe Einfluss haben. Dies ist jedoch nicht GebüH-relevant und ein solcher Einfluss kann nicht extra geltend gemacht werden. Auch bei der Chiropraktik werden Reize in unterschiedliche Organstrukturen gesetzt, was jedoch nichts an der Liquidation ändern kann.

Frage
Ich habe bei einer Patientin unter GebüH-Ziffer 35.2 die osteopathische Behandlung des Iliosakralgelenks abgerechnet. Das wurde von ihrer Krankenkasse abgelehnt mit der Begründung, unter dieser Position könne man nur die osteopathische Behandlung des Schultergelenks abrechnen. Da nicht alle Gelenke in der Gebührenordnung vorgesehen sind, berechne ich analog zu den Ziffern und das wird von den Kassen auch so akzeptiert. Wie kann ich gegenüber der Kasse in diesem Fall argumentieren?

Antwort
Sie haben alles richtig gemacht! Sie können mit dem Vermerk „A" (für analog) zur GebüH-Ziffer 35.2 und unter Angabe „Iliosakralgelenk (ISG)" so abrechnen. Meines Erachtens wäre die Leistung demnach auch justiziabel, d.h. die Kasse könnte gezwungen werden, nach Versicherungsumfang zu erstatten.

> **P Praxistipp**
> Die Ziffern 34.1 und 34.2 (Chiropraktik) machen keinerlei Erstattungsprobleme und können natürlich für die Korrektur im ISG herangezogen werden. Bitte achten Sie darauf, dass Sie einen Versicherungsschutz (Haftpflicht) für Chiropraktik haben, wenn Sie diese Ziffern nutzen.

Frage
Neulich bekam eine meiner Patientinnen ein Schreiben von der PKV, in dem stand, dass die Osteopathie des Unterkiefers nach der Ziffer 35.1 nicht erstattungsfähig ist. Zahn- und Kieferbehandlungen seien ausschließlich Ärzten und Zahnärzten vorbehalten. Dies sei im Zahnheilkundegesetz geregelt.
Ist es sinnvoll, zu diesem Brief Stellung zu beziehen oder sollte ich meine nächsten Rechnungen geschmeidig um diese Beanstandungen herum formulieren?

Antwort
Die Sache mit dem Zahnheilkundegesetz ist etwas kompliziert. Natürlich ist im Sinne der Osteopathie die GebüH-Ziffer 35.1 korrekt. Leider sind definitionsgemäß die Mundschleimhaut (Cave bei Mundsoor, Aphten, Herpes labialis) und das Kiefergelenk dem Bereich der Zahnheilkunde zugeordnet.
Wenn Sie das Kiefergelenk behandeln, könnte tatsächlich jemand daraus eine nicht ganz legale Behandlung konstruieren. Selbst bei einer Argumentation, dass Sie mit der Manipulation des Kiefergelenks eine Fernwirkung erzielen, müssten Sie ja im Vorfeld eine Störung des Kiefergelenks diagnostiziert haben.
Eine ähnliche Problematik gab es bei der neuraltherapeutischen Behandlung an Zähnen. Mir sind jedoch nur wenige Fälle bekannt, bei denen ein Kostenträger so, wie von Ihnen beschrieben, argumentiert und dabei unterschwellig Illegalität annimmt. Eine Ablehnung der Erstattung kann jedoch durchaus so begründet werden. Es macht daher auch wenig Sinn, wenn der Patient oder Sie gegen den ablehnenden Bescheid gerichtlich vorgehen.

Kinesiologische Behandlung
Frage
Wie kann ich eine kinesiologische Behandlung korrekt abrechnen?

Antwort
Leider gibt es keinen befriedigenden Lösungsschlüssel oder eine Ziffernkombination im GebüH, mit der man eine kinesiologische Behandlung angemessen abrechnen kann. Hier hilft Ihnen ggf. die analoge Abrechnung (▶ Kap. 10.5, S. 353) weiter. Sie können auch mithilfe der GebüH-Ziffer 2 (ist für eine Leistung von 30 Min. definiert) den Zeitaufwand darstellen. Aber bedenken Sie bitte, dass **die Beihilfe die Erstattung der kinesiologischen Behandlung verbietet, und viele PKVen sie ebenfalls mit dem Argument ablehnen, sie seien nicht genügend wissenschaftlich belegt.**
Wenn Sie analog abrechnen, sollten Sie jede analoge Ziffer mit „A" kennzeichnen und auch den Patienten informieren, dass er einen Anteil selber

bezahlen muss. Auch hier heißt es, dass Sie für Ihren Patienten das Optimale „herausschlagen" können, wenn Sie so häufig wie möglich die Ziffern 1, 5 und 4 einsetzen. Diese sind unstrittig, und Untersuchungen sowie Beratungen führen Sie ja in jedem Fall durch!

Bei der kinesiologischen Testung von Intoleranzen wäre auch noch ein anderer Ansatz möglich. Sie könnten dabei eine Laborziffer (GebüH 13.1) analog heranziehen. Das Hufeland-Leistungsverzeichnis gibt z. B. hierzu die Laborziffern für eine Allergiediagnostik an. Sie sollten in diesem speziellen Fall sinnvollerweise auch die GOÄ-Ziffern und die Beschränkung der GOÄ beachten. Die Chance einer Erstattung ist so deutlich erhöht.

Folgendes Vorgehen ist auch möglich: für die Grunduntersuchung nach GebüH können Sie die Ziffern 1, 2, 5 abrechnen. Zusätzlich können Sie die GOÄ Nr. 388 10-mal und ab der 11. Testung die GOÄ-Nr. 389 liquidieren. Für die Folgeuntersuchung können Sie analog die Nummern 30 und 31 GOÄ (entspricht GebüH Ziffer 2) abrechnen.

Homöopathische Erstanamnese
Frage
Wenn ich bei einer Erstanamnese 1,5 Stunden Zeit brauche und die Kennziffer 2 berechne (lt. Hinweis für 30 Min. Zeitaufwand), kann ich diese dann so interpretieren, dass ich 41,00 € x 3 rechne? Wenn nicht, wie kommt der Heilpraktiker dann auf seine Kosten?

Antwort
Es gibt zwei Möglichkeiten:
1. den Patienten öfter kommen lassen
2. zügig arbeiten und nur auf das absolut Notwendige (nur dafür gibt es eine Kostenzusage) begrenzen

Wenn Sie 1,5 Stunden in einer Sitzung abarbeiten, haben Sie immer große Probleme, das zu rechtfertigen bzw. einem Kostenträger plausibel zu machen – und das wäre Ihre Pflicht. Ich habe beim Ministerium des Inneren, das für die Beihilfeverordnung des Bundes zuständig ist, die mündliche Auskunft erhalten, dass es durchaus nachvollziehbar ist, wenn bei einer mehr als 30-minütigen Behandlung die Ziffer 2 auch 2 × abgerechnet wird. Leider folgen die Sachbearbeiter der einzelnen Beihilfestellen dieser logischen Überlegung nicht. Stellen Sie sich also auf Verdruss ein, wenn erst einmal ein Ablehnungsbescheid erfolgt ist. Diesen zu korrigieren ist sehr mühsam (▶ Kommentar zu GebüH-Ziff. 2, **S. 312**)

Bioresonanztherapie
Frage
Ich habe Probleme mit den Krankenkassen, wenn es um die Abrechnung der Bioresonanztherapie geht. Die Testung rechne ich mit der Ziffer 16.3 GebüH ab, das ist unproblematisch. Die Bioresonanztherapie berechne ich bisher mit der A 39.10. Dies wird jedoch nicht anerkannt. Gibt es eine andere Möglichkeit, Bioresonanztherapie abzurechnen?

Antwort
Sie rechnen völlig richtig mit der Ziffer 16.3 Ihre Testung ab. Allerdings wird die Beihilfe, die im Übrigen auch die gesamte Bioresonanztherapie ablehnt, dies streichen. Das ändert aber nichts daran, dass Sie prinzipiell korrekt abgerechnet haben. Wollen Sie für den Patienten mehr herausholen und für die Therapie (also nicht Testung) etwas abrechnen, dann rate ich Folgendes:

Sie können die Ziffer 4 als alleinige Leistung abrechnen. Das ist ganz legal, da Sie ja eine Beratung durchführen. Dann muss der Patient Ihnen zusätzlich einen Betrag (seinen Eigenanteil) bezahlen, den Sie aber gesondert in Rechnung stellen. Andernfalls würde auch die Ziffer 4 gestrichen, da diese nur als alleinige Leistung erstattungspflichtig ist. Einmal im Monat gehen auch die Ziffern 1 + 5.

Die Privatkassen drücken sich in der Regel ebenfalls mit dem Hinweis auf die fehlende allgemeine Anerkennung.

Frage
Kann ich Bioresonanztherapie mithilfe der Ziffer 39.11 abrechnen? Eine Kollegin sagte mir, dass Sie diese Ziffer verwendet und dann die Häufigkeit angibt. Ist das so korrekt?

Antwort
Ich würde von dieser Vorgehensweise abraten. Die Ziffer 39.11 steht für eine Leistung und kann nicht einfach mit jedem Bioresonanzprogramm multipliziert werden. Stattdessen gehe ich den oben beschriebenen Weg.

Akupunktmassage nach Penzel

Frage

Ist es möglich, Akupunktmassage nur als Analogziffer oder als eigenen Rechnungsposten abzurechnen? Falls als Analogziffer, welche wäre das dann?

Antwort

Ich würde es analog als Teilmassage und Nervenpunktmassage abrechnen. Eine Extraposition würde ich nicht aufführen, da dann eine Erstattung ausgeschlossen sein dürfte.

Dorntherapie

Frage

Im GebüH ist die Dorntherapie als solche nicht gelistet, dafür aber chiropraktische und osteopathische Behandlungen. Nehme ich diese Ziffern zur Rechnungsstellung? Darf ich dann trotzdem Dorntherapie in die Kartei eintragen?

Antwort

Sie können diese Ziffern als analoge Leistungen abrechnen und als solche kennzeichnen. In der Kartei vermerken Sie, was Sie gemacht haben, also Dorntherapie. Alternativ würde ich empfehlen, die Nervenpunktmassage (GebüH Ziff. 20.2) und/oder eine Teilmassage (GebüH Ziff. 20.4) analog abzurechnen.

Unterschiedliche Preise

Frage

Halten Sie es für legitim und sinnvoll, unterschiedliche Preise für eine Behandlung zu verlangen, je nachdem, ob die Patienten eine private Versicherung haben oder nicht, bzw. ob sie eine Rechnung benötigen?

Antwort

Es ist durchaus üblich, einem Patienten, der „Selbstzahler" ist und bar oder per Überweisung – ohne Rechnung – bezahlt, weniger zu berechnen (als Pauschalbetrag). Versicherungen (Privat- und auch Zusatzversicherungen) verlangen eine aufwendige und detaillierte Rechnung mit der Diagnose und den einzelnen Leistungen (nach GebüH oder der Leistungszusage, die vertraglich fixiert sind). Das ist für den Heilpraktiker mit einem erheblichen Mehraufwand verbunden. Viele dieser Leistungen werden dann z. B. von den Zusatzversicherungen abgelehnt und führen zu Rückfragen.

Es bleibt meines Erachtens daher jedem Heilpraktiker frei, diesen Mehraufwand durch ein angemessenes höheres Honorar zu berechnen.

Bedenken Sie, dass auch in der ärztlichen Praxis die Honorare unterschiedlich ausfallen. Dort ist gesetzlich geregelt, welches Honorar ein Arzt für seine Behandlung bekommt. Dabei ist dieses Honorar bei gleicher Leistung je nach Krankenversicherung des Patienten verschieden hoch. Am wenigsten erhält der Arzt bei einem Patienten, der bei einer Ortskrankenkasse versichert ist. Etwas mehr bekommt er von einer Ersatzkasse. Bei Privatversicherungen kann er ohne Begründung bis zum 2,3-fachen Satz der amtlichen Gebührenordnung für Ärzte in Rechnung stellen, mit einer Begründung sogar weit darüber hinaus.

Ausstellen eines Rezepts für Physiotherapie

Frage

Eine privat versicherte Patientin hat mich gefragt, ob ich ihr ein Rezept für 10 x Fango, Massage und Physiotherapie ausstellen könne. Meine Frage ist jetzt, ob eine bestimmte Form eingehalten werden muss und was genau auf dem Rezept stehen sollte. Kann ich mein ganz normales HP-Rezept nehmen und 10 x Fango aufschreiben?

Antwort

Sie können auf Ihrem normalen Rezept 10 x Fango oder Teilmassagen mit Heißluft oder KG usw. aufschreiben. Ich verschreibe zunächst 6 Anwendungen. Das ist zwar letztlich willkürlich und den Ärzten nachgemacht, kommt aber problemlos bei der Beihilfe durch. Auch Privatkassen erstatten dann die Rechnung des Physiotherapeuten tarifgemäß. Nichts spricht dagegen, später falls erforderlich, erneut 6 Anwendungen – auch an anderer Stelle am Körper oder durch ein anderes Verfahren – zu verordnen. Dabei halte ich es so, dass ich den Patienten bitte, das Rezept zunächst dem Physiotherapeuten vorzulegen. Stellt sich bei der Behandlung heraus, dass ein anderes Verfahren evtl. geeigneter wäre oder dass der Patient das verordnete nicht gut verträgt, dann erstelle ich eine angepasste neue Verordnung.

Berechnen von Medikamenten

Frage

Darf ein Heilpraktiker Medikamente berechnen?

Antwort

Die richtige Antwort heißt „Nein"! Medikamente sind apothekenpflichtig und über die Apotheke zu beziehen (AMG). Der Heilpraktiker darf Medikamente lediglich dann zum Gestehungspreis berechnen, wenn er aus einem Gebinde (Packung) mehrere Patienten bedient. Damit fällt das Ganze unter Praxisbedarf. Die meisten Versicherungen sind zwar großzügig und erstatten die Gestehungskosten z. B. bei Ampullenpräparaten. Kommt es aber zu Erstattungsproblemen, haben Sie ein Problem, da Sie mit Ihrer Rechnung einen gesetzwidrigen Verkauf dokumentiert haben. Dies kann dann unangenehme Konsequenzen nach sich ziehen, wenn der auf der Rechnung genannte Betrag nicht Ihrem tatsächlichen Gestehungspreis entspricht (▶ **Kap. 10.4.3**, Ziff. 24–30 GebüH, **S. 335 ff.**)

Hausbesuche

Frage

Da ich seit einiger Zeit eine Hausbesuchs-Praxis habe, möchte ich fragen, ob ich den Hausbesuch bzw. die Fahrkosten berechnen darf?

Antwort

Sie können alle Hausbesuche dann abrechnen, wenn ersichtlich ist, dass der Patient nicht in der Lage ist, in Ihre Praxis zu kommen (z. B. bei hohem Fieber, Bettlägrigkeit, akuter Lumboischalgie). Es kommt also auf die Diagnose an (▶ **Kap. 10.4.1**, Ziffer 9ff., **S. 315 ff.**).

Ziffernblock 20

Frage

1. Einer meiner Patienten berichtete mir, das seine PKV (ARAG) eine Rechnungskürzung vornimmt, wenn die Ziffern 20.2/ 20.3/ 20.4 zusammen abgerechnet werden. Die Ziffern seien nicht nebeneinander berechenbar. Was sagen Sie dazu?
2. Bei der Gelegenheit noch die Frage: Kann ich in einer Behandlung eine der Ziffern 20.2/ 20.3/ 20.4 mehrmals abrechnen (also z. B. 3 x 20.2)?

Antwort

Zu Frage 1: Sie können zwar die Leistungen nebeneinander berechnen und ausführen, aber wenn eine Kasse (oder die Beihilfe generell) die Leistungszusage auf dem Niveau der GOÄ definiert hat, wird meist auch das Regelwerk der GOÄ zugrunde gelegt. Darin kann die GOÄ-Nummer 520 (Teilmassage) nicht neben Großmassage (521), Bindegewebsmassage (523) oder Lymphdrainage (auch 523) abgerechnet werden. Sie können zwar nach GebüH abrechnen wie von Ihnen vorgeschlagen. Der Patient muss Ihnen auch das Honorar zahlen, wenn Sie ihm im Vorfeld mitgeteilt haben, dass die PKV nicht alles erstatten wird. Besser wäre es aber, wenn Sie mit anderen Ziffern zurechtkommen, die kompatibel sind.

Zu Frage 2: Leider ein klares „Nein", da jede Leistung einen kompletten Vorgang umschreibt, der nicht unterteilt werden kann. Wenn Kassen dennoch bezahlen, ist es deren Kulanz (▶ **Tab. 10.3**, Übersicht der GebüH/GOÄ-Entsprechungen/ Einschränkungen, **S. 332**).

Kinderbehandlung

Frage

Gibt es für die Kinderbehandlung eigene Diagnoseschlüssel bzw. gesonderte Abrechnungspositionen z. B. bei häufigen Infekten, geschwächtem Immunsystem, chronischem Herpes labiales, Angstzuständen? Ist für die Abrechnung sonst noch etwas gesondert zu beachten?

Antwort

Das GebüH differenziert nicht zwischen Leistungen bei einem Kind oder Erwachsenen.

▶ Exkurs

Sicher behandeln wir Infektanfälligkeit und dabei kommt es schon mal zu rezidivierendem Auftreten von Herpes.
Cave: Herpes labialis und Aphthen könnten zum Gebiet des Zahnarztes gerechnet werden. Damit dürfen Sie als Heilpraktiker diese nicht behandeln. Die Infektanfälligkeit oder die Immunschwäche an sich dürfen Sie dahingegen natürlich therapieren. Sie werden also bei Kindern im Wesentlichen mit den GebüH-Ziffern für Untersuchung und Beratung auskommen.

Literatur

[1] **BDH, FDH, FH, FVDH, UDH, VDH.** Gebührenverzeichnis für Heilpraktiker (GebüH), Bonn 2002

[2] **Cook-Sup So.** Praktische EKG-Deutung, 8. Aufl. Stuttgart: Thieme; 1998

[3] **Hufelandgesellschaft.** Hufeland-Leistungsverzeichnis der Besonderen Therapierichtungen. 5. Aufl. Stuttgart: Haug; 2009.

[4] **Kämper S.** Abrechnung und Gebührenverzeichnis. Teil 1. In: DHZ 2006; 1–2: 55–56

[5] **Kämper S.** Abrechnung und Gebührenverzeichnis. Teil 2. In: DHZ 2006; 3: 48

[6] **Kämper S.** Abrechnung und Gebührenverzeichnis. Teil 3. In: DHZ 2006; 4: 50–51

[7] **Kämper S.** Abrechnung und Gebührenverzeichnis. Teil 4. In: DHZ 2006; 5: 52–53

[8] **Kämper S.** Abrechnung und Gebührenverzeichnis. Teil 5. In: DHZ 2006; 6: 56–58

[9] **Kämper S.** Abrechnung und Gebührenverzeichnis. Teil 6. In: DHZ 2007; 1: 56–57

[10] **Kämper S.** Abrechnung und Gebührenverzeichnis. Teil 7. In: DHZ 2007; 2: 54–55

[11] **Kämper S.** Abrechnung und Gebührenverzeichnis. Teil 8. In: DHZ 2007; 3: 58–59

[12] **Kämper S.** Abrechnung und Gebührenverzeichnis. Teil 9. In: DHZ 2007; 4: 50–51

[13] **Kämper S.** Abrechnung und Gebührenverzeichnis. Teil 10. In: DHZ 2007; 5: 56–57

[14] **Kämper S.** Abrechnung und Gebührenverzeichnis. Teil 11. In: DHZ 2007; 6: 50–52

[15] **Kämper S.** Abrechnung und Gebührenverzeichnis. Teil 12. In: DHZ 2008; 1: 51–52

[16] **Kämper S.** Einschränkung der Beihilfegewinnung zum 1.1.2007 in NRW. In: DHZ 2007; 1: 11–12

[17] **Kämper S.** Abrechnungshilfen: Eigener PC und Abrechnungsprogramm – oder Abrechnungsunternehmen. In: DHZ 2006; 5: 56– 57

[18] **Kämper S.** Die Analoge Abrechnung. In: DHZ 2006; 3:49–50

[19] **Kämper S.** Was tun, wenn ein Patient nicht pünktlich zahlt? In: DHZ 2009; 2: 47–49

[20] **Kampmann M, Classen C.** Abrechnung: Klassische Homöopathie. In: DHZ 2008; 1: 49–50

[21] **König W.** Leistung und Honorar. Standard-Leitfaden zum praktischen Umgang mit dem Gebührenverzeichnis für Heilpraktiker (GebüH). 8. Aufl. Ingolstadt: HV-PINT; 2006

[22] **Lang MH, Schäfer FH, Stiel H, Vogt W.** Der GOÄ-Kommentar. 2. Aufl. Stuttgart: Thieme; 2002

[23] **Lindner UK, Dubin DB.** Schnell-Interpretation des EKG. Ein programmierter Kurs. Heidelberg: Springer; 2004

[24] **Schleppers A, Weißauer W.** Anästhesiekommentar zur GOÄ. Herausgeber Berufsverband Deutscher Anästhesisten. Ebelsbach: Diomed; 2000

[25] **Vogt W.** Leistung und Honorar. 8. Aufl. Ingolstadt: HV-Print; 2006

11 Abrechnungshilfen – Abrechnungsprogramm oder Abrechnungsunternehmen?

Die Verwaltungsaufgaben einer Praxis sind Teil der Praxisführung, auch wenn sie manchem als lästige Pflicht erscheinen mögen. Hierzu gehören auch die korrekte Abrechnung und genaue Dokumentation einer Behandlung. Es ist gut abzuwägen, wie sich die Abrechnung am effizientesten, wirtschaftlich erfolgreichsten sowie im Hinblick auf das Praxismanagement am sinnvollsten gestalten lässt. Nach wie vor handhaben viele Heilpraktiker ihre Abrechnung entweder mithilfe von Textverarbeitungsprogrammen oder sogar von Hand. Dies ist heutzutage sicher nicht mehr das erfolgreichste Vorgehen. Vielmehr stehen gute und leicht bedienbare Abrechnungsprogramme für Ihren PC zur Verfügung. Darüber hinaus besteht die Möglichkeit, die Abrechnung an ein Abrechnungsunternehmen zu delegieren. Dieses Kapitel zeigt Ihnen die Vor- und Nachteile der Abrechnung durch ein Abrechnungsunternehmen sowie die Anforderungen an eine gute Abrechnungssoftware auf.

11.1 Abrechnung mithilfe eines Abrechnungsunternehmens

Es gibt mehrere Unternehmen, die den Abrechnungsservice für Heilpraktiker anbieten. Sie übernehmen die Abrechnungsformalitäten bis zum Inkasso und bürgen dafür, dass Sie das Honorar für Ihre Leistungen von den Patienten bekommen. Dafür sind sie prozentual am Umsatz beteiligt (bis ca. 3%).

Persönlich würde ich den Dienst eines Abrechnungsunternehmens niemals in Anspruch nehmen und meine Patienten von einem Fremdunternehmen anschreiben bzw. mahnen lassen. Dafür ist mir das Vertrauensverhältnis zu meinen Patienten zu wichtig. Wenn Sie die Abrechnung an ein Unternehmen abgeben, dann haben Sie keinen Einfluss mehr darauf, wie sich dieses Unternehmen Ihren Patienten gegenüber verhält. Sie geben damit den Spielraum auf, den Sie in der Kommunikation mit dem Patienten im Hinblick auf Unstimmigkeiten bei Honorarzahlungen haben.

Als Heilpraktiker tragen Sie immer die Verantwortung für die Richtigkeit Ihrer Diagnosen und die nach dem GebüH liquidierten Ziffern. Die Weitergabe der sensiblen Patientendaten an ein externes Abrechnungsunternehmen ist durchaus problematisch und erfordert die schriftliche Einverständniserklärung des Patienten. Sie dürfen keine Patientendaten mit Diagnosen weiterreichen, ohne dass der Patient dem zugestimmt hat (▶ Kap. 6.6.3, S. 167).

Die Abrechnungsunternehmen werben mit schneller Rechnungsstellung und einer routinierten und resoluten Inkasso-Abteilung. Sie stellen Ihnen die ausstehenden Honorare zügig zur Verfügung. Die Erfassung der einzelnen Posten bleibt Ihnen jedoch letztlich nie erspart, und eine analoge Abrechnung kann nur der Heilpraktiker selbst durchführen. Das Abrechnungsunternehmen kann im Grunde auch nicht mehr tun, als die von Ihnen aufgenommenen Daten in ein Programm einzugeben und eine Rechnung auszudrucken. Daher bietet die Abwicklung über ein Abrechnungsunternehmen meines Erachtens mehr Nach- als Vorteile.

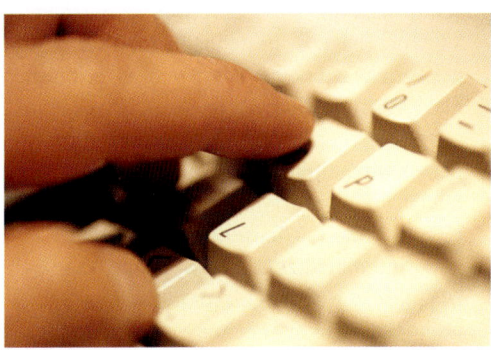

▶ Abb. 11.1 Ein gutes Abrechnungsprogramm kann die Abrechnung und Arbeit ganz wesentlich erleichtern.

11.2
Abrechnungsprogramme – eine gute Alternative

Für die Abrechnung Ihrer Leistungen gibt es heute gute Software, mit deren Hilfe Sie jede Behandlung in wenigen Augenblicken korrekt erfassen können. Um Ihnen bei der Auswahl eines Programms zu helfen, habe ich 9 wesentliche Anforderungen aufgelistet, die eine Software erfüllen sollte und die Sie bei der Anschaffung berücksichtigen sollten.

1. **Eine logische und übersichtliche Oberfläche mit bedienerfreundlichen Eingabemasken**
   Das sollte heute eigentlich Standard und selbstverständlich sein.
2. **Eine Datenbank mit Diagnosen (optional mit ICD-10-Code)**
   Das Programm sollte über eine Datenbank verfügen, aus der Sie viele Diagnosen vorgefertigt auswählen und fehlerfrei auf die Rechnung übertragen können. Es sollte die Möglichkeit bestehen, nicht vorhandene Diagnosen oder selbst gewählte Formulierungen in der Datenbank ergänzen zu können, sodass diese jederzeit abrufbar sind.
   Ein gutes Programm macht Sie zudem vor der Eingabe einer Leistungsziffer automatisch darauf aufmerksam, wenn Sie noch keine Diagnose eingegeben haben. Diese Warnung sollte auch dann angezeigt werden, wenn Sie einem Patienten schon einmal eine Rechnung gestellt haben, ihn aber noch einmal behandeln und Sie eine neue GebüH-Ziffer eingeben. Damit haben Sie die Möglichkeit, die schon vorhandene Diagnose zu überprüfen. Handelt es sich um eine Folgebehandlung, z. B. nach Quartalsende in einem neuen Berechnungszeitraum, kann die Diagnose bestehen bleiben. Kommt der Patient mit neuen Beschwerden, erinnert diese Warnmeldung daran, die neuen Diagnosen einzugeben und/oder nicht mehr vorhandene Krankheiten zu löschen.
   Ein besonders wertvolles Werkzeug ist der ICD-10-Code mit Tausenden europaweit genormten medizinischen Begriffen. Eine Diagnose, die gemäß dieser Codierung erfasst und bei der auf der Rechnung neben dem exakten Begriff auch der Code abgedruckt wird, kann von einem Gutachter nicht mehr so leicht als „unwissenschaftlich" oder als „ungenaue Diagnose" abgelehnt oder abqualifiziert werden. Weitere Vorteile sind die korrekte Schreibweise und die Möglichkeit, unter mehreren vorgegebenen Diagnosen die richtige auszuwählen. Sie müssen meist nur wenige Buchstaben des gesuchten Begriffs eingeben und die Software gibt eine Liste mit allen gespeicherten Begriffen, die diese Buchstabenkombination beinhalten.
   Viele Diagnosen können auch mithilfe des ICD-10-Codes präzise formuliert und dokumentiert werden.
3. **Freie Definitionsmöglichkeit eigener Leistungen und Änderungen von Voreinstellungen**
   Es ist ausgesprochen wichtig, dass die werkseitig eingegebenen Originaltexte an die eigene Behandlungsweise angepasst werden können. Wenn z. B. Ziffer 25.1 mit dem Wortlaut „Injektion intravenös, intraarteriell" vorgegeben ist, Sie aber nur i. v. injizieren, dann sollten sie diese Stammdaten entsprechend anpassen können, weil es für i. a.-Injektionen nahezu keine Indikation für die Behandlung durch den Heilpraktiker mehr gibt. Ein Sachbearbeiter könnte sich durch den Wortlaut des Originaltextes ansonsten veranlasst sehen, die Rechnung an einen Gutachter weiterzureichen.
4. **Verschiedene Honorarsätze**
   Das Programm sollte die Auswahl des richtigen Honorarsatzes (GebüH-Niedrigstsatz; beihilfefähiger Höchstsatz; PKV-Erstattungsbeträge; Postbeamtenkrankenkasse B = Satz der Postbeamtenkrankenkasse für B-Mitglieder; GebüH-Höchstsatz) ermöglichen. Sie haben dadurch die Möglichkeit, entsprechend der Leistungszusage eines Kostenträgers abzurechnen.
5. **Schnelles Erkennen möglicher Ziffern- oder GebüH-Leistungen**
   Sie werden nicht immer alle GebüH-Ziffern auf Anhieb präsent haben. Das Programm sollte daher den Service bieten, dass Sie nur einige Buchstaben aus dem Text oder die ersten Ziffern eingeben müssen. Es sollte dann mögliche Leistungen zur Auswahl anbieten, die Sie mit einem Klick übernehmen können.

6. **Warnmeldungen bei nicht beihilfefähigen Kombinationen oder fehlenden Diagnosen**
Leider erstattet die Beihilfe eine Akupunkturbehandlung nur dann, wenn es sich um eine Schmerztherapie handelt (▶ **Kap. 10.4.2**, S. 333). Im Abrechnungsprogramm muss also im Text zu Ziffer 21.1 der Wortlaut „Akupunktur zur Schmerztherapie" ergänzt und gespeichert sein. Das Programm sollte überprüfen, ob Sie mit der Eingabe der Ziffer 21.1 eine Diagnose angegeben haben, die eine Schmerzsymptomatik beinhaltet (z. B. Migräne, Neuralgie etc.).

7. **Leistungsübernahme auf ein anderes Behandlungsdatum**
Diese Funktion erspart Ihnen die Eingabe von Leistungsketten und erlaubt, mit wenigen Klicks eine komplette Behandlung erneut einzugeben, wenn diese schon einmal bei dem Patienten durchgeführt wurde. Dazu wird aus den bereits gespeicherten Behandlungen diejenige angeklickt, die mit der aktuellen übereinstimmt oder dieser sehr ähnlich ist. Danach kopiert die Funktion „Leistungsübernahme" alle Ziffern des alten Behandlungstags auf das aktuelle Datum. Natürlich können dann weitere Ziffern ergänzt oder eine dieses Mal nicht erbrachte Leistung gelöscht werden. Gerade ein Heilpraktiker, der vielleicht nur einmal in der Woche oder am Ende einer Behandlungsserie die Daten in den PC eingeben möchte, wird diese Möglichkeit der schnellen Dateneingabe schätzen.

8. **Freie Texteingabe an beliebiger Stelle der Rechnung**
Diese Option ist sehr wichtig. Sie brauchen diese Funktion z. B. nach der Eingabe einer GebüH-Ziffer für Injektionen, um auch das verabreichte Medikament eingeben zu können. Wenn Sie nach einem mehr als dreimal durchgeführten gezielten chiropraktischen Eingriff eine kurze Erklärung einfügen wollen (z. B. „Behandlung eines anderen Wirbelsäulenabschnitts"), können Sie dies ebenfalls direkt in der Maske einfügen, ohne das Programm oder den Abrechnungsmodus verlassen zu müssen.

9. **Netzwerkfähigkeit**
Arbeiten Sie an verschiedenen Arbeitsplätzen und möchten die Patientendaten jeweils direkt am Arbeitsort eingeben oder ergänzen, können Sie dies nur, wenn das Programm netzwerkfähig ist. In diesem Fall liegen die Daten auf einem von Ihnen definierten PC, der als Server dient und auf den Sie von jedem anderen PC aus zugreifen können. Sogar mehrere Personen können dann gleichzeitig mit dem Programm arbeiten.

11.3 Praktischer Zusatznutzen

Es gibt noch viele weitere Funktionen, die sehr gute Software bietet, aber die oben genannten reichen völlig aus, um in kürzester Zeit alle abrechnungsrelevanten Daten Ihren Anforderungen entsprechend einzugeben. Folgende zusätzliche Möglichkeiten bieten Ihnen die Programme darüber hinaus, z. B.:

- **Statistiken:** Tagesumsätze oder Umsätze anderer Zeiträume sowie Übersichten darüber, welche GebüH-Ziffern wie häufig abgerechnet wurden, lassen sich leicht erstellen.
- **Diagnoselisten:** Sie können vor einer Rechnungsstellung aller offenen Posten, z. B. am Monats- oder Quartalsende, eine Liste ausdrucken, die übersichtlich darstellt, wie häufig ein Patient in der Praxis war (Anzahl der Behandlungstage). Auch die Diagnose(n), die auf der Rechnung gedruckt wurde(n) und der Rechnungsbetrag werden aufgeführt. Dies erlaubt Ihnen eine schnelle Plausibilitätsprüfung und lässt gezielte Kontrollen bzw. Nachbesserungen (z. B. bezüglich evtl. fehlender Diagnosen) zu.
- **Markierungen einfügen:** Es lassen sich bestimmte Markierungen bezüglich spezieller Diagnosen oder frei definierbarer Merkmale einem Patienten zuweisen. So können Sie beispielsweise bei Patienten die Markierung „erhöhte Blutfettwerte" einfügen, wenn dies zutrifft. Wenn Sie nun alle Patienten ansprechen möchten, die erhöhte Blutfettwerte haben, weil Sie zum Beispiel jetzt Laborleistungen anbieten oder sie zu einem von Ihnen gehaltenen Vortrag einladen möchten, können Sie über eine Suchfunktion die Patienten mit der entsprechenden Diagnosen oder dem Merkmal sehr einfach selektieren. Aber Sie sollten auf

die Recall-Problematik achten (▶ **Kap. 5.2.3, S. 124**).

- **Risiko-Eintrag:** Sie können mit dieser Option bestimmte Risiken eintragen (z. B. bei Allergie- oder Marcumarpatienten). Im Programm lassen sich diese durch die farbliche Markierung mithilfe eines Buttons sofort erkennen.
- **Serienbriefe:** Mithilfe dieser Funktion können Sie sehr schnell und problemlos allen Patienten mit bestimmten Merkmalen einen Brief zukommen lassen (▶ Achtung! Recall, ▶ **Kap. 5.2.3, S. 124**).
- **Arzneimittelbestandslisten**
- **Verknüpfung mit Digitalbildern oder einer Bilddatenbank** oder Scans, also generell mit anderen digitalen Befunden.
- **Verknüpfbarkeit mit anderen Programmen** (z. B. für die Irisdiagnose): Diese Funktion ermöglicht es Ihnen, aus einer Maske mehrere Programme gleichzeitig zu öffnen.

Darüber hinaus bieten gute Programme die Möglichkeit, **Einzelrechnungen oder Sammelrechnungen** zu erstellen. Hierbei können Sie mit einem Mausklick die Rechnung(en) für einen oder für alle Patienten ausdrucken. **Offene Rechnungen** werden in eine eigene Liste importiert. Der PC speichert die fälligen Rechnungen nach einem von Ihnen bestimmten Zeitraum in einer Mahnliste und druckt wiederum mit einem Mausklick **Zahlungserinnerungen** für alle oder bestimmte Posten aus. Wenn Sie dabei nicht den Standardtext übernehmen wollen, können Sie diesen auch umformulieren. Das Programm sollte darüber hinaus auch gleich eine **Finanzbuchhaltung** ermöglichen.

11.4
Option des Kartenlesens

Inzwischen kann eine optimale Software sogar die Daten der **Krankenkassenkarte des Patienten** (gesetzliche und private Kasse) auslesen. So können Personalien direkt in den Datenbestand übernommen werden, wodurch sogar das Ausfüllen des Adressfeldes und Flüchtigkeitsfehler entfallen. Hierzu gibt es eine spezielle PC-Tastatur mit integriertem Kartenlesegerät (das ist die professionelle Lösung) oder preiswerte Lesegeräte mit USB-Anschluss. Sie sind damit auch gut für mögliche Entwicklungen („E-Rezept", Heilberufeausweis) vorbereitet.

Literatur

[1] **Kämper S.** Abrechnungshilfen: Eigener PC und Abrechnungsprogramm – oder Abrechnungsunternehmen? In: DHZ 2006; 5: 56–57

Weitere Informationen

Ein gutes Abrechnungsprogramm, das über die in ▶ **Kap. 11.2.1** beschriebenen Merkmale verfügt, finden Sie bei der Firma HC Software, Coburg (www.praxis-software.eu).

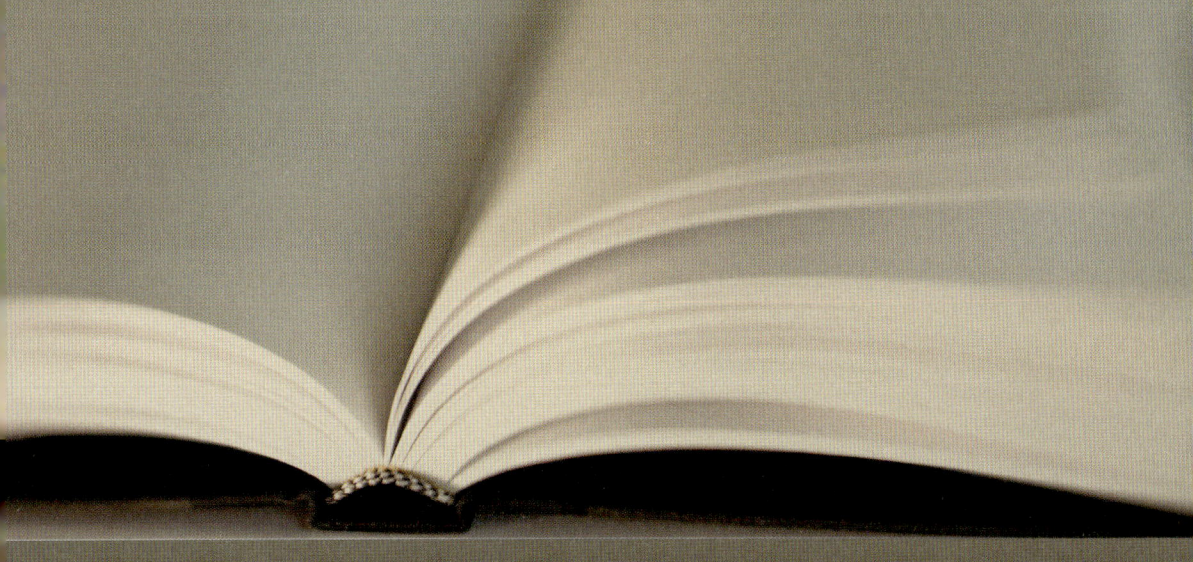

Anhang

12	Abkürzungsverzeichnis	368
13	Weiterführende Internet-Links	370
14	Abbildungsnachweis	373
15	Inhaltsübersicht CD-ROM	374
16	Sachverzeichnis	376

12 Abkürzungsverzeichnis

ABAS	Ausschuss für Biologische Arbeitsstoffe
AGG	Allgemeines Gleichbehandlungsgesetz
AMG	Arzneimittelgesetz
ArbGG	Arbeitsgerichtsgesetz
ArbSchG	Arbeitsschutzgesetz
ArbStättV	Arbeitsstättenverordnung
ArbZG	Arbeitszeitgesetz
ARE	Aviäre Influenza
ASiG	Arbeitssicherheitsgesetz
AU	Arbeitsunfähigkeitsbescheinigung
AVV	Abfallverzeichnis-Verordnung
BAuA	Bundesanstalt für Arbeitsschutz und Arbeitsmedizin
BBG	Bundesbeamtengesetz
BDSG	Bundesdatenschutzgesetz
BEEG	Bundeselterngeld- und Elternzeitgesetz
BetrSichV	Betriebssicherheitsverordnung
BfArM	Bundesinstitut für Arzneimittel und Medizinprodukte
BGW	Berufsgenossenschaft für Gesundheitsdienst und Wohlfahrtspflege
BildscharbV	Bildschirmarbeitsverordnung
BioStoff V	Biostoffverordnung
BOH	Berufsordnung für Heilpraktiker
büA	besonders überwachungspflichtige Abfälle
CCR	Carzinochrom-Reaktion
CJK	Creutzfeldt-Jakob-Krankheit
DDH	Die Deutschen Heilpraktikerverbände
DGHM	Deutsche Gesellschaft für Hygiene und Mikrobiologie
DKE	Deutsche Kommission Elektrotechnik
DVG	Deutschen Veterinärmedizinischen Gesellschaft
DVO	Durchführungsverordnung
EAV	Elektroakupunktur nach Voll
GbR	Gesellschaft bürgerlichen Rechts
GEB	Große Ozon-Eigenblutbehandlung
GebüH	Gebührenverzeichnis für Heilpraktiker
GMG	Gesundheitsmodernisierungsgesetz
GOÄ	Gebührenordnung für Ärzte
GefStoffV	Gefahrstoffverordnung
HAG	Heimarbeitsgesetz
HB-Zert e.V.	Verein Heilberufe Zertifikationsgesellschaft
HP	Heilpraktiker
HPA	Heilpraktikeranwärter
HPG	Heilpraktikergesetz
HVO	Hygieneverordnung
HWG	Heilmittelwerbegesetz
i.a.	intraarteriell
i.c.	intrakutan

IfSG	Infektionsschutzgesetz
i.m.	intramuskulär
i.v.	intravenös
JArbSchG	Jugendarbeitsschutzgesetz
JArbSchUV	Jugendarbeitsschutzuntersuchungsverordnung
KindArbSchV	Kinderarbeitsschutzverordnung
LadSchlG	Ladenschlussgesetz
LAGA	Länderarbeitsgemeinschaft Abfall
MedGV	Medizingeräteverordnung
MP	Medizinprodukt
MPG	Medizinprodukte-Gesetz
MPBetreibV	Medizinprodukte-Betreiberverordnung
MPSV	Medizinprodukte-Sicherheitsplanverordnung
MPV	Medizinprodukte-Verordnung
MPVerschrV	Medizinprodukte-Verschreibungsverordnung
MRSA	methicillinresistente Stämme des Krankheitserregers Staphylococcus aureus
MuSchG	Mutterschutzgesetz
NEM	Nahrungsergänzungsmittel
PartGG	Partnerschaftsgesellschaftsgesetz
PBeaKK	Postbeamtenkrankenkasse
Rili–BÄK	Richtlinie der Bundesärztekammer zur Qualitätssicherung von Laboruntersuchungen
QM	Qualitätsmanagement
RKI	Robert Koch-Institut
SARS	schweres akutes respiratorisches Syndrom
s.c.	subkutan
SonntagsVerkVO	Verordnung über den Verkauf bestimmter Waren an Sonn- und Feiertagen
TFG	Transfusionsgesetz
TMG	Telemediengesetz
TRBA 250	Technische Regeln für Biologische Arbeitsstoffe (BGR 250/ TRBA 250)
TSE	Transmissible spongiforme Enzephalopathie
UAW	unerwünschte Arzneimittelwirkungen
USP	Alleinstellungsmerkmal (engl. unique selling proposition)
UWG	Gesetz gegen den unlauteren Wettbewerb
VAH	Verbund für angewandte Hygiene e.V. (früher: Deutsche Gesellschaft für Hygiene und Mikrobiologie, DGHM)

13 Weiterführende Internet-Links

Berufsgenossenschaft für Gesundheitsdienst und Wohlfahrtspflege	http://www.bgw-online.de	Ein Füllhorn an Angeboten (Broschüren, Seminare) zu Arbeitssicherheit und Unfallverhütungsvorschriften Virtuelle Praxis (Möglichkeit zur Erstellung von z. B. Betriebsanweisungen)
Die Beihilfe	http://www.die-beihilfe.de/home	• Beihilfevorschriften • Rechtsprechung Beihilfe
BGIA – Institut für Arbeitsschutz	http://www.dguv.de/bgia/de/gestis/isi-db/index.jsp	Gefahrstoffdatenbank
Bund Deutscher Heilpraktiker	http://www.bdh-online.de	Heilpraktiker-Berufsverband, der ein Zertifizierungsangebot für die Fort- und Weiterbildung von Heilpraktikern anbietet Gebührenverzeichnis für Heilpraktiker Gesetzestexte (inkl. Heilpraktikergesetz) Therapeutenliste mit Angabe der Therapieschwerpunkte
Bundesanstalt für Arbeitsschutz und Arbeitsmedizin (BAuA)	http://www.baua.de	Informationen rund um den Arbeitsschutz Maßnahmenkonzepte Gefahrstoffe
Bundesverband selbstständiger Arbeitsmediziner und freiberuflicher Betriebsärzte	http://bsafb.de	Anbieter für die betriebsärztliche und sicherheitstechnische Betreuung
Bundesministerium für Gesundheit, Patientenbeauftragte der Bundesregierung	http://www.patientenbeauftragter.de	Beschwerdestelle bei Problemen mit der Abrechnung bei der PKV
Denic e. G. Registrierungsstelle für Domains	http:/www.denic.de	Verzeichnis von bereits vergebenen Domain-Namen für die Homepage
Bundesinstitut für Arzneimittel und Medizinprodukte	http://www.bfarm.de	• Informationen über Risiken von Medizinprodukten • Informationen zu Arznei- und Betäubungsmitteln • Maßnahmen von Herstellern • Empfehlungen des BfArM • Medizinprodukterecht • Information zu Pharmakovigilanz • UAW-Meldebogen • Informationen zur Neuen Influenza
Bundesministerium für Gesundheit	http://www.bmg.bund.de	Gesetze
Deutsche Gesellschaft für Hygiene und Mikrobiologie (DGHM)	http://www.dghm.org	• Infektionsprävention • Früher Liste Desinfektionsmittel, jetzt VAH-Liste

Deutsche Gesellschaft für Sterilgutversorgung	http://www.dgsv-ev.de	• Empfehlungen des Fachausschusses Qualität zur Aufbereitung von Medizinprodukten • Einstufungshilfe Medizinprodukte
Deutsches Institut für Medizinische Dokumentation und Information	http://www.dimdi.de	Datenbanken: Medizinprodukteinformationssystem, Medizinprodukterecht
DIN-Deutsches Institut für Normung e. V.	http://www.din.de	Informationen zu DIN und ISO-Normen
Deutsche Kommission Elektrotechnik	http:// www.dke.de/dke	Informationen, wie eine **elektrische Anlage für medizinisch genutzte Bereiche** sicherheitstechnisch zu gestalten ist
Diomed	http://www.diomed.de	Patientenaufklärungsbögen für Komplementärmedizin
Gefahrstoffdatenbank der Länder	http://www.gefahrstoff-info.de/	Informationen zu Gefahrstoffen
Gesundheitsamt Frankfurt	http://www.frankfurt.de/sixcms/detail.php?id=2996	Verschiedene Informationen zum Thema Hygiene in Arztpraxen z. B. Musterhygieneplan
Kassenärztliche Bundesvereinigung	http://www.kbv.de	Broschüre „Überwachung und Begehung von Arztpraxen durch Behörden"
Kassenärztliche Vereinigung Nordrhein	http://www.kvno.de	Checkliste zur Begehung von Praxen
Kooperationsprojekt des RP Stuttgart, Landesgesundheitsamt, Referat 96 mit dem Ministerium für Umwelt und Verkehr Baden-Württemberg, dem Sozialministerium Baden-Württemberg, der Berufsgenossenschaft für Gesundheitsdienst und Wohlfahrtspflege, der Württembergischen Bau-Berufsgenossenschaft, der Unfallkasse Baden-Württemberg und dem Verband der Arzt-, Tierarzt- und Zahnarzthelferinnen	http://www.infektionsfrei.de	Gesund bleiben im Gesundheitsdienst bietet zahlreiche Arbeitshilfen und Gesetze sowie Informationen zu den Themen Arbeitsschutz, Vorsorge und Medizin
Juris Datenbank	http://www.gesetze-im-internet.de	Datenbank der deutschen Gesetzestexte
Justizportal des Landes Nordrhein-Westfalen	http://www.lexsoft.de/lexisnexis/justizportal_nrw.cgi	Rechtsprechung des Landes NRW
Länderarbeitsgemeinschaft Abfall (LAGA)	http://www.laga-online.de/	Richtlinie über die ordnungsgemäße Entsorgung von Abfällen aus Einrichtungen des Gesundheitsdienstes
Landesgesundheitsamt Baden-Württemberg	http://www.landesgesundheitsamt.de	weiterführende Informationen, z. B. Rahmenhygieneplan, Broschüre „Leitfaden Praxishygiene"

Ombudsmann Private Kranken- und Pflegeversicherung	www.pkv-ombudsmann.de	Beschwerdestelle bei Problemen mit der Abrechnung bei der PKV. Kontaktformular auf der Internetseite
Paul Ehrlich Institut	http://www.pei.de	Informationen zu Arzneimitteln und zur Forschung
Postbeamtenkasse	http://www.pbeakk.de/startseite/service/broschueren/gebuehrenordnung-verzeichnisse.html	• Höchstbeträge für Kassenleistungen bei Behandlungen von Heilpraktikern • Gebührenordnungen für Ärzte und Zahnärzte • erstattungsfähige Höchstleistungen der PBeaKK • Hinweis zu Igel-Leistungen
Referat für Gesundheit und Umwelt (RGU)	http:/www.muenchen.de	• Informationen zu Hygiene und Umweltmedizin • Checkliste Praxisbegehung
Robert Koch-Institut	http://www.rki.de	• Hygienerichtlinie • Hände-Hygiene • Informationen zu Infektionskrankheiten • Information zu Meldepflichten
Universität Mainz	http://www.eusdb.de	• Suchindex für Sicherheitsdatenblätter • Sicherheitsdatenblätter online
Verein Heilberufe Zertifikationsgesellschaft (HB-Zert e. V.)	http://www.hb-zert.de	• Zertifizierung der Naturheilpraxis
Verbund für angewandte Hygiene e. V.	http://www.vah-online.de	VAH-Desinfektionsmittelliste (ehemals DGHM [= Deutsche Gesellschaft für Hygiene und Mikrobiologie]-Liste)
Mahnportal der Mahngerichte der Bundesländer	http://www.mahngerichte.de	Hilfe und Information zu Mahngerichtsverfahren

14 Abbildungsnachweis

Abb. 2.1:	Thieme Verlagsgruppe, Christoph von Haussen
Abb. 3.1:	imagesource
Abb. 3.3:	BGW, Berufsgenossenschaft für Gesundheitsdienst und Wohlfahrtspflege, Hamburg
Abb. 3.5:	Thieme Verlagsgruppe, Alexander Fischer
Abb. 3.6:	Dynamic Graphics Inc.
Abb. 3.7:	Gabriele Müller, Heidelberg
Abb. 3.9:	Siegfried Kämper, Gelsenkirchen
Abb. 3.10:	Augenmikroskope S. Trittel, Bad Laer
Abb. 3.11:	KSG Sterilisatoren GmbH, Eichenau
Abb. 3.12:	PhotoDisc Inc.
Abb. 3.13:	Gabriele Müller, Heidelberg
Abb. 3.14:	Hevert-Arzneimittel GmbH & Co. KG, Nussbaum
Abb. 3.15:	Prof. Dr. Andreas Michalsen, Berlin
Abb. 3.16:	Shotshop
Abb. 3.17:	Thieme Verlagsgruppe, Alexander Fischer
Abb. 3.18:	PhotoDisc Inc.
Abb. 3.19:	BGW, Berufsgenossenschaft für Gesundheitsdienst und Wohlfahrtspflege, Hamburg
Abb. 3.20:	Gabriele Müller, Heidelberg
Abb. 3.21:	Thieme Verlagsgruppe, Alexander Fischer
Abb. 3.22:	Gabriele Müller, Heidelberg
Abb. 4.1:	Gabriele Müller, Heidelberg
Abb. 4.2:	MEV Verlag, Augsburg
Abb. 4.3:	Gabriele Müller, Heidelberg
Abb. 5.1–5.2:	Gabriele Müller, Heidelberg
Abb. 5.7a–b:	BfArM, Bundesinstitut für Arzneimittel und Medizinprodukte, Bonn
Abb. 5.8:	LGL, Bayerisches Landesamt für gesundheit und Lebensmittelsicherheit, Erlangen
Abb. 5.9:	BfArM, Bundesinstitut für Arzneimittel und Medizinprodukte, Bonn
Abb. 5.13a–c:	BGW, Berufsgenossenschaft für Gesundheitsdienst und Wohlfahrtspflege, Hamburg
Abb. 5.14:	F. Mund, Ing.-Büro, Radevormwald
Abb. 5.15:	Gabriele Müller, Heidelberg
Abb. 6.1:	Gabriele Müller, Heidelberg
Abb. 6.4–6.6:	Gabriele Müller, Heidelberg
Abb. 6.7:	www.fotolia.com, Yuri Arcurs
Abb. 6.8–6.9:	Gabriele Müller, Heidelberg
Abb. 6.10:	Thieme Verlagsgruppe, Thomas Möller
Abb. 7.1:	Thieme Verlagsgruppe, Alexander Fischer
Abb. 7.2 a–b:	RGU, Referat für Gesundheit und Umwelt, München
Abb. 7.3:	Thieme Verlagsgruppe, Holger Baust
Abb. 7.4:	Kämper S. Schulungsprotokolle für Mitarbeiter zum Hygieneplan. DHZ 2009; 5: 48
Abb. 7.5:	Kämper S. Schulungsprotokolle für Mitarbeiter zum Hygieneplan. DHZ 2009; 5: 49
Abb. 7.6:	Kämper S. Schulungsprotokolle für Mitarbeiter zum Hygieneplan. DHZ 2009; 5: 50
Abb. 7.7:	Gabriele Müller, Heidelberg
Abb. 8.1:	Gabriele Müller, Heidelberg
Abb. 8.4:	Gabriele Müller, Heidelberg
Abb. 8.7:	Gabriele Müller, Heidelberg
Abb. 8.9:	PhotoDisc Inc.
Abb. 9.1:	Thieme Verlagsgruppe, Thomas Möller
Abb. 9.2:	Thieme Verlagsgruppe, Holger Baust
Abb. 10.1:	MEV Verlag, Augsburg
Abb. 10.2:	PhotoDisc Inc.
Abb. 10.3:	Thieme Verlagsgruppe, Michael Zimmermann
Abb. 10.4:	Thieme Verlagsgruppe, Alexander Fischer
Abb. 10.5:	Dynamic Graphics Inc.
Abb. 10.6:	Digital Vision Ltd., London
Abb. 10.7:	Thieme Verlagsgruppe, Thomas Möller
Abb. 10.8:	Gabriele Müller, Heidelberg
Abb. 10.9:	Thieme Verlagsgruppe, Alexander Fischer
Abb. 10.10:	imagesource
Abb. 10.11:	Christiane Thoms, Berlin
Abb. 10.12:	PhotoDisc Inc.
Abb. 10.13:	Thieme Verlagsgruppe, B. Trinkle und P. Knodel
Abb. 10.14:	Gabriele Müller, Heidelberg
Abb. 11.1:	PhotoDisc Inc.
Abb. Teil1:	Gabriele Müller, Heidelberg
Abb. Teil2:	Gabriele Müller, Heidelberg
Abb. Teil 3:	PhotoDisc Inc.
Abb. Teil 4:	PhotoDisc Inc.
Abb. Anhang:	Creativ Collection

Alle Zeichnungen: Christine Lackner, Ittlingen

15　Inhaltsübersicht CD-ROM

Arbeitsanweisungen/Checklisten
01　Blutdruckmessung (RR-Messung)
02　Blutentnahme, venöse
03　Feuer, So löschen Sie Feuer schnell und sicher
04　Feuer, Verhalten im Brandfall
05　Händehygiene und Hautschutz Mitarbeiter
06　Hygienisches Verhalten Personal/ Mitarbeiterschutz
07　Hygiene am Patienten bzw. Hygienemaßnahmen vor, während und nach Behandlungen
08　Infusionslösungen, Zugabe von Ampullen
09　Infusionstherapie, Vorbereiten
10　Injektion, intrakutane
11　Injektion, intramuskuläre
12　Injektion, intravenöse
13　Injektion, subkutane
14　Injektion, Vorbereitung
15　Nadelstichverletzungen, Verhalten bei
16　Notfallkoffer
17　Notfallmanagement
18　Ozon, Beutelbegasung mit Ozon
19　Ozon, Große Ozon-Eigenblutbehandlung
20　Ozon, Hyperbare Ozon-Eigenblutbehandlung
21　Praxisbegehung, Vorbereitung für invasiv tätige HP
22　Praxishandbuch, Aufbau und Struktur
23　Schock, anaphylaktischer, Notfallplan
24　Sprechstundenbeginn, Tätigkeiten
25　Sprechstundenende, Tätigkeiten
26　Verbandswechsel, aseptische Wunde
27　Verbandswechsel, septische Wunde

Vorlagen
28　Arzneimittelbestände, Überprüfung Ampullenpräparate
28.1　Arzneimittelbestände, Überprüfung Arzneimittelmuster
29　Bestandsverzeichnis § 8 mit MPBetreibV (Bestandübersicht, aktive Medizinprodukte siehe 37)
30　Datenschutzerklärung, Praxishomepage
31　Gefährdungsbeurteilung für Gefahrstoffe, Erfassungsbogen zur
32　Gefahrstoffkataster, Erfassungsbogen
33　Gefahrstoffverordnung am Beispiel Cutasept® F, Betriebsanweisung
34　Gefahrstoffverzeichnis gem. GefStoffV
35　Hygiene und Infektionsprävention (Schulungsprotokoll)
36　Kühlschrankkontrolle
37　Medizinprodukte, Bestandsübersicht
38　Patientenaufklärungsbogen, Akupunktur
39　Patientenbefragung, Fragebogen
40　Patientenkartei, gängige Abkürzungen
41　Patientenkartei, Musterbogen für Patientenaufnahme
42　Sterilisationskontrollblatt
43　Verbandbuch, Formular

Meldeformulare
44　Meldepflichtige Krankheit gemäß §§ 6, 8, 9 IfSG
45　Meldung von Störungen an Medizinprodukten
46　Unerwünschte Arzneimittelwirkungen

Hygienemanagement
Schulungsprotokolle zu Hygiene und Infektionsprävention
15　Nadelstichverletzungen, Sicherheitsanweisungen
35　Hygiene und Infektionsprävention (Unterrichtungsnachweis)
47　Hygiene und Schutz vor Infektionen

Hygieneplan
47.1　Teil 1: Hygienisches Verhalten Personal/Mitarbeiterschutz
47.2　Teil 2: Händehygiene und Hautschutz Mitarbeiter
47.3　Teil 3: Hygiene am Patienten bzw. Hygienemaßnahmen vor, während und nach Behandlungen
47.4　Teil 4: Reinigen, desinfizieren und Aufbewahren von medizinischen Geräten/Produkten

47.5 Teil 5: Aufbereiten von medizinischen Geräten, Sterilisation
47.6 Teil 6: Aufbereiten und Reinigen von Flächen und Praxisinventar

Praxisbegehung
21 Praxisbegehung, Vorbereitung, Checkliste für invasiv tätige HP

Mitarbeiterschulungen
48 Allgemeines
49 Behandlung, Nachbereitung der
50 Behandlung, Vorbereitung einer
51 Medizinprodukte, Aufbereiten von

Schulungsprotokolle zu Hygiene und Infektionsprävention
15 Nadelstichverletzungen, Sicherheitsanweisungen
35 Hygiene und Infektionsprävention, Unterrichtungsnachweis
47 Hygiene und Schutz vor Infektionen

Musterschreiben
52 BGW, Anmeldeschreiben
53 Gesundheitsamt, Anmeldeschreiben
54 Honorarvereinbarung
55 Praxisnachfolge, Anschreiben an Patienten
56 Verschwiegenheitsverpflichtungserklärung

Musterdiagramm
57 Isokonformes Musterdiagramm: Elektroakupunktur nach Voll (EAV)

Gesetze
58 Arzneimittelgesetz (AMG)
59 Betriebssicherheitsverordnung (BetrSichV)
60 Berufsordnung für Heilpraktiker (BOH)
61 Bundesdatenschutzgesetz (BDSG)
62 Gefahrstoffverordnung (GefStoffV)
63 Heilmittelwerbegesetz (HWG)
64 Heilpraktikergesetz (HPG)
65.1 Durchführungsverordnung zum HPG
66 Infektionsschutzgesetz (IfSG)
67 Medizinprodukte-Betreiberverordnung (MPBetreibV)
68 Medizinprodukte-Gesetz (MPG)
69 Medizinprodukte-Sicherheitsplanverordnung (MPSV)
70 Medizinprodukte-Verschreibungsverordnung (MPVerschrV)
71 Medizinprodukte-Verordnung (MPV)
72 Telemediengesetz (TMG)
73 Transfusionsgesetz (TFG)
74 Gesetz gegen den unlauteren Wettbewerb (UWG)
75 Verwaltungsvorschriften Arzneimittelrisiken

Aushangpflichtige Gesetze
76 Allgemeines Gleichbehandlungsgesetz (AGG)
77 Arbeitsgerichtsgesetz (ArbGG)
78 Arbeitsschutzgesetz (ArbSchG)
79 Arbeitssicherheitsgesetz (ASiG)
80 Arbeitsstättenverordnung (ArbStättV)
81 Arbeitszeitgesetz (ArbZG)
82 Bildschirmarbeitsverordnung (BildscharbV)
83 Mutterschutzgesetz (MuSchG)

16 Sachverzeichnis

A

Abfall
- Arzneimittel 245
- Entsorgung 82
- Entsorgung, Hygiene 243
- gemischte Siedlungsabfälle 245
- HP-Praxis 246
- Körperteile, Organe, Blut-/konserven 244
- mit/ohne bes. infektionspräventive Anforderungen 244
- Sammlung/Lagerung 82
- sonstiger 245
- spitze oder scharfe Gegenstände 243
- Zuordnung, Einteilung 243

Abfallbehältnis, stich- und bruchsicher (Checkliste) 244
Abkürzungen 171–172
Abmahnung 271
Abkürzungsverzeichnis 368
Abrechnung
- Abszess 346
- Aderlass 342
- Aerosole 334
- Akupunktmassage nach Penzel 360
- Akupunktur 333
- Ampulle 335
- analoge, nach GOÄ 353, 355
- Atemtherapie 330
- Behandlung
  -- außerhalb der Sprechzeiten 315
  -- Kinder 361
  -- nachts 315
  -- Sonn- oder Feiertag 315
- Beratung 314
  -- eingehende/das gewöhnliche Maß überschreitende 314
- Beutelbegasung 345
- Bioresonanztherapie 359
- Blutegel 342
- Blutentnahme 342
- Blutstatus 319
- Blut- und Serumchemie 321
- Blutzuckerbestimmung 319
- Brief im Interesse des Patienten 317
- Carzinochrom-Reaktion 319
- Chemogramme von Körperflüssigkeiten und Ausscheidungen 320
- Chiropraktik 347
- Diätplan, individuell angefertigter, schriftlicher 318
- Diagnose, neue 310
- Dorntherapie 360
- Dunkelfeldmikroskopie 319
- Eigenblutinjektion 337
- Eigenharninjektion 337
- Elektrokardiogramm 325
- Elektrotherapie 351
- Ernährungsberatung 357
- Fotoaufnahmen 327
- Fotometrie 320
- Fremdlabor 322
- GebüH 287
- GOÄ 288
- Grundumsatzbestimmung nach Read 324
- Gutachten 318
- Hämoglobinbestimmung 319
- Harnuntersuchung 319
- Hausbesuch 315, 361
- heilmagnetische Behandlung 329
- Herz-Kreislauf-Untersuchung 326
- Homöopathie gemäß GebüH 313
- Hydrotherapie 350
- Infiltrationen 344
- Infusion 340
- Inhalation 334
- Injektion
  -- intraartikulär 339
  -- intramuskulär 339
  -- intravenös/intraarteriell 339
  -- nach Huneke 340
  -- subkutan 338
- Kinder 361
- Kinesiologie 358
- Krankenexamen 312
- Krankheitsbericht 318
- Krankheitsbescheinigung 317
- Laboruntersuchung 318
  -- selbstgebrachte 321
- Lungenkapazität, Prüfung 325
- Massage 330
- Ohr, Spülung 345
- Osteopathie 348, 357
- Oszillogramm-Methoden 326
- Ozonbehandlung 192–194
- Psychotherapie 329
- Reiztherapie 344
  -- intrakutane 339
- Roeder'sches Verfahren 345
- Schröpfkopf, blutig/unblutig 343
- Spiegelung, Augenhintergrund 324
- Untersuchung 312
  -- Augenvordergrund 323
  -- neurologische 328
  -- sonstige 323
  -- spezielle 323
  -- Ultraschall-Gefäßdoppler 327
- Verband 346
- Wiederholungsverordnung 313
- Wundversorgung 346

Abrechnungsprogramm 364
Abrechnungsunternehmen 363
Abschreibungszeiträume 104
Abszess (Abrechnung) 346
Aderlass (Abrechnung) 342
Aerosole (Abrechnung) 334
Akupunktmassage nach Penzel (Abrechnung) 360
Akupunktur (Abrechnung) 333
Alleinstellungsmerkmal (USP) 252
Ampulle (Abrechnung) 335
Ampullenbestände 41
Amtsarzt 16
Amtsarztbegehung, Vorbereitung 206
Anamnese/ Labor (Abkürzungen) 171
Anforderungen, allgemeine
- Medizinprodukte 30
Anmeldeschreiben, Gesundheitsamt 17
Anwender, Medizinprodukte 28, 32
Anzeigepflichten 42
Apothekenpflicht 44
- Ausnahme von der 44
Arbeitsanweisung 8, 180
- Aufbereiten und Reinigen von Flächen und Praxisinventar 238, 239
- Aufbereiten von medizinischen Geräten/ Sterilisation 234, 235
- Desinfizieren und Aufbereiten von medizinischen Geräten/ Produkten 231, 232
- Händehygiene und Hautschutz Mitarbeiter 226, 227
- Hygiene am Patienten bzw. Hygienemaßnahmen vor, während und nach Behandlungen 228, 229
- Hygiene und Infektionsprävention 241
- Hygiene und Schutz vor Infektionen 240, 374
- hygienisches Verhalten Personal/ Mitarbeiterschutz 223, 224

16 Sachverzeichnis

– Verhalten bei Nadelstichverletzungen 242
Arbeitsmediziner 19
Arbeitssicherheit 142
Arbeitsstoffe, biologische
– Definition 73
– Risikogruppen 74
– Schutzmaßnahmen 75
– Schutzstufen 75
Arbeits- und Lerninhalte, Assistent 115
Arbeits- und Mitarbeiterschutz, Regelwerke 70
Arbeitsunfähigkeitsbescheinigung 164, 317
Arbeitszeiten und -dauer, Assistent 114
Arzneimittel
– anthroposophisch 40
– apothekenpflichtig 39
– Betriebssicherheitsverordnung 51
– Bevorratung 46
– Bußgeldvorschriften 50
– freiverkäuflich 39
– Gefährdungsbeurteilung 52
– Herstellen 20, 39
– – allgemeine Anzeigepflicht 48
– Herstellungserlaubnis 41
– homöopathische, Registrierung 43
– Inverkehrbringen 39
– Musterabgabe 47
– Risiken 48
– – Stufenplan 51
– Sprechstundenbedarf und Verabreichung in der Praxis 46
– Strafvorschriften 50
– traditionelle pflanzliche, Registrierung 44
– verschreibungspflichtig 39, 47
– Vertriebsweg 45
– zuständige Bundesoberbehörde 50
Arzneimittelbegriff 38
Arzneimittelbestände, Überprüfung 135
Arzneimittelgesetz (AMG) 37
Arzneimittelwirkungen
– unerwünschte 137
– – Meldebogen für Bericht 138, 139
Assistent
– Arbeits- und Lerninhalte 115
– Arbeitszeiten und -dauer 114
– Entlohnung 115

– Qualifikation 115
– Verschwiegenheitspflicht 115
Assistenzstelle 113
Atemtherapie (Abrechnung) 330
Aufbereitung, Medizinprodukte 9
Aufklärung, Folgen mangelhafter 162
– wirtschaftliche 275
Aufklärungsbogen 161
Aufklärungspflicht 161
– Gesetze 162
– Inhalte 162
Ausbildungsnachweis 180

B

Bareinnahmen 105
Bauaufsichtsbehörde 15, 19, 20, 74, 94
Befund- und Behandlungsbericht 173
– Aufbau 174
Behandlung, s. auch Abrechnung
– außerhalb der Sprechzeiten (Abrechnung) 315
– Kinder (Abrechnung) 361
– nachts (Abrechnung) 315
– Sonn- oder Feiertag (Abrechnung) 315
Behandlungsaufwand 174
Behandlungsnotwendigkeit, medizinische 173
Behandlungsraum 96
Behandlungsunterlagen, Einsicht 173
Behandlungsverbot für Heilpraktiker 58
Behandlungsvertrag 160
Beihilfe 166, 275
Beihilfeverordnungen 289
Beratung
– Abrechnung 314
– eingehende/das gewöhnliche Maß überschreitende 314
Berechnung, Medikamente 361
Berufsgenossenschaft (BGW) 18
Berufskleidung 124
Berufsunfähigkeit 111
Berufsunfähigkeitsversicherung 110
Bescheinigung
– ärztliche, für Bundesbeamte 166
– Praxisbesuch 166
Beschwerdemöglichkeiten 278
Bestandsübersicht 130
Bestandsverzeichnis, Medizinprodukte 35
Bestandsverzeichnis nach § 8 MPBetreibV 129

Betreiben
– aktive Medizinprodukte 32
– Medizinprodukte 28
Betriebsanweisung 9, 82, 148
Betriebsprüfung 105
Betreuung, betriebsärztliche und sicherheitstechnische 142
Beutelbegasung (Abrechnung) 345
– mit Ozon (Checkliste) 195
Bilddaten, Abspeichern und Verwalten 176
Bilddokumentation 327, 345, 352
– digital 175
Bioresonanztherapie (Abrechnung) 359
– Testpräparate 135
Blutdruckmessgerät 34
Blutdruckmessung (Checkliste) 126
Blutegel
– Novellierung des § 47 AMG 45
– Setzen (Abrechnung) 342
Blutentnahme
– Abrechnung 342
– venös (Checkliste) 188
Blutstatus (Abrechnung) 319
Blut- und Serumchemie (Abrechnung) 321
Blutwäsche
– nach Dr. Kief 194
– nach Prof. Dr. Wolff (Checkliste) 193
Blutzuckerbestimmung (Abrechnung) 319
BOH 21, 170, 252, 260–263
Brandfall
– Alarmplan/ Verhalten 143
– Verhaltensregeln 146
Brandklassen 98
Brandschutz 97, 143
Briefbogen 262
Brief, im Interesse des Patienten (Abrechnung) 317
Bundesdatenschutzgesetz (BDSG) 69

C

Carzinochrom-Reaktion (Abrechnung) 319
CE-Kennzeichnung 28
Checkliste
– Anforderung an ein stich- und bruchsicheres Abfallbehältnis 244
– Beutelbegasung mit Ozon 195
– Blutentnahme, venös 188
– für invasiv tätige Heilpraktiker 208

- Große Ozon-Eigenblutbehandlung 193
- Injektion, intrakutan 183
- Injektion, intramuskulär 185
- Injektion, intravenös 186
- Injektion, subkutan 184
- Injektion, Vorbereitung 182
- Praxiswäsche 210
- Sterilisationskontrollblatt 219, 220
- Verbandswechsel bei aseptischen Wunden 197
- Verbandswechsel bei septischen Wunden 198
- Vorbereiten der Infusionstherapie 191
- Zugabe von Ampullen in Infusionslösungen 191

Chiropraktik (Abkürzungen) 171
- Abrechnung 347

Corporate Behavior 255
Corporate Communication 255
Corporate Design 253
Corporate Identity 252

D

Datenschutzerklärung 265
Desinfektion 80
- Flächen 213
  -- patientennahe 213
- Fußböden und Oberflächen von Einrichtungsgegenständen 214

Desinfektionslösung, Herstellung (Quick-Check) 218
Diagnose, neue (Abrechnung) 310
Diätplan, individuell angefertigter, schriftlicher (Abrechnung) 318
Digitalkamera, Anforderungen 177
DIN-Norm 13, 96
Dokumentation 9
- Naturheilpraxis 169
- Praxisräumlichkeiten 9
- vom Gesetzgeber geforderte 9
Dokumentationspflicht, § 4 BOH 170
Domain-Name 266
Dorntherapie (Abrechnung) 360
Dunkelfeldmikroskopie (Abrechnung) 319

E

EAV-Geräte 33
EAV, Standardarbeitsanweisung 201
EAV-Testung, Testpräparate 135
Eigenblutinjektion (Abrechnung) 337

Eigenharninjektion (Abrechnung) 337
Eignung, gesundheitliche, HP 26
Einnahmen-Überschuss-Rechnung 104
Einzelunternehmen 99
Elektrokardiogramm (Abrechnung) 325
Elektrotherapie (Abrechnung) 351
Entlohnung, Assistent 115
Erlaubnisrücknahme 26
Ernährungsberatung (Abrechnung) 357
Erstanamnese, homöopathische (Abrechnung) 359
Erstattung der Kostenträger 289
Erstattungsverweigerung der PKV 277

F

Fachangestellte, medizinische 115
Fehlerstrom-Schutzschalter (RCD- oder FI-Schutzschalter) 97
Feuer, löschen (Checkliste) 145
Feuerlöscher 98, 99
Fieberthermometer, elektronisch 34, 132
Finanzamt 18
Fotoaufnahmen (Abrechnung) 327
Fotometrie (Abrechnung) 320
Freiberufler 103
Fremdbefund 173
Fremdfirma, Zusammenarbeit mit 83
Fremdlabor 179
- Abrechnung 322

G

GebüH
- Abrechnung 287
- Entsprechungen zu GOÄ beim Ziffernblock 20 332
- zur Liquidation 286
GebüH-Leistungen, Erstattungstabelle 294, 295, 306
GebüH-Ziffern, wichtige
- Kommentierung 310
Gefährdung, besondere 83
Gefährdungsbeurteilung 148, 150
Gefahrstoffe 147
- Eigenschaften 147
- Gefährdungsbeurteilung für (Erfassungsbogen) 150
Gefahrstoffkataster 148
- Erfassungsbogen 149

Gefahrstoffverordnung (GefStoffV) 84
- Betriebsanweisung (Muster Cutasept) 153
Gefahrstoffverzeichnis 148
Geldanlagen 112
GEMA/ GEZ 119
Geräte
- besondere, Wasseranschluss 97
- medizinische
  -- Aufbereitung/ Sterilisation (Arbeitsanweisung) 234, 235
  -- Reinigen, Desinfizieren und Aufbereiten (Arbeitsanweisung) 231, 232
Gesellschaft bürgerlichen Rechts (GbR) 100
Gesetze
- aushangpflichtige 154
- praxisrelevante 21
Gesundheitsamt 15
- Anmeldeschreiben 17
- Befugnis 60
Gewebe
- Be-, Verarbeitung 42
- Gewinnung 42
Gewerbesteuer 101, 102, 108, 281
Gewerbesteuerfreiheit 103
GOÄ
- Abrechnung 288
- Entsprechungen zu GebüH beim Ziffernblock 20 332
- Nummern für die Untersuchung 311
- Schwellenwert 289, 290, 293, 305, 321
Grundumsatzbestimmung, Atemgasuntersuchung (Abrechnung) 325
Gutachten (Abrechnung) 318
Gutachterausschuss 26
Gutachtertätigkeit 16

H

Haftpflichtversicherung
- Berufs- 108
- private 109
Haftung 21
Hämoglobinbestimmung (Abrechnung) 319
Handwaschbecken 39, 78, 94–97
Harnuntersuchung (Abrechnung) 319
Hausbesuch
- Abrechnung 315, 361
- Begründung 316

- Regelungen der Postbeamtenkrankenkasse 317
Hautdesinfektion (Quick-Check) 213
Hebammengesetz 22
Heilmittelwerbegesetz 23, 61, 68, 250, 252, 254, 256, 258, 266, 271, 275
- Verstöße 270
Heilmittelwerberecht, Änderung durch die 14. AMG-Novelle 62
Heilpraktiker
- Anwärter, Überprüfung 17
- Berufsordnung 21
- invasiv tätiger 16, 208
- Schweigepflicht 167
- Überprüfung 17
Heilpraktikergesetz (HPG) 20–24, 68, 70, 100, 370
- Durchführungsverordnung 24
Herstellernachweis 136
Herz-Kreislauf-Untersuchung, spezielle (Abrechnung) 326
Homöopathie (Abkürzungen) 172
- Abrechnung gemäß GebüH 313
Honorarvereinbarung 275, 276
Hufeland-Leistungsverzeichnis 292
Hydrokolloidverband 200
Hydrotherapie (Abrechnung) 350
Hygiene
- Abfallentsorgung 243
- am Patienten 211
- am Patienten bzw. Hygienemaßnahmen vor, während und nach Behandlungen (Arbeitsanweisung) 228, 229
- bauliche und funktionelle Anforderungen 206
- DIN-Normen 205
- Hände 211
- Hände und Hautschutz Mitarbeiter (Arbeitsanweisung) 226, 227
- Infektionsprävention (Arbeitsanweisung) 241
- Personal/ Mitarbeiterschutz (Arbeitsanweisung) 210, 223, 224
- Schutz vor Infektion (Arbeitsanweisung) 240
- Zertifizierung 246
Hygienemanagement, rechtliche und fachliche Grundlagen 204
Hygieneplan 207
- allgemein (Quick-Check) 210
- Muster 221

I

Immobilienwerte 112
Impfangebot 83
Infektion, Schutz vor (Arbeitsanweisung) 240
Infektionsgefährdung, bei invasiven Tätigkeiten 206
Infektionshygiene 60
Infektionskrankheiten 54
- Meldung 137
Infektionsprävention
- Hygiene (Arbeitsanweisung) 241
Infektionsschutzgesetz
- Begriffsbestimmungen 53
Infektionsschutzgesetz (IfSG) 17, 52, 56–58, 62, 64, 71, 137, 179, 207, 243, 257
Infiltrationen (Abrechnung) 344
Informationspflicht für meldepflichtige Erkrankungen 57
Infusion
- Abrechnung 340
- Vorbereitung 191
Infusionslösung
- Zugabe von Ampullen (Checkliste) 191
Infusionstherapie
- Infektionsprävention 189
- Patientenaufklärung 190
- Risiken 190
- Vorbereitung 190, 191
Inhalation (Abrechnung) 334
Injektion
- intraartikulär (Abrechnung) 339
- intrakutan (Checkliste) 183
- intramuskulär (Abrechnung) 339
- intramuskulär (Checkliste) 185
- intravenös (Checkliste) 186
- intravenös/intraarteriell (Abrechnung) 339
- nach Huneke (Abrechnung) 340
- Patientenaufklärung 182
- subkutan (Abrechnung) 338
- subkutan (Checkliste) 184
- Vorbereitung (Checkliste) 182
Injektionsbehandlung 180
Inkassobüro 284
Instandhaltung, Medizinprodukte 31
Instandhaltungsarbeiten 82
Instrumente
- gebrauchte, Reinigung 81
- verschmutzte, manuelle Reinigung 81

Instrumentenaufbereitung (Quick-Check) 221
Irreführung durch Unterlassen 66
ISO-Zertifizierung 12
- Schritte 13

K

Kapitalanlagen 112
Kapitalgesellschaft (GmbH) 101
Kapitallebensversicherung 112
Karteikarte 127, 170
Kassenbericht 106
Kassenbuch 106
Kassenführung 105
- Fehler 107
- ordnungsgemäße 106
Kassensysteme 107
Kontrolle
- messtechnische 36
- sicherheitstechnische 33
Kostenerstattung durch Kostenträger 276
Krankenexamen (Abrechnung) 312
Krankenhaushygiene und Infektionsprävention des Robert Koch-Instituts, Richtlinie 31, 70, 71, 204, 205
Krankentagegeldversicherung 110
Krankheit
- meldepflichtige 54, 140
-- Informationspflicht 57
- übertragbare, Behandlung 58
Krankheitsbericht, ausführlicher (Abrechnung) 318
Krankheitsbescheinigung (Abrechnung) 317
Krankheitserreger
- meldepflichtiger Nachweis 55
- Tätigkeiten mit 60
Kühlschrank, Kontrolle (Checkliste) 136

L

Laboranalysen 178
Laborgemeinschaft 160, 177, 179, 321, 322
Laborleistung 177
Laboruntersuchung 42, 50, 60, 173, 178, 321, 342
- Abrechnung 318
- selbsterbrachte, Abrechnung 321
Leistungsketten
- Abrechnung 356
- analoge 353

Leistungsverzeichnis der Continentale 353
Löschen, Feuer (Checkliste) 145
Lungenkapazität, Prüfung (Abrechnung) 325

M

Mahnung
- Kosten 283
- Verjährungsfrist 285

Mahnverfahren, gerichtlich 284
Marketing, HP-Praxis 251
Massage (Abrechnung) 330
Medikamente
- Berechnung 361
- Umgang mit 221

Medizinprodukte 27, 129
- aktive 28, 33, 220
- Anforderungen, allgemeine 30
- Aufbereitung 9, 215
-- Durchführung 217
-- Umgang 214
- Auflistung 215
- Beobachtungs- und Meldesystem 28
- Bestandsübersicht 130
- Bestandsverzeichnis 9, 11, 35, 220
- Betreiben/ Anwenden 32
- Betreiberverordnung 30
- Desinfektion und Reinigung 217
- Einstufung 216
- Instandhaltung 31
- kritische 220
- passive 28
- semikritische 219
- Sicherheitsplanverordnung 30
- Sterilisation 219
- Störung (Meldeformular) 141
- Verbote 29
- Verschreibungspflicht 29

Medizinprodukte-Bestandsverzeichnis 9
Medizinproduktebuch 9, 34
- Musterformular 134
- nach § 7 MPBetreibV 132

Medizinproduktegesetz 14, 22, 27, 30, 35, 36, 62, 100, 129, 142, 204
Medizinprodukterecht 27
Medizinprodukte-Verordnung (MPV) 36
Mehrfachentnahmebehältnis 181
- Verfalldatum nach Anbruch 200

Mehrwertsteuerpflicht 103
Meldepflicht
- Aviäre Influenza (ARE, Vogelgrippe) 58
- Clostridium difficile (pseudomembranöse Enterokolitis) 58
- SARS (schweres akutes respiratorisches Syndrom) 58
- Schweinegrippe 54
- Verantwortliche 56
- Vorkommnisse Medizinprodukte 31

Meldepflichten 137
Meldesystem, Medizinprodukte 28
Mietvertrag, Gewerbe 92
Mietzeit 93
Mini GmbH 102
Mitarbeiterbeteiligung 7
Mitarbeiterschulung 154
- Dokumentation 158

MPG 27–29, 40, 129, 204

N

Nadelstichverletzungen 239
- Verhalten bei (Arbeitsanweisung) 242

Notfallkoffer (Checkliste) 157
Notfallmanagement (Checkliste) 157
Notfallplan, anaphylaktischer Schock 202

O

Off-Label-Use 164
Ohr, Spülung (Abrechnung) 345
Ordnungsamt 16
Oszillogramm-Methoden (Abrechnung) 326
Ozon-Eigenblutbehandlung
- Große (Checkliste) 193
- Hyperbare (Checkliste) 194

Ozongeneratoren, hyperbare Ozontherapie 33
Ozon-Sauerstoff-Therapien 192
Ozontherapie (Abkürzungen) 171, 172

P

Papierkarteikarte 170
Parkplätze 95
Partnerschaftsgesellschaft 101
Patientenakte 168, 169
Patientenaufklärung
- vor der Infusionstherapie 190
- vor der Injektion 182

Patientenaufnahme
- Musterbogen 128

Patientendaten, Schutz der 167
Patienteninformationsbroschüre 264
Patientenkartei 127, 170
Patientenkommunikation 123
Patientensicherheit, Regelwerke 70
Patientenvereinbarung 274
Pausenraum 77, 96
Personal, Einstellung, Pflichten des Praxisbetreibers 116
Physiotherapie
- Verordnung 331
- Verschreibung 360

PKV
- Erstattungsverweigerung 277
- Widerspruch 277

Postbeamte 292
Praxis
- ambulante Behandlungseinrichtung 129
- Anmeldung 18, 123
- Anmeldung bei Behörden 102
- Aufgabe 117
- Toiletten 96
- Übernahme 118
- Wartebereich 123

Praxisbedarf, Rezeptierbarkeit und Abrechnungsfähigkeit nach GOÄ 336
Praxisbegehung 17, 205
- Vorbereitung auf 206

Praxisführung, medizinische 159
Praxisgemeinschaft 99
Praxishandbuch 10
- Aufbau 10

Praxishomepage 264
Praxishygiene 204
Praxis im Eigentum 93
Praxisinhalts-/Praxisunterbrechungsversicherung 110
Praxisinventar, Aufbereiten und Reinigen (Arbeitsanweisung) 238, 239
Praxisleitbild 252
Praxislogo 253
Praxismarketing 250
Praxisorganisation
- allgemeine 125

Praxisräume
- Barrierefreiheit 96
- bauliche Voraussetzungen, gesetzliche Bestimmungen 93
- Bestandsschutz 95
- Verkehrssicherungspflicht 94

Praxisschild 261
Praxisstempel 262
Praxisübernahme 20
Praxisverwaltung 92
Praxiswäsche (Checkliste) 210
Praxiszertifizierung, Vorteil 13
Preisgestaltung 360
Privatversicherte 292

Psychotherapie (Abrechnung) 329
Publikumswerbung 64

Q

Qualifikation, Assistent 115
Qualitätsmanagement 4
– Dokumentation 8
– einrichtungsintern 6
– Fort- und Weiterbildung 13
– Integration in den Praxisalltag 7
– Kontrolle durch den Gesetzgeber 6
– Systeme 6
– Ziele 5
Qualitätsmanagement-System für HP 6
Qualitätssicherung 5
– intern/extern 5
– medizinische Laboratorien 32
Quick-Check
– Hautdesinfektion 213
– Herstellen einer Desinfektionslösung 218
– Hygiene Personal/ Mitarbeiterschutz 210
– Hygieneplan allgemein 210
– Instrumentenaufbereitung 221

R

Recall 65, 124, 366
Rechnung 278
– ausführliche, für PKV bzw. Beihilfe 280
– Bestandteile 281
– einfache, für das Finanzamt 279
– Überprüfung durch einen Gutachter 174
– Versand 169
Rechtsschutzversicherung 109
Regelwerke
– aushangpflichtige 89
– praxisrelevante 21
Reizstromgeräte
– batteriebetrieben 33
Reiztherapie (Abrechnung) 344
Rezeptblock 263
Richterrecht 68
Ringversuch 32, 177, 178, 320
RKI-Richtlinie 15, 71, 129, 192, 204, 205, 211, 212, 214, 215, 219, 339, 341, 343
– Regelungen 72
Roeder'sches Verfahren (Abrechnung) 345
Röntgenverordnung 22

S

Sauerstoff
– Sicherheitshinweise 132
– Umgang mit 132
Sauerstoff-Druckminderer
– Umgang mit 133
Schmerzsymptomatik, akute, Vorgehen 335
Schock, anaphylaktischer (auch Notfallplan) 201
Schröpfgläser, Sterilisation 343
Schröpfköpfe, blutig/unblutig, Setzen (Abrechnung) 343
Schulungsprotokolle für Mitarbeiter zum Hygieneplan 240
Schutzausrüstung 77, 79
Schutzhandschuhe 80
Schutzmaßnahmen
– bauliche und technische Maßnahmen 76
– einzuhaltende Mindeststandards 76
– organisatorische und hygienische Maßnahmen 76
– zusätzliche 81
Schweigepflicht
– ärztliche 166
– gegenüber der PKV 175
– Heilpraktiker 167
Schweinegrippe (Neue Influenza A/H1N1)
– Meldepflicht 54
Schwellenwert 292, 292, 321, 349
Sicherheitsdatenblätter 149
sicherheitstechnische Kontrollen 33
Sorgfaltspflicht 21
Spekulationsfrist 93
Spiegelung, Augenhintergrund (Abrechnung) 324
Sprechstundenbeginn, Checkliste 125
Sprechstundenende, Checkliste 126
Standesregeln 21
Staphylococcus aureus, methicillinresistente Stämme des Krankheitserregers 56
Sterilisation, Schröpfgläser 343
Sterilisationskontrollblatt (Checkliste) 219, 220
Steuererklärung 104
Steuernummer 18
Stich- und Schnittverletzungen, Maßnahmen bei 80
Strafgesetzbuch 22

Stufenplan nach § 63 des Arzneimittelgesetzes 51

T

Tageseinnahme 106
Tätigkeitsverbot, berufliches 59
Technische Regeln für Biologische Arbeitsstoffe (BGR 250/TRBA 250) 73
Telefonmanagement 123
Telemediengesetz (TMG) 68
Terminvergabe 123
Terminversäumnis 276
Traditionelle Chinesische Medizin (Abkürzungen) 172
Transfusionsgesetz (TFG) 88
Trockenchemie 320

U

Umkleidemöglichkeiten 77
Unfallversicherung
– gesetzliche 19
– private 110
Untersuchung
– Abkürzungen 171
– Abrechnung 312
– Atemgas 325
– Augenvordergrund (Abrechnung) 323
– GOÄ-Nummern 311
– neurologische (Abrechnung) 328
– sonstige (Abrechnung) 323
– spezielle (Abrechnung) 323
– spirometrische (Abrechnung) 325
– Ultraschall-Gefäßdoppler (Abrechnung) 327
Untervermietung (auch Checkliste) 99, 100
Urheberrechtsverletzungen 259
USP (Alleinstellungsmerkmal) 252
UWG, Verstöße 270

V

Verband (Abrechnung) 346
Verbandbuch (Formular) 144
Verbandsstempel 262
Verbandswechsel 196
– aseptische Wunden (auch Checkliste) 197
– septische Wunden (auch Checkliste) 198
– Vorbereitung 197
Verfahren, bioenergetische (Abrechnung) 328
Verfahrensanweisungen 8

Verfügung, einstweilige 271
Verordnung über die Verschreibungspflicht von Medizinprodukten (MPVerschrV) 37
Verschreibungspflicht, Medizinprodukte 29
Verschwiegenheitspflicht, Assistent 115
Verschwiegenheitsverpflichtungserklärung 167, 168
Versicherung
– bei der Berufsgenossenschaft für Gesundheitsdienst und Wohlfahrtspflege, freiwillig 18, 111
– Praxisinhalts-/Praxisunterbrechungsversicherung 110
Versicherungen 108
Vertretung 116
Verwender, Medizinprodukte 28
Virusinfektionen, Verhütung von 80
Visitenkarte 260
Vorsorgeuntersuchungen, arbeitsmedizinische 83

Vortrag
– Gliederung 269
– Niveau 268
– Tipps 270
– Verwendung von Medien 270
– Vorbereitung 267

W

Waren, Verkauf von 108
Wäsche, benutzte 82
Wasseranschluss für besondere Geräte 97
Wegegeld 316
Werbeanzeige 264
Werbemittel
– HP-Praxis 256
– optische Gestaltung 260
Werbung 61, 251
– BOH 252
– erlaubte Begriffe 257
– irreführende, Begriffe 64, 66
– verbotene Begriffe 257
– Verwendung von Krankheitsbegriffen 256

Wettbewerb
– unlauterer, Gesetz gegen (UWG) 65
Wettbewerbshandlungen
– unlautere, Schadenersatz und Strafe 68
Widerspruch der PKV 277
Wiederholungsverordnung (Abrechnung) 313
Wundtamponade 200
Wundverband 196
Wundversorgung (Abrechnung) 346

Z

Zahlungserinnerung 282
– dritte 283
– erste 282
– zweite 283
Zahlungssäumigkeit, Vorgehen bei 285
Zahnheilkundegesetz 22
Zeugnis, amtsärztliches (Ausstellung) 16
Zuverlässigkeit, sittliche 26

Er-Leben

Die Naturheilkunde in ihrer ganzen Vielfalt Er-Leben

Praxisausstattung • Therapiebedarf • Fachliteratur

Alles Wesentliche vom Rezeptformular bis zur Karteitasche, vom richtigen Desinfektionsmittel bis zur gemafreien Musik, von der rückengerechten Liege bis zur Akupunkturnadel und vieles mehr ...

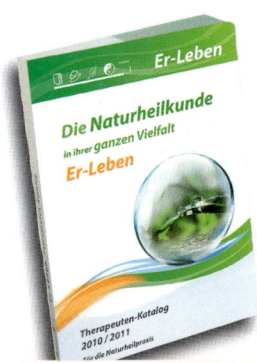

Ihr Katalog!
Gleich gratis anfordern!

Er-Leben - Fachversand Bernd Brockmann, Weetfelder Str. 35, 59199 Bönen,
Telefon: (02383) 92 00 555, Fax: (02383) 92 00 599, info@er-leben.de

www.er-leben.de

Entwickeln Sie gezielt Sicherheit!

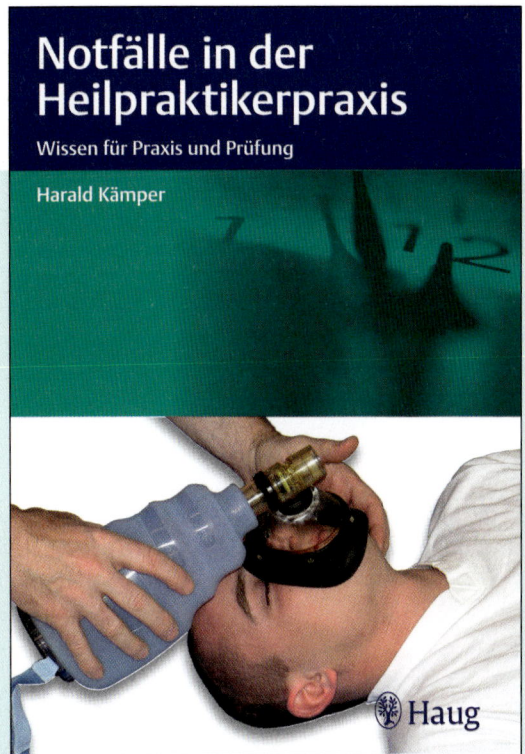

H. Kämper
Notfälle in der Heilpraktikerpraxis
Wissen für Praxis und Prüfung
2010, 231 S., 149 Abb., 20 Tab., kt.
ISBN 978-3-8304-7359-6
39,95 € [D]

Endlich speziell für Heilpraktiker: Mit dieser Orientierungs-, Praxis- und Prüfungshilfe entwickeln Sie gezielt Sicherheit, auch wenn es in der Praxis stressig wird:

> Welche Notfälle können in der Heilpraktikerpraxis auftreten?
> Wie erkenne ich einen Notfall?
> Wie sehen die wichtigsten Pathomechanismen aus?
> Wie gehe ich mit Notfällen richtig um?
> Was muss und was darf ich bei welchen Notfällen tun?

Mit vielen praktischen Anleitungen – übersichtlich, praxisnah und prüfungsrelevant!

MVS Medizinverlage Stuttgart GmbH & Co. KG
Oswald-Hesse-Str. 50, 70469 Stuttgart
Tel. 0711/8931-900, Fax 0711/8931-901
www.medizinverlage.de, kundenservice@thieme.de

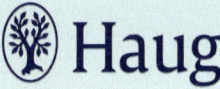